Leukämien, myelodysplastische Syndrome und myeloproliferative Neoplasien

MANUAL

Tumorzentrum München

an den Medizinischen Fakultäten
der Ludwig-Maximilians-Universität
und der Technischen Universität

Empfehlungen zur Diagnostik, Therapie und Nachsorge

Weitere in dieser Reihe erschienene Manuale:

Endokrine Tumoren
Gastrointestinale Tumoren
Hirntumoren und spinale Tumoren
Knochentumoren und Weichteilsarkome
Kopf-Hals-Malignome
Maligne Lymphome
Maligne Melanome
Maligne Ovarialtumoren
Malignome des Corpus uteri
Mammakarzinome
Multiples Myelom
Psychoonkologie
Supportive Maßnahmen in der Hämatologie und Onkologie
Tumoren der Lunge und des Mediastinums
Urogenitale Tumoren
Vulvakarzinom
Zervixkarzinom

ZUCKSCHWERDT

W. Zuckschwerdt Verlag
München

MANUAL

Leukämien, myelodysplastische Syndrome und myeloproliferative Neoplasien

Bandherausgeber:

Prof. Dr. K. Spiekermann
Medizinische Klinik III
Klinikum der Universität München – Campus Großhadern
Marchioninistraße 15
D-81377 München

4. Auflage 2015

Herausgeber:

Tumorzentrum München
Geschäftsstelle
Pettenkoferstraße 8a
D-80336 München
Telefon (089) 44005-22 38
Telefax (089) 44005-47 87
E-Mail TZMuenchen@med.uni-muenchen.de
Internet http://www.tumorzentrum-muenchen.de

W. Zuckschwerdt Verlag
München

Im Internet sind auf der Seite
http://www.tumorzentrum-muenchen.de
folgende Manuale für die Mitglieder des Tumorzentrums abrufbar:

Endokrine Tumoren
Gastrointestinale Tumoren
Hirntumoren und spinale Tumoren
Knochentumoren und Weichteilsarkome
Kopf-Hals-Malignome
Leukämien, myelodysplastische Syndrome und myeloproliferative Neoplasien
Maligne Lymphome
Maligne Melanome
Maligne Ovarialtumoren
Malignome des Corpus uteri
Mammakarzinome
Multiples Myelom
Psychoonkologie
Supportive Maßnahmen in der Hämatologie und Onkologie
Tumoren der Lunge und des Mediastinums
Urogenitale Tumoren
Vulvakarzinom
Zervixkarzinom

Weitere Informationen auch bei:
http://www.krebsinfo.de

Wichtiger Hinweis für den Benutzer:
Die an diesem Buch beteiligten Autoren und Herausgeber haben sich große Mühe gegeben, dass die diagnostischen und therapeutischen Empfehlungen dem aktuellen Stand des Wissens und den aktuellen Leitlinien entsprechen und die Auswahl der Medikamente und ihre Dosierung ohne Fehler angegeben sind. Dennoch entbindet diese Sorgfalt den Leser nicht von der Eigenverantwortung, die Indikation zu diagnostischen und therapeutischen Maßnahmen für jeden Patienten abzuwägen. Die Gabe von Medikamenten erfordert in jedem Fall die Beachtung der Herstellerinformationen und die Prüfung von Zweckmäßigkeit, Dosierung und Applikation.

Titelbild
Vordergrund: Megakaryozyt mit myeloischen Blasten bei AML
(Quelle: Labor für Leukämiediagnostik der Medizinischen Klinik III,
Klinikum der Universität München-Großhadern, Frau Schwarz, PD Dr. M. Fiegl)
Hintergrund: Peripheres Blutbild
(Quelle: Labor für Leukämiediagnostik der Medizinischen Klinik III,
Klinikum der Universität München-Großhadern, Frau Schwarz, PD Dr. M. Fiegl)

Bibliografische Information der Deutschen Nationalbibliothek
Die Deutsche Nationalbibliothek verzeichnet diese Publikation in der Deutschen Nationalbibliografie;
detaillierte bibliografische Daten sind im Internet über http://dnb.d-nb.de abrufbar.

Printed in Germany by grafik + druck, München
ISBN 978-3-86371-160-3

Vorwort

Liebe Kolleginnen und Kollegen,

das Manual der Projektgruppe „Leukämien, myelodysplastische Syndrome und myeloproliferative Neoplasien“ liegt Ihnen jetzt in der vierten und komplett neu erarbeiteten Auflage vor.

Zentral sind in diesem Manual wieder die spezifischen Kapitel zu den verschiedenen Neoplasien des Knochenmarks sowie zur aplastischen Anämie. Allen diesen Erkrankungen gemeinsam ist die Notwendigkeit zu einer differenzierten hämatologischen Diagnostik, welche sich heutzutage hochgradig spezialisiert darstellt und daher in einem eigenen einführenden Kapitel behandelt wird. Abgeschlossen wird das Manual mit einem Kapitel zur hämatopoetischen Stammzelltransplantation. Diese hat sich als wichtige Therapiemodalität auch in der Gruppe der älteren Patienten etabliert und stellt weiterhin das Verfahren mit dem höchsten kurativen Potenzial bei vielen dieser Entitäten dar.

Die Betreuung von Patienten mit hämatologischen Systemerkrankungen erfolgt übergreifend im stationären und niedergelassenen Sektor und erfordert die Zusammenarbeit von Hämatologen/Onkologen, Internisten, Allgemeinmedizinern und vielen weiteren Fachdisziplinen. Das vorliegende Manual liefert hierfür eine aktuelle Darstellung des derzeitigen Wissens zur Pathogenese, zur Diagnostik und zur Therapie dieser Erkrankungen.

Wenn dieses Buch bei der interdisziplinären Zusammenarbeit zugunsten unserer häufig schwer kranken Patienten behilflich ist, wird das Ziel der Autoren erreicht.

Wir danken allen Mitgliedern der Projektgruppe für ihre engagierte Mitarbeit und für das angenehme kollegiale Miteinander über die Grenzen von Sektoren und Institutionen hinaus. Hierdurch wurde die Erstellung dieses Manuals zu einem ausgesprochen erfreulichen und interdisziplinären Projekt.

München, im März 2015
Für die Mitglieder der Projektgruppe
Professor Dr. med. K. Spiekermann
Vorsitzender der Projektgruppe

Inhalt

Allgemeine Diagnostik

Koordiniert durch M. Starck
M. Starck, K. Sotlar, S. Schneider, M. Hentrich, M. Subklewe, K. Spiekermann

Neben der Bewertung der klinischen Symptomatik, der körperlichen Untersuchung und den laborchemischen Veränderungen stellen die Beurteilung des peripheren Blutbilds inklusive des mikroskopischen Differenzialblutbilds und des Knochenmarks die entscheidenden Schritte in der Diagnostik und Differenzialdiagnostik von Leukämien, myelodysplastischen Syndromen und myeloproliferativen Neoplasien dar [1, 2].

Materialgewinnung und Aufbereitung

(M. Starck, M. Hentrich, K. Sotlar)

Verarbeitung von peripheren Blutausstrichen

Basisuntersuchungen in der Diagnostik des peripheren Bluts sind das sog. kleine Blutbild (inklusive Thrombozyten) und das Differenzialblutbild.

Vor allem bei hämatologischen Erkrankungen können im EDTA-Blut Störfaktoren vorhanden sein, welche die weit verbreitete automatische Auswertung des Blutbilds in hämatologischen Analysatoren stören und falsche Ergebnisse verursachen. Einige wichtige Beispiele hierfür werden im Folgenden aufgeführt:

- Falsch hohe Hämoglobinkonzentrationen werden bei vielen Hämatologieautomaten im Falle hoher Leukozytenwerte (> 100 G/l) gemessen.
- Falsch hohe Thrombozytenwerte können durch Fragmentozyten oder Zytoplasmaabsprengungen von Blasten (z. B. bei AML M4) ermittelt werden.
- Erniedrigte Thrombozytenkonzentrationen können durch Thrombozytenagglutinate hervorgerufen werden.

Auch Differenzialblutbilder werden zunehmend automatisch von hämatologischen Analysatoren erstellt. Dabei ist zu beachten, dass die Geräte schwerpunktmäßig auf eine Analyse normaler Blutbilder und die grobe Unterscheidung „normal" versus „pathologisch" eingestellt sind. Liegt eine pathologische Zellpopulation vor, wird von den Automaten ein Warnhinweis ausgegeben, der eine mikroskopische Beurteilung des Differenzialblutbilds erforderlich macht. Da die Automaten je nach technischem Stand mehr oder weniger zuverlässige Ergebnisse produzieren, ist bei jedem Verdacht oder zur Verlaufskontrolle hämatologischer Erkrankungen die mikroskopische Analyse des peripheren Bluts notwendig.

Beim Ausstreichen wird auf einen fettfreien und trockenen Objektträger ein kleiner Tropfen (zirka 10 µl) der vorher gut gemischten Blutprobe gegeben. Beim Ausstreichen mit einem speziellen Ausstrichgläschen oder einem zweiten, geschliffenen Objektträger muss der „Ausstrichwinkel" entsprechend dem Hämatokritwert (Hkt) verändert werden: Je höher der Hkt, desto kleiner der Winkel (das Ausstrichgläschen wird flach gehalten) und je kleiner der Hkt, desto größer der Winkel (das Ausstrichgläschen wird steil gehalten). Der Hämatokrit kann mit einiger Übung durch das Fließverhalten des Bluts im Röhrchen während der Mischung und/oder durch das Tropfverhalten beim Aufbringen des Bluttropfens auf den Objektträger ermittelt werden. Ein ordnungsgemäß hergestellter Ausstrich bedeckt das mittlere Drittel des Objektträgers, zeigt auf einer Seite die Auftragsstelle und auf der gegenüberliegenden Seite die sog. Fahne. Ideal ist, wenn zum Ausstreichen ein spezielles Ausstrichgläschen verwendet wird, das schmaler ist als der Objektträger, wodurch eine scharfe „Randkante" entsteht.

Nach einer mindestens zehnminütigen Trocknung bei Raumluft (besser >2 Stunden) ist vor der Färbung eine Fixierung empfehlenswert (5–10 Minuten in reinem Äthanol oder Methanol). Anschließend wird eine standardisierte Pappenheim-Färbung mit gepufferten und „pH-eingestellten“ Färbelösungen durchgeführt. Die Kontrolle der Fixierung zeigt ein striemig-streifiges Chromatin der Granulozyten und ein scholliges Chromatin der Lymphozyten. Eine gute Färbung erkennt man an „lachsfarbenen“ Erythrozyten und am blauen Zytoplasma der Lymphozyten. Schlechte Ausstriche oder Färbungen mit „Farbstich“ sind extrem vorsichtig zu interpretieren und besser zu wiederholen.

Knochenmarkentnahme

Die Untersuchung des Knochenmarks gehört zur Basisdiagnostik hämatologischer Systemerkrankungen (unerklärte Anämie, Leukozytopenie und/oder Thrombozytopenie, Polyglobulie, Leukozytose und/oder Thrombozytose, Verdacht auf Leukämie). Ob bei akuten Leukämien eine Aspirationszytologie allein ausreichend oder eine zusätzliche Biopsie zur Gewinnung eines Knochenmarkzylinders für die histopathologische Untersuchung indiziert ist, wird zum Teil kontrovers diskutiert. Für die Beurteilung von Leukämiezellen sind qualitativ gute Ausstrichpräparate von Blut und Knochenmark zweifellos am besten geeignet. Die zusätzliche Beurteilung einer Knochenmarkbiopsie ist sicher bei erfolglosem Aspirationsversuch (Punctio sicca) angezeigt, sie ermöglicht aber eventuell in Zukunft auch neue diagnostische Ansätze, wie z. B. bei der Beurteilung der Gefäßdichte. Beurteilt werden jeweils die Zelldichte, die Ausreifung der Zellen und die Zellmorphologie.

Der Patient wird möglichst am Vortage mittels eines entsprechenden Aufklärungsbogens über den Eingriff und dessen Komplikationsrisiken aufgeklärt und muss schriftlich sein Einverständnis zur Untersuchung erklären. Aktuelle Laborwerte (INR, PTT, Thrombozytenzahl) sollten vor Punktion vorliegen, im Falle spezieller Blutgerinnungsstörungen ggf. eine erweiterte Blutgerinnungsdiagnostik.

Die einzigen *Kontraindikationen* zur Durchführung einer Knochenmarkpunktion sind schwere Störungen der plasmatischen Gerinnung (Hämophilie, disseminierte intravasale Gerinnung). Bei blutungsgefährdeten Patienten ist im Einzelfalle, je nach spezieller Situation, zu entscheiden, ob der Eingriff ambulant mit ausreichend langer Nachbeobachtungszeit erfolgen kann und ob eine Substitution mit Thrombozytenkonzentraten oder Gerinnungspräparaten im Vorfeld notwendig ist. Eine isolierte Thrombozytopenie stellt zwar keine Kontraindikation zur Knochenmarkuntersuchung dar, allerdings sollte eine Thrombozytenzahl über 20 x 10^9/l vorliegen [3].

Bei äußerst sensiblen Patienten kann eine Prämedikation z. B. mit Lorazepam sinnvoll sein. Bei Kindern kann eine Kurznarkose in Absprache mit der Anästhesie erfolgen.

Entnahmeort

Die Entnahme der Proben erfolgt vorzugsweise am hinteren Beckenkamm (Spina iliaca posterior superior). Die Knochenmarkpunktion an dieser Stelle ist technisch einfacher, ungefährlicher und weniger schmerzhaft als die Sternalpunktion, welche heute nur noch in Ausnahmefällen durchgeführt wird und sich ausschließlich für die Aspiration eignet.

Das Os ilium ist mit zirka 3 cm am breitesten, Verletzungen lebenswichtiger Organe oder größerer Gefäße sind bei richtiger Technik praktisch ausgeschlossen. In Problemfällen – z. B. auf der Intensivstation oder während einer Operation in Rückenlage – kann zur Vermeidung einer Umlagerung des Patienten auch der vordere Beckenkamm (Spina iliaca anterior superior) punktiert werden.

Punktionen an vorbestrahlten Stellen sollten vermieden werden.

Knochenmarkbiopsie

Im Rahmen der Diagnostik von myelodysplastischen Syndromen und myeloproliferativen Neoplasien ist eine Biopsie zur Gewinnung eines Knochenmarkstanzzylinders erforderlich. Gleiches gilt für die Diagnostik akuter Leukämien bei sehr zellarmen Knochenmarkaspiraten, einer Punctio sicca oder bei aleukämischen Patienten. Um Artefakte zu vermeiden, sollte die Knochenmarkbiopsie vor der Aspiration durchgeführt werden.

In Bauchlage wird nach gründlicher Desinfektion und steriler Abdeckung die Haut bis zum Periost der Spina iliaca posterior superior ausreichend mit einem entsprechenden Lokalanästhetikum anästhesiert. Der Zeitraum bis zu einer befriedigenden Anästhesie beträgt etwa 5 bis 10 Minuten.

Es sollten Biopsienadeln zur einmaligen Anwendung verwendet werden. Der scharfe Schliff einer neuen Nadel erleichtert den Eingriff, vermindert den Punktionsschmerz erheblich und liefert artefaktfreies Material. Eine Nadelstärke von 11 Gauge hat sich besonders bewährt. Für sehr adipöse Patienten stehen besonders lange Nadeln zur Verfügung. Die Nadel wird auf die Mitte des hinteren Beckenkamms aufgesetzt und nach Entfernung des Mandrins durch die Kortikalis in Richtung auf die zumeist gut tastbare Spina iliaca anterior geführt. Hierdurch können Biopsien bis zu 5 cm Länge gewonnen werden. Neben der repräsentativen Beurteilung des Knochenmarks erlaubt eine große Biopsie zudem ein leichteres „Abdrehen" und besseres Haften des gestanzten Knochenmarkzylinders in der Hohlnadel.

Verarbeitung von Knochenmarkbiopsien

Die Knochenmarkbiopsie erlaubt nicht nur eine Beurteilung der einzelnen zellulären Bestandteile des Knochenmarks, sondern auch eine quantitative Beurteilung des Zellgehalts, die Analyse der topographischen Verteilung der Zellen und des Eisengehalts sowie Aussagen zum Knochenmarkstroma und zu ossären Veränderungen. Der Stellenwert der Knochenmarkbiopsie (Histologie) in der Diagnostik hämatologischer Erkrankungen hängt eng mit der Fragestellung zusammen. Für die Diagnose eines Myelofibrose-Syndroms und der aplastischen Anämie ist sie unabdingbar. Bei anderen Erkrankungen, wie z. B. den akuten Leukämien, kann sie unter Umständen Zusatzinformationen liefern.

Vom Zylinder können gegebenenfalls Abrollpräparate gewonnen werden. Die Fixation der Biopsie erfolgt in neutral gepuffertem 4%igem Formalin. Nach ausreichender Fixierung wird das Trepanat in EDTA entkalkt und zur Anfertigung von Schnittpräparaten in Paraffin eigebettet. Eine Acrylat-basierte Einbettung muss heute als obsolet angesehen werden, da an diesem Material durch Degradation von Proteinen und Nukleinsäuren keine ergänzenden immunhistochemischen und molekularbiologischen Untersuchungen mehr möglich sind.

Als *Standardfärbungen* werden an allen Biopsien Färbungen nach H&E, Giemsa (für zelluläre Details), PAS (für zelluläre Details und zum Nachweis von Speicherzellen), Gomori-Silber (Fasern) und Berliner Blau (Eisengehalt) sowie eine Naphthol-AS-D-Chlorazetat-Esterase-Reaktion (für Granulopoese und Mastzellen) durchgeführt. Immunhistologische Zusatzuntersuchungen erlauben eine subtilere Abgrenzung der hämatopoetischen Linien, insbesondere bei Vermehrung unreifer/blastärer Zellen. Der Einsatz molekularbiologischer Techniken kann zur Krankheitstypisierung und zur Abgrenzung von Neoplasien gegenüber reaktiven Zuständen eingesetzt werden.

Für den problemlosen Einsatz von Zusatzmethoden ist meist eine Entkalkung und Paraffineinbettung Voraussetzung. In erster Linie kommt hierbei die *Immunhistologie* zum Einsatz, bei der im Rahmen der Routine zur Eingrenzung hämatopoetischer Erkrankungen unter anderem folgende Antigene als immunhistologisches Grundpanel eingesetzt werden sollten: CD61 für die Megakaryopoese, E-Cadherin (alternativ auch Glycophorin – färbt allerdings auch Erythrozyten) für die Erythropoese, CD34 und CD117 für Progenitorzellen, Tryptase und CD117 für Mastzellen. In Abhängigkeit vom histomorphologischen Befund und der klinischen Fragestellung können weitere Antikörper, etwa zur Quantifizierung von Monozyten (CD14, CD163) oder zur Typisierung von Blasten (u. a. TdT, MPO, CD68, CD3, CD20, PAX5, CD10) eingesetzt werden [4].

Darüber hinaus kommen immunhistologische Untersuchungen vor allem bei der Charakterisierung lymphatischer Aggregate bzw. bei der Subtypisierung von Infiltraten maligner Lymphome und bei der Identifikation von Metastasen markfremder Tumorzellen zum Einsatz.

Knochenmarkaspiration

Nach der Biopsiegewinnung erfolgt die Aspiration des Knochenmarks. Verwendet werden zumeist Punktionsnadeln ohne Arretierung mit einer Nadelstärke von 15 Gauge, alternativ auch Biopsienadeln mit einer Nadelstärke von 13 Gauge. Aus hygienischen Gründen und wegen des schärferen Schliffs sollte Einmalnadeln der Vorzug gegeben werden. Punktiert wird durch die bereits erfolgte Hautinzision, ungefähr 1 cm entfernt von der Biopsiestelle und in schrägem Winkel zur Biopsierichtung. Vor der Aspiration sollte der Patient über das Auftreten eines kurzzeitigen Schmerzes informiert werden, der auch durch sorgfältige Lokalanästhesie nicht verhindert werden kann. Man aspiriert kurz und kräftig mit einer 10-ml-Spritze bis zum vollen Hub (aufgrund der höheren Sogwirkung). Entnimmt man alle Proben aus einer Stelle, können die letzten Aspirate durch zunehmende Blutverdünnung eine andere Zellzusammensetzung als das erste Aspirat aufweisen.

Bei unbefriedigender Aspiration muss die Lage der Punktionsnadel durch Drehen oder durch nochmaliges Punktieren verändert werden. Bei Punctio sicca verhilft gelegentlich ein Drehen der Nadel im Knochen unter weiterer Aspiration doch noch zur Materialgewinnung. Bei weiterhin erfolgloser Punktion kann entweder die andere Seite (Regelfall) oder der vordere Beckenkamm nach entsprechender Anästhesie punktiert werden. Eine Sternalpunktion ist seltenen Ausnahmesituationen vorbehalten. In diesen Fällen muss aus Sicherheitsgründen der Tiefenstopper verwendet werden. Bei Säuglingen kommt im Ausnahmefall auch die Tibiavorderkante unterhalb des Ansatzes des M. quadriceps in Frage.

Insbesondere bei akuten lymphatischen Leukämien oder Knochenmark-fibrosierenden Erkrankungen kommt es nicht selten trotz korrekter Technik zur Punctio sicca, das heißt, es kann kein Knochenmarkaspirat gewonnen werden. In diesen Fällen können für die zytomorphologische Diagnostik Abrollpräparate angefertigt werden. Hierzu wird der gewonnene Knochenmarkzylinder zwischen zwei Objektträger gelegt und mit sanftem Druck abgerollt. Für zytogenetische und molekulargenetische Untersuchungen sowie zur MRD-Messung kann auch ein Stanzzylinder in einer geringen Menge physiologischer Kochsalzlösung ins Labor geschickt werden.

Nach Anlegen eines Heftpflasterverbands wird die Punktionsstelle durch Liegen auf der entsprechenden Stelle, gegebenenfalls mithilfe eines Sandsacks komprimiert. Frühestens 30 Minuten später wird die Stelle auf eine Nachblutung hin kontrolliert. Ein steriler Pflasterverband sollte über 48 Stunden belassen und in diesem Zeitraum Baden oder Duschen unterlassen werden, um eine Wundinfektion zu vermeiden.

Probenaufbereitung und -verarbeitung

Routinemäßig werden folgende Aspirate (mit den angegebenen Zusätzen) gewonnen:

- *Zytomorphologie*: 0,5 ml EDTA oder Citrat, maximal ad 2 ml Knochenmarkaspirat
- *Immunzytologie*: 0,5 ml EDTA oder Heparin, maximal ad 5 ml Knochenmarkaspirat
- *Zytogenetik*: 0,5 ml Heparin, maximal ad 5–10 ml Knochenmarkaspirat
- *Molekularbiologie*: 0,5 ml EDTA oder Heparin, je nach gewünschter Diagnostik, maximal ad 5 ml Knochenmarkaspirat

Die Aspiration für die zytomorphologische Beurteilung (mit EDTA oder Citrat) sollte immer als erste erfolgen, da sonst eine Heparinkontamination durch den Spritzenkonus gravierende Färbeartefakte in der Pappenheim-Färbung verursachen und die Beurteilung der Einzelzellmorphologie erschweren oder gänzlich verhindern kann.

Sämtliche Spritzen müssen vor der Punktion entsprechend gekennzeichnet sein und danach umgehend in die jeweiligen Labore weitergeleitet werden. Generell gilt, je kleiner das Entnahmevolumen, desto geringer die Kontamination mit peripherem Blut, d. h. desto repräsentativer ist die Knochenmarkprobe.

Werden für die Immunzytologie heparinisierte Proben versendet, so sind zusätzlich noch ungefärbte EDTA-Ausstriche erforderlich; dies entfällt bei Versand von EDTA-Proben, die jedoch aufgrund der im Vergleich zu heparinisiertem Material geringeren Probenstabilität noch am gleichen Tage im Einsendelabor zur weiteren Verarbeitung eintreffen müssen.

Die diagnostische Wertigkeit hängt entscheidend von der weiteren Verarbeitung des gewonnenen Materials ab. Uneingeschränkte Probenqualität ist umso wesentlicher, je schwieriger die diagnostische Fragestellung ist (z. B. minimale residuelle Leukämie). Tabelle 1 zeigt eine Übersicht der verschiedenen Methoden, wie sie im Rahmen der Diagnostik bei den jeweiligen Indikationen zum Einsatz kommen können.

Die besten *Ausstrichpräparate* erhält man, indem einige Knochenmarkbröckel auf eine Seite eines Objektträgers aufgebracht werden und ein zweiter Objektträger darauf gelegt wird. Ohne Ausübung von Druck werden dann beide Objektträger parallel gegensinnig auseinandergezogen (sog. „Quetschpräparat“) [1]. Das richtige Ausstreichen bedarf einiger Übung.

Die ausgestrichenen Knochenmarkpräparate werden mindestens eine halbe Stunde luftgetrocknet,

Tabelle 1. Vorschlag zur Auswahl der Methoden im Rahmen der Diagnostik und Prognoseeinschätzung.

	AML	ALL	Rezidiv AL	Verlaufs-kontrolle AL	MDS	MPN
Zytomorphologie	+	+	+	+	+	+
Zytochemie	+	+	+		+	
Immunphänotypisierung	+	+	+	(+)	(+)	(+)
Zytogenetik	+	+	+	(+)	+	+
Molekulargenetik	+	+	(+)	(+)	(+)	(+)
Histologie	(+)	(+)	(+)	(+)	+	+

\+ obligat
(+) fakultativ oder bei besonderer Fragestellung

die anschließende panoptische Färbung nach Pappenheim (May-Grünwald/Giemsa) stellt die Standardmethode der färberischen Darstellung von Blut- und Knochenmarkzellen dar. Bei bestimmten Fragestellungen werden weitere zytochemische Färbungen angefertigt, so z. B. eine Berliner-Blau-Färbung zur Beurteilung des Speichereisengehalts und der Sideroblasten, eine Peroxidase-Färbung zur Beurteilung der Myeloperoxidase-Aktivität, eine Esterase-Färbung oder eine PAS-Färbung. Andere zytochemische Färbungen, wie die zur Bestimmung der alkalischen Leukozytenphosphatase, kommen heutzutage nur noch sehr selten zum Einsatz (s. u.).

Liquorpunktion

Wegen des häufigen meningealen Befalls sollte eine Liquorpunktion (LP) obligat bei der akuten lymphatischen Leukämie (ALL) oder einem lymphatisch differenzierten Blastenschub einer chronischen myeloischen Leukämie (CML) erfolgen. Bei akuter myeloischer Leukämie (AML) erfolgt die LP nur bei entsprechendem klinischem Verdacht oder nach Maßgabe des jeweiligen Studienprotokolls.

Nach Ausschluss von Hirndruckzeichen wird nach Desinfektion mit oder ohne Lokalanästhesie mit einer atraumatischen Punktionsnadel zwischen LWK4/5 oder LWK5/SWK1 in sitzender Haltung oder in Seitenlage des Patienten der Liquorraum punktiert und Liquor für eine klinisch-chemische, zytologische und gegebenenfalls immunzytologische Untersuchung gewonnen. Für die richtige Interpretation ist eine unblutige Punktion entscheidend. Oft wird mit der diagnostischen Punktion zugleich auch eine Gabe von Zytostatika verbunden (siehe hierzu auch Kapitel „Akute lymphoblastische Leukämie bei Erwachsenen"). Ein zumindest einstündiges Liegen in Kopftieflage fördert die bessere Verteilung der Zytostatika nach kranial und wirkt einem postpunktionellen Syndrom entgegen.

Literatur

1 Löffler H, Rastetter J, Haferlach T (2004) Atlas der klinischen Hämatologie. Berlin: Springer
2 Theml H, Diem H, Haferlach T (2002) Taschenatlas der Hämatologie. Stuttgart: Thieme
3 Eikelboom JW (2005) Bone marrow biopsy in thrombocytopenic or anticoagulated patients. Br J Haematol 129: 562–563
4 Valent P, Orazi A, Büsche G et al (2010) Standards and impact of hematopathology in myelodysplastic syndromes (MDS). Oncotarget 1: 483–496

Zytomorphologische Diagnostik

(M. Starck, M. Hentrich)

Aus peripherem Blut

Die Differenzierung beginnt mit einer Musterung des Blutausstrichs unter dem Mikroskop mit einer kleinen Vergrößerung (100- bis 200-fach). In der Fahne wird unter anderem nach Thrombozytenagglutinaten gesucht. Die richtige Stelle zum Mikroskopieren liegt je nach Ausstrichlänge zirka 0,5–1 cm hinter der Fahne. Dort liegen die Erythrozyten locker nebeneinander und berühren sich teilweise. In diesem Areal wird die Konzentration der Leukozyten und der Thrombozyten geschätzt und mit den gemessenen Werten des kleinen Blutbilds verglichen.

Anschließend erfolgt mit einer höheren Vergrößerung (630- oder 1000-fach) je nach Fragestellung die Differenzierung von mindestens 100 Leukozyten. Normoblasten oder kernhaltige thrombozytäre Vorstufen werden numerisch auf 100 Leukozyten bezogen. Die Bewertung des Differenzialblutbilds schließt die morphologische Beurteilung des roten Blutbilds und der Thrombozyten mit ein.

Aus Knochenmark

Die morphologische Untersuchung des Knochenmarks sollte, wann immer möglich, mittels Aspiration und Biopsie erfolgen. Die zur Beurteilung geeigneten Ausstriche enthalten im Zentrum Knochenmarkbröckel und in der Peripherie Knochenmarkblut. Nach sorgfältiger Durchmusterung des gesamten Präparats mit einer schwachen Vergrößerung (100- bis 200-fach) lassen sich die Zellularität, unterschiedliche Verteilungsmuster oder auch bereits auffällige Zellansammlungen beurteilen. Daran schließt sich eine Einzelanalyse von mindestens 200 Zellen aus zwei repräsentativen Arealen an. Noch wichtiger als die reine Auszählung ist die Durchmusterung des Ausstrichs durch einen erfahrenen Untersucher nach folgenden Kriterien:

- Beurteilung der *Zelldichte*: Eine Verminderung kann abnahme- und ausstrichbedingt sein. Eine tatsächliche Verminderung der Zellularität darf nur angenommen werden, wenn Knochenmarkbröckel mit Fett- und Stromazellen sicher nachweisbar sind.
- Beurteilung der *Erythro- und Granulozytopoese* (EP und GP): Das normale Verhältnis von EP zu GP beträgt etwa 1 : 3 bis 1 : 4. Die Ausstrichzytologie erlaubt eine quantitative Beurteilung nur in relativer Form. Zur Frage der absoluten Zelldichte und der möglichen heterogenen Zellverteilung in den Markräumen muss das histologische Schnittpräparat hinzugezogen und quantitativ oder semiquantitativ ausgewertet werden. Beurteilt werden ferner die Verteilung der verschiedenen Reifungsstufen, insbesondere der Blasten, sowie Veränderungen von Zytoplasma und Zellkern. Zusätzlich wird der Anteil von Eosinophilen, Basophilen und Monozyten angegeben. Eine semiquantitative und qualitative Beurteilung der Megakaryozyten, Verteilung und Feinstruktur von Lymphozyten, Plasmazellen und Retikulumzellen ist nötig.
- *Speichereisen* in den Retikulumzellen sowie Quantifizierung von *Sideroblasten* und Ringsideroblasten (in der Berliner-Blau-Färbung)
- Beim Nachweis von *Blasten* werden zur weiteren morphologischen Differenzierung obligat folgende zytochemische Färbungen an Blut- und Knochenmark-Ausstrichen durchgeführt: Peroxidase (Hinweis auf Zugehörigkeit zur granulozytären Reihe), unspezifische Esterase (Hinweis auf Zugehörigkeit zur monozytären Reihe). Weitere, fakultative Untersuchungen sind PAS-Reaktion (Hinweis auf Zugehörigkeit zur lymphatischen, erythrozytären und megakaryozytären Reihe), saure Phosphatase (Hinweis auf T-Zell-Natur einer akuten lymphatischen Leukämie), Chlorazetat-Esterase oder Sudan-Schwarz (Hinweis auf Zugehörigkeit zur granulozytären Reihe).

Immunphänotypisierung

(M. Subklewe)

Die immunzytologische Diagnostik beruht auf der Markierung und damit Charakterisierung von Zelloberflächenantigenen sowie auch intrazytoplasmatischen Antigenstrukturen mittels monoklonaler Antikörper (MAK), seltener auch spezifizierter polyklonaler Antikörperpräparationen (z. B. gegen Immunglobulinfraktionen). Auf diese Weise können normale Zelltypen des hämatopoetischen Systems ebenso wie ihre malignen Äquivalente den unterschiedlichen Zelllinien (B- oder T-lymphatisch, myeloisch) und entsprechend ihrem Antigenexpressionsmuster dem jeweiligen Differenzierungsstadium zugeordnet werden.

Die Untersuchungen erfolgen mit direkter Immunfluoreszenzmarkierung und nachfolgender Auswertung im Durchflusszytometer. Die Anwendung direkter Immunfluoreszenz erlaubt eine Mehrfachmarkierung der Zellen mit Antikörpern unterschiedlicher Spezifität, die unterschiedliche Fluorochrome tragen und in überwiegend getrennten Spektralbereichen erfasst werden können. Es können auch immunenzymatische Untersuchungen an Zellausstrichpräparaten, Zytozentrifugenpräparaten, Kryostatschnitten und Paraffinschnitten mittels Alkalischer-Phosphatase-Anti-Alkalischer-Phosphatase(APAAP)-Färbemethode erfolgen.

Der Vorteil der Fluoreszenzmikroskopie oder APAAP-Methode liegt in der gleichzeitigen Darstellung von immunologischer Reaktivität und Zellmorphologie. Die computergesteuerte Durchflusszytometrie bietet hingegen den großen Vorteil, dass eine Vielzahl von Einzelzellen (> 10 000–100 000 Zellen) bei gleichzeitiger Erfassung mehrerer Fluoreszenzmarkierungen, der Zellgröße (forward scatter) sowie der Granularität (side scatter) in kurzer Zeit analysiert und die gewonnenen Daten gleich statistisch ausgewertet werden können.

Die Basis dieser Methode ist das Durchlaufen eines Laserstrahls durch einzelne in einem Flüssigkeitsstrom befindliche Zellen und die Detektion der dadurch verursachten Veränderungen des Laserstrahls. Diese Veränderungen sind einerseits bedingt durch die Struktureigenschaften der Zellen, andererseits durch an monoklonale Antikörper gekoppelte Fluoreszenzfarbstoffe. Diese werden im Falle der Bindung des Antikörpers an die untersuchte Zelle vom Laserlicht angeregt und emittieren im orthogonalen Verlauf Licht einer spezifischen Wellenlänge, das mithilfe von Detektoren erfasst wird. Aufgrund unterschiedlicher Emissionsspektren können mehrere Fluoreszenzfarbstoffe gleichzeitig zur Analyse eingesetzt werden. Die Detektion erfolgt über getrennte Kanäle und Detektoren. Hierdurch wird neben der Erfassung von Streulichteigenschaften die simultane Untersuchung von bis zu 10 Antigenen auf einzelnen Zellen ermöglicht [1].

Die Weiterentwicklung in der Technologie der Multi-Parameter-Durchflusszytometrie (MPFC) erlaubt mittels 3 Lasern die 10-Farb-Analyse in der Routinediagnostik [2]. Die hohen Flussgeschwindigkeiten und die hohe Sensitivität erlauben den Einsatz der Durchflusszytometrie auch bei der Untersuchung von Körperflüssigkeiten mit sehr geringen Zellzahlen (z. B. Liquor) und bei Verlaufskontrollen der minimalen Resterkrankung (MRD) bei akuten Leukämien, aber auch bei den verschiedenen Lymphomentitäten (z. B. multiples Myelom, CLL).

Die Differenzierung zwischen benignen und malignen Zellen gelingt in der Regel durch die Wertung von Zellgröße/Zellgranularität und Antigenexpressionsmuster. Myeloblasten zeichnen sich zum Beispiel in der Regel durch niedrige Seitwärts-Lichtstreuung (side scatter) sowie die Expression von Antigenen eines primitiven Differenzierungsstatus (CD34, CD117) aus, Antigene reiferer myeloischer Zellen (z. B. CD15, CD16) fehlen. Blastäre lymphopoetische Zellen exprimieren oftmals CD34 und TdT, reife Marker T- oder B-lymphatischer Zellen (CD20, sCD3, membrangebundene Immunglobuline) sind nicht vorhanden. Gemeinsam ist diesen primitiven Zellen die schwache Expression von CD45, welches inzwischen routinemäßig für die Gating-Strategie verwendet wird.

Untersuchungsmaterialien

Untersuchungsmaterialien sind peripheres Blut, Knochenmark und Aspirate von Körperflüssigkeiten (Liquor, Pleura, Aszites, Perikard etc). Es lassen sich auch Zellen aus Lymphknotenmaterial (als aufgeschwemmte Einzelzellsuspension) analysieren.

Präferenziell werden 10–20 ml EDTA-Vollblut bzw. 3–6 ml EDTA-Knochenmarkblut verwendet (1,5–2 ml 1,1 % EDTA + 3–3,5 ml Knochenmarkblut). Alternativ ist die Messung aus heparinisiertem Blut oder Knochenmark möglich (Zusatz von 1 % stabilisatorfreiem Heparin). Der einzige Vorteil heparinisierter Proben liegt in einer längeren Haltbarkeit des Zellmaterials (bei Versand in ein auswärtiges Labor deshalb dringend anzuraten). Eine gleichzeitige morphologische Begutachtung ist jedoch nur aus EDTA-Material möglich, sodass bei heparinisierten Proben entsprechende Ausstrichpräparate mitgesendet werden müssen.

Die Proben sollten spätestens 24 Stunden nach Entnahme im Untersuchungslabor eingehen (eventuell Versand per Eilboten; Probenaufbewahrung bei Raumtemperatur). Exakte Angaben über die Personalien, die Verdachtsdiagnose, klinische Daten wie Lymphknotenstatus, Leber- und Milzgröße, die laufende Therapie sowie Angaben zum aktuellen Blutbild, Differenzialblutbild (eventuell ungefärbter Ausstrich) und Vermerk über eventuelle weitere auffällige Laborparameter sind für eine Befunderstellung unerlässlich.

Indikationen und Befunde

Zwingend ist die Indikation für eine immunzytologische Untersuchung bei jeder Erstdiagnose oder dem Verdacht auf ein Rezidiv einer akuten Leukämie gegeben, bei der Myeloperoxidase (POX/MPO) als einziges sicheres konventionelles Kriterium myeloischer Differenzierung nicht nachweisbar ist. Hierzu gehören alle *akuten lymphatischen Leukämien* (ALL) mit dem Ziel der Linienzuordnung zur B- oder T-Zell-Reihe sowie der prognostisch wichtigen Subtypisierung bezüglich des Differenzierungsgrads (Näheres siehe Kapitel „Akute lymphoblastische Leukämie bei Erwachsenen").

Bei der Diagnostik der *akuten myeloischen Leukämien* (AML) stellt die Immunzytologie eine Ergänzung der diagnostischen Möglichkeiten dar. Insbesondere bei der therapeutisch wichtigen Abgrenzung unreifer AML (FAB M0 und M1) gegenüber unreifen Lymphoblastenleukämien ist mithilfe des Nachweises linienspezifischer myeloischer Antigene eine eindeutige Zuordnung zur myeloischen Zellreihe möglich. Des Weiteren ist die Immunphänotypisierung mit Nachweis thrombozytärer Glykoproteine (wie CD41, CD61) nötig in der Diagnostik einer akuten Megakaryoblastenleukämie (AML FAB M7). Zusätzlich lässt sich bei einigen zytogenetisch definierten AML-Subtypen häufig ein charakteristischer Immunphänotyp nachweisen (siehe Abschnitt „Klassifikation" im Kapitel „Akute myeloische Leukämie").

Durch sorgfältige Auswahl der zu untersuchenden Antigene kann bei vielen Patienten bei Erstdiagnose ein individueller *Leukämie-assoziierter aberranter Immunphänotyp* (LAIP) identifiziert werden, der auf Zellen des normalen Knochenmarks nicht vorkommt und zur MRD-Diagnostik verwendet werden kann. Für die Detektion eines LAIP ist jedoch insbesondere bei AML ein umfangreiches Panel notwendig, um auch seltene LAIP zu erfassen. Die prognostische Relevanz der MRD-Diagnostik mittels Immunphänotypisierung wurde in den letzten Jahren in einer Vielzahl von Arbeiten beschrieben [3, 4]. Aktuell wird die Wertigkeit der MRD-Flow-Diagnostik in der Therapie der AML prospektiv evaluiert. Die MRD-Flow-Diagnostik bei der ALL ist in vielen Studiengruppen als etabliertes Verfahren implementiert [5–7], es fehlt jedoch eine internationale Standardisierung und Harmonisierung der Methodik.

Leukämische Zellen sowohl der myeloischen als auch der lymphatischen Linie weisen häufig eine aberrante Expression von Antigenen der jeweils anderen hämatopoetischen Reihe auf (Cross-Lineage-Antigenexpression). Bei der AML findet sich häufig eine aberrante Expression von CD7, CD56, CD2 oder CD19, während bei ALL die Expression (unter Umständen mehrerer) myeloischer Antigene ebenfalls nicht selten ist. Bei ausgeprägter Cross-Lineage-Antigenexpression oder beim Verlust von Antigenen kann eine eindeutige Zuordnung zur myeloischen oder lymphatischen Reihe schwierig sein. Hilfreich ist hier das von der *European Group for the Immunological Characterisation of Leukemias* (EGIL) vorgeschlagene Score-System, das der unterschiedlichen Wertigkeit verschiedener myeloischer und lymphatischer Antigene Rechnung trägt und ein standardisiertes Vorgehen zur Diagnose einer biphänotypischen akuten Leukämie (BAL) erlaubt (siehe Kapitel zur ALL, Unterkapitel „Differenzialdiagnose"). Allerdings ist die Praktikabilität insofern eingeschränkt, als die EGIL-Klassifikation keine Gewichtung der Expressionsstärke eines Antigens vorsieht und weniger Marker umfasst, als heute in der Standarddiagnostik üblich sind. Entsprechend sind auch die Guidelines der WHO 2008 zur Klassifizierung der „mixed phenotype acute leukemia" (MPAL) zu berücksichtigen, die in ihre Wertung deutlich weniger Marker einbeziehen [8]. Darüber hinaus lässt sich aus der Diagnose einer BAL/MPAL in der Regel kein eindeutiges therapeutisches Konzept ableiten, sodass anhand zusätzlicher zytogenetischer oder molekulargenetischer Informationen eine Gewichtung in entweder AML oder ALL angestrebt werden sollte.

Obwohl sie bei den *myelodysplastischen Syndromen* derzeit nicht zum allgemeinen diagnostischen Standard gehört, kann die multiparametrische Durchflusszytometrie (MPFC) durch Identifizierung aberranter Antigenexpression (z. B. für CD56), Antigenverlust (z. B. für CD33) und veränderter Seitwärtsstreulicht-Eigenschaften (abnorme Granulierung) myeloischer Zellen einen ergänzenden Beitrag zur Diagnosestellung und Prognoseabschätzung, aber insbesondere auch zur Abgrenzung nicht neoplastischer Hämatopoesestörungen leisten. Eine veränderte Intensität der Expression physiologischer myeloischer und monozytärer Antigene oder eine aberrante Antigenexpression (häufig von CD7) kann in Fällen, in denen ein zyto- oder molekulargenetisch definierter Klon nicht vorhanden ist, hilfreich sein. Obwohl einige dieser immunphänotypischen Eigenschaften mit dem IPSS-Score korrelieren, wird die klinisch-prognostische Aussagekraft der Durchflusszytometrie bei MDS noch nicht einheitlich beurteilt und muss noch in weiteren Studien geprüft werden [9–13].

Die Bestimmung des Blastenanteils in einer Probe zur Differenzierung zwischen MDS und AML ist durchflusszytometrisch zwar prinzipiell möglich, bleibt jedoch die Domäne der Zytomorphologie und Histologie. Der durchflusszytometrisch bestimmte Blastenanteil weicht vom morphologischen Blastenanteil häufig ab, da bei der Aufbereitung des Präparats für die Durchflusszytometrie zellreiche Markbröckel verloren gehen; umgekehrt reduziert die für die Durchflusszytometrie erforderliche Erythrozytenlyse den Anteil kernhaltiger erythroider Vorläuferzellen, sodass die Relation blastäre/kernhaltige Zellen verschoben wird.

Eine immunzytologische Diagnostik bei *myeloproliferativen Neoplasien*, insbesondere der chronischen myeloischen Leukämie (CML), ist bei Übergang in eine akzelerierte Phase oder den Blastenschub vor allem zur Linienzuordnung der Blasten in Analogie zu den akuten Leukämien indiziert (siehe

Tabelle 2. Auswahl diagnostisch wichtiger humaner (geclusterter) Antigene mit ihrer physiologischen Expression.

CD	Physiologische Expression
CD1	Kortikale Thymozyten, Langerhans-Zellen, Subset dendritischer Zellen und B-Lymphozyten
CD2	T-Lymphozyten, NK-Zellen
CD3	Reife T-Lymphozyten (Oberflächenexpression), T-Vorläuferzellen (zytoplasmatische Expression)
CD4	T-Lymphozyten vom „T-Helfer-Typ", schwache Expression auf Monozyten und myeloischen Vorläuferzellen
CD5	Reife T-Lymphozyten, Thymozyten, Subset reifer B-Lymphozyten
CD7	T-Lymphozyten, NK-Zellen, Subset unreifer myeloischer Zellen
CD8	T-Lymphozyten vom „T-Suppressor-Typ", zytotoxische T-Lymphozyten, Subset von NK-Zellen
CD10	B- und T-lymphatische Vorläuferzellen, Prä-B-Zellen, Subset neutrophiler Granulozyten
CD13	Myelomonozytäre Vorläuferzellen, Monozyten, neutrophile, eosinophile, basophile Granulozyten
CD14	Monozyten, Makrophagen, schwache Expression auf neutrophilen Granulozyten
CD15	Neutrophile Granulozyten, Monozyten, Eosinophile
CD16	NK-Zellen, Makrophagen, neutrophile Granulozyten
CD19	Vorläufer-B-Zellen, reife B-Lymphozyten
CD20	Reife B-Lymphozyten, Subset Vorläufer-B-Zellen
CD22	B-Lymphozyten (Oberflächenexpression), frühe B-Vorläuferzellen (zytoplasmatische Expression)
CD24	B-Lymphozyten, neutrophile Granulozyten
CD33	Monozyten, myelomonozytäre Vorläuferzellen, neutrophile Granulozyten
CD34	Myeloische und lymphatische Vorläuferzellen
CD38	Aktivierte B- und T-Lymphozyten, Subset von B-Zellen, Plasmazellen
CD41	Thrombozyten, Megakaryozyten
CD45	Alle Leukozyten
CD56	NK-Zellen, Subset zytotoxischer T-Lymphozyten
CD61	Thrombozyten, Megakaryozyten
CD64	Monozyten, Makrophagen, Promyelozyten
CD65	Neutrophile Granulozyten, Subset von Monozyten und myeloischen Vorläuferzellen
CD117	Myeloische Vorläuferzellen
CD133	Unreife hämatopoetische Stammzellen, endotheliale Vorläuferzellen

auch Kapitel „Akute lymphoblastische Leukämie bei Erwachsenen“ und „Akute myeloische Leukämie“).

Nach der HLDA(Human Leukocyte Differentiation Antigens)-Konferenz im Jahr 2004 umfasste die CD(Cluster of differentiation)-Nomenklatur über 300 verschiedene Cluster. Eine Auswahl diagnostisch wichtiger humaner Antigene mit ihrer physiologischen Expression zeigen Tabelle 2 (geclustert) und Tabelle 3 (nicht geclustert).

Tabelle 3. Auswahl diagnostisch wichtiger humaner (nicht geclusterter) Antigene mit ihrer physiologischen Expression.

Nicht geclusterte Antigene	Physiologische Expression
Glykophorin A	Reife Erythrozyten, Erythroblasten, Proerythroblasten, Retikulozyten
HLA-DR	B-Lymphozyten, aktivierte T-Lymphozyten, Monozyten, myeloische und lymphatische Vorläuferzellen
IgM-(Schwerkette)	Reife B-Lymphozyten (Oberflächenexpression), Prä-B-Zellen (zytoplasmatische Expression)
Kappa-Leichtkette	Reife B-Lymphozyten (Oberflächenexpression), Plasmazellen (zytoplasmatische Expression)
Lambda-Leichtkette	Reife B-Lymphozyten (Oberflächenexpression), Plasmazellen (zytoplasmatische Expression)
TCR α/β	T-Zell-Rezeptor α/β exprimieren > 80 % der reifen T-Lymphozyten
TCR γ/δ	T-Zell-Rezeptor γ/δ exprimieren < 20 % der reifen T-Lymphozyten
MPO	Myeloperoxidase: zytoplasmatische Expression in neutrophilen Granulozyten, Monozyten, myeloischen Vorläuferzellen
TdT	Terminale Desoxynukleotidyltransferase: nukleäre Expression in lymphatischen Vorläuferzellen
NG2-Antigen (Ak 7.1)	Expression auf lymphatischen und myeloischen Vorläuferzellen mit chromosomalem 11q23-Rearrangement, keine Expression auf normalen hämatopoetischen Zellen

Literatur

1 Sack U, Tarnok A, Rothe G (2007) Zelluläre Diagnostik. Grundlagen, Methoden und klinische Anwendungen der Durchflußzytometrie. Basel: Karger: 27–70

2 van Dongen JJM, Lhermitte L, Böttcher S et al (2012) EuroFlow antibody panels for standardized n-dimensional flow cytometric immunophenotyping of normal, reactive and malignant leukocytes. Leukemia 26: 1908–1975

3 San Miguel JF, Vidrales MB, Orfao A (2001) Early immunphenotypical evaluation of minimal residual disease in acute myeloid leukemia identifies different patient risk groups and may contribute to postinduction treatment stratification. Blood 98: 1746–1751

4 Köhnke T, Sauter D, Ringel K et al (2015) Early assessment of minimal residual disease in AML by flow cytometry during aplasia identifies patients at increased risk of relapse. Leukemia 29: 377–386

5 Brüggemann M, Schrauder A, Raff T et al (2010) Standardized MRD quantification in European ALL trials: proceedings of the Second International Symposium on MRD assessment in Kiel, Germany, 18-20 September 2008. Leukemia 24: 521–525

6 Holowiecki J, Krawczyk-Kulis M, Giebel S et al (2008) Status of minimal residual disease after induction predicts outcome in both standard and high-risk Ph-negative adult acute lymphoblastic leukaemia. The Polish Adult Leukemia Group ALL 4-2002 MRD Study. Br J Haematol 142: 227–237

7 Bassan R, Spinelli O, Oldani E et al (2009) Improved risk classification for risk-specific therapy based on the molecular study of minimal residual disease (MRD) in adult acute lymphoblastic leukemia (ALL). Blood 113: 4153–4162

8 Swerdlow SH, Campo E, Harris NL et al (eds) (2008) WHO Classification of Tumours of Haematopoietic and Lymphoid Tissues. Lyon: IARC Press

9 Maynadie M, Picard F, Husson B et al (2002) Immunphenotypic clustering of myelodysplastic syndromes. Blood 100: 2349–2356

10 Wells DA, Benesch M, Loken MR et al (2003) Myeloid and monocytic dyspoiesis as determined by flow cytometric scoring in myelodysplastic syndrome correlates with IPSS and with outcome after hematopoietic stem cell transplantation. Blood 102: 394–403

11 Stetler-Stevenson M, Arthur DC, Jabbour N et al (2001) Diagnostic utility of flow cytometric immunophenotyping in myelodysplastic syndrome. Blood 98: 979–987

12 Del Canizo MC, Fernandez ME, Lopez A et al (2003) Immunophenotypic analysis of myelodysplastic syndromes. Hematologica 88: 402–407

13 Kern W, Bacher U, Haferlach C (2015) Multiparameter flow cytometry provides independent prognostic information in patients with suspected MDS: a study on 804 pts. Cytometry B Clin Cytom: doi: 10.1002/cyto.b.21224 [Epub vor Drucklegung]

Zytogenetik

(S. Schneider)

In den letzten 50 Jahren hat ein rascher Wissenszuwachs zur Biologie von Leukämien stattgefunden. Eine wichtige Erkenntnis war, dass Leukämien das Resultat einer Serie von erworbenen, seltener angeborenen genetischen Mutationen sind. Die Erkenntnis, dass Mutationen eine entscheidende Rolle bei der Leukämieentstehung spielen, erforderte die Identifizierung von spezifischen genetischen Veränderungen, die mit einer bestimmten Leukämie assoziiert sind.

Bis 1970 war es gelungen, durch die Entwicklung der Chromosomenbänderungstechniken jedes der verschiedenen menschlichen Chromosomen eindeutig zu identifizieren. Dieser technische Fortschritt erlaubte den Nachweis von rekurrenten zytogenetischen Aberrationen. Heute ist die Chromosomenanalyse ein obligater Bestandteil der initialen Diagnostik bei allen akuten und chronischen Leukämien sowie bei myelodysplastischen und myeloproliferativen Syndromen. Ihre Ergebnisse tragen entscheidend zur Prognoseabschätzung und zur Sicherung der Diagnose bei.

Für die Chromosomenanalyse werden vitale Leukämiezellen benötigt, die *in vitro* proliferieren müssen. Daher muss das Untersuchungsmaterial spätestens 24 Stunden nach der Entnahme zur Analyse in ein zytogenetisches Labor gelangen. Als Untersuchungsmaterial für die Chromosomenanalyse dient steril entnommenes, mit Heparin antikoaguliertes Knochenmark (kein EDTA, kein Citrat!). Nur in Ausnahmefällen wird auch Blut zur Analyse verwendet (siehe Abschnitte zur Zytogenetik bei den einzelnen Erkrankungen). Die Zellen werden nach Kultivierung sowohl mit als auch ohne Wachstumsfaktoren durch die Zugabe von Colchicin in der Metaphase arretiert [1]. Danach werden die Zellen durch Zugabe einer hypotonen Kaliumchloridlösung zum Aufquellen gebracht und in mehreren Schritten mit einer Methanol-Eisessig-Lösung fixiert. Anschließend wird die Zellsuspension auf Objektträger aufgetropft. Zur eindeutigen Identifizierung der einzelnen Chromosomen ist die Durchführung einer Bänderungstechnik erforderlich. Die am häufigsten angewendeten Färbungen sind die G(Giemsa)-, die Q(Quinacrin)- und die R(Reverse)-Bandentechnik. Für die Erstellung eines verlässlichen Befunds sollten nach internationalem Konsens 20–25 Metaphasen vollständig analysiert werden [2].

Zytogenetische Nomenklatur

Chromosomen werden nach ihrer Größe, der Lage des Zentromers und ihrem charakteristischen Bandenmuster klassifiziert. Jedes Chromosom hat einen kurzen Arm (p) und einen langen Arm (q). Anhand des Bandenmusters wird jedes Chromosom in Regionen und Banden unterteilt, die vom Zentromer zum Telomer nummeriert sind. Es gibt ein international gültiges zytogenetisches Nomenklatursystem (ISCN: *International System of Cytogenetic Nomenclature*) [3], mit dem alle numerischen und strukturellen Aberrationen in einer Karyotyp-Formel exakt beschrieben werden können. In der Karyotyp-Formel wird zuerst die Anzahl der Chromosomen genannt, dann folgt die Angabe der Geschlechtschromosomen. Der normale weibliche Karyotyp lautet 46,XX, der normale männliche Karyotyp 46,XY. Zu den numerischen Chromosomenaberrationen gehören Monosomien (Verlust eines Chromosoms) und u. a. Trisomien (Zugewinn eines Chromosoms). Ferner können Vervielfachungen des gesamten Chromosomensatzes auftreten (Ploidien). Normalerweise liegt in Körperzellen ein zweifacher (diploider) Chromosomensatz vor. Dreifache und vierfache Chromosomensätze werden als Triploidie bzw. Tetraploidie bezeichnet.

Die häufigsten strukturellen Chromosomenaberrationen sind Deletionen (Verlust von Chromosomenteilen), Translokationen (Austausch von Chromosomenteilen zwischen verschiedenen Chromosomen), Inversionen (Drehung eines Chromosomenabschnitts um 180°) und Isochromosomen (Chromosom, das aus zwei kurzen bzw. langen Armen besteht, unter Verlust des jeweils anderen Armes). In der Karyotyp-Formel wird der Zugewinn eines Chromosoms durch (+), der Verlust eines Chromosoms durch (–) gekennzeichnet, z. B. 47,XX,+8 bzw. 45,XY,–7.

Für die strukturellen Chromosomenaberrationen gibt es international festgelegte Abkürzungen, z. B. „t" für Translokation: t(15;17)(q22;q12) bedeutet, dass ein Bruch im Chromosom 15 in der Bande q22 und ein Bruch im Chromosom 17 in der Bande q12 aufgetreten ist und die entstandenen Bruchstücke zwischen den Chromosomen ausgetauscht wurden (*balancierte Translokation*). Bruchpunkte zwischen verschiedenen Chromosomen werden in der Karyotyp-Formel durch ein Semikolon getrennt, während Bruchereignisse innerhalb eines Chromosoms ohne Trennungszeichen direkt nacheinander angegeben werden; z. B. inv(16)(p13q22): Brüche erfolgten in der Chromosomenbande p13 und q22 desselben Chromosoms 16 und das Bruchstück hat sich um 180° gedreht. Entsprechend auch bei Deletionen von Chromosomenteilen: del(5)(q13q31) bedeutet, die Brüche erfolgten in den Banden q13 und q31 desselben Chromosoms 5, der Bereich zwischen q13 und q31 ist verloren gegangen.

Neben den balancierten gibt es auch *unbalancierte* Translokationen. Diese Form der Translokation geht immer mit einer quantitativen Veränderung der DNA einher und wird mit der Abkürzung „der" für derivatives Chromosom beschrieben.

Als *klonal* werden Chromosomenaberrationen bezeichnet, wenn eine identische Strukturaberration oder der Zugewinn eines Chromosoms in mindestens zwei Metaphasen oder der Verlust des gleichen Chromosoms in mindestens drei Metaphasen beobachtet wird.

Es wird unterschieden zwischen sog. *primären Chromosomenaberrationen*, die entscheidend für die Entstehung der Leukämie sind und meist zu spezifischen Gen-Rearrangements führen, und *sekundären Chromosomenaberrationen*, die meist zu genomischen Imbalancen führen und für die Progression der Leukämie von Bedeutung zu sein scheinen.

Fluoreszenz-in-situ-Hybridisierung (FISH)

Ein weiterer Durchbruch in der Chromosomenanalyse gelang durch die Entwicklung der Technik der Fluoreszenz-in-situ-Hybridisierung. Die FISH-Technik beruht auf der Hybridisierung von DNA-Sonden, die spezifische chromosomale Strukturen identifizieren [4–6]. Es können Sonden verwendet werden, die spezifisch die Zentromerregion der Chromosomen (CEP), spezifisch einzelne Gene (LSI) oder ganze Chromosomen (WCP) markieren. Die DNA der eingesetzten Sonden und die zu untersuchende Patienten-DNA werden denaturiert, d. h. die beiden DNA-Stränge der Doppelhelix werden durch Erhitzen getrennt. Bei der anschließenden Renaturierung (durch Abkühlung) lagern sich die DNA-Sonden an die komplementären Abschnitte der Patienten-DNA an (Hybridisierung). Die DNA-Sonden sind direkt mit einem Fluoreszenzfarbstoff markiert. Die entsprechenden Chromosomenstrukturen sind somit als Fluoreszenzsignale auswertbar.

Ein großer Vorteil dieser Methode ist, dass sie nicht nur an Metaphasen, sondern auch an Interphasekernen – also auch an nicht teilungsfähigen Zellen – durchgeführt werden kann. Ein Nachteil ist, dass man nur Informationen über die Chromosomen/Gene erhält, für die die Sonden eingesetzt wurden.

Interphase-FISH

Aufgrund der Vielzahl verschiedener Chromosomenaberrationen, die bei Leukämien beobachtet werden, erfasst ein „Screening" mit FISH an Interphasekernen nur einen Bruchteil der vorliegenden Aberrationen und kann somit die klassische Chromosomenanalyse nicht ersetzen. Soll hingegen eine gezielte Frage beantwortet werden, z. B. der Nachweis der Translokation t(15;17)(q22;q12) bei dem Verdacht auf das Vorliegen einer akuten Promyelozytenleukämie, so stellt die FISH-Technik eine schnelle (Ergebnis innerhalb von 4 Stunden) und zuverlässige Methode dar. Für Verlaufskontrollen unter Therapie kann die FISH-Technik als Methode zum Nachweis einer Resterkrankung verwendet werden, sofern bei der Erstdiagnose mittels Chromosomenanalyse eine Veränderung gefunden wurde, für deren Nachweis entsprechende FISH-Sonden zur Verfügung stehen. Die Sensitivität dieser Methode ist höher als bei der Chromosomenanalyse (Nachweis von einer aberranten unter 100 normalen Zellen), jedoch deutlich geringer als die der Polymerasekettenreaktion.

Metaphase-FISH

Zusätzlich zu den an Interphasekernen einsetzbaren Sonden können an Metaphasen sogenannte Chromosomen-Painting-Sonden (WCP) eingesetzt werden, die spezifisch die gesamte DNA eines Chromosoms markieren. Diese Technik wird vor allem zur Ergänzung der konventionellen Chromosomenanalyse in schwierigen Fällen eingesetzt und hat im Vergleich zur Bänderungstechnik den Vorteil einer sehr viel höheren Auflösung. Die konventionelle Karyotypisierung zeigt ihre Grenze beim Nachweis von 5000 kb (5 Mb), während mit der FISH-Methode Deletionen bis 100 kb (0,1 Mb) detektiert werden können. Aber auch lokusspezifische Sonden (LSI) können sinnvoll an Metaphasechromosomen eingesetzt werden, um z. B. spezifische Rearrangements zu bestätigen.

24-Farben-FISH (M-FISH)

Diese Methode erlaubt es, alle 24 verschiedenen Chromosomenpaare in einem einzigen Hybridisierungsschritt darzustellen [7]. Sie ist nur an Metaphasechromosomen durchführbar und dient zur Identifizierung von komplizierten Strukturaberrationen. Bei der 24-Farben-FISH werden die Chromosomen mit spezifischen Sonden so markiert, dass jedem Chromosom eine unterschiedliche Fluoreszenzfarbstoff-Kombination entspricht. Durch diese Anfärbung stellt sich nach einer Bearbeitung mit einer speziellen Software jedes der 24 Chromosomen in einer anderen Farbe dar. So können komplexe Veränderungen verhältnismäßig einfach analysiert werden.

Literatur

1 Haferlach C, Rieder H, Lillington DM et al (2007) Proposals for standardized protocols for cytogenetic analyses of acute leukemias, chronic lymphocytic leukemia, chronic myeloid leukemia, chronic myeloproliferative disorders, and myelodysplastic syndromes. Genes Chromosomes Cancer 46: 494–499

2 Deutsche Gesellschaft für Humangenetik (2011) S2-Leitlinie Humangenetische Diagnostik und genetische Beratung. Medgen 23: 281–323

3 ISCN (2013) An International System for Human Cytogenetic Nomenclature. Basel: Karger

4 Cremer T, Landegent J, Brückner A et al (1986) Detection of chromosome aberrations in the human interphase nucleus by visualization of specific target DNAs with radioactive and non-radioactive in situ hybridization techniques: diagnosis of trisomy 18 with probe L1.84. Hum Genet 74: 346–352

5 Zech L (1979) Chromosome banding methods. Acta Histochem Suppl 20: 121–125

6 Caspersson T, Lindsten J, Lornakka G et al (1972) The use of fluorescence techniques for the recognition of mammalian chromosomes and chromosome regions. Int Rev Exp Pathol 11: 1–72

7 Bayani J, Squire J (2004) Multi-color FISH techniques. Current Protoc Cell Biol Chp. 22: Unit 22.5

Molekulargenetik

(K. Spiekermann)

Mithilfe molekularer Methoden können Genumlagerungen, Punktmutationen, kleine Deletionen, Insertionen und Genamplifikationen mit hoher Spezifität und Sensitivität nachgewiesen werden. Dies dient nicht nur der genauen Charakterisierung einer Leukämie bei der Erstdiagnose, sondern die gefundenen Mutationen (molekulare Marker) können im weiteren Verlauf der Erkrankung bzw. während und nach der Therapie als Marker für noch vorhandene leukämische Zellen dienen. Bei lymphatischen Neoplasien spielt zudem der Nachweis klonaler Rearrangements der T-Zell-Rezeptor- und Immunglobulin-Gene eine große Rolle, da diese bei jedem Patienten individuell charakteristisch sind.

Die Wertigkeit dieser speziellen Untersuchungen liegt

- in der Bestätigung von Diagnosen,
- in der weiteren Charakterisierung einer malignen hämatologischen Erkrankung und
- in der Möglichkeit, eine minimale Resterkrankung detektieren zu können.

Die Ergebnisse können folgende klinische Relevanz besitzen:

- Auswahl diagnosespezifischer Therapien (z. B. ATRA bei AML M3 oder M3v)
- Erfolgsbeurteilung von Therapien (MRD-Detektion)
- Entscheidungen zur Beendigung, Wiederaufnahme oder Umstellung einer Therapie
- frühzeitige Detektion von Rezidiven

Eine ganze Reihe der häufigsten zytogenetisch detektierbaren Rearrangements wurden in den letzten Jahren kloniert, sodass die involvierten Gene bekannt sind. Das molekulare Korrelat der Philadelphia-positiven CML ist das *BCR-ABL*-Fusionsgen, das auch bei 30 % aller Erwachsenen-ALL, dann jedoch häufig als kürzere Variante (p190) auftritt. Bei der AML führen die häufigsten reziproken Translokationen t(15;17), t(8;21), inv(16)/t(16;16) auf molekularer Ebene zur Bildung der *PML-RARA-*, *RUNX1-RUNX1T1* (*AML1-ETO*)- und *CBFB-MYH11*-Fusionsgene. Sowohl bei der ALL als auch bei der AML finden sich Rearrangements des MLL-Gens, wobei mehr als 40 Translokationspartner beschrieben wurden, die anscheinend einen entscheidenden Einfluss auf die Art der Leukämie und die Prognose haben [1]. Außerdem gibt es eine ständig zunehmende Zahl seltener reziproker Rearrangements, die zahlenmäßig zum Teil unter 1 % ausmachen, aber als nützliche Zielstrukturen für die Diagnostik dienen können. In den letzten Jahren wurden eine Reihe von Gen-Rearrangements beschrieben, die zytogenetisch nicht detektierbar sind, aber einen wichtigen Beitrag in der molekularen Diagnostik und Risikostratifizierung von Leukämien spielen werden. Dazu gehören bei der AML zum Beispiel Insertionen im *NPM1*-Gen [2] und kleine partielle Tandemduplikationen im *MLL*- und im *FLT3*-Gen. Die Identifizierung der *JAK2*-V617F- und *CALR*-Mutation bei Patienten mit MPN [3–5] sowie des FIP1L1-PDGFR-Fusionstranskripts beim Hypereosinophilie-Syndrom [6], *CSF3R*-Mutationen bei der atypischen CML [7] und *KIT*-D826V bei den Mastozytosen [8] stellen weitere Beispiele für diagnostische und therapeutisch wegweisende genetische Marker dar.

Molekulare Detektionsverfahren bei Diagnose

Im Gegensatz zur konventionellen Zytogenetik, die einen Gesamtüberblick über alle Chromosomen gibt, war es aufgrund der Größe des Genoms und des daraus resultierenden Aufwands bisher nicht möglich, alle Gene eines einzelnen Patienten zu analysieren. Durch die Techniken des „next generation sequencing“ (NGS) ist dies technisch möglich geworden [9, 10]. Zu vielen Tumorentitäten (z. B. zur AML [11]) liegen mittlerweile detaillierte Genomsequenzierungsdaten vor. Der Stellenwert für derartige experimentelle Verfahren im Rahmen der Routinediagnostik muss jedoch noch definiert werden.

Je nach eingesetztem Analyseverfahren werden bei den molekulargenetischen Methoden analog zur FISH-Diagnostik diejenigen Veränderungen detektiert, nach denen man gezielt sucht. Die ständig wachsende Kenntnis über die bei Leukämien relevanten Gene lässt jedoch in zunehmendem Maße eine umfassende Diagnostik mittels unterschiedlicher molekularer Detektionsverfahren zu.

Polymerasekettenreaktion (PCR)

Die meisten der häufigen reziproken Chromosomentranslokationen und Immunglobulin- sowie T-Zell-Rezeptor-Genrearrangements lassen sich mittels PCR nachweisen. Sequenzspezifische Primer werden auf beiden Seiten eines Chromosomen-Rearrangements so gelegt, dass in den normalen Allelen der jeweiligen beteiligten Gene kein Amplifikat erzeugt werden kann oder eines, das sich in der Größe von dem veränderten unterscheidet. Die Immunglobulin-Rearrangements lassen sich auf genomischer Ebene – also mit DNA als Ausgangsmaterial – nachweisen. Viele der reziproken Translokationen können dagegen wegen der genomisch sehr heterogenen Bruchpunkte nur auf RNA-Ebene nachgewiesen werden, sodass RNA als Ausgangsmaterial eingesetzt und eine reverse Transkription für die Herstellung einer cDNA durchgeführt werden muss. Neben dem Nachweis von Genprodukten reziproker Translokationen kann die Quantifizierung aberrant exprimierter Gene bei der AML mittels quantitativer PCR (s. u.) bei Erstdiagnose zur Risikostratifizierung beitragen.

Durch zyklische Wiederholung von DNA-Denaturierung, Primer-Hybridisierung und Kettenverlängerungsreaktionen wird die gewünschte Sequenz exponentiell vermehrt, sodass sie anschließend nach gelelektrophoretischer Auftrennung und Anfärbung mit einem interkalierenden Fluoreszenzfarbstoff mittels UV-Anregung sichtbar gemacht werden kann. Für die PCR sind sehr geringe Mengen von DNA bzw. RNA ausreichend, sie ist zudem innerhalb weniger Stunden durchführbar.

Ein weiterer Vorteil der PCR gegenüber der Zytogenetik ist, dass sie auch im Falle nicht mehr vitaler/teilungsfähiger Zellen durchgeführt werden kann. Ein PCR-Screening auf alle bekannten genetischen Aberrationen kann aber nur dann empfohlen werden, wenn aufgrund nicht mehr vitalen Untersuchungsmaterials keine Zytogenetik durchgeführt werden konnte. Auf der anderen Seite sollte eine ergänzende molekulare Diagnostik bei zytogenetisch nachgewiesenen Translokationen immer stattfinden, nicht nur um das Ergebnis mit einer zweiten Methode abzusichern, sondern vor allem, um einen Ausgangsbefund für eventuell nachfolgende Remissionskontrollen zu haben. Da es sich bei der PCR um eine ausgesprochen sensitive Methode handelt, können damit auch sehr seltene Zellen, sortierte Zellen oder Zellkolonien untersucht werden.

Nukleotidsequenzierung

Die Sequenzierung, d. h. Bestimmung der genauen Nukleinsäureabfolge von PCR-Produkten, wird vor allem bei den ALL-spezifischen Immunglobulin-Rearrangements durchgeführt, um den malignen Klon zu charakterisieren. Ausgehend von der patientenspezifischen Sequenz werden klonspezifische Primer konstruiert, mittels derer ein Monitoring des Krankheitsverlaufs möglich wird. Eine weitere Anwendung findet die Sequenzierung bei der Charakterisierung molekular seltener Typen von Genfusionen, wie sie z. B. bei *BCR-ABL-*, *CBFB-MYH11-* und *MLL*-Rearrangements vorkommen, oder beim Nachweis von Punktmutationen (z. B. *JAK2*-V617F) oder kleiner Insertionen (z. B. *NPM1*-Mutationen). Eine wichtige Indikation zur Durchführung einer Sequenzierung stellen klinische/molekulare Resistenzen gegenüber Tyrosinkinase-Inhibitoren dar, die durch Punktmutationen in der Kinasedomäne von *BCR-ABL* verursacht sein können. Hier ermöglicht die Bestimmung der Sequenz die Auswahl eines geeigneten Kinase-Inhibitors.

Genexpressionsanalysen mittels DNA-Microarrays

Bei diesem Verfahren handelt es sich um eine bisher nicht in der Routinediagnostik eingesetzte Methode, die dazu dient, die RNA-Menge bestimmter Gene und damit deren Expression nachzuweisen. Dabei wird zunächst mRNA aus dem Untersuchungsmaterial extrahiert und nach eventuellen Aufreinigungs- und/oder Vermehrungsschritten in cDNA umgeschrieben und mit Fluoreszenzfarbstoffen markiert. Diese cDNA wird auf einen Glasträger oder Chip aufgebracht, auf dem an definierten Positionen eines Rasters (Microarrays) DNA-Sonden, die spezifischen Gensequenzen entsprechen, angeordnet sind. Sonden und cDNA werden dann miteinander auf dem Array hybridisiert. Nach Waschung der nicht gebundenen cDNA-Stücke wird das Fluoreszenzsignal jeder Position des DNA-Microarrays mittels Laser ausgelesen, anschließend ausgewertet und visualisiert. Auf diese Weise lässt sich in einem Arbeitsgang die Expression von Tausenden bis Zehntausenden von Genen analysieren.

Ein derartiges Genexpressionsprofil (GEP) einer Blastenpopulation eines Leukämie-Patienten lässt sich nun mit GEP von gesunden Knochenmarkzellen oder Blasten anderer leukämischer Subgruppen vergleichen. Die Ergebnisse sind vielfältig nutzbar:

- Identifizierung neuer Gene, die einen tieferen Einblick in die molekulare Pathogenese der Erkrankung erlauben oder Angriffspunkte für neue gezielte Therapiestrategien darstellen könnten
- genaue Bestimmung der biologischen Subgruppe einer Leukämie und Vorhersage von deren Prognose
- Entdeckung neuer Subgruppen von Leukämien anhand ihrer GEP

So konnten von zwei unabhängigen Forschungsgruppen AML mit normalem Karyotyp (intermediäre Prognosegruppe) in zwei Genexpressions-Cluster unterteilt werden, die sich in ihrer Prognose signifikant unterschieden [12, 13]. Weitere vielversprechende Ergebnisse dieser Methode wurden jüngst publiziert [14, 15].

Remissionskontrollen mittels unterschiedlicher PCR-Techniken

Remissionskontrollen während und nach einer Therapie gewinnen bei Leukämien zunehmend an Bedeutung. Dabei spielen die molekulargenetischen PCR-Verfahren aufgrund ihrer Sensitivität die wichtigste Rolle. Hiermit können leukämische Zellen auch in Fällen nachgewiesen werden, die morphologisch, zytogenetisch oder molekularzytogenetisch in kompletter Remission sind. Ein molekularer Marker (Target) findet sich bei allen Philadelphia-positiven CML (*BCR-ABL*), bei 90 % aller ALL (*BCR-ABL-*, *MLL-AF4-* oder IgH- und TCR-Gen-Rearrangements) und bei zirka 50–60 % aller AML (*NPM1*, *FLT3*-ITD, *PML-RARA-*, *CBFB-MYH11-*, *RUNX1-RUNX1T1* (*AML1-ETO*)-, *MLL*-Rearrangements, weitere seltene Fusionsgene).

Von entscheidender Bedeutung für eine möglichst sensitive molekulare MRD-Diagnostik ist, dass das Untersuchungsmaterial so frisch wie möglich aufgearbeitet wird, insbesondere dann, wenn RNA als Ausgangsmaterial eingesetzt werden muss, da RNA eine Halbwertszeit von nur einem Tag hat (d. h., wird das Material erst 2–3 Tage nach Punktion aufgearbeitet, sinkt die Sensitivität der Methode deutlich). Zudem sollte EDTA als Stabilisator bevorzugt werden, da andere Substanzen, wie z. B. Heparin, die PCR hemmen können. Bei der CML ist peripheres Blut als Ausgangsmaterial für die MRD-Diagnostik allgemein akzeptiert, wogegen bei akuten Leukämien aufgrund der höheren Sensitivität weiterhin Knochenmark verwendet werden sollte. Die MRD-Diagnostik ist für einige Erkrankungen (z. B. BCR-ABL-positive CML, PML-RARA-positive APL) [16–18] und die ALL gut standardisiert, bei der AML ist die Standardisierung noch zu optimieren.

Nested-PCR

Die zurzeit sensitivste Methode für die Detektion einer minimalen Resterkrankung ist die Zwei-Schritt- oder Nested-PCR. Die Sensitivität wird gegenüber der konventionellen PCR dadurch erhöht, dass man in einer zweiten Reaktion ein neues Primer-Paar einsetzt, welches auf dem in der ersten Reaktion entstandenen Produkt hybridisiert und dadurch eine weitere Amplifikation ermöglicht. Hiermit kann je nach Art der Mutation und des Ausgangsmaterials eine Leukämiezelle in 10^3–10^6 normalen Zellen nachgewiesen werden. Diese Methode birgt aufgrund ihrer hohen Sensitivität auch das höchste Kontaminationsrisiko. Um dieses zu vermeiden, müssen eine Vielzahl von Vorsichtsmaßnahmen zum Einsatz kommen und ständig ausreichende Kontrollreaktionen mitgeführt werden.

Real-Time-PCR

Die Real-Time-PCR erlaubt im Gegensatz zur konventionellen PCR nicht nur den Nachweis, sondern auch die genaue Quantifizierung einer Zielsequenz im Ausgangsmaterial. Die Methode basiert darauf, dass zusätzlich zu den für die PCR benötigten spezifischen Primern fluoreszenzmarkierte Sonden in den Reaktionsansatz gegeben werden. Diese hybridisieren während der laufenden PCR mit den sich ständig vermehrenden Amplifikationsprodukten und geben dann Fluoreszenzsignale ab, die von einer optischen Einheit (Laser, LED oder CCD) in einem speziell dafür konstruierten Gerät (z. B. TaqMan®, PE Applied Biosystems; LightCycler®, Roche Life Sciences) detektiert werden. Es kommt so direkt während der PCR zu einem Anstieg der Fluoreszenzintensität. Der Punkt (PCR-Zyklus), an dem in einer Probe erstmals eine Fluoreszenz detektierbar wird, die über dem Grundrauschen liegt, korreliert mit der Anzahl der nachzuweisenden Moleküle im Ausgangsmaterial. Die Fluoreszenzstärke des zu untersuchenden Gens wird zu der eines konstant vorliegenden Gens oder Transkripts in Relation gesetzt (normalisiert), wonach die Zahl der im Ausgangsmaterial vorhandenen malignen Zellen kalkuliert werden kann.

Tabelle 4. Sensitivität unterschiedlicher diagnostischer Verfahren.

Methode	Sensitivität
Zytogenetik	1/25
Hypermetaphase-FISH	1/100 bis 1/300
Interphase-FISH	1/500
Multiparameter-Durchflusszytometrie	1/1000 bis 1/10 000
Real-Time-PCR (abhängig vom Target)	1/100 bis 1/100 000
Nested-PCR (abhängig vom Target)	1/1000 bis 1/1 000 000

Prognostische Relevanz der molekularen MRD-Detektion

Die PCR ist aufgrund ihrer hohen Sensitivität und Spezifität anderen diagnostischen Verfahren überlegen (Tabelle 4). Bei der ALL wurde bereits nachgewiesen, dass das MRD-Niveau nach Induktions-/Konsolidierungstherapie ein unabhängiger prognostischer Marker ist. Patienten mit positivem MRD-Befund haben ein höheres Rezidivrisiko als Patienten ohne MRD-Nachweis [19]. Auch Patienten mit im Therapieverlauf beständig hohem oder ansteigendem MRD-Niveau weisen ein erhöhtes Rezidivrisiko auf, wobei umgekehrt das Risiko bei Patienten ohne MRD-Nachweis oder mit abfallendem MRD-Niveau geringer ist.

Auch bei der CML wurde die prognostische Relevanz eines quantitativen PCR-Nachweises gezeigt [16]. Bei der AML M3 ist ein molekulares Monitoring von PML-RARA-Fusionstranskripten von entscheidender prognostischer Bedeutung. Persistierende bzw. erneut PCR-positive Befunde zeigen ein Rezidiv an und haben eine therapeutische Konsequenz (z. B. eine präemptive Rezidivtherapie) [18]. MRD-Befunde sollten bei therapeutischen Konsequenzen im Rahmen einer Kontrolluntersuchung bestätigt werden.

Bei anderen AML-spezifischen Fusionstranskripten wie *RUNX1-RUNX1T1 (AML1-ETO), CBFB-MYH11* und *NPM1* [20, 21] ist die Bedeutung einer positiven molekularen MRD-Diagnostik im Hinblick auf therapeutische Konsequenzen bisher nicht eindeutig geklärt. Trotz guter und lang andauernder Remissionsraten sind bei entsprechender PCR-Sensitivität RUNX1-RUNX1T1 (AML1-ETO)- und CBFB/MYH11-Transkripte bei einer Vielzahl der Patienten noch Monate bis Jahre in CR nachweisbar. Die quantitative PCR ermöglicht es bei diesen Patienten MRD-Cutoff-Werte zu definieren, die mit hoher Wahrscheinlichkeit mit einem hämatologischen Rezidiv assoziiert sind [20, 21].

Die prognostischen Implikationen des MRD-Nachweises bei der AML müssen noch in größeren, prospektiven Studien bestätigt werden. Darüber hinaus müssen die günstigsten Zeitpunkte für eine MRD-Untersuchung und die daraus resultierenden therapeutischen Konsequenzen definiert werden.

Literatur

1 Meyer C, Hofmann J, Burmeister T et al (2013) The MLL recombinome of acute leukemias in 2013. Leukemia 27: 2165–2176
2 Falini B, Mecucci C, Tiacci E et al (2005) Cytoplasmic nucleophosmin in acute myelogenous leukemia with a normal karyotype. N Engl J Med 352: 254–266
3 Klampfl T, Gisslinger H, Harutyunyan AS et al (2013) Somatic mutations of calreticulin in myeloproliferative neoplasms. N Engl J Med 369: 2379–2390
4 Kralovics R, Passamonti F, Buser AS et al (2005) A gain-of-function mutation of JAK2 in myeloproliferative disorders. N Engl J Med 352: 1779–1790
5 Nangalia J, Massie CE, Baxter EJ et al (2013) Somatic CALR mutations in myeloproliferative neoplasms with nonmutated JAK2. N Engl J Med 369: 2391–2405
6 Cools J, DeAngelo DJ, Gotlib J et al (2003) A tyrosine kinase created by fusion of the PDGFRA and FIP1L1 genes as a therapeutic target of imatinib in idiopathic hypereosinophilic syndrome. N Engl J Med 348: 1201–1214
7 Maxson JE, Gotlib J, Pollyea DA et al (2013) Oncogenic CSF3R mutations in chronic neutrophilic leukemia and atypical CML. N Engl J Med 368: 1781–1790
8 Garcia-Montero AC, Jara-Acevedo M, Teodosio C et al (2006) KIT mutation in mast cells and other bone marrow hematopoietic cell lineages in systemic mast cell disorders: a prospective study of the Spanish Network on Mastocytosis (REMA) in a series of 113 patients. Blood 108: 2366–2372
9 Rehm HL (2013) Disease-targeted sequencing: a cornerstone in the clinic. Nat Rev Genet 14: 295–300
10 Simon R, Roychowdhury S (2013) Implementing personalized cancer genomics in clinical trials. Nat Rev Drug Discov 12: 358–369
11 Cancer Genome Atlas Research Network (2013) Genomic and epigenomic landscapes of adult de novo acute myeloid leukemia. N Engl J Med 268: 2059–2074
12 Bullinger L, Döhner K, Bair E et al (2004) Use of gene-expression profiling to identify prognostic subclasses in adult acute myeloid leukemia. N Engl J Med 350: 1605–1616
13 Valk PJ, Verhaak RG, Beijen MA et al (2004) Prognostically useful gene-expression profiles in acute myeloid leukemia. N Engl J Med 350: 1617–1628
14 Metzeler KH, Hummel M, Bloomfield CD et al (2008) An 86-probe-set gene-expression signature predicts survival in cytogenetically normal acute myeloid leukemia. Blood 112: 4193–4201
15 Metzeler KH, Maharry K, Kohlschmidt J et al (2013) A stem cell-like gene expression signature associates with inferior outcomes and a distinct microRNA expression profile in adults with primary cytogenetically normal acute myeloid leukemia. Leukemia 27: 2023–2031
16 Baccarani M, Deininger MW, Rosti G et al (2013) European LeukemiaNet recommendations for the management of chronic myeloid leukemia: 2013. Blood 122: 872–884
17 Foroni L, Wilson G, Gerrard G et al (2011) Guidelines for the measurement of BCR-ABL1 transcripts in chronic myeloid leukaemia. Br J Haematol 153: 179–190
18 Grimwade D, Jovanovic JV, Hills RK et al (2009) Prospective minimal residual disease monitoring to predict relapse of acute promyelocytic leukemia and to direct pre-emptive arsenic trioxide therapy. J Clin Oncol 27: 3650–3658
19 Gökbuget N, Kneba M, Raff T et al (2012) Adult patients with acute lymphoblastic leukemia and molecular failure display a poor prognosis and are candidates for stem cell transplantation and targeted therapies. Blood 120: 1868–1876
20 Hubmann M, Köhnke T, Hoster E et al (2014) Molecular response assessment by quantitative real-time polymerase chain reaction after induction therapy in NPM1-mutated patients identifies those at high risk of relapse. Haematologica 99: 1317–1325
21 Shayegi N, Kramer M, Bornhäuser M et al (2013) The level of residual disease based on mutant NPM1 is an independent prognostic factor for relapse and survival in AML. Blood 122: 83–92

WHO-Klassifikation

(K. Sotlar)

Klassifikationen sind die Sprache der Medizin. Krankheiten können erst diagnostiziert, behandelt und erforscht werden, nachdem sie beschrieben, definiert und benannt wurden. Die Neoplasien des hämatopoetischen Systems werden nach der aktuell gültigen 4. Auflage der WHO-Klassifikation aus dem Jahr 2008 eingeteilt [1]. Sie ist eine Überarbeitung und Aktualisierung der 3. Auflage aus dem Jahr 2001, welche erstmals weltweit von den verschiedenen Fachgesellschaften als Konsensus-Klassifikation anerkannt wurde. Grundlage dafür war die Berücksichtigung der klinischen Hämatologie und Onkologie durch die Pathologie mit dem Ziel, eine allumfassende Klassifikation mit klar definierten, klinisch distinkten Erkrankungen zu schaffen, die mit den gegenwärtigen Techniken erkannt werden können. Neben der Morphologie wurde die Bedeutung der Immunphänotypisierung und Genotypisierung zur Erstellung objektivierbarer Diagnosen entscheidend gestärkt. Bislang weniger gut definierte Neoplasien wurden als „provisorische Entitäten“ aufgenommen und es wurden „Borderline-Kategorien“ geschaffen, um die bereits gut definierten Krankheitskategorien homogen zu halten. Die (3. Auflage der) WHO-Klassifikation stratifiziert Neoplasien des hämatopoetischen Systems primär nach Linienzugehörigkeit in myeloisch, lymphatisch und histiozytär/dendritisch.

Tabelle 5. Klassifikation der myeloischen Neoplasien (WHO 2008) [1].

Myeloproliferative neoplasms (MPN)
– Chronic myeloid leukemia (CML) – Chronic neutrophilic leukemia (CNL) – Polycythemia vera (PCV) – Primary myelofibrosis (PMF) – Essential thrombocythemia (ET) – Chronic eosinophilic leukemia (CEL) – Mastocytosis – Myeloproliferative neoplasm, unclassifiable
MDS/MPN syndromes
– Chronic myelomonocytic leukemia – Atypical chronic myeloid leukemia – Juvenile myelomonocytic leukemia – MDS/MPN, unclassifiable
Myelodysplastic syndromes (MDS)
– Refractory cytopenia with unilineage dysplasia – Refractory anemia with ring sideroblasts – Refractory cytopenia with multilineage dysplasia – Refractory anemia with excess blasts – MDS with isolated del(5q) – MDS, unclassifiable – Childhood MDS
Acute myeloid leukemia and related aggressive myeloid neoplasms
– AML with recurrent genetic abnormalities – AML with myelodysplasia-related changes – Therapy-related myeloid neoplasms – AML, not otherwise specified – Myeloid sarcoma – Myeloid proliferations related to Down syndrome – Blastic plasmacytoid dendritic cell neoplasms
Acute leukemias of ambiguous lineage
– Acute undifferentiated leukemia – Mixed phenotype acute leukemia with t(9;22)(q34;q11.2); BCR-ABL1 – Mixed phenotype acute leukemia with t(v;11q23); MLL rearranged – Mixed phenotype acute leukemia, B/myeloid, NOS – Mixed phenotype acute leukemia, T/myeloid, NOS – Mixed phenotype acute leukemia, NOS - rare types – Other ambiguous lineage leukemias

In der aktuellen 4. Auflage der WHO-Klassifikation wurden neue Erkenntnisse aus der Grundlagenforschung und klinischen Studien eingearbeitet. Einzelne Entitäten wurden umbenannt (z. B. „myeloproliferative Erkrankung“ in „myeloproliferative Neoplasie“), umorganisiert (Aufnahme der Mastozytosen in die Gruppe der „myeloproliferativen Neoplasien“) oder neu definiert („Myeloische und lymphatische Neoplasien mit Eosinophilie und genetischen Veränderungen unter Beteiligung von PDGFRA, PDGFRB oder EGFR1“). Diagnostische Kriterien wurden teilweise überarbeitet.

Mittlerweile laufen die letzten Vorbereitungen für die Publikation einer erneut überarbeiteten 5. Auflage der WHO-Klassifikation hämatopoetischer Neoplasien. Unter Federführung der *Society for Hematopathology* und der *European Association for Haematopathology* wurden die abschließenden Diskussionen hierzu unter den geladenen Experten der jeweiligen Fachkapitel im Frühjahr 2014 in Chicago geführt. Mit der endgültigen Publikation dieser neuen WHO-Klassifikation ist im Frühjahr 2016 zu rechnen.

Die Klassifikation der myeloischen Neoplasien ist in Tabelle 5 dargestellt.

Literatur

1 Swerdlow SH, Campo E, Harris NL et al (eds.) (2008) WHO Classification of Tumours of Haematopoietic and Lymphoid Tissues. Lyon: IARC Press

Akute myeloische Leukämie

Koordiniert durch K. Spiekermann
K. Spiekermann, M. Fiegl, P. A. Greif, K. Metzeler, S. Struve, C. Wendtner, M. Subklewe, J. Tischer, M. Verbeek, C. Schmid, C. Waterhouse, S. Graß, K. Götze

Ätiologie und Pathogenese

(P. A. Greif, K. Spiekermann)

Die akute myeloische Leukämie (AML) ist eine klonale Erkrankung primitiver blutbildender (hämatopoetischer) Zellen. Sie entsteht durch genetische Veränderungen, die zu einer Störung der normalen Regulation von Wachstum, Differenzierung und Apoptose hämatopoetischer Zellen führen. Diese Deregulation führt zu einer Akkumulation teilungsfähiger, aber abnormer, funktionell unreifer myeloischer Zellen in Blut und Knochenmark. Diese Zellen entsprechen lichtmikroskopisch Myeloblasten und werden deshalb als (leukämische) Blasten bezeichnet. Die Folge dieser Zellexpansion ist eine zunehmende Verdrängung der normalen Hämatopoese.

Wie bei anderen Neoplasien bewirken genetische Veränderungen bei der AML eine Aktivierung von Onkogenen bzw. den Funktionsverlust von Tumorsuppressor-Genen; allerdings ist bei hämatologischen Neoplasien, im Unterschied zu soliden Tumoren, häufig nur eine einzelne chromosomale Aberration nachzuweisen. Zu möglichen weiteren Aberrationen haben neuartige Ansätze wie die Genomsequenzierung in den letzten Jahren wegweisende Erkenntnisse geliefert.

Der vorliegende Beitrag soll einen Überblick über den aktuellen Kenntnisstand zur Pathogenese und Biologie der AML geben und die Bedeutung der Pathobiologie für die Entwicklung neuer Therapiestrategien verdeutlichen.

Die multifaktorielle, mehrstufige Pathogenese der AML

Zahlreiche *In-vivo*-Studien im murinen oder humanen System deuten darauf hin, dass die Entstehung einer AML ein mehrstufiger Prozess ist, der von der klonalen Expansion einer transformierten leukämischen (Stamm-)Zelle ausgeht. Dieser „präleukämische“ Klon löst keine klinisch fassbare Erkrankung aus und kann in einer Remission fortbestehen [1]. In einem zweiten Schritt verliert diese Zelle ihre Fähigkeit zur normalen hämatopoetischen Differenzierung und erfährt gleichzeitig einen Proliferationsvorteil [2]. Einzelne genetische Veränderungen, wie sie unten näher beschrieben werden, führen alleine nicht zu einer manifesten Erkrankung. Dies trifft sowohl für das AML1-ETO- als auch für das PML-RARA-Protein zu [3, 4]. Die häufige interne Tandemduplikation des FLT3 induziert ebenfalls keine AML, sondern führt im murinen System nur zu einer Myeloproliferation, die jedoch nicht von einer gestörten myeloischen Differenzierung begleitet ist [5].

Insgesamt ist davon auszugehen, dass für die Entstehung der AML mindestens zwei kritische genetische Veränderungen notwendig sind, die nur in ihrer Kombination in der Lage sind, die Proliferations- und Differenzierungssteuerung des hämatopoetischen Systems zu durchbrechen (Abbildung 1). Bei vielen Patienten findet man jedoch auch noch weitere Mutationen, z. B. in epigenetischen Regulatoren, in DNA-Reparaturfaktoren oder in der Splicing-Maschinerie, deren Wirkungsweise bei der Leukämieentstehung bisher noch kaum geklärt ist.

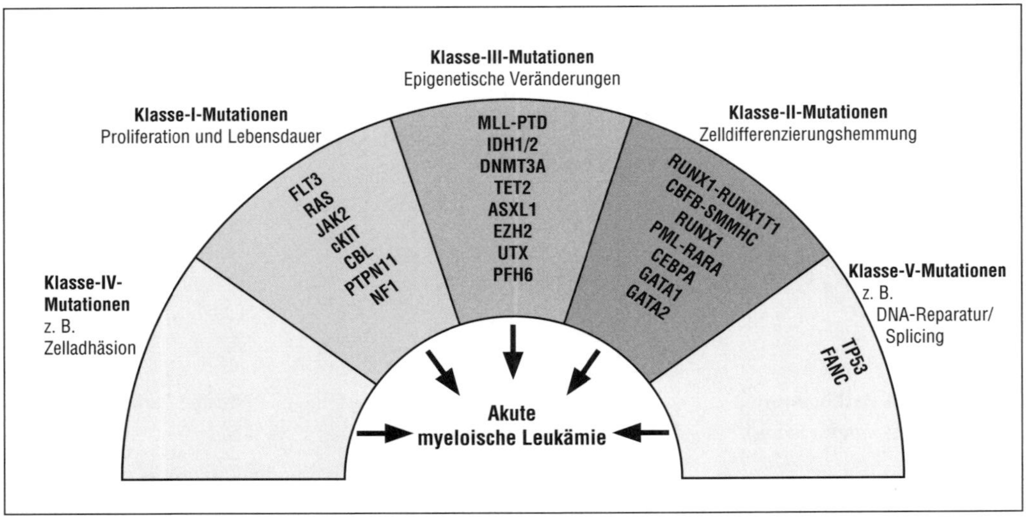

Abbildung 1. Für die Entstehung der AML verantwortliche genetische Veränderungen [6].

Genetik und Molekulargenetik der AML

Genetische oder molekulare Aberrationen (Translokationen, Deletionen, Mutationen, komplexe Aberrationen etc.) sind bei den allermeisten Patienten mit AML nachweisbar. In einigen Fällen lassen sich bei der AML Veränderungen von Onkogenen und Tumorsuppressor-Genen nachweisen, die auch bei anderen Erkrankungsentitäten von Bedeutung sind. Während z. B. *p53*-Mutationen bei der AML insgesamt relativ selten vorkommen, findet man sie häufig bei AML-Patienten mit komplexem Karyotyp, wobei sie mit einem ungünstigen Krankheitsverlauf assoziiert sind [7].

Nach den vorliegenden zytogenetischen Aberrationen kann die AML in zwei große Gruppen eingeteilt werden:

- Fälle mit aberrantem Karytoyp, die entweder balancierte oder unbalancierte Chromosomenanomalien aufweisen
- Erkrankungen ohne Nachweis von Karyotyp-Anomalien

Die umfassende genetische Charakterisierung von 200 AML-Patienten mittels DNA-Sequenzierung im Hochdurchsatzverfahren lieferte ein komplexes Bild der molekulargenetischen Veränderungen mit durchschnittlich 13 somatischen Mutationen in den proteinkodierenden Regionen des Erbguts der Leukämiezellen [8].

AML mit aberrantem Karyotyp

Balancierte chromosomale Translokationen

Balancierte chromosomale Translokationen sind bei zirka 20 % der Patienten mit AML nachweisbar. Der Bruchpunkt chromosomaler Translokationen liegt häufig in der Region von Genen, die für Transkriptionsfaktoren der normalen Hämatopoese kodieren [9]. Die Translokation führt zur Bildung eines (in gesunden Zellen nicht nachweisbaren) Fusionsgens und somit zur Störung der normalen Funktion bzw. der Expressionsstärke der beteiligten Gene. Die Inzidenz der AML mit balancierten Chromosomenanomalien nimmt mit steigendem Alter leicht zu.

CBF-Leukämien

Die häufigsten balancierten Chromosomenanomalien sind die Translokation t(8;21), die zur Bildung des *RUNX1-RUNX1T1*(*AML1-ETO*)-Fusionsgens führt, sowie die Inversion inv(16) mit dem Fusionsgen *CBFB-MYH11* [10]. Da diese Veränderungen den Core Binding Factor(CBF)-Transkriptionsfaktor-Komplex betreffen, werden AML mit diesen Aberrationen als CBF-Leukämien zusammengefasst. Der CBF-Komplex spielt eine wichtige Rolle bei der Aktivierung von Genen, die die hämatopoetische Entwicklung regulieren. Beide CBF-Untereinheiten bzw. -Heterodimere, nämlich die DNA-bindende Untereinheit RUNX1 (Synonyme:

AML1, CBFA2) und CBFB, sind von den Translokationen betroffen.

AML-Fälle, die die Translokation t(8;21)(q22;q22) aufweisen, zeigen eine myelozytäre Morphologie, gehäuft mit langen Auer-Stäbchen. Die Prognose dieser Patienten ist günstig [11]. Bei der t(8;21) ist der 5'-terminale Anteil des *RUNX1*-Gens auf Chromosom 21 mit dem *RUNX1T1-ETO*-Gen auf Chromosom 8 fusioniert. Das so entstandene *AML1-ETO*-Fusionsgen inhibiert wahrscheinlich die AML1-abhängige Transaktivierung von Zielgenen wie der Myeloperoxidase, neutrophilen Elastase, IL-3, GM-CSF und des T-Zell-Rezeptors. Wie oben erwähnt, hat das chimäre Protein allein jedoch nur ein sehr begrenztes transformierendes Potenzial. Man geht davon aus, dass zusätzlichen genetischen Veränderungen, wie z. B. aktivierenden Mutationen von *c-KIT* oder *JAK2*, eine entscheidende Rolle in der Pathogenese der t(8;21)-positiven AML zukommt [12–14].

Bei der Inversion inv(16)(p13q22) sind *CBFB* auf dem langen und das *MYH11*-Gen (Synonym: *SMMHC*) auf dem kurzen Arm von Chromosom 16 beteiligt. Bei Patienten mit dieser zytogenetischen Veränderung findet man im Knochenmark eine myelomonozytäre Morphologie mit abnormen Eosinophilen (M4eo). Das durch *CBFB-MYH11* kodierte Fusionsprotein kann die normale Funktion von *CBFA2* (=*AML1*) inhibieren, indem es an DNA-Zielsequenzen bindet. Wie andere chromosomale Aberrationen ist die inv(16) allein nicht leukämogen. Als möglichen zusätzlichen Faktor weisen 2 % bzw. 15 % der Patienten mit *CBFB-MYH11*-positiver AML aktivierende Längenmutationen bzw. aktivierende Punktmutationen der FLT3-Tyrosinkinase auf [15].

AML-Fälle, die die Translokation t(12;21)(p13;q22) (Fusionsgen ETV6-AML1) oder die Translokation t(3;21)(q26;q22) (Fusionsgene *AML1-MDS1*, *AML1-EVI1* oder *AML1-MDS1-EVI1*) aufweisen, gehören ebenfalls in die Gruppe der CBF-Leukämien.

Translokationen mit Beteiligung von Retinoinsäurerezeptor-alpha (RARA)

Die Translokation t(15;17)(q22;q21) kommt in 5 % der AML-Fälle vor und präsentiert sich morphologisch als akute Promyelozytenleukämie (APL; AML FAB M3). Die t(15;17) fusioniert das Promyelozytenleukämie-Gen *PML* auf Chromosom 15 und das Retinoinsäurerezeptor-alpha-Gen (*RARA*) auf Chromosom 17 [16]. Seltener fusioniert *RARA* mit dem *PLZF*-Gen (t(11;17)) oder dem *NPM*-Gen (t(5;17)) [17].

Unter physiologischen Bedingungen ist RARA ein Liganden-abhängiger Transkriptionsfaktor, der durch das Vitamin-A-Derivat All-trans-Retinoinsäure (ATRA) stimuliert wird. *PML-RARA* hingegen inhibiert die normale Funktion des RARA [18] und führt somit zu einer Blockade der RARA-vermittelten granulopoetischen Differenzierung [19], sodass es unter *physiologischen* ATRA-Konzentrationen zu einer verstärkten Proliferation und reduzierten Apoptoserate kommt. *Therapeutische* ATRA-Konzentrationen hingegen bewirken eine Abnahme der Proliferation, eine Zunahme der Differenzierung sowie eine verstärkte Apoptoserate [20], weshalb die Substanz heute standardmäßig in der Primärtherapie der APL eingesetzt wird.

Von Bedeutung ist jedoch, dass die mit dem *PLZF-RARA*-Transkript assoziierte t(11;17)(q23;q21) trotz der Beteiligung des RARA eine ATRA-Resistenz aufweist [21]. Auch bei der t(15;17) geht man davon aus, dass zur definitiven Transformation in eine APL weitere genetische Veränderungen notwendig sind [22, 23].

Translokationen mit Beteiligung des MLL-Gens

Translokationen, die das *MLL*-Gen auf Chromosom 11 (Bande q23) involvieren, werden bei zirka 5 % der erwachsenen Patienten mit AML und bei zirka 80 % der Fälle akuter Leukämien bei Kindern im ersten Lebensjahr beobachtet. Sie sind häufig mit einer Vorbehandlung mit Topoisomerase-II-Inhibitoren [24] und mit einer schlechten Prognose assoziiert [25]. Es existieren zahlreiche mögliche Fusionspartner des *MLL*-Gens. Die bei der AML am häufigsten beobachteten Partner sind *AF9* (43 % aller zytogenetischen Aberrationen mit Beteiligung von *MLL*), *AF6* (11 %), *ELL* (7 %), *AF10* (6 %) und *ENL* (4 %) [26].

Es gibt Hinweise darauf, dass durch die *MLL*-Fusionsgene die Regulation verschiedener HOX-Gene gestört wird [27]. Diese sind für die normale Stammzellentwicklung essenziell und zeigen bei AML mit *MLL*-Fusionsgenen häufig eine aberrant hohe Expression.

Komplexe Anomalien

Zeigt eine AML drei oder mehr nicht verwandte zytogenetische Veränderungen in einem Klon, wird ihr Karyotyp als komplex bezeichnet. Komplex aberrante Karyotypen werden in 10–15 % der Fälle von *De-novo*-AML beobachtet [28–30]. Häufiger sind sie bei der sekundären, insbesondere der therapieassoziierten (t-)AML mit 25 % bzw. 26,9 % [31]. Auffällig ist die Häufung im fortgeschrittenen Lebensalter [32]. Die AML mit komplexem Karyotyp zeigt ein spezifisches Genexpressionsmuster mit einer signifikant erhöhten Expression von DNA-Repair-Genen. Häufig sind außerdem Deletionen des *TP53*-Gens, die in bis zu 88 % der Fälle komplexer Karyotypen nachgewiesen werden können [32].

Unbalancierte Chromosomenanomalien

Zur Pathogenese der AML mit unbalancierten Chromosomenanomalien liegen nur wenige Untersuchungen vor. Es existieren zwar einige Studien zur Assoziation der Alkylantientherapie mit einer sekundären AML mit unbalancierten Veränderungen insbesondere an den Chromosomen 5 und 7 [33, 34], die Entstehungsmechanismen dieser Alterationen sind jedoch weitgehend unverstanden. Möglicherweise spielen in diesen Fällen Mutationen des p53-Gens eine Rolle, das als Tumorsuppressor-Gen für die Steuerung der Apoptose von Bedeutung ist. Diese Mutationen treten gehäuft bei Patienten mit sekundärer AML auf und können als Basis der häufig beobachteten Therapierefraktärität angesehen werden [35].

AML mit normalem Karyotyp

Bei zirka 50 % der Patienten mit AML sind mit dem Mikroskop keine chromosomalen Veränderungen detektierbar. AML-Patienten mit normalem Karyotyp weisen in der Regel eine intermediäre Prognose auf, was auf eine Vielfalt von ursächlichen, molekulargenetischen Veränderungen hinweist. Bei der AML mit normalem Karyotyp treten zu 40 % Längenmutationen des *FLT3*-Gens auf [36], denen ein leukämogenes Potenzial zugeschrieben wird; Aberrationen wie die Trisomie 8 können als sekundäre Veränderungen hinzutreten. Bei 60 % aller AML-Patienten, die eine Mutation des Nucleophosmin(*NPM1*)-Gens aufweisen, findet sich ebenfalls ein normaler Karyotyp.

Weitere häufige somatische Mutationen betreffen die Stoffwechselenzyme IDH1 und IDH2 sowie die DNA-Methyltransferase DNMT3A. Insgesamt wurden bisher bei der AML 23 signifikant mutierte Gene beschrieben [8]. Der scheinbar überwältigenden genetischen Komplexität der AML liegen jedoch oftmals definierte Läsionen in kollaborierenden Genen zugrunde. So hat beispielsweise etwa die Hälfte der AML-Patienten mit normalem Karyotyp und der prognostisch günstigen *CEBPA*-Doppelmutation zusätzliche Mutationen im CEBPA-interagierenden Transkriptionsfaktor GATA2 [37]. Diese Erkenntnisse wecken Hoffnung, künftig die individuelle Krankheitsursache der AML erkennen und für eine personalisierte Therapiestratifizierung nutzen zu können.

Mutationen

Mutationen des Nucleophosmin-Gens (*NPM*) stellen die häufigste genetische Einzelaberration bei der AML dar. Sie sind gehäuft mit aktivierenden Mutationen der Rezeptor-Tyrosinkinase FLT3 vergesellschaftet. Im Folgenden soll auf diese beiden Mutationen eingegangen werden.

Nucleophosmin (NPM) ist ein nukleoläres, ubiquitär exprimiertes Phosphoprotein. Es übernimmt unter anderem als „Shuttle-Protein" Transportfunktionen zwischen Zytoplasma und Nukleus, reguliert die DNA-Polymerase-α-Aktivität und die Zentrosomenduplikation. NPM ist als Partner in tumorassoziierten chromosomalen Translokationen (*NPM-ALK*, *NPM-RARA* und *NPM-MLF1*) an der Onkogenese verschiedener Arten von Leukämien und Lymphomen beteiligt [38, 39].

NPM ist bei einem Drittel aller Patienten mit primärer AML mutiert und somit das nach heutigem Kenntnisstand am häufigsten mutierte Gen bei der AML [40]. 60 % der betroffenen Patienten weisen einen normalen Karyotyp auf. Bei Patienten mit sekundärer AML oder anderen hämatopoetischen oder nicht hämatopoetischen Neoplasien konnten *NPM*-Mutationen bisher nicht nachgewiesen werden. *NPM*-Mutationen führen zu einer Sequenzveränderung im C-terminalen Teil des NPM-Proteins und sind für die aberrante zytoplasmatische Lokalisation des Proteins verantwortlich (NPMc+). Die FAB-Subtypen M3, M4eo und M7 sind nicht von der aberranten zytoplasmatischen Lokalisation betroffen.

AML-Patienten mit NPMc+ und normalem Karyotyp haben eine günstige Prognose hinsichtlich kompletter Remissionen sowie des Gesamt- und ereignisfreien Überlebens [41–43]. Dieser positive Effekt ist allerdings nur in Abwesenheit einer internen FLT3-Tandemduplikation (FLT3-ITD) nachweisbar.

Interne Tandemduplikationen (ITD) bzw. Punktmutationen der Rezeptor-Tyrosinkinase FLT3 (fms-like tyrosine kinase 3) treten häufig mit NPM-Mutationen, aber auch als Einzelalteration bei der AML auf. *FLT3* ist auf Bande q12 des Chromosoms 13 lokalisiert und gehört wie die Rezeptoren für CSF-1, SCF und PDGF zu den Klasse-III-Rezeptor-Tyrosinkinasen. Die Tyrosinkinase-Aktivität von FLT3 wird normalerweise durch die Bindung eines Liganden induziert und führt zur Aktivierung verschiedener Signalketten. Durch die Mutation ist FLT3 auch ohne Ligandenbindung dauerhaft (konstitutiv) aktiv und führt somit in den betroffenen Zellen zu einer deregulierten Proliferation und Apoptosehemmung. Die Inzidenz der FLT3-ITD-Mutationen liegt bei zirka 20 % aller AML-Patienten, variiert aber erheblich zwischen den verschiedenen zytogenetisch definierten AML-Subgruppen. Am häufigsten tritt die Mutation in Verbindung mit einem normalen Karyotyp auf [36, 44]. Die FLT3-ITD ist bei Patienten aller zytogenetisch definierten AML-Risikogruppen mit einer erhöhten Rezidiv- und schlechteren Überlebensrate assoziiert [45].

Die Punktmutation in der Aktivierungsschleife der Tyrosinkinase-Domäne von FLT3 (D835) ist bei 7 % der AML-Patienten nachweisbar [46]. Damit liegt die Gesamtinzidenz der FLT3-Mutationen bislang bei 30 %. Neueste Untersuchungen belegen die Wirksamkeit von FLT3-Tyrosinkinasehemmern bei FLT3-ITD-positiver AML in experimentellen *In-vitro-* und *In-vivo-*Modellen [47], sodass diese Substanzen in aktuellen Studien auch klinisch getestet werden. AML-Patienten sprechen jedoch meist nur vorübergehend auf Tyrosinkinasehemmer an, da es oft zur Resistenz durch Auftreten von zusätzlichen FLT3-Mutationen kommt [48].

Bei etwa 20 % der AML Patienten findet man Mutationen in der DNA-Methyltransferase DNMT3A [8], welche eine globale Hypomethylierung der Tumor-DNA zur Folge haben [49]. Ebenfalls auf der epigenetischen Ebene wirken Mutationen der Isocitrat-Dehydrogenase-1 (IDH1) bei ca. 15 % der AML-Patienten. Derartige Veränderungen von epigenetischen Faktoren sind oft komplementär, z. B. haben Mutationen der Gene *IDH1* und *TET2* im DNA-Metabolismus jeweils ähnliche funktionelle Konsequenzen in Sinne einer Hypermethylierung, weshalb sich diese beiden genetischen Läsionen bei der AML gegenseitig ausschließen [50]. Bei Mutationen sowohl von *IDH1* als auch von *DNTM3A* handelt es sich um Läsionen, die während der Leukämieentstehung früh auftreten und nach Induktionstherapie in präleukämischen Klonen persistieren können [51].

Klonale Evolution

Neuartige hochsensitive Gensequenzierungsverfahren liefern zunehmend Einblicke in die klonale Architektur der AML im Krankheitsverlauf. Während die meisten krankheitsinitiierenden Läsionen im Verlauf stabil bleiben, finden sich im Rezidiv oft zusätzliche genetische Veränderungen [52]. Eine hohe klonale Vielfalt ist mit einem ungünstigen Krankheitsverlauf vergesellschaftet, wahrscheinlich weil dies das Risiko der Entwicklung eines therapieresistenten Subklons erhöht [53].

Literatur

1 Fialkow PJ, Janssen JW, Bartram CR (1991) Clonal remissions in acute nonlymphocytic leukemia: evidence for a multistep pathogenesis of the malignancy. Blood 77: 1415–1417
2 Reilly JT (2005) Pathogenesis of acute myeloid leukaemia and inv(16)(p13;q22): a paradigm for understanding leukaemogenesis? Br J Haematol 128: 18–34
3 Yuan Y, Zhou L, Miyamoto T et al (2001) AML1-ETO expression is directly involved in the development of acute myeloid leukemia in the presence of additional mutations. Proc Natl Acad Sci U S A 98: 10398–10403
4 Le Beau MM, Bitts S, Davis EM, Kogan SC (2002) Recurring chromosomal abnormalities in leukemia in PML-RARA transgenic mice parallel human acute promyelocytic leukemia. Blood 99: 2985–2991
5 Kelly LM, Liu Q, Kutok JL et al (2002) FLT3 internal tandem duplication mutations associated with human acute myeloid leukemias induce myeloproliferative disease in a murine bone marrow transplant model. Blood 99: 310–318
6 Thiede C (2012) Impact of mutational analysis in acute myeloid leukemia. Hematology Education 6: 33–40
7 Rücker FG, Schlenk RF, Bullinger L et al (2012) TP53 alterations in acute myeloid leukemia with complex karyotype correlate with specific copy number alterations, monosomal karyotype, and dismal outcome. Blood 119: 2114–2121

8 Cancer Genome Atlas Research Network. Genomic and epigenomic landscapes of adult de novo acute myeloid leukemia. N Engl J Med 368: 2059–2074
9 Alcalay M, Meani N, Gelmetti V et al (2003) Acute myeloid leukemia fusion proteins deregulate genes involved in stem cell maintenance and DNA repair. J Clin Invest 112: 1751–1761
10 Grimwade D, Walker H, Oliver F et al (1998) The importance of diagnostic cytogenetics on outcome in AML: analysis of 1,612 patients entered into the MRC AML 10 trial. The Medical Research Council Adult and Children's Leukaemia Working Parties. Blood 92: 2322–2333
11 Nucifora G, Rowley JD (1995) AML1 and the 8;21 and 3;21 translocations in acute and chronic myeloid leukemia. Blood 86: 1–14
12 Rhoades KL, Hetherington CJ, Harakawa N et al (2000) Analysis of the role of AML1-ETO in leukemogenesis, using an inducible transgenic mouse model. Blood 96: 2108–2115
13 Schessl C, Rawat VP, Cusan M et al (2005) The AML1-ETO fusion gene and the FLT3 length mutation collaborate in inducing acute leukemia in mice. J Clin Invest 115: 2159–2168
14 Gilliland DG (2002) Molecular genetics of human leukemias: new insights into therapy. Semin Hematol 39(4 Suppl 3): 6–11
15 Opatz S, Polzer H, Herold T et al (2013) Exome sequencing identifies recurring FLT3 N676K mutations in core-binding factor leukemia. Blood 122: 1761–1769
16 de Thé H, Lavau C, Marchio A et al (1991) The PML-RAR alpha fusion mRNA generated by the t(15;17) translocation in acute promyelocytic leukemia encodes a functionally altered RAR. Cell 66: 675–684
17 Corey SJ, Locker J, Oliveri DR et al (1994) A non-classical translocation involving 17q12 (retinoic acid receptor alpha) in acute promyelocytic leukemia (APML) with atypical features. Leukemia 8: 1350–1353
18 Warrell RP Jr, He LZ, Richon V et al (1998) Therapeutic targeting of transcription in acute promyelocytic leukemia by use of an inhibitor of histone deacetylase. J Natl Cancer Inst 90: 1621–1625
19 Collins SJ (2002) The role of retinoids and retinoic acid receptors in normal hematopoiesis. Leukemia 16: 1896–1905
20 Grignani F, Ferrucci PF, Testa U et al (1993) The acute promyelocytic leukemia-specific PML-RAR alpha fusion protein inhibits differentiation and promotes survival of myeloid precursor cells. Cell 74: 423–431
21 Grimwade D, Biondi A, Mozziconacci MJ et al (2000) Characterization of acute promyelocytic leukemia cases lacking the classic t(15;17): results of the European Working Party. Groupe Français de Cytogénétique Hématologique, Groupe de Français d'Hématologie Cellulaire, UK Cancer Cytogenetics Group and BIOMED 1 European Community-Concerted Action "Molecular Cytogenetic Diagnosis in Haematological Malignancies". Blood 96: 1297–1308
22 Kogan SC, Brown DE, Shultz DB et al (2001) BCL-2 cooperates with promyelocytic leukemia retinoic acid receptor alpha chimeric protein (PMLRARalpha) to block neutrophil differentiation and initiate acute leukemia. J Exp Med 193: 531–543
23 Kelly LM, Kutok JL, Williams IR et al (2002) PML/RARalpha and FLT3-ITD induce an APL-like disease in a mouse model. Proc Natl Acad Sci U S A 99: 8283–8288
24 Dimartino JF, Cleary ML (1999) Mll rearrangements in haematological malignancies: lessons from clinical and biological studies. Br J Haematol 106: 614–626
25 Forrest DL, Nevill TJ, Horsman DE et al (1998) Bone marrow transplantation for adults with acute leukemia and 11q23 chromosomal abnormalities. Br J Hematol 103: 630–638
26 Secker-Walker LM, Moorman AV, Bain BJ, Mehta AB (1998) Secondary acute leukemia and myelodysplastic syndrome with 11q23 abnormalities. EU Concerted Action 11q23 Workshop. Leukemia 12: 840–844
27 Buske C, Humphries RK (2000) Homeobox genes in leukemogenesis. Int J Hematol 71: 301–308
28 Schoch C, Haferlach T, Haase D et al (2001) Patients with de novo acute myeloid leukaemia and complex karyotype aberrations show a poor prognosis despite intensive treatment: a study of 90 patients. Br J Haematol 112: 118–126
29 Grimwade D, Walker H, Harrison G et al (2001) The predictive value of hierarchical cytogenetic classification in older adults with acute myeloid leukemia (AML): analysis of 1065 patients entered into the United Kingdom Medical Research Council AML11 trial. Blood 98: 1312–1320
30 Dastugue N, Payen C, Lafage Pochitaloff M et al (1995) Prognostic significance of karyotype in de novo adult acute myeloid leukemia. The BGMT group. Leukemia 9: 1491–1498
31 Schoch C, Kern W, Kohlmann A et al (2005) Acute myeloid leukemia with a complex aberrant karyotype is a distinct biological entity characterized by genomic imbalances and a specific gene expression profile. Genes Chromosomes Cancer 43: 227–238
32 Rowley JD (1982) Chromosome abnormalities in human acute nonlymphocytic leukemia: relationship to age, sex, and exposure to mutagens. Natl Cancer Inst Monogr 60: 17–23
33 Andersen MK, Johansson B, Larsen SO, Pedersen-Bjergaard J (1998) Chromosomal abnormalities in secondary MDS and AML. Relationship to drugs and radiation with specific emphasis on the balanced rearrangements. Haematologica 83: 483–488
34 Pedersen-Bjergaard J, Philip P, Larsen SO et al (1993) Therapy-related myelodysplasia and acute myeloid leukemia. Cytogenetic characteristics of 115 consecutive cases and risk in seven cohorts of patients treated intensively for malignant diseases in the Copenhagen series. Leukemia 7: 1975–1986
35 Christiansen DH, Andersen MK, Pedersen-Bjergaard J (2001) Mutations with loss of heterozygosity of p53

are common in therapy-related myelodysplasia and acute myeloid leukemia after exposure to alkylating agents and significantly associated with deletion or loss of 5q, a complex karyotype, and a poor prognosis. J Clin Oncol 19: 1405–1413
36 Schnittger S, Schoch C, Dugas M et al (2002) Analysis of FLT3 length mutations in 1003 patients with acute myeloid leukemia: correlation to cytogenetics, FAB subtype, and prognosis in the AMLCG study and usefulness as a marker for the detection of minimal residual disease. Blood 100: 59–66
37 Greif PA, Dufour A, Konstandin NP et al (2012) GATA2 zinc finger 1 mutations associated with biallelic CEBPA mutations define a unique genetic entity of acute myeloid leukemia. Blood 120: 395-403
38 Redner RL, Rush EA, Faas S et al (1996) The t(5;17) variant of acute promyelocytic leukemia expresses a nucleophosmin-retinoic acid receptor fusion. Blood 87: 882–886
39 Morris SW, Kirstein MN, Valentine MB et al (1994) Fusion of a kinase gene, ALK, to a nucleolar protein gene, NPM, in non-Hodgkin's lymphoma. Science 263: 1281–1284
40 Falini B, Mecucci C, Tiacci E et al (2005) Cytoplasmic nucleophosmin in acute myelogeneous leukemia with a normal karyotype. N Engl J Med 352: 254–266
41 Verhaak RG, Goudswaard CS, van Putten W et al (2005) Mutations in nucleophosmin (NPM1) in acute myeloid leukemia (AML): association with other gene abnormalities and previously established gene expression signatures and their favorable prognostic significance. Blood 106: 3747–3754
42 Schnittger S, Schoch C, Kern W et al (2005) Nucleophosmin gene mutations are predictors of favorable prognosis in acute myelogenous leukemia with a normal karyotype. Blood 106: 3733–3739
43 Doehner K, Schlenk RF, Habdank M et al (2005) Mutant nucleophosmin (NPM1) predicts favorable prognosis in younger adults with acute myeloid leukemia and normal cytogenetics: interaction with other gene mutations. Blood 106: 3740–3746
44 Schnittger S, Schoch C, Kern W et al (2000) FLT3 length mutations in AML: correlation to cytogenetics, FAB-subtype, and prognosis in 652 patients. Blood 96: 826 (Abstract)
45 Kottaridis PD, Gale RE, Frew ME et al (2001) The presence of a FLT3 internal tandem duplication in patients with acute myeloid leukemia (AML) adds important prognostic information to cytogenetic risk group and response to the first cycle of chemotherapy: analysis of 854 patients from the United Kingdom Medical Research Council AML 10 and 12 trials. Blood 98: 1752–1759
46 Yamamoto Y, Kiyoi H, Nakano Y et al (2001) Activating mutation of D835 within the activation loop of FLT3 in human hematologic malignancies. Blood 97: 2434–2439
47 Levis M, Allebach J, Tse KF et al (2002) A FLT3-targeted tyrosine kinase inhibitor is cytotoxic to leukemia cells in vitro and in vivo. Blood 99: 3885–3891
48 Leung AY, Man CH, Kwong YL (2013) FLT3 inhibition: a moving and evolving target in acute myeloid leukaemia. Leukemia 27: 260–268
49 Russler-Germain DA, Spencer DH, Young MA et al (2014) The R882H DNMT3A mutation associated with AML dominantly inhibits wild-type DNMT3A by blocking its ability to form active tetramers. Cancer Cell 25: 442–454
50 Figueroa ME, Abdel-Wahab O, Lu C et al (2010) Leukemic IDH1 and IDH2 mutations result in a hypermethylation phenotype, disrupt TET2 function, and impair hematopoietic differentiation. Cancer Cell 18: 553–567
51 Shlush LI, Zandi S, Mitchell A et al (2014) Identification of pre-leukaemic haematopoietic stem cells in acute leukaemia. Nature 506: 328–333
52 Ding L, Ley TJ, Larson DE et al (2012) Clonal evolution in relapsed acute myeloid leukaemia revealed by whole-genome sequencing. Nature 481: 506–510
53 Bochtler T, Stölzel F, Heilig CE et al (2013) Clonal heterogeneity as detected by metaphase karyotyping is an indicator of poor prognosis in acute myeloid leukemia. J Clin Oncol 31: 3898–3905

Klassifikation

(K. Metzeler)

Ausgangspunkt der Diagnosestellung einer akuten myeloischen Leukämie (AML) ist traditionell die zytomorphologische Begutachtung von Blut- und Knochenmarkausstrichen in Kombination mit zytochemischen Analysen. Dementsprechend basierten die Diagnosekriterien und Klassifikationssysteme für die AML, darunter insbesondere die FAB-Klassifikation, ursprünglich auf morphologischen Kriterien [1, 2].

Durch den routinemäßigen Einsatz zytogenetischer und molekulargenetischer Methoden können inzwischen bei den meisten AML-Patienten chromosomale Veränderungen oder Genmutationen identifiziert werden. Manche dieser genetischen Veränderungen haben prognostische Relevanz, oder sind mit dem Ansprechen auf bestimmte Behandlungsmodalitäten assoziiert (prädiktive Faktoren).

Diese neuen Erkenntnisse haben zur Weiterentwicklung der Diagnosekriterien und zur Formulierung neuer Klassifizierungssysteme für die AML geführt, welche die FAB-Einteilung ersetzen. Es existieren mehrere Einteilungen, die mit unterschiedlichen Zielen entwickelt wurden. Die WHO-Klassifikation definiert die derzeit akzeptierten Diagnosekriterien und liefert darüber hinaus eine pathogenetisch orientierte, hierarchische Einteilung in verschiedene Subtypen mit unterschiedlicher Erkrankungsbiologie [3]. Demgegenüber existieren stärker klinisch orientierte Klassifikationssysteme, deren primärer Fokus auf der Identifizierung von prognostisch relevanten Patienten-Subgruppen liegt. Hierzu gehören die Einteilung des Britischen *Medical Research Council* (MRC) [4], die auf zytogenetischen Veränderungen basiert, und die Einteilung des *European Leukemia-Net* (ELN), bei der zudem spezifische Genmutationen berücksichtigt werden [5].

FAB-Einteilung

Während die FAB-Einteilung im klinischen Alltag noch häufig genutzt wird, ist zu beachten, dass einige Elemente dieser Klassifikation mit der aktuellen Falldefinition der AML nicht mehr übereinstimmen. Insbesondere basiert die ursprüngliche FAB-Einteilung auf einem minimalen Blastenanteil von 30 % zur Abgrenzung der AML von myelodysplastischen Syndromen, während seit der WHO-Klassifikation von 2008 ein Blastenanteil von >20 % als Kriterium festgelegt wurde. Als Referenz ist in Tabelle 1 die klassische FAB-Einteilung wiedergegeben [1, 2, 6].

WHO-Klassifikation 2008

Die WHO-Klassifikation ist eine pathogenetisch orientierte, hierarchische Einteilung, deren Ziel es ist, anhand genetischer, klinischer und morphologischer Kriterien klar definierte Entitäten zu definieren [3]. Aufgrund der Anwendung in klinischen Studien wurde großer Wert auf Eindeutigkeit, Objektivität und Reproduzierbarkeit gelegt. Insbesondere werden in der WHO-Einteilung die derzeit gültigen Diagnosekriterien für die AML definiert. Die WHO-Klassifikation wurde dagegen *nicht* in erster Linie zur Risikostratifizierung entwickelt. Im klinischen Alltag und zur Entscheidung über Therapiestrategien ist daher die Hinzuziehung zusätzlicher, prognostisch orientierter Einteilungen sinnvoll und hilfreich.

Eine wesentliche Änderung zwischen der FAB- und der aktuell gültigen WHO-Klassifikation betrifft die Diagnosestellung der AML: der Blastenanteil zur Abgrenzung zwischen MDS und AML wurde auf 20 % im peripheren Blut oder Knochenmark reduziert. Bei Nachweis bestimmter genetischer Veränderungen (Translokationen t(15;17), t(8;21), inv(16) oder t(16;16)) kann die Diagnose AML auch bei einem Blastenanteil unter 20 % gestellt werden, sodass in solchen (seltenen) Fällen der Genetik erstmals ein höherer Stellenwert eingeräumt wird als der Zytomorphologie.

Die WHO-Klassifikation unterscheidet die folgenden *Hauptkategorien*, die in den weiteren Abschnitten detaillierter beschrieben werden:

- AML mit rekurrenten genetischen Veränderungen
- AML mit Myelodysplasie-assoziierten Veränderungen
- Therapieassoziierte myeloische Neoplasien
- AML ohne weitere Spezifizierung (AML NOS)
- Myelosarkom
- Myeloproliferation im Zusammenhang mit Down-Syndrom
- Blastisch-plasmazytoide Neoplasie dendritischer Zellen
- Akute Leukämien unklarer Linienzugehörigkeit

Diese Kategorien sind so definiert, dass ein Patient stets eindeutig einer Kategorie zugeordnet werden kann.

AML mit rekurrenten genetischen Veränderungen

In diese Kategorie werden Patienten mit den in Tabelle 2 aufgeführten Veränderungen aufgenommen, sofern keine therapieassoziierte AML vorliegt. Viele der hier genannten Veränderungen zeigen eine Assoziation mit der Prognose der Patienten (siehe hierzu die nachfolgenden Abschnitte zur MRC-Klassifikation und das Unterkapitel „Therapie einschließlich Risikofaktoren"). Fälle von AML nach Chemo- oder Strahlentherapie können zwar ebenfalls die in Tabelle 2 genannten genetischen Veränderungen aufweisen, werden definitionsgemäß aber trotzdem als therapieassoziierte AML/MDS klassifiziert.

Die in Tabelle 2 aufgeführten genetischen Veränderungen sind teilweise mit typischen morphologischen oder klinischen Charakteristika assoziiert. Patienten mit *RUNX1-RUNX1T1* zeigen beispielsweise oft eine AML mit Ausreifung (M2 nach FAB) und Auer-Stäbchen, sowie auf immunphänotypischer Ebene Koexpression von CD19, seltener von CD7 und CD56. Typisch für die AML mit *CBFB-MYH11*-Rearrangement ist die myelomonozytäre Morphologie mit abnormalen KM-Eosinophilen (FAB M4eo), immunzytologisch findet sich oft eine

Koexpression von CD2. Patienten mit *KMT2A*(*MLL*)-Rearrangement zeigen häufig eine (myelo)monozytäre Differenzierung (FAB M4/ M5). Die meisten Patienten mit *KMT2A*(*MLL*)-Rearrangement zeigen außerdem immunzytologisch eine Expression des Proteoglykans NG2, welches mit dem monoklonalen Antikörper 7.1 erkannt wird. Bei der Translokation t(6;9) findet sich häufig eine Basophilie und multilineare Dysplasie, oft in einem hypozellulären Knochenmark. Etwa 2/3 der

Tabelle 1. FAB-Klassifizierung der akuten myeloischen Leukämie [1, 2].

FAB-Subtyp	Blasten	Ausreifende Granulopoese (Promyelozyten und reifere Formen)[1]	Monozyten[1]	Erythropoese	Häufigkeit (Erwachsene) [%]	Kommentar
M0	> 30 % < 3 % der Blasten POX-positiv, keine Auer-Stäbchen			< 50 %	5	Abgrenzung zur ALL mittels Immunphänotypisierung
M1	> 90 % der nicht erythrozytären Zellen > 3 % der Blasten POX-positiv	< 10 %		< 50 %	15	
M2	> 30 %	> 10 %	< 20 %	< 50 %	25	
M3	Nachweise pathologischer Promyelozyten (hypergranulär, Auer-Stäbchen; Faggot-Zellen)		< 20 %	< 50 %	10	Heute definiert über Nachweis von *PML-RARA* oder eines anderen *RARA*-Fusionstranskripts
M3v	Hypogranulierte Promyelozyten mit bilobulierten Kernen					
M4	> 30	> 20 %	> 20 %	< 50 %	20	
M4Eo	> 30	> 20 % > 5 % abnorme Eosinophile (z. T. mit großen basophilen Granula)	> 20 %	< 50 %	5	Enge Assoziation mit *CBFB-MYH11*-Fusionstranskript
M5		< 20 %	> 80 % (Monoblasten, Promonozyten und Monozyten)	< 50 %	10	M5a: > 80 % der monozytischen Zellen sind Monoblasten M5b: < 80 % der monozytischen Zellen sind Monoblasten
M6	> 30 % der nicht erythroiden Zellen	Variabel	Variabel	> 50 %	5	
M7	> 30 % Megakaryoblasten		Variabel	< 50 %	5	Diagnosesicherung mittels Immunphänotypisierung

[1] Anteil an den nicht erythroiden Zellen

Tabelle 2. Rekurrente genetische Veränderungen gemäß WHO-Klassifikation.

Genetische Veränderung	Häufigkeit (Erwachsene)
t(8;21)(q22;q22); *RUNX1-RUNX1T1*	7 % (< 60 Jahre)
inv(16)(p13.1q22) oder t(16;16)(p13.1;q22); *CBFB-MYH11*	ca. 5 % (< 60 Jahre)
t(15;17)(q22;q12); *PML-RARA*	5–10 %
t(9;11)(p22;q23); *MLLT3-KMT2A (MLL-AF9)* und andere balancierte Translokationen von 11q23	ca. 3 %
t(6;9)(p23;q34); *DEK-NUP214*	ca. 1,5 %
inv(3)(q21q26.2) oder t(3;3)(q21;q26.2); *RPN1-MECOM (RPN1-EVI1)*	1–2 %
AML (megakaryoblastisch) mit t(1;22)(p13;q13); *RBM15-MKL1*	Nur bei Kleinkindern
Vorläufige Entität: AML mit *NPM1*-Mutation	
Vorläufige Entität: AML mit *CEBPA*-Mutation	

Fälle weisen zudem eine *FLT3*-ITD auf. Bei der inv(3) oder t(3;3) finden sich oft dysplastische Megakaryozyten, teilweise besteht eine Thrombozytose.

Eine Sonderrolle in dieser Kategorie nimmt die akute Promyelozytenleukämie (APL) mit Rearrangements des *RARA*-Gens ein. Sollte aufgrund des morphologischen Befunds die Verdachtsdiagnose einer APL bestehen, muss diese Diagnose aufgrund der therapeutischen Konsequenz durch schnell verfügbare genetische Verfahren (z. B. FISH, RT-PCR) bestätigt werden. Wenn hierbei keine *PML-RARA*-Fusion nachgewiesen wird, so ist auch an seltenere Fusionen des *RARA*-Gens mit anderen Fusionspartnern oder kryptische Rearrangements, die mit Standardmethoden nicht detektiert werden, zu denken [7, 8]. In solchen Fällen müssen die zytogenetische Untersuchung und weiterführende FISH- oder PCR-Untersuchungen abgewartet werden; im Zweifelsfall sollte während dieser Zeit eine Therapie mit ATRA eingeleitet werden.

Tabelle 3. Myelodysplasie-assoziierte zytogenetische Veränderungen

Kategorie	Zytogenetische Veränderungen
Komplexer Karyotyp	Drei oder mehr unabhängige Veränderungen, darunter keine der unter „AML mit rekurrenten zytogenetischen Veränderungen" aufgeführten Aberrationen
Unbalancierte Veränderungen	–7 oder del(7q) –5 oder del(5q) del(9q) del(11q) del(12p) oder t(12p) –13 oder del(13q) i(17q) oder t(17p) idic(X)(q13)
Balancierte Translokationen	t(11;16)(q23;p13.3) t(3;21)(q26.2;q22.1) t(1;3)(p36.3;q21.1) t(2;11)(p21;q23) t(5;12)(q33;p12) t(5;7)(q33;q11.2) t(5;17)(q33;p13) t(5; 10)(q33;q21) t(3;5)(q25;q34)

In der WHO-Klassifikation von 2008 wurden erstmals neben zytogenetischen Veränderungen auch molekulargenetisch feststellbare Mutationen in zwei Genen (*NPM1* und *CEBPA*) als eigenständige „vorläufige" Entitäten aufgenommen. Die Aufnahme dieser Kategorien beruht auf der Annahme, dass es sich bei Mutationen in *NPM1* und *CEBPA* um frühe, krankheitsinitiierende genetische Veränderungen handelt. Nach Publikation der WHO-Klassifikation 2008 wurde gezeigt, dass insbesondere AML-Patienten mit biallelischen, nicht aber solche mit monoallelischen *CEBPA*-Mutationen eine genetisch distinkte und prognostisch günstige Untergruppe bilden [9]. Mutationen in *FLT3* werden, trotz ihrer Häufigkeit und prognostischen Relevanz, in der WHO-Klassifikation von 2008 nicht als eigenständige Gruppe aufgeführt. Begründet wird dies damit, dass Mutationen in *FLT3* in Kombination mit zahlreichen anderen Veränderungen (u. a. t(15;17), t(6;9), AML mit *NPM1*-Mutationen) auftreten und daher keine abgegrenzte Gruppe bilden.

Seit der Veröffentlichung der letzten Auflage der WHO-Klassifikation wurden durch neue Hochdurchsatz-Sequenziertechniken zahlreiche rekurrente Genmutationen bei der AML neu entdeckt. Durch das *The Cancer Genome Atlas*-Konsortium (TCGA) wurden 200 AML-Patienten mittels Exom- und Genomsequenzierung untersucht [10]. Dabei fanden sich bei jedem Patienten im Mittel 13 nicht synonyme Mutationen in proteinkodierenden Regionen des Genoms. In insgesamt 154 Genen wurden rekurrente Mutationen identifiziert und 23 von diesen waren „ signifikant" mutiert, d. h. häufiger als bei einer zufälligen Verteilung der Mutationen über das Genom zu erwarten wäre.

Bei über 99 % der AML-Patienten fand sich wenigstens eine Mutation in einer der folgenden neun biologisch definierten Gen-Gruppen: Fusionsgene mit Beteiligung von Transkriptionsfaktoren (18 %), *NPM1* (27 %), Tumorsuppressor-Gene (16 %), Gene mit Bezug zur DNA-Methylierung (44 %), Wachstumsfaktor-Signaltransduktion (59 %), Chromatin-Modifikation (30 %), myeloische Transkriptionsfaktoren (22 %), Gene des Cohesin-Komplexes (13 %) und Bestandteile des Spliceosoms (14 %). Diese Daten werden in die neue Auflage der WHO-Klassifikation eingehen, die im Laufe des Jahres 2016 veröffentlicht werden soll. Es ist zu erwarten, dass in Zukunft weitere Subgruppen innerhalb der AML aufgrund ihres charakteristischen Mutationsprofils abgegrenzt werden können.

AML mit Myelodysplasie-assoziierten Veränderungen

Diese Kategorie umfasst etwa 25 % bis 35 % aller Patienten mit AML. Zur Einteilung in diese Gruppe müssen die folgenden Kriterien erfüllt sein:

- Blastenanteil im Blut oder Knochenmark > 20 %
- *und* mindestens eines der folgenden Kriterien:
  - myelodysplastisches Syndrom (MDS) oder myelodysplastisches Syndrom/myeloproliferative Neoplasie (MDS/NPM) in der Eigenanamnese
  - Myelodysplasie-assoziierte zytogenetische Veränderungen (Tabelle 3)
  - morphologischer Nachweis multilinearer Dysplasien (in > 50 % der Zellen aus zwei oder mehr Zellreihen)
- *und* keine vorhergehende zytostatische Therapie oder Bestrahlung (außer Behandlung des MDS/der AML selbst)
- *und* Fehlen der im vorherigen Abschnitt (Tabelle 2) aufgeführten rekurrenten zytogenetischen Veränderungen

Die prognostische Relevanz der Kategorie „AML mit Myelodysplasie-assoziierten Veränderungen" wurde intensiv diskutiert. Insgesamt sind Patienten in dieser Kategorie älter als solche mit *De-novo*-AML und zeigen ein schlechteres Therapieansprechen und kürzeres Gesamtüberleben [11]. Die publizierten Daten deuten darauf hin, dass sowohl eine Vorgeschichte eines MDS oder MDS/MPN (unabhängig von der Zytogenetik) als auch der Nachweis MDS-typischer zytogenetischer Veränderungen mit einer ungünstigen Prognose einhergeht. Der alleinige morphologische Nachweis multilinearer Dysplasien – ohne Eigenanamnese eines MDS bzw. MDS/MPN und ohne Nachweis typischer Chromosomenveränderungen – scheint dagegen kein unabhängiger negativer Prognosefaktor zu sein. Die Therapieergebnisse dieser Patienten sind vielmehr ähnlich denen von Patienten mit *De-novo*-AML [12].

Die Definition der AML mit Myelodysplasie-assoziierten Veränderungen und die prognostische Bedeutung dieser Kategorie wird durch die Entdeckung von MDS-assoziierten Genmutationen, zum Beispiel in Spliceosom-Genen (*SRSF2, SF3B1* und andere), in naher Zukunft erneut weiterentwickelt werden.

Therapieassoziierte myeloische Neoplasien

Etwa 7–10 % aller AML-Patienten, die in klinischen Studien behandelt werden, haben zuvor einen Chemo- oder Strahlentherapie für eine andere, unabhängige Erkrankung erhalten. Außerhalb von Studien liegt dieser Anteil wahrscheinlich höher. Die therapieassoziierte AML (t-AML) wird in der WHO-Klassifikation gemeinsam mit therapieassoziierten myelodysplastischen Syndrome (t-MDS) und myelodysplastisch-myeloproliferativen Neoplasien (t-MDS/MPN) in die Gruppe der therapieassoziierten myeloischen Neoplasien (t-MN) eingruppiert. Grund für diese Zusammenfassung ist, dass einerseits ein großer Teil der t-AML dysplastische Veränderungen aufweist und andererseits t-MDS üblicherweise eine rasche Progression zur t-AML durchlaufen. Alle Patienten, die vor der Diagnosestellung der AML bzw. des MDS eine zytotoxische Chemotherapie oder Strahlentherapie erhalten haben, werden dieser Gruppe zugeordnet, unabhängig von anderen Erkrankungscharakteristika, Latenzzeit oder genetischen Befunden und ohne dass im Einzelfall ein Kausalzusammenhang nachgewiesen werden kann.

Im Median beträgt die Latenzzeit bis zur AML-Diagnose nach einer vorangegangenen Chemotherapie etwa 4–5 Jahre, bei jüngeren Patienten ist sie kürzer [13, 14]. Nach Behandlung mit alkylierenden Substanzen und/oder Strahlentherapie auftretende t-AML/t-MDS sind durch lange Latenzzeiten von 5–10 Jahren gekennzeichnet. Sie zeigen häufig multilineare Dysplasien und auf chromosomaler Ebene oft Deletionen oder Monosomien der Chromosomen 5 und 7, *TP53*-Deletionen sowie komplexe zytogenetische Veränderungen. Nach Therapie mit Topoisomerase-II-Inhibitoren oder Anthrazyklinen kommt es nach einem kürzeren Intervall (1–5 Jahre) zur t-AML, welche häufig balancierte Translokationen unter Beteiligung des *KMT2A*(*MLL*)-Gens (z. B. t(9;11)) aufweist. Daneben finden sich in dieser Gruppe auch Patienten mit inv(16), t(8;21) oder t(15;17). Die drei letztgenannten balancierten Translokationen sind bei der t-AML zwar insgesamt seltener als bei *De-novo*-AML, es scheint aber einen spezifischen Kausalzusammenhang mit Topoisomerase-II-Inhibitoren zu geben.

Die Prognose der t-AML ist insgesamt ungünstig. Dies ist teilweise auf den hohen Anteil prognostisch ungünstiger Karyotypen zurückzuführen. Allerdings wurde in einer großen Studie gezeigt, dass selbst nach Adjustierung für diesen Risikofaktor Patienten mit t-AML eine höhere Rezidivrate und kürzeres Gesamtüberleben zeigten als Patienten mit *De-novo*-AML und vergleichbarer Zytogenetik. Interessant ist, dass insbesondere bei jüngeren Patienten (< 60 Jahre) die Diagnose t-AML ein unabhängiger negativer Prognosefaktor für das Gesamtüberleben zu sein scheint. Ausschlaggebend hierfür war in dieser Altersgruppe nicht eine höhere Rezidivrate, sondern vielmehr eine höhere Rate an Todesfällen in Remission. Dies lässt sich möglicherweise durch die kumulative Toxizität einer intensiven AML-Therapie und der vorangegangenen Therapie erklären [14]. Fälle von t-AML mit CBF-Translokationen und t-APL sind im Vergleich zu anderen t-AML mit einem relativ günstigen Therapieansprechen assoziiert [13].

Nachdem viele betroffene Patienten mit mehreren Zytostatika behandelt wurden und somit eine klare kausale Zuordnung meistens nicht gelingt, ist die geschilderte Unterteilung nach dem vermuteten auslösenden Agens nicht mehr Bestandteil der WHO-Klassifikation 2008. Durch die Einführung neuer antineoplastisch wirksamer Substanzklassen – zum Beispiel monoklonale Antikörper, immunmodulatorische Substanzen, Tyrosinkinase-Inhibitoren und andere „small molecules“ sowie antihormonelle Substanzen – ist die Definition der „therapieassoziierten“ AML zudem unschärfer geworden und bedarf in den kommenden Jahren der Überarbeitung.

AML ohne weitere Spezifizierung (AML, NOS)

Diese Kategorie umfasst all jene AML-Patienten, die nicht in eine der vorgenannten Kategorien eingeordnet werden können. Innerhalb dieser Gruppe erfolgt eine weitere Unterteilung anhand zytomorphologischer Kriterien, die sich weitgehend an der früheren FAB-Klassifikation orientiert (siehe Tabelle 1). Diese Unterteilung hat keine eigenständige prognostische Relevanz [15].

- AML, minimal differenziert – (FAB M0)
- AML ohne Ausreifung – (FAB M1)
- AML mit Ausreifung – (FAB M2)
- Akute myelomonozytäre Leukämie – (FAB M4)
- Akute monozytäre Leukämie – (FAB M5a)
- Akute monoblastäre Leukämie – (FAB M5b)
- Akute Erythroleukämie – (FAB M6)
- Akute megakaryoblastäre Leukämie – (FAB M7)
- Akute Basophilenleukämie
- Akute Panmyelose mit Myelofibrose

Weitere seltene Krankheitsbilder werden in der WHO-Klassifikation ebenfalls im Kapitel „AML und verwandte Vorläuferneoplasien“ aufgeführt:

Myelosarkom (granulozytäres Sarkom, [isoliertes] Chlorom)

Hierbei handelt es sich um einen extramedullären Tumor aus unreifen myeloischen Zellen, welcher ohne gleichzeitigen morphologisch nachweisbaren Knochenmarkbefall auftritt. Während extramedulläre Manifestationen bei 2,5 % bis 9 % aller AML auftreten, ist das isolierte Myelosarkom sehr selten (deutlich weniger als 1 % aller AML). Die am häufigsten betroffenen Organe sind Haut, Lymphknoten (daher häufig initial Fehldiagnose als Lymphom), Brustdrüse, Hoden und Milz. Bestimmte AML-typische zytogenetische Veränderungen, insbesondere die t(8;21), aber auch inv(16) und *KMT2A* (*MLL*)-Rearrangements, wurden in Fallserien gehäuft beschrieben. Ein Myelosarkom stellt nach derzeitigem Wissensstand immer eine lokale Erstmanifestation einer systemischen Erkrankung dar, die unbehandelt in eine AML übergeht (mediane Zeit bis zur Progression 5–12 Monate). Die Behandlung sollte daher analog zu den Empfehlungen für die AML erfolgen. Der Stellenwert einer zusätzlichen Strahlentherapie ist unklar. Eine Radiatio kann insbesondere bei solitären extramedullären Herden oder bei Kompression empfindlicher Strukturen und in Sonderfällen wie extramedullärem Befall als Rezidiv nach allogener Stammzelltransplantation erwogen werden [16].

Myeloproliferation im Zusammenhang mit Down-Syndrom

- Transiente myeloproliferative Erkrankung
- Myeloische Leukämie bei Down-Syndrom

Diese Erkrankungen sind ausschließlich im Kindesalter relevant.

Blastisch-plasmazytoide Neoplasie dendritischer Zellen

Hierbei handelt es sich um eine seltene Erkrankung (< 0,5 % aller hämatologischen Neoplasien), die durch eine klonale Proliferation von Vorläufern plasmazytoider dendritischer Zellen gekennzeichnet ist. Betroffen sind vor allem ältere Männer (medianes Alter um 60 Jahre; m : w = 3 : 1). Meist beginnt die Erkrankung mit solitären oder multiplen kutanen Noduli mit nachfolgender Disseminierung, seltener kommt es zu einem primär leukämischen Verlauf mit oder ohne Hautbeteiligung. Die Prognose ist sehr ungünstig.

Akute Leukämien unklarer Linienzugehörigkeit

Diese Kategorie umfasst undifferenzierte und unklassifizierbare Leukämien und solche Fälle, die immunphänotypisch nicht eindeutig einer bestimmten hämatopoetischen Linie (myeloisch, B-lymphatisch, T-lymphatisch) zugeordnet werden können. Letztere werden als akute Leukämien mit gemischtem Phänotyp bezeichnet.

Akute Leukämien mit gemischtem Phänotyp

Die WHO-Definition der akuten Leukämien mit gemischtem Phänotyp (mixed phenotype acute leukemias, MPAL) ist stringenter als die in der Praxis weit verbreitete EGIL-Klassifikation [17, 18]. Die Beteiligung mehr als einer Zellreihe wird mittels Durchflusszytometrie anhand folgender Kriterien nachgewiesen:

- Myeloisch: Expression von Myeloperoxidase oder, für monozytisch differenzierte Zellen, Expression von mindestens zwei der Antigene CD11c, CD14, CD64 und Lysozym und/oder zytochemische Positivität für unspezifische Esterase
- B-lymphatisch: starke CD19-Expression und einer der folgenden Marker: CD79a (membranständig oder zytoplasmatisch), CD22 (membranständig oder zytoplasmatisch), CD10 (membranständig). Bei schwacher CD19-Expression müssen zwei der letztgenannten Marker exprimiert werden.
- T-lymphatisch: zytoplasmatische oder Oberflächen-Expression von CD3

Innerhalb der Gruppe der MPAL erfolgt durch die WHO eine Unterteilung nach genetischen Charakteristika und Phänotyp:

- Akute Leukämien mit gemischtem Phänotyp und t(9;22)(q34;q11.2); *BCR-ABL1*
- Akute Leukämien mit gemischtem Phänotyp und t(v;11q23); *KMT2A* (*MLL*)-rearrangiert
- Akute Leukämien mit gemischtem Phänotyp, B/myeloisch, ohne weitere Spezifizierung (NOS)
- Akute Leukämien mit gemischtem Phänotyp, T/myeloisch, ohne weitere Spezifizierung (NOS)

Die früher zum Teil getroffene Unterscheidung in bilineare akute Leukämien (zwei distinkte Blastenpopulationen mit unterschiedlicher Linienzugehörigkeit) und biphänotypische Leukämien (Koexpression von Markern mehrerer Linien auf einer mehr oder weniger homogenen Zellpopulation) wurde in der WHO-Einteilung verlassen. Die Prognose der MPAL ist nach den vorliegenden Daten als ungünstig einzuschätzen [19].

BCR-ABL1-positive akute Leukämien können immunphänotypisch die Kriterien einer MPAL erfüllen, sollen aber nicht in diese Kategorie eingeordnet werden. Solche Patienten sollen eine Behandlung nach den Protokollen für die Philadelphia-Chromosom-positive ALL erhalten.

Akute undifferenzierte Leukämien (AUL)

Diese seltenen Fälle umfassen z. B. Erkrankungen mit T-lymphatischen Markern, aber ohne Nachweis von CD3, oder mit myeloischen Markern ohne Positivität für MPO, und Patienten, bei deren Blasten überhaupt keine Linienspezifität nachgewiesen werden kann. Hier müssen andere Entitäten wie die oben erwähnte blastisch-plasmazytoide Neoplasie dendritischer Zellen, aber auch nicht hämatopoetische Tumoren mit großer Sorgfalt ausgeschlossen werden [18].

MRC-Einteilung (2010)

Die Bedeutung der Zytogenetik als wichtiger Risikofaktor für das Therapieansprechen und die Rezidivrate bei der AML ist seit über 30 Jahren bekannt [20]. In der Folgezeit wurden von mehreren Studiengruppen Klassifikationssysteme publiziert, anhand derer Patienten nach ihrem zytogenetischen Befund in unterschiedliche Risikokategorien eingeordnet werden können. Die aktuell umfassendste Analyse wurde im Jahr 2010 von der britischen MRC-Studiengruppe publiziert und beruht auf Daten von fast 6000 jüngeren (< 60 Jahre) AML-Patienten [4]. Die MRC-Klassifikation basiert auf einer Analyse des Gesamtüberlebens und unterscheidet drei prognostische Subgruppen (günstig, intermediär und ungünstig; Tabelle 4). Zu beachten ist, dass die prognostische Wertigkeit insbesondere der selteneren chromosomalen Aberrationen bei älteren AML-Patienten nicht validiert wurde.

ELN-Einteilung (2010)

Ebenfalls im Jahr 2010 wurden von einer Expertengruppe des *European LeukemiaNet* (ELN) Empfehlungen zur Diagnose und Therapie der AML veröffentlicht. In diesen Empfehlungen wird auch ein Klassifizierungssystem vorgeschlagen, das auf der Zytogenetik und drei häufigen, prognostisch relevanten Genmutationen (*NPM1*, *FLT3*-ITD und *CEBPA*) beruht (Tabelle 5). Ziel der Entwicklung der ELN-Klassifikation war zunächst die Schaffung eines einheitlichen Systems zur Einteilung von Patienten in klinischen Studien, um so eine bessere Vergleichbarkeit unterschiedlicher Kohorten zu erlauben.

In zwei großen Studien wurde inzwischen bestätigt, dass die ELN-Einteilung bei jüngeren (< 60 Jahre)

Tabelle 4. Einteilung der AML in zytogenetische Risikogruppen nach MRC [4].

Risikogruppe	Zytogenetische Veränderungen
Günstig*	t(15;17)(q22;q21) t(8;21)(q22;q22) inv(16)(p13q22) oder t(16;16)(p13;q22)
Intermediär	Normaler Karyotyp Alle übrigen Veränderungen, die weder als günstig noch als ungünstig eingestuft werden
Ungünstig	abn(3q) (außer t(3;5)(q21~25;q31~35)) inv(3)(q21q26) oder t(3;3)(q21;q26) –5, add(5q), del(5q) –7, add(7q), del(7q) t(6;11)(q27;q23) t(10;11)(p11~13;q23) t(v;11q23) (außer t(9;11)(p21~22;q23) und t(11;19)(q23;p13)) t(9;22)(q34;q11), –17/abn(17p) Komplexe Veränderungen (≥ 4 unabhängige Alterationen)

*Patienten mit diesen Veränderungen werden immer als „günstig" eingestuft, unabhängig von koexistierenden intermediären oder ungünstigen Veränderungen und auch bei älteren (≥ 60 Jahre) Patienten, die eine Cytarabin/Anthrazyklin-basierte Induktionstherapie erhalten, eine prognostische Stratifizierung erlaubt [21, 22]. Zu beachten ist, dass die Unterscheidung der Subgruppen „Intermediär-1“ und „Intermediär-2“ keine prognostische Abstufung ausdrücken soll, sondern lediglich auf genetischer Ebene Patienten mit normalem Karyotyp und ungünstiger Genetik (Int-1) von solchen mit intermediären, abnormen Karyotypen (Int-2) differenziert. Tatsächlich haben, vor allem in der Altersgruppe unter 60 Jahren, Patienten in der ELN-Gruppe „Intermediär-2“ eine *bessere* Prognose als Patienten in der Subgruppe „Intermediär-1“.

Patienten mit *CEBPA*-Mutationen werden in der ELN-Klassifikation grundsätzlich in die „günstige“ Risikogruppe eingeteilt. Inzwischen belegen mehrere Studien aber, dass nur Patienten mit zwei Mutationen in *CEBPA* (biallelische Mutationen) eine distinkte Gruppe mit günstiger Prognose bilden. Dies sollte insbesondere dann berücksichtigt werden, wenn eine Risikoabschätzung nach dem ELN-Schema zur Therapieplanung – zum Beispiel zur Indikationsstellung für eine allogene Stammzelltransplantation – herangezogen wird [9].

Literatur

1 Bennett JM, Catovsky D, Daniel MT et al (1985) Proposed revised criteria for the classification of acute myeloid leukemia. A report of the French-American-British Cooperative Group. Ann Intern Med 103: 620–625

2 Bennett JM, Catovsky D, Daniel MT et al (1976) Proposals for the classification of the acute leukaemias. French-American-British (FAB) co-operative group. Br J Haematol 33: 451–458

3 Swerdlow SH, Campo E, Harris NL et al (eds) (2008) WHO Classification of Tumours of Haematopoietic and Lymphoid Tissues. Lyon: IARC Press: 110–139

4 Grimwade D, Hills RK, Moorman AV et al (2010) Refinement of cytogenetic classification in acute myeloid leukemia: determination of prognostic significance of rare recurring chromosomal abnormalities among 5876 younger adult patients treated in the United Kingdom Medical Research Council trials. Blood 116: 354–365

Tabelle 5. Genetische Subgruppen der AML [5].

Risikokategorie	Zytogenetische Veränderungen
Günstig	t(8;21)(q22;q22); *RUNX1-RUNX1T1* inv(16)(p13.1;q22) oder t(16;16)(p13.1;q22); *CBFB-MYH11* Normaler Karyotyp *und* einer der folgenden Genotypen: – *NPM1* mutiert und *FLT3*-ITD positiv – *CEBPA* mutiert
Intermediär-1*	Normaler Karyotyp *und* einer der folgenden Genotypen: – *NPM1* mutiert und *FLT3*-ITD positiv – *NPM1*-Wildtyp und *FLT3*-ITD positiv – *NPM1*-Wildtyp und *FLT3*-ITD negativ
Intermediär-2*	t(9;11)(p22;q23); *MLLT3-KMT2A* Zytogenetische Veränderungen, die weder als günstig noch als ungünstig eingestuft werden
Ungünstig	inv(3)(q21q26.2) oder t(3;3)(q21;q26.2); *RPN1-EVI1* t(6;9)(p23;q34); *DEK-NUP214* t(v;11)(v;q23); *KMT2A*(*MLL*)-rearrangiert [außer t(9;11)(p22;q23)] –5, del(5q) –7 abnl(17p) Komplexe Karyotypen (drei oder mehr verschiedene Alterationen, *außer* Patienten mit t(9;11), t(15;17), t(8;21), inv(16) oder t(16;16))

*Die Unterscheidung der Subgruppen Intermediär-1 und Intermediär-2 basiert auf der unterschiedlichen Genetik und impliziert keine prognostische Rangfolge.

5 Döhner H, Estey EH, Amadori S et al (2010) Diagnosis and management of acute myeloid leukemia in adults: recommendations from an international expert panel, on behalf of the European LeukemiaNet. Blood 115: 453–474
6 Bennett JM, Catovsky D, Daniel MT et al (1991) Proposal for the recognition of minimally differentiated acute myeloid leukaemia (AML-MO). Br J Haematol 78: 325–329
7 Grimwade D, Biondi A, Mozziconacci MJ et al (2000) Characterization of acute promyelocytic leukemia cases lacking the classic t(15;17): results of the European Working Party. Groupe Français de Cytogénétique Hématologique, Groupe Français d'Hematologie Cellulaire, UK Cancer Cytogenetics Group and BIOMED 1 European Community-Concerted Action "Molecular Cytogenetic Diagnosis in Haematological Malignancies". Blood 96: 1297–1308
8 Lewis C, Patel V, Abhyankar S et al (2011) Microgranular variant of acute promyelocytic leukemia with normal conventional cytogenetics, negative PML/RARA FISH and positive PML/RARA transcripts by RT-PCR. Cancer Genet 204, 522–523
9 Dufour A, Schneider F, Metzeler K et al (2010) Acute myeloid leukemia with biallelic CEBPA gene mutations and normal karyotype represents a distinct genetic entity associated with a favorable clinical outcome. J Clin Oncol 28: 570–577
10 Cancer Genome Atlas Research Network (2013) Genomic and epigenomic landscapes of adult de novo acute myeloid leukemia. N Engl J Med 368: 2059–2074
11 Weinberg OK, Seetharam M, Ren L et al (2009) Clinical characterization of acute myeloid leukemia with myelodysplasia-related changes as defined by the 2008 WHO classification system. Blood 113: 1906–1908
12 Miesner M, Haferlach C, Bacher U et al (2010) Multilineage dysplasia (MLD) in acute myeloid leukemia (AML) correlates with MDS-related cytogenetic abnormalities and a prior history of MDS or MDS/MPN but has no independent prognostic relevance: a comparison of 408 cases classified as "AML not otherwise specified" (AML-NOS) or "AML with myelodysplasia-related changes" (AML-MRC). Blood 116: 2742–2751
13 Mauritzson N, Albin M, Rylander L et al (2002) Pooled analysis of clinical and cytogenetic features in treatment-related and de novo adult acute myeloid leukemia and myelodysplastic syndromes based on a consecutive series of 761 patients analyzed 1976-1993 and on 5098 unselected cases reported in the literature 1974-2001. Leukemia 16: 2366–2378
14 Kayser S, Döhner K, Krauter J et al (2011) The impact of therapy-related acute myeloid leukemia (AML) on outcome in 2853 adult patients with newly diagnosed AML. Blood 117: 2137–2145
15 Walter RB, Othus M, Burnett AK et al (2013) Significance of FAB subclassification of "acute myeloid leukemia, NOS" in the 2008 WHO classification: analysis of 5848 newly diagnosed patients. Blood 121(13): 2424–2431
16 Bakst RL, Tallman MS, Douer D, Yahalom J (2011) How I treat extramedullary acute myeloid leukemia. Blood 118: 3785–3793
17 Bene MC, Castoldi G, Knapp W et al (1995) Proposals for the immunological classification of acute leukemias. European Group for the Immunological Characterization of Leukemias (EGIL). Leukemia 9: 1783–1786
18 Béné MC (2009) Biphenotypic, bilineal, ambiguous or mixed lineage: strange leukemias! Haematologica 94: 891–893
19 Matutes E, Pickl W F, Van't Veer et al (2011) Mixed-phenotype acute leukemia: clinical and laboratory features and outcome in 100 patients defined according to the WHO 2008 classification. Blood 117: 3163–3171
20 Bloomfield CD, Goldman A, Hassfeld D, de la Chapelle A (1984) Fourth International Workshop on Chromosomes in Leukemia 1982: Clinical significance of chromosomal abnormalities in acute nonlymphoblastic leukemia. Cancer Genet Cytogenet 11: 332–350
21 Röllig C, Bornhäuser M, Thiede C et al (2011) Long-term prognosis of acute myeloid leukemia according to the new genetic risk classification of the European LeukemiaNet recommendations: evaluation of the proposed reporting system. J Clin Oncol 29: 2758–2765
22 Mrózek K, Marcucci G, Nicolet D et al (2012) Prognostic significance of the European LeukemiaNet standardized system for reporting cytogenetic and molecular alterations in adults with acute myeloid leukemia. J Clin Oncol 30: 4515–4523

Klinik und Diagnostik

(C. Waterhouse, M. Subklewe)

Obwohl die initiale Symptomatik der AML vielgestaltig sein kann, beruhen doch die häufigsten klinischen Befunde auf der durch die leukämische Infiltration verursachten hämatopoetischen Insuffizienz. In der Regel ist die Anamnese kurz; der Beginn der Symptome geht der Diagnosestellung meist nur wenige Wochen voraus.

Klinisches Bild

Nahezu alle Patienten berichten über ein ausgeprägtes allgemeines Krankheitsgefühl, Schwäche und rasche Ermüdbarkeit; häufig führen die spezifischeren Symptome einer nicht beherrschten Infektion oder einer ausgeprägten Blutungsneigung (z. B. Epistaxis, Menorrhagien, Blutungen im Rahmen zahnärztlicher Eingriffe) zu erweiterter Diagnostik und letztlich zur Diagnose. Die bei Diagnosestellung meist ausgeprägte Anämie äußert sich in einer Belastungsdyspnoe, Blässe der Haut und der Schleimhäute sowie einer Tachykardie, oft mit begleitendem funktionellem Systolikum. Knochenschmerzen aufgrund der intramedullären Proliferation sind ein eher seltenes Symptom, Arthralgien kommen etwas häufiger vor.

Die häufig bei Diagnosestellung nachweisbare Thrombozytopenie kann zu petechialen Haut- und Schleimhautblutungen führen, Hämatome oder Muskeleinblutungen sind hingegen seltener. Bei der Promyelozytenleukämie (AML M3) sind Blutungen als Folge einer disseminierten intravasalen Gerinnung (DIC) und einer Verbrauchskoagulopathie eine besonders gefürchtete Komplikation. Diese können bereits bei Diagnosestellung vorhanden sein oder nach Beginn der Induktionstherapie auftreten. Klinisch manifestieren sie sich unter anderem als Lungen- oder Hirnblutungen mit hoher Letalität [1, 2].

Die meisten Patienten weisen bei Diagnosestellung eine absolute und relative Verminderung funktionsfähiger neutrophiler Granulozyten mit entsprechender Immundefizienz auf, weshalb klinische und klinisch-chemische Zeichen einer Infektion bei der Erstvorstellung sehr häufig nachweisbar sind. Wegen der Immunkompromittierung können die Symptome jedoch selbst bei umschriebenen Infektlokalisationen (Pneumonien, Weichteilinfektionen) unspezifisch sein bzw. leicht verkannt werden, weshalb bei der körperlichen Untersuchung sehr genau auf Haut- und Schleimhautläsionen, den Zahnstatus, Zeichen einer pulmonalen Infiltration und auf Herzgeräusche zu achten ist. Fieber ist in der Regel Zeichen einer floriden Infektion und darf nicht *a priori* als B-Symptom interpretiert werden.

Obwohl extramedulläre leukämische Infiltrate nicht spezifisch für morphologisch oder zytogenetisch definierte AML-Subtypen sind, treten sie doch gehäuft bei (myelo)monozytären Formen (FAB M4 und M5), bei hyperleukozytotischen Verläufen sowie beim Vorliegen der Chromosomenanomalien t(8;21) und inv(16) auf [3]. Bevorzugte Lokalisationen sind die Haut [4] und die Gingiva, das ZNS bzw. die Meningen sowie (seltener bei der AML als bei der ALL) bisweilen auch Lymphknoten und Mediastinum. An der Haut imponieren diese auch als Myelosarkom oder Chlorom bezeichneten Tumoren meist als blauviolette, indolente, derbe Infiltrationen. Grundsätzlich kann jedes Organ von einer extramedullären Infiltration betroffen sein. Ein diffuser leukämischer Befall der Leber oder der Milz ist möglich, jedoch kann eine Spleno- oder Hepatomegalie auch auf ein vorbestehendes myeloproliferatives Syndrom und somit auf eine sekundäre AML hindeuten. Extramedulläre Manifestationen können als alleiniges Symptom einer AML auftreten, in sehr seltenen Fällen stellen sie primär die einzige klinisch bzw. zytologisch fassbare Manifestation der Erkrankung dar.

Patienten mit einer ausgeprägten Leukozytose können Leukostase- bzw. Hyperleukozytose-bedingte Symptome (Dyspnoe und Lungeninfiltrate, Priapismus, zentralnervöse Symptome) zeigen.

Anamnestische Fragen

Neben den leukämiespezifischen Krankheitszeichen ist bei der Anamneseerhebung und körperlichen Untersuchung nach Komorbiditäten zu fahnden, die für die erforderliche nebenwirkungsreiche zytostatische Behandlung von Bedeutung sind oder sogar Kontraindikationen für eine intensive Chemotherapie darstellen. Kardiovaskuläre oder pulmonale Vorerkrankungen stehen hier schon wegen ihrer Häufigkeit im Vordergrund. Da beispielsweise Anthrazykline zu den obligatorischen Zytostatika in der Therapie der AML gehören und bei ihrem Einsatz mit einer Kardiotoxizität gerechnet werden muss, sind klinische Zeichen einer vorbestehenden myokardialen Funktionsstörung von größter Relevanz. Vorausgegangene Transfusionen, Arzneimittelunverträglichkeiten und Allergien (insbesondere gegen Antiinfektiva) sollten ebenfalls bei der Anamneseerhebung erfasst werden. Frühere oder gegenwärtige, chronische oder akute Infektionskrankheiten spielen wegen ihrer unmittelbaren therapeutischen Konsequenz eine wichtige Rolle.

Bei Frauen ist die Menstruationsanamnese von Bedeutung. Eine in der Phase der Thrombozytopenie auftretende Menstruationsblutung kann zu Komplikationen führen; daher und zur Ovarprotektion sollte bei prämenopausalen Frauen eine suppressive Hormontherapie (z. B. mit GnRH-Analoga) erfolgen.

Die Unterscheidung einer *De-novo*-AML von einer therapieinduzierten (t-) bzw. einer sekundären (s-) AML ist definitionsgemäß nur anamnestisch möglich, jedoch für die Therapieplanung und Prognose von wesentlicher Bedeutung. Anamnestischen oder klinischen Hinweisen auf ein vorbestehendes myelodysplastisches oder myeloproliferatives Syndrom ist daher ebenso wie einer früheren strahlen- oder chemotherapeutischen Behandlung besondere Beachtung zu schenken.

Spezielle Diagnostik

Hämatologie

Die initiale hämatologische Diagnostik bei Verdacht auf eine AML umfasst zunächst die zytomorphologische und zytochemische Untersuchung von *Blut- und Knochenmarkausstrichen.* Die Knochenmarkpunktion kann auch bei Thrombozytopenie problemlos durchgeführt werden; eine ausgeprägte Verbrauchskoagulopathie (z. B. bei AML M3) erfordert unter Umständen eine Substitution von Gerinnungsfaktoren vor der Punktion, um Blutungskomplikationen zu vermeiden. Für die Diagnose einer AML reicht ein Knochenmarkaspirat aus; jedoch sollte bei fehlenden Kontraindikationen immer zusätzlich Material für eine Knochenmarkhistologie gewonnen werden, um auch anamnestisch nicht bekannte hämatologische Erkrankungen zu erfassen (z. B. chronische myeloproliferative Neoplasien oder MDS).

Nach Diagnosestellung ist eine weiterführende Diagnostik mittels Zytogenetik bzw. Molekulargenetik sowie *Immunphänotypisierung* obligat, da sich hieraus unmittelbare therapeutische Konsequenzen sowie prognostische Informationen ableiten. Die Immunphänotypisierung ist insbesondere bei der Abgrenzung der FAB-Subtypen M0 und M7 von Bedeutung, und kann auch Hinweise auf das Vorliegen einer M3 liefern. Die Immunphänotypisierung dient somit zum einen zur Diagnostik; zum anderen dient die Identifizierung des Antigenexpressionsprofils der Erkennung prognostisch relevanter Antigene, aber auch therapeutischer Target-Antigene. Darüberhinaus ist die initiale FACS-Diagnostik essenziell für immunphänotypische Verlaufskontrollen, z. B. MRD-Kontrollen zum Zeitpunkt der Aplasie und im weiteren Verlauf.

Von besonderer Bedeutung ist die rasche Erkennung einer Promyelozytenleukämie. Wenn klinisch (Gerinnungsstörungen) oder morphologisch der Verdacht auf diese Form der akuten Leukämie (M3) besteht, muss möglichst rasch (innerhalb von Stunden) die Bestätigung durch den Nachweis einer t(15;17), z. B. mittels FISH, erfolgen, damit die entsprechende Therapie begonnen werden kann, bevor lebensbedrohliche Komplikationen eintreten. Nach Überwindung der ersten gefährlichen Phase ist die Prognose der behandelten Promyelozytenleukämie sehr gut (siehe spezielles Kapitel).

Labordiagnostik

Die initiale Labordiagnostik sollte mindestens die Serumchemie (Kreatinin, Harnstoff, Harnsäure, Kalzium, Phosphat, LDH, Bilirubin, Transaminasen, Laktat), die globalen Gerinnungstests (Quick, pTT und Fibrinogen; D-Dimer nur bei Verdacht auf eine Verbrauchskoagulopathie), Blutgruppenbestimmung sowie die Kreatinin-Clearance umfassen. Eine Hepatitis-, CMV- und HIV-Serologie ist nicht zwingend erforderlich. Der Stellenwert einer *Liquordiagnostik* wird nicht einheitlich beurteilt, da durch eine Punktion des Spinalkanals bei hoher peripherer Leukozytenzahl eine Inokulation von leukämischen Zellen in den Liquorraum befürchtet wird. Wir empfehlen eine initiale Liquordiagnostik nur bei entsprechender Symptomatik; bei Hyperleukozytose kann sie nach Erreichen einer Zytoreduktion einige Tage nach Beginn der Induktionstherapie nachgeholt werden.

Auch wenn der Stellenwert der allogenen Stammzelltransplantation (SZT) für den einzelnen Patienten in der Regel nicht unmittelbar bei Diagnosestellung beurteilt werden kann, sollte dennoch bei jedem Patienten unter 60(–70) Jahren, der biologisch prinzipiell für eine Transplantation infrage kommt, sofort bei der Erstdiagnose eine *HLA-Typisierung* erfolgen, da diese in der Aplasiephase in der Regel nicht bzw. nicht mehr aus dem peripheren Blut erfolgen kann. Die HLA-Typisierung ist nicht nur ggf. für die Planung einer allogenen SZT, sondern auch für die Spenderauswahl bei einer eventuellen Refraktärität gegenüber Thrombozytentranfusionen relevant. Hat der Patient leibliche Geschwister, sollten diese ebenfalls unmittelbar nach Diagnosestellung gebeten werden, sich Blut für eine HLA-Typisierung abnehmen zu lassen.

Apparative Diagnostik

Die apparative Diagnostik zum Ausschluss relevanter internistischer Komorbiditäten sollte eine Röntgenübersicht der Thoraxorgane in zwei Ebenen, eine Sonografie der Oberbauchorgane, ein EKG sowie eine transthorakale Echokardiografie umfassen. Weiterführende bildgebende Diagnostik (Computertomografie, Zahnpanoramaaufnahmen) ist nur bei entsprechender Symptomatik, insbesondere bei Anhaltspunkten für Infektherde, indiziert.

Differenzialdiagnose

Die Diagnose der akuten Leukämie wird nur selten übersehen oder nicht korrekt gestellt, sofern ein adäquates diagnostisches Vorgehen eingehalten wird. So ist bei Bestehen der oben genannten klinischen Zeichen ein Blutbild mit Differenzierung sowie eine Knochenmarkuntersuchung durchzuführen. Die differenzialdiagnostisch infrage kommenden myelodysplastischen Syndrome sind ebenso wie die akute lymphatische Leukämie auf dem Boden der WHO-Klassifikation abzugrenzen. In letzterem Fall ist, ebenso wie zur Diagnosestellung der AML M0, zumindest eine immunzytochemische, besser eine durchflusszytometrische Untersuchung durchzuführen. Die zytomorphologisch nicht von der AML zu unterscheidende CML im Stadium der Blastenkrise kann in der Regel durch den zytogenetischen oder molekulargenetischen Nachweis von BCR-ABL und gegebenenfalls durch den klinischen Verlauf differenziert werden. Insbesondere der klinische Befund einer Splenomegalie kann ein Hinweis auf ein vorangegangenes myeloproliferatives Syndrom sein.

Weiterhin sind von der AML die selten beschriebenen leukämoiden Reaktionen abzugrenzen, die einen der Promyelozytenleukämie ähnelnden Knochenmarkbefund aufweisen können und während des Wiederanstiegs der Leukozyten nach Medikamenten- oder *Pseudomonas-aeruginosa*-induzierter Agranulozytose auftreten. Im Unterschied zur AML besteht nur selten eine Thrombozytopenie, es finden sich keine Auer-Stäbchen und innerhalb weniger Tage tritt eine Normalisierung des Knochenmarkbefunds ein.

Literatur

1 Rodeghiero F, Avvisati G, Castaman G et al (1990) Early deaths and anti-hemorrhagic treatments in acute promyelocytic leukemia. A GIMEMA retrospective study in 268 consecutive patients. Blood 75: 2112–2117
2 Barbui T, Finazzi G, Falanga A (1998) The impact of all-trans-retinoic acid on the coagulopathy of acute promyelocytic leukemia. Blood 91: 3093–3102
3 Byrd JC, Edenfield WJ, Shields DJ et al (1995) Extramedullary myeloid cell tumors in acute nonlymphocytic leukemia: a clinical review. J Clin Oncol 13: 1800–1816
4 Ratnam KV, Khor CJ, Su WP (1994) Leukemia cutis. Dermatol Clin 12: 419–431

Therapie einschließlich Risikofaktoren

(K. Spiekermann, M. Fiegl)

Allgemeines

Die AML ist unbehandelt eine infauste Erkrankung, welche im Falle einer *De novo*-AML nach Diagnosestellung innerhalb weniger Wochen zum Tod führt. Seit Anfang der 1970er Jahre sind durch Polychemotherapien Langzeitremissionen und Heilungen bei Patienten mit AML möglich geworden. Prinzipiell werden zwei Phasen der Therapie unterschieden: die Induktionstherapie und die Postremissionstherapie.

Zum Zeitpunkt der Diagnose liegen bei klinisch manifester Leukämie zirka 10^{12} leukämische Blasten (entsprechend ca. 1 kg Zellmasse) im Körper vor. Die Induktionstherapie hat das Ziel, den leukämischen Klon um 3–4 Log-Stufen auf 10^8–10^9 Zellen zu reduzieren. Ist die Therapie in dieser Weise erfolgreich, regeneriert sich üblicherweise nach einem Zeitraum von 3–6 Wochen die normale Hämatopoese und es wird eine komplette Remission erreicht. In der kompletten Remission sind zytomorphologisch keine Leukämiezeichen mehr im peripheren Blut, im Knochenmark oder extramedullär (Chlorome) nachweisbar.

Die Postremissionstherapie (Konsolidierung) soll durch die Elimination residueller leukämischer (Stamm-)Zellen ein Rezidiv verhindern und damit eine Heilung ermöglichen. Für das Langzeitüberleben ist also zum einen die „Qualität“ der bis dahin erreichten Remission (Ausmaß der MRD) und damit die Art und Intensität der Induktionstherapie, zum anderen aber auch die Art der Konsolidierungstherapie von Relevanz. Bei der Konsolidierungstherapie zeigt die allogene Stammzelltransplantation die höchste antileukämische Aktivität, da im Vergleich zu einer konventionellen Konsolidierung die Wahrscheinlichkeit für ein Rezidiv von

Tabelle 6. 5-Jahres-Gesamtüberleben von AML-Patienten [1].

	Alter bei Diagnose (Jahre)						
	15–24	25–39	40–59	60–69	70–79*	> 80*	Alle Altersgruppen
5-Jahres-Überlebensrate							
1971–1975	7	7	5	3	1	1	3
1976–1980	16	13	9	4	2	0	6
1981–1985	29	22	14	7	3	2	9
1986–1990	37	31	17	8	3	2	11
1991–1995	44	41	23	11	4	2	14
1996–2000	45	50	29	10	4	2	15
2001–2006	53	49	33	13	3	0	15

50–60 % auf nur noch 10–25 % gesenkt werden kann. Für das Gesamtüberleben muss jedoch die deutlich höhere therapiebezogene Mortalität dieser Modalität (ca. 10–25 % gegenüber < 1–5 % bei einer Chemokonsolidierung bzw. einer autologen SZT) berücksichtigt werden.

Die Form der Induktions- wie auch der Postremissionsbehandlung, die zeitliche Abfolge der verschiedenen Therapieschritte sowie Art und Zeitpunkt einer integrierten Stammzelltransplantation sind Gegenstand zahlreicher Therapiestudien und können nicht als standardisiert angesehen werden. Daher sollte die Behandlung von Leukämiepatienten im Rahmen von Studien erfolgen und in Zentren, die mit den komplizierten Behandlungsverfahren vertraut sind. Es muss betont werden, dass eine Chemotherapie akuter Leukämien ohne die Möglichkeit umfangreicher supportiver Maßnahmen nicht erfolgen darf, sondern die Patienten an ein dafür ausgestattetes Zentrum überwiesen werden sollten.

Die Möglichkeiten der *Fertilitätsprotektion* (medikamentöse Ovarprotektion, Kryokonservierung von Eizellen bzw. Kryokonservierung von Spermien) müssen mit allen Patienten im entsprechenden Lebensalter vor Einleitung einer zytostatischen Therapie besprochen werden und sollten entsprechend der Gesamtsituation entschieden werden. Keinesfalls darf jedoch hierdurch der Beginn der antileukämischen Therapie verzögert werden.

Register

Durch moderne Chemotherapieregime kann bei erwachsenen Patienten mit AML in der Altersgruppe von 15–60 Jahren in 70–80 % der Fälle eine komplette Remission und ein leukämiefreies Langzeitüberleben von zirka 25–35 % erzielt werden. Die Therapieergebnisse schwanken von Studie zu Studie, da die untersuchten Patientenkollektive hinsichtlich Art und Zusammensetzung etwa zytogenetischer Anomalien oder des medianen Alters unterschiedlich sind und die Auswertung der Studienergebnisse nicht einheitlich gehandhabt wird. Registerdaten bieten in diesem Zusammenhang den Vorteil, dass in ihnen nicht nur die durch Teilnahme an Therapiestudien positiv selektionierten Patienten mit ihren Ergebnissen aufgeführt sind, sondern auch die große Gruppe der außerhalb von Therapiestudien therapierten Patienten erfasst wird. Diese Gruppe umfasst wahrscheinlich mehr als 50 % der Gesamtgruppe der AML-Patienten und hat im Durchschnitt eine schlechtere Prognose.

Eine der größten Analysen dieser Art ist die britischen Registerstudie aus dem Jahr 2013, die 48 380 Patienten aus den Jahren 1971 bis 2006 untersuchte [1]. Hier konnte gezeigt werden, dass sich in den letzten 35 Jahren das 5-Jahres-Gesamtüberleben von AML-Patienten kontinuierlich und signifikant verbessert hat. Verbesserungen zeigten sich insbesondere bei den jüngeren Patienten unter 60 (– 65) Jahren (Tabelle 6).

Daten aus dem *Surveillance, Epidemiology, and End Results Program* (SEER) des *National Cancer Institute* aus den USA, das als populationsbasiertes Krebsregister 26 % der US-Population abdeckt, konnten eine Überlebensverlängerung auch der älteren Patienten bis zu 80 Jahren seit dem Jahr 1992 zeigen [2]. Die Ergebnisse bei älteren Patienten (> 60 Jahre) sind jedoch nach wie vor im Hinblick auf die Remissionsrate, die Remissionsdauer und die Überlebenszeit deutlich schlechter als bei jüngeren und eine Heilung ist nur in einer kleinen Gruppe möglich. Die AML im höheren Lebensalter wird gesondert abgehandelt (s. u.).

Unverzüglicher Therapiebeginn

Als ganz allgemeine therapeutische Richtlinie mag gelten, dass eine akute Leukämie ohne Verzug zu behandeln ist, sobald die Diagnose gesichert wurde. Liegen jedoch schon bei Diagnosestellung floride Infekte – wie etwa Septikämien, Pneumonien, Harnwegsinfekte – oder Gerinnungsstörungen und Blutungen vor, sollte versucht werden, den klinischen Zustand des Patienten vor Einleitung einer Induktionstherapie zu stabilisieren. Hierzu gehören die Behandlung vorhandener Infekte sowie die Korrektur von Gerinnungsstörungen oder anderer Blutungskomplikationen, welche meist durch eine ausgeprägte Thrombozytopenie verursacht sind. Generell muss hierbei die potenzielle Verbesserung von bestehenden Komplikationen gegenüber einer Zunahme der leukämischen -Zellmasse durch eine Therapieverzögerung abgewogen werden – nur selten kann länger als wenige Tage mit der antileukämischen Therapie gewartet werden.

Es existieren wenige Daten, die den Einfluss der Therapieverzögerung auf das Überleben untersucht haben. Für Patienten unter 60 Jahren konnte in einer retrospektiven Analyse an zwei amerikanischen Zentren und 1660 Patienten gezeigt werden, dass sich die Prognose mit jedem Tag der Therapieverzögerung verschlechtert [3]. Für Patienten über 60 Jahre bestand ein solcher Zusammenhang nicht – wobei die, wie oben gezeigt, deutlich schlechteren Gesamtergebnisse in dieser Gruppe einen möglichen Zusammenhang unkenntlich gemacht haben könnten. Eine kürzlich publizierte französische Studie konnte den Zusammenhang zwischen Therapieverzögerung und Überleben bei 599 Patienten allerdings nicht nachweisen [4]. Somit scheint es außer bei Patienten, die als Notfall sofort behandelt werden müssen (z. B. Tumorlyse, Verbrauchskoagulopathie, Hyperleukozytose) ein Zeitfenster zu geben, das bei ausgewählten Patienten Zeit für wichtige diagnostische Maßnahmen oder z. B. eine Fertilitätsprotektion zulässt.

Prognose

Die Prognose von Patienten mit AML ist nicht einheitlich. Zahlreiche multivariate Analysen ergaben, dass die Prognose akuter myeloischer Leukämien bestimmten zytogenetischen sowie molekulargenetischen Anomalien zugeordnet werden kann. Diese sind in der ELN-Klassifkation (2010) der AML zusammengefasst [5]. Es werden vier prognostische Gruppen unterschieden: Favourable, Intermediate-1, Intermediate-2 und Adverse. Details sind im Unterkapitel „Klassifikation der AML" aufgeführt.

Die Gruppe mit der besten Prognose (Favourable) beinhaltet u. a. die Translokation t(8;21) und die Inversion von Chromosom 16 [6]. Die Rate der kompletten Remissionen lag hier bei über 80 %, die Anzahl der Patienten mit anhaltender Remission nach 5 Jahren bei etwa 50 %. Die t(8;21) und die inv(16) sind zwei der häufigsten wiederkehrenden zytogenetischen Anomalien der *De-novo*-AML bei Patienten unter 45 Jahren.

Die Gruppe mit der schlechtesten Prognose (25 % aller Patienten) zeigte in diesen Studien u. a. zytogenetische Anomalien an den Chromosomen 3q, 5, t(6;9), 7, 11q23 und komplexe Aberrationen. Ein wesentliches Charakteristikum des komplexen Karytotyps sind die häufigen Verluste von 17p und/oder Genmutation von *TP53* die bei etwa zwei Drittel der Patienten nachweisbar sind. Die Remissionsrate in dieser Gruppe beträgt ca. 50 %, eine anhaltende Remission nach 5 Jahren wurde bei weniger als 10 % aller Patienten gesehen [7]. Innerhalb der ungünstigen Karyotypen ist insbesondere der monosomale Karyotyp (MK), der durch zwei oder mehrere Monosomien oder eine singuläre Monosomie mit einer strukturellen Anomalie (–7, –5, –17, –18 etc.) gekennzeichnet ist, von prognostischer Bedeutung. Diese Gruppe der MK-AML ist durch eine extrem schlechte Prognose charakterisiert [8, 9].

Die Prognose wird aber zusätzlich auch durch das Alter des Patienten sowie davon bestimmt, ob eine hämatologische Erkrankung, z. B. Myelodysplasie, der akuten Leukämie vorangegangen ist. Relevant sind zudem die initialen Leukozytenwerte bzw. die absoluten Blasten im peripheren Blut: „Vielzellige Leukosen" haben in der Regel eine schlechtere Prognose und erreichen deshalb häufig erst nach einem zweiten Induktionszyklus eine komplette Remission. Sie sind zusätzlich häufig mit Gerinnungsstörungen vergesellschaftet und erfordern eine rasche Reduktion der Leukämiezellmasse, z. B. durch Leukapherese [10]. Wichtig für die Prognose ist schließlich die Zeit bis zum Erreichen einer Remission: Je schneller diese zu erreichen ist, desto besser ist das Langzeitergebnis.

Um diese klinisch-genetischen Parameter zu integrieren wurde Scoring-Systeme entwickelt, z. B. der PINA-Score der AMLCG für die CN-AML [11]. In diesen Score fließen Alter, Leukozytenzahl und Genmutationen ein und erlauben eine genaue Abschätzung des ereignisfreien und Gesamtüberlebens.

Die Zuordnung zu einer bestimmten Prognosegruppe – speziell nach genetischen Kriterien – spielt neben dem Alter und Begleiterkrankungen die wesentliche Rolle bei der Stratifizierung der zu wählenden Therapie, insbesondere bezüglich der Intensität der Postremissionsbehandlung. Die Basis hierfür können jedoch nur große, randomisierte Studien sein, da keiner der oben genannten Prognoseparameter als unabhängig von der Therapie angesehen werden kann und deshalb unter veränderten Therapiebedingungen eine völlig neue Bedeutung entwickeln kann. Ein Beispiel ist hier die t(15;17) der APL, welche unter einer konventionellen AML-Therapie eine eher ungünstige Prognose anzeigte. Unter der jetzt möglichen Therapie mit ATRA/ATO ist dieselbe zytogenetische Veränderung nun ein Indikator für die beste Prognose aller AML-Subgruppen.

Remissionsinduktion

Konventionelle (= „Standard“-)Induktion

Den „Therapiestandard“ in der Induktionsphase stellt eine Kombination aus Cytarabin sowie einem Medikament aus der Gruppe der Anthrazykline dar. Das sogenannte 7+3-Schema (7 Tage Cytarabin 100 mg/m^2 als Dauerinfusion sowie 3 Tage Daunorubicin 60 mg/m^2 als 1-Stunden-Infusion) wird als Referenztherapie angesehen, gegen welche neuartige Therapieregime getestet werden sollten. Die Remissionsrate lag bei Erwachsenen im Alter von 15–60 Jahren mit dem 7+3-Programm in zahlreichen Studien zwischen 60 % und 70 %.

Intensive Induktion – Dosisintensivierung Anthrazyklin

In den letzten Jahren wurden verschiedene Modifikationen des klassischen „7+3“-Schemas evaluiert. In drei Studien konnte gezeigt werden, dass eine Intensivierung der Anthrazyklin-Dosis in Subgruppen die Effektivität der Therapie steigern kann:

- Die ECOG-E1900-Studie verglich bei 657 jüngeren Patienten Daunorubicin-Dosierungen von 90 mg/m^2 vs. 45 mg/m^2 in einem 7+3-Schema als erstem Induktionskurs [12]. Die höhere Dosis erzielte eine höhere Remissionsrate und besseres Gesamtüberleben (23,7 vs. 15,7 Monate).
- Ähnliche Ergebnisse wurden in der HOVON/SAKK-Studiengruppe bei älteren Patienten beobachtet. Hier war die Remissionsrate ebenfalls verbessert, aber das Gesamtüberleben war nur in der Subgruppe der 60- bis 65-Jährigen (38 % vs. 23 %) besser [13].
- Eine koreanische Studie bestätigt die Daten der ECOG-E1900-Studie. Bei jüngeren Patienten konnte gezeigt werden, dass eine höhere Daunorubicin-Dosis (90 mg/m^2 vs. 45 mg/m^2, kontinuierliche Infusion über 3 Tage) eine höhere Remissionsrate und ein längeres Gesamtüberleben induziert [14].
- In der japanischen JALSG-AML201-Studie wurde bei 1057 jüngeren AML-Patienten untersucht, ob Daunorubicin in einer Dosis von 50 mg/m^2/d für 5 Tage (Daunorubicin-Gesamtdosis 250 mg/m^2) einer Idarubicin-Gabe mit 12 mg/m^2 für 3 Tage überlegen ist [15]. Beide Anthrazykline wurden in einer Kombination mit 100 mg/m^2 Cytarabin über 7 Tage gegeben. In dieser Studie ergaben sich keine Unterschiede bezüglich der Remissionsraten in den beiden Armen.

Triple-Drug

In der Vergangenheit wurde durch die Hinzunahme einer dritten Substanz (z. B. Etoposid, Thioguanin) zum klassischen 7+3-Regime kein Überlebensvorteil erzielt. Zwei aktuelle Studien griffen diese Frage nochmals auf.

In der kürzlich publizierten AML15-Studie der britischen MRC [16] wurden 3251 jüngere Patienten (medianes Alter 49 Jahre) zwischen drei Induktionsregimen mit jeweils zwei Induktionszyklen randomisiert: 1. DA (Daunorubicin/Cytarabin), 2. ADE (Daunorubicin/Cytarabin/Etoposid), 3. FLAG-Ida

(Fludarabin, Idarubicin, Cytarabin). Alle drei Induktionsregime ergaben gleiche CR-Raten zwischen 84 und 86 %. Durch das dosisintensivere FLAG-Ida-Regime erreichten mehr Patienten schon nach einem Zyklus eine Remission (77 %), was mit einer reduzierten Rezidivrate (38 % vs. 55 %; $p < 0,001$) und einem verbesserten rezidivfreien Überleben (45 % vs. 34 %; $p = 0,01$) einherging. Allerdings war FLAG-Ida mit einer verlängerten Myelosuppression und geringerer Randomisierungsmöglichkeit für die Postremissionstherapie assoziiert.

In einer aktuellen Studie der *Polish Adult Leukemia Group* (PALG) ergaben sich Überlebensvorteile für Cladribin als dritte Substanz [17]. 652 unbehandelte, jüngere Patienten (medianes Alter 47 Jahre) wurden für eines von drei Induktionsregimen randomisiert: DA (Daunorubicin 3 x 60 mg/m^2 plus Cytarabin), DAC (DA plus Cladribin), oder DAF (DA plus Fludarabin). Bei identischer Postremissionstherapie war die Rate an CR im DAC-Arm höher als im DA-Arm (67,5 % vs. 56 %; $p = 0,01$). Auch das Gesamtüberleben war im DAC-Arm besser (45 % ± 4 % nach 3 Jahren) als im DA-Arm (33 % ± 4 %; $p = 0,02$). Ein Überlebensvorteil im DAC-Arm gegenüber dem DA-Arm wurde bei Patienten über 50 Jahren, hyperleukozytotischen AML und ungünstigem Karyotyp beobachtet. In dieser Gruppe (ungünstiger Karyotyp) war das DAF-Regime dem DA-Regime überlegen.

Zusammenfassend zeigen diese Studien, dass sowohl Cladribin als auch Fludarabin-moduliertes HD-AraC einen Stellenwert in der AML-Induktionstherapie hat.

Hochdosis-AraC mit/ohne Kombinationspräparat

Aufgrund des Befundes, dass die Therapieergebnisse mit AraC durch Erhöhung der intrazellulären AraCTP-Spiegel bei rezidivierten und refraktären akuten myeloischen Leukämien verbessert werden können, wurde das Prinzip der Hochdosis-AraC-Therapie (HD-AraC) in die Induktionstherapie der *De-novo*-AML vorgezogen. AraC wurde dabei entweder allein oder in Kombination mit Asparaginase, AMSA oder einem Anthrazyklin gegeben. HD-AraC wird mit 3 g/m^2 2 x täglich in 12-stündigem Abstand jeweils über 2–3 Stunden infundiert.

Es werden drei verschiedene Dosierungen von Cytarabin unterschieden: 1. konventionelle Dosis (100, 200, 400 mg/m^2 als kontinuierliche Infusion über 24 h); 2. intermediäre Dosis (1000 mg/m^2 zweimal täglich i.v.) und 3. hoch dosiertes AraC (HD-AraC): 2000 mg/m^2 oder 3000 mg/m^2 zweimal täglich i.v. [18].

Es existieren verschiedene Phase-3-Studien, in denen HD-AraC randomisiert mit konventionell dosiertem AraC verglichen wurde. Zwei Studien mit insgesamt 966 Patienten konnten ein verbessertes DFS, aber kein besseres Gesamtüberlegen zeigen [19, 20]. In der dritten Studie mit 840 Patienten war weder das DFS noch das OS in der HD-AraC-Gruppe überlegen [21].

Die vierte und insgesamt größte Studie der EORTC und GIMEMA (AML-12) an 1942 jüngeren AML-Patienten wurde kürzlich publiziert [22]. Hier wurde ein konventionell AraC-dosiertes Induktionsregime (Daunorubicin, Etoposid) mit einem Hochdosis-Cytarabin-Schema (3000 mg/m^2 als 3h-Infusion alle 12 h an Tag 1, 3, 5, und 7) verglichen. Patienten in CR erhielten einen einzigen Konsolidationszyklus mit Daunorubicin und intermediär dosiertes Cytarabin (500 mg/m^2 alle 12h für 6 Tage), gefolgt von einer allogenen oder autologen Stammzelltransplantation (unabhängig vom Risikoprofil). Der primäre Endpunkt war das Gesamtüberleben.

Nach einer medianen Nachbeobachtung von 6 Jahren war das Gesamtüberleben für Patienten im HD-AraC-Arm (42,5 %) signifikant besser als im SD-AraC-Arm (38,7 %). Deutlicher war die Überlegenheit für jüngere Patienten (< 46 Jahre) und für Patienten mit ungünstiger Zytogenetik oder FLT3-ITD-Mutationen. Die schweren nicht hämatologischen Toxizitäten (Grad 3 und 4) waren mit Ausnahme der Konjunktivitis – die erwartungsgemäß häufiger im HD-AraC-Arm auftrat – nicht unterschiedlich.

Die Daten der größten Studie zu dieser Fragestellung zeigen eine signifikante Überlegenheit von HD-AraC in der Induktionstherapie. Einschränkend muss festgehalten werden, dass die übrigen Therapiekonzepte dieser Studie von der Standardtherapie abweichen (Etoposid in der Induktionstherapie, nur ein Konsolidierungszyklus, Transplantation (autolog/allogen) bei allen Patienten).

Doppelinduktion – Dosisdichte-Induktion

Das Prinzip der *Doppelinduktion* wurde konsequent von der AMLCG-Studiengruppe untersucht: In zwei konsekutiven Studien konnten durch die Applikation eines zweiten Induktionszyklus (jeweils ein

7+3-artiges Schema TAD-9) an Tag 21 – also noch während der Aplasiephase des vorangegangenen Zyklus statt erst nach erfolgter Regeneration – die Ergebnisse verbessert werden [23]. Der Ersatz eines der beiden Induktionszyklen durch HAM – also ein Hochdosis-AraC-enthaltendes Schema führte zu einer Überlebensverbesserung bei Hochrisiko-AML [24]. Eine weitere Dosissteigerung durch Ersatz auch des zweiten Induktionszyklus mit HAM ergab jedoch keine weitere Prognoseverbesserung [25].

Insgesamt belegen die Ergebnisse die hohe Relevanz einer frühzeitigen und intensiven Therapie in den kritischen ersten Wochen, welche nicht nur die Remissionsrate, sondern auch (über die Qualität der Remission) das Langzeitüberleben entscheidend beeinflusst. Hier setzen auch aktuelle Entwicklungen der *dosisdichten Induktion* an: Bei pädiatrischen Patienten konnte gezeigt werden, dass eine zeitliche Verkürzung und damit Intensivierung der Therapie durch Verkürzung des zeitlichen Abstands zwischen den beiden Induktionszyklen auf 6 Tage eine weitere Verbesserung im Langzeitüberleben erreichen kann [26]. Die AMLCG konnte bei erwachsenen Patienten durch die Verwendung des S-HAM-Regimes, bei welchem zwei Blöcke HAM in einem zeitlichen Abstand von nur noch 3 Tagen appliziert werden, die Remissionsrate im historischen Vergleich von 65 % auf 83 % steigern [27].

In der AMLCG-2008-Studie wurde das S-HAM-Regime im randomisierten Vergleich gegen eine klassische Doppelinduktion untersucht. Diese bestand bei jüngeren Patienten aus TAD-HAM, ältere Patienten erhielten im ersten Induktionszyklus HAM und nur bei Restleukämie an Tag +16 einen zweiten Induktionszyklus (HAM). Patienten unter 60 Jahren erhielten 3 g/m^2 Cytarabin pro Dosis und Patienten ab 60 Jahren 1 g/m^2. Der primäre Endpunkt war die Ansprechrate (d. h. CR + CRi), sekundäre Endpunkte waren u. a. die Dauer der kritischen Neutropenie und das Gesamtüberleben. Erste Ergebnisse wurden auf dem ASH 2013 vorgestellt [28]. Die CR-Raten waren im S-HAM-Arm (77 %) höher als im konventionellen Doppelinduktionsarm (72 %), allerdings war dieser Unterschied bei einer Fallzahl von 397 nicht signifikant und erreichte nicht die postulierte Differenz (Δ15 %). Die Dauer der kritischen Neutropenie wurde hochsignifikant um über 2 Wochen reduziert: 45 Tage (Standard) vs. 29 Tage (S-HAM). Die Frühtodesfallrate war in beiden Armen identisch.

Neue Substanzen

Die Therapie der AML stützt sich derzeit auf klassische Chemotherapeutika, deren Wirkweise umfassend charakterisiert ist. Verschiedene neue Substanzen als Monotherapie oder in Kombination mit konventioneller Chemotherapie wurden in den letzten Jahren untersucht.

Verschiedene Studien haben den Stellenwert des toxingekoppelten CD33-Antikörpers Gemtuzumab-Ozogamicin (GO) in Kombination mit einer Chemotherapie in der Primärtherapie untersucht. Aufgrund der Toxizität der Substanz in höherer Dosierung (insbesondere VOD) wurden verschiedene Regime getestet. Eine kürzlich publizierte Metaanalyse des britischen MRC konnte zeigen, dass Patienten mit einem zytogenetisch günstigen Risikoprofil von einer Therapie mit GO profitieren [29].

Im Vergleich zur CML mit dem pathognomonischen BCR-ABL-Fusionsgen sind bei der genetisch insgesamt sehr heterogenen AML „spezifische" Therapieansätze ungleich schwieriger. Durch eine immer bessere genotypische Charakterisierung der AML wächst jedoch die Anzahl möglicher „druggable targets". Insbesondere besteht die Hoffnung, durch die spezifische Inhibition leukämietypischer aberranter Signaltransduktionswege zusätzlich zur zytotoxischen Therapie die AML effektiver zu behandeln.

Ansätze hierzu sind Therapien mit spezifischen Tyrosinkinase-Inhibitoren (TKI) wie Sorafenib, PKC412 oder AC220, die die FLT3-Tyrosinkinase hemmen. Während Studien zu PKC412 (NCT00651261, RATIFY-Studie) noch ausgewertet und Phase-3-Studien zu AC220 (Quizartinib) zurzeit laufen (NCT02039726), wurden Daten zu Sorafenib bereits publiziert. Sorafenib zeigte nach Monotherapie von FLT3-ITD-positiver AML beachtliche Aktivität als Monotherapie, insbesondere im Rezidiv nach allogener KMT [30]. In der ersten randomisierten Studie in der Erstlinientherapie wurde Sorafenib mit einer klassischen 7+3-Induktionstherapie bei älteren AML-Patienten kombiniert [31]. Möglicherweise aufgrund der erhöhten Toxizität erbrachte diese Studie jedoch keinen Vorteil für die Kombination. Erste Analysen der SORAML-Studie der SAL-Studiengruppe, die das gleiche Konzept bei jüngeren Patienten untersuchte, wurden auf dem ASH 2014 vorgestellt und weisen auf einen Überlebensvorteil der Kombination hin [32].

Ähnlich wie bei der BCR-ABL-positiven ALL treten auch bei der FLT3-ITD-positiven AML unter TKI-Therapie Resistenzen auf. Diese wurden für AC220 [33] und Sorafenib [34] beschrieben und sind erhebliche Herausforderungen für die weitere klinische Entwicklung dieser Substanzen. Neben der Kombination mit konventionellen Chemotherapeutika zeigten auch Kombinationen von FLT3-TKI mit demethylierenden Substanzen in Phase-2-Studien ermutigende Ergebnisse [35].

Auch als Monosubstanz ist Azacitidin (AZA) bei älteren AML-Patienten wirksam. Auf dem EHA 2014 wurden die Ergebnisse der AML-AZA001-Studie vorgestellt, in der AZA bei älteren Patienten (≥ 65 Jahre), die nicht für eine allogene SZT geeignet waren, im randomisierten Vergleich gegen eine Standardtherapie getestet wurde [36]. Die Standardtherapie (CCR) umfasste: 1. „best supportive care" (BSC), 2. Low-dose-AraC (LD-AraC) und intensive Chemotherapie (IC). Das Gesamtüberleben lag im AZA-Arm bei 10,4 Monaten versus 6,5 Monaten im CCR-Arm (HR = 0,84 [95%-KI 0,69–1,02], p = 0,0829). Hämatologische Nebenwirkungen Grad 3-4 waren unter AZA häufiger als unter BSC, aber ähnlich wie bei LD-AraC und IC. Somit ist AZA eine wirksame Monosubstanz in dieser Patientenkohorte, obwohl eine Überlegenheit gegenüber CCR in dieser Analyse nicht gezeigt werden konnte.

Daneben werden zurzeit verschiedene innovative therapeutische Konzepte, wie z. B. immuntherapeutische Ansätze, Antikörper oder selektive Inhibitoren evaluiert, deren Stellenwert in der Praxis noch nicht abzuschätzen ist.

Postremissionstherapie (intensiv behandelbare Patienten)

Rationale

Selbst nach einer effektiven Induktionstherapie liegen zum Zeitpunkt der kompletten Remission noch zirka 10^8–10^9 leukämische Zellen beim Patienten vor – somit ist verständlich, dass ein Rezidiv ohne eine weitere Postremissionstherapie (Konsolidierung) unausweichlich ist und üblicherweise innerhalb von wenigen Monaten auftritt [23]. Die Art der Postremissionsbehandlung ist Gegenstand zahlreicher großer internationaler Therapiestudien. Die frühzeitige Stammzelltransplantation nach Erreichen einer Remission wird neben der Chemotherapiekonsolidierung als ein weiterer Teil der Konsolidierung angesehen. Alle Maßnahmen der Postremissionsbehandlung dienen der Verlängerung der Remissionsdauer und der Überlebenszeit.

Während die Induktionstherapie für verschiedene genetische Risikogruppen im Wesentlichen identisch ist, beinhaltet das wesentliche Konzept der Postremissionstherapie eine dem Rezidivrisiko und der therapieassoziierten Mortalität angepasste Therapie.

Für die Risikostratifizierung der Postremissionstherapie hat sich die ELN-Klassifikation nach zytogenetischen/molekulargenetischen Kriterien in günstig, intermediär und ungünstig [5] etabliert (siehe Unterkapitel „Klassifikation der AML", Tabelle 5). Die hier aufgeführten Therapieempfehlungen gelten ausschließlich für intensiv behandelbare Patienten, die i. d. R (biologisch) jünger als 60 Jahre sind. Bei allen Patienten sollte der Einschluss in eine klinische Studie angestrebt werden.

Günstiges Risikoprofil

Obwohl die optimale Dosis und Zahl von Konsolidierungszyklen nicht klar definiert ist, ist hoch oder intermediär dosiertes Cytarabin in dieser Gruppe die Therapie der Wahl und resultiert in einem Gesamtüberleben von 60 bis 70 % nach 4 Jahren. Zusätzlich scheinen Patienten mit günstigem Risikoprofil von einer Therapie mit GO zu profitieren (s. o.).

Im Vergleich zu konventionell dosiertem erreicht Hochdosis-Cytarabin höhere intrazelluläre Spiegel des aktiven Metaboliten araCTP und kann hierdurch effektiv die nach der Induktionstherapie verbliebene minimale Resterkrankung (MRD) eradizieren. Dieses Prinzip wurde in der CALGB-Studie 1994 im randomisierten Vergleich untersucht [37]. In dieser Studie wurden 596 Patienten mit 4 Zyklen einer Konsolidierungstherapie behandelt, die niedrig dosiertes (100 mg/m^2 pro Tag) oder intermediär dosiertes (400 mg/m^2 pro Tag) AraC – jeweils als 5-tägige kontinuierliche Infusion – oder hoch dosiertes AraC (HD-AraC: 3 g/m^2 alle 12 h an Tag 1, 3, und 5) beinhaltete. Jüngere Patienten (< 60 Jahre), die HD-AraC erhielten, hatten ein besseres Gesamtüberleben (52 % versus 40 % und 35 %), allerdings auch mehr Nebenwirkungen. Die Rezidivwahrscheinlichkeit wurde bei Patienten im HD-AraC-Arm signifikant gesenkt.

Zur genauen Zahl der notwendigen Konsolidierungszyklen existieren keine randomisierten Studien. Aufgrund der verfügbaren Daten erscheint es vorteilhaft, mindestens drei Zyklen zu applizieren. Diese Daten stammen aus einer Kohorte von 50 Patienten mit AML und t(8;21)(q22;q22) aus vier konsekutiven CALGB-Studien [38]. Patienten, die lediglich einen Konsolidierungszyklus mit HD-AraC erhielten, wiesen im Vergleich zu Patienten mit ≥ 3 Zyklen HD-AraC eine höhere Rezidivrate und ein kürzeres RFS sowie OS auf.

Neuere Studien untersuchten zum einen die Zahl der Konsolidierungszyklen, zum anderen auch die AraC-Dosis. Insbesondere wurde die Frage beantwortet, ob hoch dosiertes AraC (2000/3000 mg/m^2 zweimal täglich i.v. [18]) notwendig ist oder eine intermediäre Dosis (1000 mg/m^2 zweimal täglich i.v.) ausreicht. Die im Rahmen der Induktionstherapie beschriebene HOVON/SAKK-AML-42-Studie [21] zeigte, dass intermediär dosiertes Cytarabin gegenüber HD-AraC nicht unterlegen ist. In dieser Studie wurde nur ein einziger Konsolidierungszyklus (Mitoxantron 10 mg/m^2 x 5 Tage plus Etoposid 100 mg/m^2 x 5 Tage) bei Patienten mit zytogenetisch günstigem Risikoprofil appliziert. In dieser Patientengruppe (CBF-AML, N = 88) lag die CR-Rate bei 91 % und das 5-Jahres-EFS und OS bei 52 % bzw. 65 %.

Diese Daten legen nahe, dass intermediär dosiertes Cytarabin in der Konsolidierungstherapie ausreichend ist. In den aktuellen NCCN-Guidelines (2.2014) [39] werden als mögliche Alternative zu den drei bis vier HD-AraC-Blöcken (mit je 3 g/m^2 AraC q12 h an Tag 1, 3 und 5 = 18 g/m^2) zwei Zyklen einer intermediär dosierten AraC-Therapie (mit je 1 g/m^2 q12 h x 6 Tage = 12 g/m^2) empfohlen.

Als weitere Alternativen kommen ein bis zwei HD-AraC-Blöcke, gefolgt von einer autologen SZT, infrage. In Abwägung von Rezidivrate und TRM wird in der günstigen Risikogruppe allerdings eine alloSZT erst im Rezidiv oder bei Vorliegen von Risikofaktoren wie z. B. *KIT*-Mutationen (Letztere ist dann intermediäres Risiko) empfohlen.

Verschiedene Versuche, die Effektivität des HD-AraC-Regimes zu verbessern, z. B. durch Substitution einzelner Therapieblöcke (2 Substanzen, alternierende Schemata, Anthrazykline) haben keinen Vorteil erbracht. Beispielhaft seien hier die AML2003-Studie der Dresdner Gruppe [40] und die CALGB-9222-Studie [41] genannt.

Intermediäres Risikoprofil

Patienten mit intermediärem Risikoprofil stellen eine sehr heterogene Kohorte dar, die im Rahmen der Therapiestratifizierung die Gruppen Intermediate-I und Intermediate-II zusammenfasst. Im Vergleich zu Patienten mit günstigem Risikoprofil hat diese Kohorte zwar eine hohe CR-Rate von 76 bis 79 %, allerdings liegt das Rezidivrisiko (CIR) nach 4 Jahren bei 52–72 % [42, 43]. Durch die Inkorporation molekularer und klinischer Marker in Prognose-Scores wie den PINA-Score der AMLCG können drei Gruppen mit deutlich unterschiedlicher Prognose bei Patienten mit NK-AML definiert werden [11].

Die konventionelle Konsolidierung basiert auf repetitiven Cytarabin-Zyklen. Durch die Daten der HOVON/SAKK-AML-42-Studie [21] und der AML96-Studie [44] muss der Stellenwert einer HD-AraC-Therapie zugunsten einer intermediären Dosis AraC infrage gestellt werden (s. o.). Somit kann außerhalb von Studien eine Therapie mit drei bis vier Zyklen Cytarabin 1 g/m^2 (über 3 h, alle 12 h an Tag 1, 3 und 5; Cytarabin-Gesamtdosis pro Block: 6 g/m^2) als Standard angesehen werden [38, 45].

Allogene SZT

Es existieren keine randomisierten Studien, die eine alloSZT gegen eine konventionelle Konsolidierung bei Patienten mit intermediärem Risikoprofil untersuchen. Eine umfangreiche Metaanalyse aus dem Jahr 2009, die über 6000 Patienten einschloss [46], zeigte einen Vorteil im Gesamtüberleben für die allogene SZT. Allerdings sind die Daten nicht konsistent. Eine kürzlich von der AMLCG publizierte prospektive Matched-Pair-Analyse konnte einen deutlichen Vorteil der allogenen SZT in Bezug auf das RFS, jedoch nicht das OS in der Gruppe der Patienten mit intermediärem Karyotyp zeigen [47].

Zusammenfassend bestehen in der Gruppe der Patienten mit intermediärem Risikoprofil keine einheitlichen Empfehlungen bezüglich der Indikationsstellung zur allogenen SZT in erster CR (siehe auch Unterkapitel „Stammzelltransplantation im Therapiekonzept der AML“). In dieser heterogenen Patientengruppe sollte bei jedem Patienten, der prinzipiell für eine allogene SZT infrage kommt, bei der

Diagnosestellung die Verfügbarkeit eines geeigneten Stammzellspenders abgeklärt werden und eine individuelle Risikoabschätzung anhand klinischer und genetischer Risikofaktoren (z. B. *NPM1*, *FLT3*-ITD) erfolgen. Präferiert wird der Einschluss in prospektive Studien, z. B. die DFG-geförderte Studie der Deutschen Kooperativen Transplantations-Studiengruppe (NCT01246752), die genau diese Fragestellung prospektiv und randomisiert untersucht.

Hochrisikoprofil

Patienten mit Hochrisiko-AML, z. B. komplexem Karyoytp, haben eine deutlich niedrigere CR-Rate (50 %) und ein hohes Rezidivrisiko von 80 % [42, 43]. Durch die mit dem komplexen Karyotyp assoziierten Deletionen/Mutationen im *TP53*-Gen weisen diese Patienten häufig eine primäre Zytostatikaresistenz auf und profitieren nur bedingt von einer intensiven Chemotherapie. Innerhalb der Patienten mit Hochrisiko-AML wurde eine Subgruppe mit monosomalem Karyotyp identifiziert, die eine noch ungünstigere Prognose hat [8].

Aufgrund der extrem ungünstigen Prognose unter konventioneller Chemotherapie sollten diese Patienten (so früh wie möglich) allogen transplantiert werden, da dies die einzig kurative Option ist. Die Überlegenheit der allogenen SZT ist in zahlreichen Arbeiten belegt, z. B. in einer Analyse der AMLCG [48] oder in der Metaanalyse von *Koreth* und Mitarbeitern [46]. Auch für Patienten mit einem monosomalen Karyotyp ist eine Prognoseverbesserung durch die allogene SZT nachgewiesen [49].

Erhaltungstherapie

Die meisten Patienten, die eine komplette Remission erreichen, erleiden ein Rezidiv. Zwei Drittel der Patienten mit AML sind älter als 60 Jahre und nur bedingt geeignet für eine intensivierte Konsolidierungstherapie einschließlich einer autologen und allogenen Stammzelltransplantation. Daher gibt es nur beschränkte Möglichkeiten, die Qualität der initialen Remission durch Intensivierung der Induktions- und Konsolidierungstherapie zu verbessern. Alternativ stellt sich die Frage, ob eine Erhaltungstherapie die Qualität der Remission und die Dauer bis zum potenziellen Rezidiv verbessern kann.

Chemotherapie-basierte Erhaltungstherapien

Aktuell liegen mehr als zehn multizentrische Studien vor, die unterschiedliche Strategien zur Erhaltungstherapie geprüft haben [50, 51]. *Rai* et al. [52] entwickelten bereits 1974 ein zyklisches Protokoll für die Erhaltungstherapie, bei dem jeder Erhaltungszyklus zu einer Zytopenie führt. Die Medikamente wurden in den verschiedenen Therapiezyklen gewechselt, um der Entstehung von therapierefraktären Leukämiezellen vorzubeugen.

1985 konnte die AMLCG in einer randomisierten Studie erstmals eine signifikante Verbesserung des rezidivfreien Überlebens unter dieser Art der Erhaltungstherapie demonstrieren [23]. Der Effekt war besonders bei Patienten über 60 Jahren zu beobachten und der Vorteil konnte in zwei sequenziellen Studien dieser Gruppe reproduziert werden [25, 53]. Insbesondere konnte im randomisierten Vergleich mit verschiedenen intensivierten Postremissionstherapie-Modalitäten bis hin zu einer myeloablativen Therapie mit autologer Blutstammzelltransplantation (AMLCG-92-Studie) nie ein Vorteil für dieses intensivere Vorgehen im Vergleich zur zyklischen Erhaltungstherapie ermittelt werden. Ein Update der AMLCG-92-Studie zeigte sogar ein signifikant besseres RFS im Erhaltungstherapie-Arm gegenüber der intensivierten S-HAM-Konsolidierung [50]. Obwohl die Erhaltungstherapie aus verschiedenen Gründen nur bei zirka 15 % der Patienten wie geplant durchgeführt werden kann, ist die therapieassoziierte Mortalität gering (1,2 %) und die Akzeptanz/Compliance bei den Patienten hoch [54]. Deshalb wird diese Art der zyklischen Erhaltungstherapie auch in den aktuell laufenden Studien der AMLCG bei Patienten ohne Indikation zur allogenen Transplantation als Standardarm weitergeführt.

In einer großen multizentrischen Studie der HOVON-Gruppe konnte ebenfalls ein signifikanter Vorteil hinsichtlich des krankheitsfreien Überlebens, nicht aber des Gesamtüberlebens durch eine Erhaltungstherapie gezeigt werden [55]. Randomisierte Studien anderer kooperativer Gruppen wie der CALGB [56] mit der Fragestellung einer prolongierten zyklischen Erhaltungstherapie konnten keinen Gewinn im krankheitsfreien und Gesamtüberleben zeigen. Adäquate Metaanalysen sind notwendig, um die Wertigkeit der zytoreduktiven Erhaltungstherapie studienübergreifend zu prüfen.

Nicht-Chemotherapie-basierte Erhaltungstherapien

Verschiedene unspezifische und neuerlich auch spezifische immuntherapeutische Strategien wurden im Rahmen der Erhaltungstherapie evaluiert. Eine kürzlich publizierte Metaanalyse aus 11 Studien an 1455 Patienten [57] konnte keinen Vorteil für eine Interleukin-2-Erhaltungstherapie in CR1 zeigen. Im Gegensatz zu den negativen Ergebnissen der reinen IL2-Therapie konnte durch die Kombination mit Histamin-Dihydrochlorid (HDC, Ceplene®) eine Verbesserung des leukämiefreien Überlebens erzielt werden [58]. Diese Daten führten zur Zulassung von Ceplene® für erwachsene AML-Patienten in erster CR, die gleichzeitig mit IL2 behandelt werden.

Spezifischere, immuntherapeutische Ansätze, z. B. Vakzinierungsstratgien mit AML-Antigen-exprimierenden dendritischen Zellen, werden in aktuellen Studien geprüft. Das wachsende Verständnis für die Biologie der AML und die sich daraus entwickelnden Therapiemöglichkeiten, z. B. die Inhibierung von Transkriptionsfaktoren, wird möglicherweise gerade in der Erhaltungstherapie zur Eradikation der minimalen Resterkrankung einen Stellenwert erlangen.

Therapiekonzepte deutscher AML-Studiengruppen

In Deutschland sind mehrerer AML-Studiengruppen aktiv, welche im Rahmen des Kompetenznetzes Leukämien sowie der AML Intergroup kooperieren. Die Therapiekonzepte finden sich auf den Websites der Studiengruppen AMLCG (www.aml-cg.de) und AMLSG (https://www.uni-ulm.de/onkologie/AMLSG) sowie auf der Website des Kompetenznetzwerks Leukämie (http://www.kompetenznetz-leukaemie.de)

AML-Register

Neben dem Erkenntnisgewinn durch klinische Studien ist das Interesse an den Krankheitsverläufen von Patienten außerhalb von Studien gewachsen. Solche Verläufe können im Rahmen klinischer Register erfasst werden. Neben Fragen der externen Validität (Generalisierbarkeit) von Therapieergebnissen hat auch die zunehmende Bedeutung der Versorgungsforschung die Notwendigkeit eines AML-Registers deutlich werden lassen. Darüber hinaus werden erstmalig auch AML-Patientengruppen erfasst, die aufgrund von Ein- und Ausschlusskriterien nicht in klinischen Studien behandelt und dokumentiert werden können.

Patienten, die nicht in Studien eingeschlossen werden können, sollten dementsprechend in ein Register aufgenommen und der Verlauf dokumentiert werden. Hierfür stehen zum einen das gemeinsame AMLCG/SAL-Register und das AMLSG-Register zur Verfügung. Weitergehende Informationen finden sich auf den Websites der Studiengruppen und des Kompetenznetzwerks Leukämie (s. o.)

Literatur

1 Shah A, Andersson TM, Rachet B et al (2013) Survival and cure of acute myeloid leukaemia in England, 1971–2006: a population-based study. Br J Haematol 162: 509–516

2 Shah BK, Ghimire KB (2014) Improved survival among older acute myeloid leukemia patients – a population-based study. Acta Oncol 53: 935–938

3 Sekeres MA, Elson P, Kalaycio ME et al (2009) Time from diagnosis to treatment initiation predicts survival in younger, but not older, acute myeloid leukemia patients. Blood 113: 28–36

4 Bertoli S, Berard E, Huguet F et al (2013) Time from diagnosis to intensive chemotherapy initiation does not adversely impact the outcome of patients with acute myeloid leukemia. Blood 121: 2618–2626

5 Dohner H, Estey EH, Amadori S et al (2010) Diagnosis and management of acute myeloid leukemia in adults: recommendations from an international expert panel, on behalf of the European LeukemiaNet. Blood 115: 453–474

6 Solh M, Yohe S, Weisdorf D, Ustun C (2014) Core-binding factor acute myeloid leukemia: Heterogeneity, monitoring, and therapy. Am J Hematol 89: 1121–1131

7 Grimwade D, Hills RK, Moorman AV et al (2010) Refinement of cytogenetic classification in acute myeloid leukemia: determination of prognostic significance of rare recurring chromosomal abnormalities among 5876 younger adult patients treated in the United Kingdom Medical Research Council trials. Blood 116: 354–365

8 Breems DA, Van Putten WL, De Greef GE et al (2008) Monosomal karyotype in acute myeloid leukemia: a better indicator of poor prognosis than a complex karyotype. J Clin Oncol 26: 4791–4797

9 Medeiros BC, Othus M, Fang M et al (2010) Prognostic impact of monosomal karyotype in young adult and elderly acute myeloid leukemia: the Southwest Oncology Group (SWOG) experience. Blood 116: 2224–2228

10 Pastore F, Pastore A, Wittmann G et al (2014) The role of therapeutic leukapheresis in hyperleukocytotic AML. PloS One 9(4): e95062
11 Pastore F, Dufour A, Benthaus T et al (2014) Combined molecular and clinical prognostic index for relapse and survival in cytogenetically normal acute myeloid leukemia. J Clin Oncol 32: 1586–1594
12 Fernandez HF, Sun Z, Yao X et al (2009) Anthracycline dose intensification in acute myeloid leukemia. N Engl J Med 361: 1249–1259
13 Lowenberg B, Ossenkoppele GJ, van Putten W et al (2009) High-dose daunorubicin in older patients with acute myeloid leukemia. N Engl J Med 361: 1235–1248
14 Lee JH, Joo YD, Kim H et al (2011) A randomized trial comparing standard versus high-dose daunorubicin induction in patients with acute myeloid leukemia. Blood 118: 3832–3841
15 Ohtake S, Miyawaki S, Fujita H et al (2011) Randomized study of induction therapy comparing standard-dose idarubicin with high-dose daunorubicin in adult patients with previously untreated acute myeloid leukemia: the JALSG AML201 Study. Blood 117: 2358–2365
16 Burnett AK, Russell NH, Hills RK et al (2013) Optimization of chemotherapy for younger patients with acute myeloid leukemia: results of the medical research council AML15 trial. J Clin Oncol 31: 3360–3368
17 Holowiecki J, Grosicki S, Giebel S et al (2012) Cladribine, but not fludarabine, added to daunorubicin and cytarabine during induction prolongs survival of patients with acute myeloid leukemia: a multicenter, randomized phase III study. J Clin Oncol 30: 2441–2448
18 Löwenberg B (2013) Sense and nonsense of high-dose cytarabine for acute myeloid leukemia. Blood 121: 26–28
19 Bishop JF, Matthews JP, Young GA et al (1996) A randomized study of high-dose cytarabine in induction in acute myeloid leukemia. Blood 87: 1710–1717
20 Weick JK, Kopecky KJ, Appelbaum FR et al (1996) A randomized investigation of high-dose versus standard-dose cytosine arabinoside with daunorubicin in patients with previously untreated acute myeloid leukemia: a Southwest Oncology Group study. Blood 88: 2841–2851
21 Löwenberg B, Pabst T, Vellenga E et al (2011) Cytarabine dose for acute myeloid leukemia. N Engl J Med 364: 1027–1036
22 Willemze R, Suciu S, Meloni G et al (2014) High-dose cytarabine in induction treatment improves the outcome of adult patients younger than age 46 years with acute myeloid leukemia: results of the EORTC-GIMEMA AML-12 trial. J Clin Oncol 32: 219–228
23 Büchner T, Urbanitz D, Hiddemann W et al (1985) Intensified induction and consolidation with or without maintenance chemotherapy for acute myeloid leukemia (AML): two multicenter studies of the German AML Cooperative Group. J Clin Oncol 3: 1583–1589
24 Büchner T, Hiddemann W, Wormann B et al (1999) Double induction strategy for acute myeloid leukemia: the effect of high-dose cytarabine with mitoxantrone instead of standard-dose cytarabine with daunorubicin and 6-thioguanine: a randomized trial by the German AML Cooperative Group. Blood 93: 4116–4124
25 Büchner T, Berdel WE, Schoch C et al (2006) Double induction containing either two courses or one course of high-dose cytarabine plus mitoxantrone and postremission therapy by either autologous stem-cell transplantation or by prolonged maintenance for acute myeloid leukemia. J Clin Oncol 24: 2480–2489
26 Woods WG, Kobrinsky N, Buckley JD et al (1996) Timed-sequential induction therapy improves postremission outcome in acute myeloid leukemia: a report from the Children's Cancer Group. Blood 87: 4979–4989
27 Braess J, Spiekermann K, Staib P et al (2009) Dose-dense induction with sequential high-dose cytarabine and mitoxantone (S-HAM) and pegfilgrastim results in a high efficacy and a short duration of critical neutropenia in de novo acute myeloid leukemia: a pilot study of the AMLCG. Blood 113: 3903–3910
28 Braess J, Kreuzer KA, Spiekermann K et al (2013) High efficacy and significantly shortened neutropenia of dose-dense S-HAM as compared to standard double induction: first results of a prospective randomized trial (AML-CG 2008). Blood 122(21): Abstract 619
29 Hills RK, Castaigne S, Appelbaum FR et al (2014) Addition of gemtuzumab ozogamicin to induction chemotherapy in adult patients with acute myeloid leukaemia: a meta-analysis of individual patient data from randomised controlled trials. Lancet Oncol 15: 986–996
30 Metzelder SK, Schroeder T, Finck A et al (2012) High activity of sorafenib in FLT3-ITD-positive acute myeloid leukemia synergizes with allo-immune effects to induce sustained responses. Leukemia 26: 2353–2359
31 Serve H, Krug U, Wagner R et al (2013) Sorafenib in combination with intensive chemotherapy in elderly patients with acute myeloid leukemia: results from a randomized, placebo-controlled trial. J Clin Oncol 31:3110–3118
32 Röllig C, Müller-Tidow C, Hüttmann A et al (2014) Sorafenib versus placebo in addition to standard therapy in younger patients with newly diagnosed acute myeloid leukemia: results from 267 patients treated in the randomized placebo-controlled SAL-Soraml trial. Blood 124(21): Abstract 6
33 Smith CC, Wang Q, Chin CS et al (2012) Validation of ITD mutations in FLT3 as a therapeutic target in human acute myeloid leukaemia. Nature 485(7397): 260–263
34 Baker SD, Zimmerman EI, Wang YD et al (2013) Emergence of polyclonal FLT3 tyrosine kinase domain mutations during sequential therapy with sorafenib and sunitinib in FLT3-ITD-positive acute myeloid leukemia. Clin Cancer Res 19: 5758–5768
35 Ravandi F, Alattar ML, Grunwald MR et al (2013) Phase 2 study of azacytidine plus sorafenib in patients

with acute myeloid leukemia and FLT-3 internal tandem duplication mutation. Blood 121: 4655–4662
36 Dombret H, Seymour JF, Butrym A et al (2014) Results of a phase 3, multicenter, randomized, open-label study of azacitidine vs. conventional care regimens in older patients with newly diagnosed acute myeloid leukemia. Proceedings of the 19th Congress of the European Hematology Association, Milan, Italy, 12–15 June, 2014. Haematologica 99(Suppl 1): Abstract LB2433
37 Mayer RJ, Davis RB, Schiffer CA et al (1994) Intensive postremission chemotherapy in adults with acute myeloid leukemia. Cancer and Leukemia Group B. N Engl J Med 331(14): 896–903
38 Byrd JC, Dodge RK, Carroll A et al (1999) Patients with t(8;21)(q22;q22) and acute myeloid leukemia have superior failure-free and overall survival when repetitive cycles of high-dose cytarabine are administered. J Clin Oncol 17: 3767–3775
39 Network NCC (2014) Acute Myeloid Leukemia (Version 2.2014; November, 28 2014). www.nccn.org/professionals/physician_gls/pdf/aml.pdf
40 Schaich M, Parmentier S, Kramer M et al (2013) High-dose cytarabine consolidation with or without additional amsacrine and mitoxantrone in acute myeloid leukemia: results of the prospective randomized AML2003 trial. J Clin Oncol 31:2094–2102
41 Moore JO, George SL, Dodge RK et al (2005) Sequential multiagent chemotherapy is not superior to high-dose cytarabine alone as postremission intensification therapy for acute myeloid leukemia in adults under 60 years of age: Cancer and Leukemia Group B Study 9222. Blood 105:3420–3427
42 Mrozek K, Marcucci G, Nicolet D et al (2012) Prognostic significance of the European LeukemiaNet standardized system for reporting cytogenetic and molecular alterations in adults with acute myeloid leukemia. J Clin Oncol 30: 4515-4523
43 Rollig C, Bornhauser M, Thiede C et al (2011) Long-term prognosis of acute myeloid leukemia according to the new genetic risk classification of the European LeukemiaNet recommendations: evaluation of the proposed reporting system. J Clin Oncol 29: 2758–2765
44 Schaich M, Rollig C, Soucek S et al (2011) Cytarabine dose of 36 g/m(2) compared with 12 g/m(2) within first consolidation in acute myeloid leukemia: results of patients enrolled onto the prospective randomized AML96 study. J Clin Oncol 29: 2696–2702
45 Büchner T, Schlenk RF, Schaich M et al (2012) Acute Myeloid Leukemia (AML): different treatment strategies versus a common standard arm-combined prospective analysis by the German AML Intergroup. J Clin Oncol 30: 3604–3610
46 Koreth J, Schlenk R, Kopecky KJ et al (2009) Allogeneic stem cell transplantation for acute myeloid leukemia in first complete remission: systematic review and meta-analysis of prospective clinical trials. JAMA 301: 2349–2361
47 Stelljes M, Krug U, Beelen DW et al (2014) Allogeneic transplantation versus chemotherapy as postremission therapy for acute myeloid leukemia: a prospective matched pairs analysis. J Clin Oncol 32: 288–296
48 Stelljes M, Beelen DW, Braess J et al (2011) Allogeneic transplantation as post-remission therapy for cytogenetically high-risk acute myeloid leukemia: landmark analysis from a single prospective multicenter trial. Haematologica 96: 972–979
49 Cornelissen JJ, Breems D, van Putten WL et al (2012) Comparative analysis of the value of allogeneic hematopoietic stem-cell transplantation in acute myeloid leukemia with monosomal karyotype versus other cytogenetic risk categories. J Clin Oncol 30: 2140–2146
50 Krug U, Lübbert M, Büchner T (2010) Maintenance therapy in acute myeloid leukemia revisited: will new agents rekindle an old interest? Curr Opin Hematol 17: 85–90
51 Büchner T, Krug U, Berdel WE et al (2007) Maintenance for acute myeloid leukemia revisited. Curr Treat Options Oncol 8(4): 296–304
52 Rai KR, Holland JF, Glidewell OJ et al (1981) Treatment of acute myelocytic leukemia: a study by cancer and leukemia group B. Blood 58: 1203–1212
53 Büchner T, Hiddemann W, Berdel WE et al (2003) 6-Thioguanine, cytarabine, and daunorubicin (TAD) and high-dose cytarabine and mitoxantrone (HAM) for induction, TAD for consolidation, and either prolonged maintenance by reduced monthly TAD or TAD-HAM-TAD and one course of intensive consolidation by sequential HAM in adult patients at all ages with de novo acute myeloid leukemia (AML): a randomized trial of the German AML Cooperative Group. J Clin Oncol 21: 4496–4504
54 Krug UO, Berdel WE, Sauerland MC et al (2007) Prolonged monthly myelosuppressive maintenance chemotherapy in acute myeloid leukemia: the AMLCG experience. ASH Annual Meeting Abstracts 110(11): 1856
55 Löwenberg B, Suciu S, Archimbaud E et al (1998) Mitoxantrone versus daunorubicin in induction-consolidation chemotherapy--the value of low-dose cytarabine for maintenance of remission, and an assessment of prognostic factors in acute myeloid leukemia in the elderly: final report. European Organization for the Research and Treatment of Cancer and the Dutch-Belgian Hemato-Oncology Cooperative Hovon Group. J Clin Oncol 16: 872–881
56 Preisler H, Davis RB, Kirshner J et al (1987) Comparison of three remission induction regimens and two postinduction strategies for the treatment of acute nonlymphocytic leukemia: a cancer and leukemia group B study. Blood 69: 1441–1449
57 Buyse M, Squifflet P, Lange BJ et al (2011) Individual patient data meta-analysis of randomized trials evaluating IL-2 monotherapy as remission maintenance therapy in acute myeloid leukemia. Blood 117: 7007–7013

58 Brune M, Castaigne S, Catalano J et al (2006) Improved leukemia-free survival after postconsolidation immunotherapy with histamine dihydrochloride and interleukin-2 in acute myeloid leukemia: results of a randomized phase 3 trial. Blood 108: 88–96

Stammzelltransplantation (SZT) im Therapiekonzept der AML

(C. Schmid, J. Tischer)

Autologe Stammzelltransplantation

Die Rolle der autologen SZT in der Konsolidierungstherapie der AML ist weiterhin nicht geklärt. In älteren Studien ließen sich nach autologer SZT in erster kompletter Remission (CR) zumindest in den Gruppen mit guter und intermediärer Prognose häufig gleichwertige Ergebnisse erzielen wie mit konventioneller Chemotherapie und myeloablativer allogener SZT. Eine höhere Rezidivrate inklusive Auftreten von Spätrezidiven nach autologer SZT sowie die Fortentwicklung der allogenen Transplantation (dosisreduzierte bzw. nicht myeloablative Konditionierung (RIC, NMA), hoch auflösende HLA-Typisierung, neue Strategien wie Nabelschnur-SZT und haploidentische SZT) machten der autologen SZT den Rang als Alternative für Patienten ohne HLA-identischen Geschwisterspender streitig, sodass die autologe SZT derzeit nicht im Fokus der prospektiven Therapieoptimierungsstudien steht.

In der aktuellsten Analyse der EBMT, in der die autologe SZT nach Busulfan-haltiger Konditionierung bei 815 Patienten in CR1 und bei 137 Patienten in CR2 analysiert wurde, zeigte sich nach zwei Jahren ein leukämiefreies bzw. Gesamtüberleben von 52 ± 3 % bzw. 67 ± 2 %. Die kumulative nicht leukämieassoziierte Mortalität (non-relapse mortality, NRM) lag bei 7 ± 1 %, die kumulative Rezidivrate bei 40 ± 2 % [1]. Interessanterweise zeigte sich kein wesentlicher Unterschied zwischen Transplantationen in CR1 und CR2. In einem retrospektiven Vergleich zwischen der autologen SZT und einer dosisreduzierten allogenen Transplantation zeigte sich ein Vorteil für den allogenen Ansatz in CR2, nicht jedoch in CR1 [2]. Ein prospektiver Vergleich der autologen SZT mit einer konsolidierenden Hochdosischemotherapie erbrachte über alle Patienten keinen Überlebensvorteil für die Chemotherapie [3].

Zahlreiche retrospektive Untersuchungen der letzten Jahre zeigen interessante Aspekte auf, die auf eine zukünftige Rolle der autologen SZT hinweisen könnten:

- *Bevorzugte Konsolidierung bei Patienten mit prognostisch guter und intermediärer AML*: In der o. g. EBMT-Studie zeigten sich Überlebensraten von 75 ± 4 % und 69 ± 3 % bei guter bzw. intermediärer Zytogenetik, während die Ergebnisse bei ungünstiger Genetik deutlich schlechter waren [1]. Ebenso zeigten sich in einer Post-hoc-Analyse der AML96-Studie der deutschen SAL-Studiengruppe ermutigende, mit der allogenen SZT gleichwertige Ergebnisse bei Patienten mit intermediärer Prognose [4]. Bei AML-Patienten mit Inversion 16, t(8;21), *NPM1*-Mutation oder *CEBPA*-Mutationen [5–7] waren die Ergebnisse nach autologer SZT regelhaft besser als die der Vergleichsgruppen, die eine konventionelle, Chemotherapie-basierte Konsolidierung erhalten hatten.
- *Verbesserungen der autologen Transplantationsstrategien*: Verschiedene Studien zeigten einen klaren Vorteil für die autologe SZT nach effektiver Vortherapie, d. h. ohne Nachweis einer minimalen Resterkrankung (minimal residual disease, MRD), z. B. bei der APL in zweiter CR nach Therapie mit ATRA oder ATO [8]. Verbesserte Methoden der MRD-Messung erlauben zudem die gezielte Identifizierung MRD-negativer Patienten bzw. leukämiefreier Stammzelltransplantate [9]. Darüber hinaus konnte ein Vorteil für die Verwendung von autologem Knochenmark gegenüber PBSZ gezeigt werden [10]. Schließlich konnte die Kombination aus intravenösem Busulfan (Busilvex®) und Melphalan als ein hocheffektives Konditionierungsregime identifiziert werden, mit dem retrospektiv ein Gesamtüberleben von 75 % nach zwei Jahren erzielt wurde [1].

Allogene Stammzelltransplantation

Die allogene SZT stellt für Patienten mit AML die effektivste antileukämische Therapieoption dar [11]. Aufgrund der oben beschriebenen genetischen und prognostischen Heterogenität der verschiedenen AML-Formen erfordert die Indikationsstellung zur allogenen SZT bei dieser Erkrankung eine ganz besonders sorgfältige Abwägung zwischen dem individuellen leukämieassoziierten Risiko und der transplantationsassoziierten Morbidität und Mortalität (treatment related mortality, TRM).

Konditionierungsregime

Bis Ende der 1990er Jahre wurden in der Vorbehandlung zur allogenen SZT bei der AML im Wesentlichen zwei hoch dosierte Standardprotokolle (Ganzkörperbestrahlung (total body irradiation, TBI) mit 12 Gy bzw. hoch dosiertes Busulfan (oral 16 mg/kg, i.v. 12,8 mg/kg), jeweils in Kombination mit Cyclophosphamid (120 mg/kg) eingesetzt. Diese Regime werden weiterhin breit angewandt und über die Jahre haben sich die Ergebnisse kontinuierlich verbessert, sodass bei einer Transplantation in erster CR nach Standardkonditionierung über alle Patientengruppen derzeit von einem leukämiefreien Gesamtüberleben von 55–70 % ausgegangen werden kann [12].

Die Entwicklung dosisreduzierter Konditionierungsregime (vgl. Kapitel „Grundlagen der hämatopoetischen SZT“ in diesem Manual) hat auch für die Therapie der AML die Möglichkeiten enorm erweitert, die Intensität (und damit die Akuttoxizität) der Vorbehandlung an das individuelle Risiko des Patienten anzupassen. Darüber hinaus ermöglichten es die reduzierten Regime, einem erheblich größeren Anteil der älteren oder mit Begleiterkrankungen belasteten Patienten die Option einer allogenen SZT überhaupt anbieten zu können. Angesichts der hohen Proliferationsaktivität der Erkrankung ist bei der Auswahl des Konditionierungsprotokolls allerdings prinzipiell abzuwägen, wie weit die Intensität der Radio-/Chemotherapie reduziert werden kann, ohne zu viel an antileukämischer Effektivität zu verlieren und somit ein zu hohes Rezidivrisiko in Kauf zu nehmen. Ein direkter Zusammenhang zwischen Dosisintensität und antileukämischer Wirkung wurde von mehreren Gruppen sowohl bei der Standard- als auch bei reduzierter Konditionierung gezeigt [13]. Andererseits muss berücksichtigt werden, inwieweit dem einzelnen Patienten eine intensive Therapie zugemutet werden kann.

Zahlreiche reduzierte Konditionierungsprotokolle wurden speziell für die AML entwickelt oder sind bei dieser Erkrankung am ausführlichsten untersucht worden. So kann heute aus einer kaum zu übersehende Anzahl unterschiedlicher Protokolle ausgewählt werden, die sich bezüglich des Ausmaßes der Reduktion von Intensität und Toxizität stark unterscheiden. Eine praktikable Gruppierung der Protokolle bietet die Arbeitsdefinition von *Bacigalupo* et al., in der den Standardprotokollen die nicht myeloablativen (non myeloablative, NMA) Regime und die (in unterschiedlichem Ausmaß) dosisreduzierten, aber weiterhin myeloablativen Protokolle (RIC) gegenübergestellt werden [14]. Leider fehlen prospektive Vergleichsstudien zwischen den einzelnen Schemata bislang fast völlig. Daher sind Vergleiche nur indirekt möglich, was angesichts unterschiedlicher Patientenkollektive der verschiedenen Studien häufig problematisch ist.

Retrospektive Vergleichsstudien zwischen der Standardkonditionierung und reduzierten Protokollen zeigten insgesamt eine höhere Rezidivrate nach reduzierter Konditionierung und eine höhere TRM nach Standardkonditionierung [15]. Bei Transplantation in CR scheinen sich diese Effekte zu egalisieren und zu einem vergleichbaren Gesamtüberleben zu führen. Bei Transplantation von Patienten mit aktiver Erkrankung waren die Ergebnisse nach reduzierten Protokollen im Allgemeinen den Standardregimen unterlegen [16, 17]. Prospektive Vergleichsstudien zwischen der Standardkonditionierung und reduzierten Protokollen wurden nur vereinzelt durchgeführt (vgl. unten zur allogenen SZT in erster CR).

Eine Auswahl verschiedener, bei der AML erprobter dosisreduzierter Regime zeigt Tabelle 7.

Risikoadaptierte Indikationsstellung

Die Indikationsstellung zur allogenen SZT sowie die Wahl des Konditionierungsprotokolls erfolgt in erster Linie in Abhängigkeit vom Stadium der Erkrankung (s. u.). Darüber hinaus sind individuelle Risikofaktoren des einzelnen Patienten zu berücksichtigen. Folgende Aspekte sind hierbei von Bedeutung:

Leukämieassoziiertes Risiko:

- Karyotyp mit Einteilung in die drei prognostisch relevanten Subgruppen [25]
- molekulare Charakterisierung, insbesondere bei unauffälliger Zytogenetik [26] – derzeit als für die Transplantationsindikation relevant angesehen wird der Mutationsstatus für die Aberrationen *NPM1*, *FLT3*-Längenmutation bzw. *FLT3*-ITD, *CEBPA* und *MLL*-PTD, evtl. *RUNX1*, und *Evi1*

Tabelle 7. Reduzierte Konditionierungsprotokolle für die allogene SZT bei AML und MDS.

Studie	Patientenzahl	Regime	Diagnosen und Stadien
Intermediär intensive Protokolle			
Bertz, JCO 2003 [18]	19	Flu, BCNU, Melph,	AML, MDS, OMF, CR1, CR2, PIF, unbeh. Rezidiv,
Wong, Blood 2003 [19]	29	Flu 180, Melph/Edx	AML, MDS, CML
De Lima, Blood 2004 [20]	96	i.v. Bus 130/Flu 40	AML, MDS; CR1/2/3, PIF, (z. T. unbeh.) Rezidiv
Stelljes, Blood 2005 [21]	68	TBI 8 Gy, Flu120	AML, MDS; CR1/2, PIF, Rezidiv
Schmid, JCO 2005 [22]	75	FLAMSA, TBI 4 Gy/EDX120	AML, MDS-RAEB; CR1/2, PIF, (z. T. unbeh.) Rezidiv
Casper, BMT 2012 [23]	75	Flu150/Treo42	AML; CR1, CR2
Minimal intensive Konditionierung			
Hegenbart, JCO 2006 [24]	122	TBI 2 Gy ± Fludarabin	AML; CR1/2, PIF, Rezidiv

PIF: primary induction failure

- inadäquate initiale Blastenreduktion (d. h. eine Persistenz von mehr als 10 % leukämischer Blasten im Knochenmark nach dem ersten Zyklus der Induktionschemotherapie) [27]
- Entwicklung einer AML aus einem MDS bzw. nach vorheriger Radio- oder Chemotherapie [28]

Patientenassoziiertes Risiko außerhalb der Leukämie:

- Alter
- Begleiterkrankungen (quantifiziert z. B. über den HCT-Comorbidity-Index aus Seattle [29] (vgl. Kapitel „Grundlagen der hämatopoetischen Stammzelltransplantation")

Transplantationsspezifische Aspekte:

- HLA-Match zwischen Spender und Empfänger Das Vorhandensein eines HLA-identischen Geschwisterspenders galt bis vor wenigen Jahren als Entscheidungskriterium für eine SZT, insbesondere in erster CR. Aufgrund der verbesserten Ergebnisse der Fremdspendertransplantation in den letzten Jahren wird diese bei guter HLA-Übereinstimmung zwischen Patient und Fremdspender (vgl. Grundlagenkapitel zur SZT) zunehmend als gleichwertig angesehen.
- Geschlecht, CMV-Serostatus und Blutgruppe von Spender und Empfänger
- evtl. stattgehabte Bluttransfusionen des Spenders
- bei weiblicher Spenderin ggf. stattgehabte Schwangerschaften

Eine gute Abschätzung des zu erwartenden Transplantationsergebnisses ermöglicht der Score der EBMT auf der Grundlage der einfach zu erhebenden Parameter des Stadiums (erste CR vs. zweite CR vs. alle anderen Stadien), des Alters (< 20 vs. 20–40 vs. > 40 Jahre), des Spenders (HLA-identischer Familienspender vs. andere), des Intervalls von der Diagnose bis zur Transplantation (< 12 Monate vs. > 12 Monate) und der Kombination des Geschlechts von Spender und Empfänger (weiblicher Spender für männlichen Patient vs. andere Kombinationen) [30]. Ein ähnlicher Score wurde von der Seattle-Gruppe vorgeschlagen [31].

Stellenwert der allogenen SZT in verschiedenen klinischen Stadien der AML

Transplantation in erster kompletter Remission

Die Indikation zur allogenen SZT als Konsolidierung nach erfolgreicher Induktionstherapie einer AML gehört zu den umstrittensten Fragen der Leukämiebehandlung. Mehrere große Studien verglichen in den 1990er Jahren die Konsolidierung durch konventionelle Chemotherapie, durch autologe oder durch allogene Geschwister-SZT nach Standardkonditionierung. Obwohl in allen Studien die allogen transplantierten Patienten das niedrigste Rezidivrisiko aufwiesen, wurde dieser Vorteil durch die ebenfalls eindeutig höchste TRM wieder aufgehoben, sodass nur in einer der vier Studien ein Überlebensvorteil für die allogen transplantierten Patienten gezeigt werden konnte, während sich in den anderen Studien unabhängig von der Konsolidierungstherapie in der Intent-to-treat-Analyse ein Langzeitüberleben von 50 bis 60 % zeigte [32]. Allerdings erschweren zwei wesentliche Kritikpunkte die Interpretation dieser Studien: Zum einen konnte bei einem relativ hohen Anteil der Patienten die geplante Transplantation letztlich nicht durchgeführt werden und zum anderen erreichten viele Patienten, die initial mittels Chemotherapie konsolidiert worden waren, nach allogener SZT im Rezidiv eine Langzeitremission und hätten folglich auch von einer SZT in CR profitiert.

Zahlreiche retrospektive Subgruppen- sowie Metaanalysen versuchten in der Folgezeit Untergruppen von Patienten herauszufiltern, die von der allogenen SZT in erster CR am meisten profitieren:

Zytogenetisch definierte Subgruppen

Patienten mit prognostisch ungünstigem Karyotyp, insbesondere mit Veränderungen an den Chromosomen 5 und 7, im Bereich 11q23 sowie mit komplex aberrantem Karyotyp (≥3 Aberrationen) haben unter konventioneller Chemotherapie eine sehr schlechte Prognose. In einer aktuellen internationalen Metaanalyse von fast 6000 Patienten aus mehreren Studiengruppen konnte ein signifikanter Überlebensvorteil für die allogene SZT in CR1 bei ungünstigem Karyotyp gezeigt werden [33]. Ebenso konnte eine Subgruppenanalyse der AMLCG einen eindeutigen Überlebensvorteil für transplantierte Patienten mit ungünstiger Zytogenetik zeigen [34]; eine Studie der HOVON-Gruppe belegte dies auch für Patienten mit monosomalem Karyotyp [35].

Unabhängig vom Ansprechen auf die Induktionstherapie gilt daher die frühe allogene SZT bei ungünstiger Zytogenetik als Therapie der Wahl, wenn auch die prognostische Bedeutung der Zytogenetik nach allogener SZT grundsätzlich erhalten bleibt [36]. Aufgrund der skizzierten Fortschritte in der HLA-Typisierung wird in dieser Situation die SZT vom unverwandten Spender gleichermaßen wie die HLA-identische Geschwistertransplantation empfohlen, weshalb in solchen Fällen bereits bei Diagnosestellung eine HLA-Typisierung vom Patienten und evtl. vorhandenen Geschwistern durchgeführt wird. Bei Fehlen eines geeigneten Geschwisterspenders sollte umgehend eine Fremdspendersuche initiiert werden. Unter konsequenter Umsetzung des Prinzips der Frühtransplantation konnte in verschiedenen Phase-2-Studien ein leukämiefreies Langzeitüberleben von 60 % erreicht werden [37, 38].

Umgekehrt gilt die Translokation t(15;17) bzw. der Nachweis des PML-RARA-Fusionstranskripts als prognostisch so günstiger Marker, dass eine allogene SZT in diesem Fall nur im Rezidiv angestrebt wird. Ein ähnliches Vorgehen wird von vielen Zentren auch für die Translokation t(8:21) und für die Inversion 16 favorisiert.

Bei Patienten mit unauffälligem Karyotyp oder mit Veränderungen ohne eindeutige prognostische Wertigkeit (z. B. Trisomie 8) existieren derzeit außerhalb von Studien keine einheitlichen Empfehlungen bezüglich der Indikationsstellung zur alloSZT in erster CR. Zwar konnte die oben erwähnte Metaanalyse auch in dieser Subgruppe einen Vorteil für die Geschwistertransplantation gegenüber einer konventionellen Erhaltungstherapie zeigen [33]; dennoch ist für die insgesamt heterogene Patientengruppe die Einschätzung des individuellen Risikos anhand der in diesem Kapitel skizzierten Kriterien von besonderer Bedeutung. Mit Sicherheit sollte allerdings bei jedem dieser Patienten, der prinzipiell für eine allogene SZT in Frage kommt, bei Erstdiagnose die Verfügbarkeit eines geeigneten Stammzellspenders abgeklärt werden. Eine aktuelle Studie der *Deutschen Kooperativen Transplantations-Studiengruppe* untersucht derzeit randomisiert den Stellenwert der allogenen SZT in CR1 bei Patienten mit normalem und intermediärem Karyotyp.

Molekular definierte Subgruppen

40–50 % der Patienten mit AML weisen keine zytogenetischen Veränderungen in den leukämischen Blasten auf. Unter Einsatz molekulargenetischer Methoden können aber auch in dieser Gruppe, der man bislang eine intermediäre Prognose zugeordnet hat, zunehmend weitere biologische Subgruppen mit unterschiedlicher Prognose differenziert werden. Die Relevanz dieser molekular definierten Subgruppeneinteilung für die Entscheidung zur allogenen SZT ist derzeit Gegenstand intensiver Diskussion; die Datenlage stellt sich wie folgt dar (Stand 12/2014):

- Für die meisten der in den letzten Jahren identifizierten molekularen AML-Marker liegen mangels ausreichender Fallzahlen keine ausreichenden Daten vor, um das Vorliegen bzw. Nichtvorliegen der jeweiligen Mutation mit ausreichender Sicherheit in die Indikationsstellung zur allogenen SZT einbeziehen zu können, obwohl einige Studiengruppen diese molekularen Marker bereits in die Definition ihrer Risikogruppen einschließen. Neben der Seltenheit, mit der diese Marker auftreten, erschwert auch die Unsicherheit über die wechselseitige Beeinflussung der unterschiedlichen Mutationen eine Aussage über ihre prognostische Wertigkeit nach konventioneller Therapie bzw. nach allogener SZT. Hierzu gehören u. a. die Mutationen von *FLT3*-TKD, *IDH1* und *-2*, *DMT3A*, *TET* und *ASXL*. Die (zumindest in der biallelischen Form) prognostisch günstige Mutation im *CEBPA*-Gen wird häufig als Grund gegen, die eher ungünstigen Mutationen in *MLL*-PTD als Grund für eine Transplantationsindikation herangezogen, obwohl auch hierfür streng genommen keine ausreichende Datengrundlage besteht.

Nur für zwei molekulare Veränderungen liegen aufgrund ihrer Häufigkeit validere Daten vor, die eine sinnvolle Einbeziehung in die Indikationsstellung zur allogenen SZT in CR erlauben:

- Patienten mit einer *isolierten Mutation im NPM1-Gen* haben unter konventioneller Therapie eine sehr gute Prognose. In einer großen retrospektiven Analyse der deutsch-österreichischen AML Study Group konnte innerhalb dieser Gruppe kein Vorteil bezüglich des leukämiefreien Überlebens für Patienten mit vorhandenem HLA-identischem Geschwisterspender gezeigt werden [39]. Obwohl prospektive Untersuchungen bislang fehlen, wird daher zurzeit die Transplantationsindikation in der klinischen Praxis außerhalb von Studien zurückhaltend gestellt. Allerdings erreichten in einer retrospektiven Analyse der EBMT allogen transplantierte Patienten mit einer *NPM1*-Mutation ebenfalls ein Langzeitüberleben von über 75 % [40]. Wird initial nicht transplantiert, so eignet sich die *NPM1*-Mutation sehr gut als Marker zum Monitoring einer minimalen Resterkrankung bzw. eines molekularen Rezidivs. Ein Wiederauftreten der Mutation (sollte in einer zweiten Untersuchung bestätigt werden) oder die Zunahme der Expression im Krankheitsverlauf werden in der klinischen Praxis als Parameter für die Indikationsstellung zur allogenen SZT herangezogen, auch wenn sich hämatologisch weiterhin eine CR zeigt.
- In der erwähnten Studie der AML-SG wurde eine Gruppe von Patienten mit normalem Karyotyp identifiziert, die entweder eine *FLT3-ITD Mutation (allein oder in Kombination mit anderen Aberrationen)* aufwiesen oder durch das *Fehlen einer der beiden günstigen Mutationen NPM1 bzw. CEBPA* gekennzeichnet waren. In dieser Gruppe hatten Patienten mit HLA-identischem Familienspender ein signifikant besseres rezidivfreies Überleben [39]. Auch die Daten einer dritten großen deutschen AML-Studiengruppe, der DSIL, weisen auf ein besseres leukämiefreies Überleben nach allogener (und autologer!) SZT in CR1 hin [41], weshalb eine *FLT3*-ITD momentan in der Mehrheit der Zentren als Indikation für eine allogene SZT in CR1 gewertet wird, obwohl die prognostische Bedeutung der *FLT3*-ITD auch nach allogener SZT erhalten bleibt [42].
  In mehreren Studien wurde auf die prognostische Bedeutung der Ratio zwischen mutiertem und unmutiertem *FLT3*-Allel auch in Zusammenhang mit der allogenen SZT hingewiesen [43]. Allerdings bestehen aufgrund methodischer Schwierigkeiten und interinstitutionellen Inhomogenitäten des PCR-Nachweises der Mutation Zweifel an der Allgemeingültigkeit dieser Daten, weshalb die grundsätzliche Wertung einer *FLT3*-ITD als unabhängig von der Ratio ungünstige Aberration als gerechtfertigt angesehen wird [44]. In der erwähnten großen Retrospektive der EBMT an über 700 Patienten mit normalem Karyotyp, die in erster CR allogen transplantiert worden waren, betrug das 2-Jahres-Überleben nach SZT bei Patienten mit *NPM1*$^{[mut]}$/*FLT3*-ITD 60 [+/-] 7% und bei Patienten mit *NPM1*$^{[WT]}$/*FLT3*-ITD 47 [+/-] 7% [40].

Zusammenfassend lässt sich feststellen, dass der Stellenwert der molekular definierten Subgruppen für die Indikationsstellung zum gegenwärtigen Zeitpunkt noch nicht hinreichend geklärt ist; gezielte prospektive Studien sind dringend erforderlich. Die aktuelle Datenlage lässt allerdings Trends erkennen, die im Einzelfall für eine Therapieentscheidung außerhalb von Studien hilfreich sein können. Alternativ können molekulare Veränderungen als Marker für eine minimale Resterkrankung oder ein beginnendes Rezidiv eingesetzt werden und so zur Indikationsstellung beitragen. Dies setzt allerdings die Etablierung einer quantitativen PCR und die prospektive Validierung des jeweiligen Markers voraus, was bisher nur für einen Teil der hier diskutierten Mutationen möglich ist.

Weitere Risikogruppen

Wie oben erwähnt, stellen Patienten mit inadäquater Blastenclearance nach dem ersten Induktionszyklus [27] sowie Patienten mit sekundärer AML nach myelodysplastischem Syndrom oder nach Chemo-/ Radiotherapie (aufgrund anderer maligner Erkrankungen) weitere Risikogruppen dar, bei denen aufgrund des voraussichtlich ungünstigen Verlaufs häufig eine allogene SZT in erster CR durchgeführt wird.

Rolle dosisreduzierter Regime in erster CR

In Anbetracht der günstigen Toxizitätsdaten aus Pilotstudien zur reduzierten Konditionierungsintensität erscheint der Einsatz solcher Protokolle in der ersten CR höchst attraktiv, da in dieser Situation keine ausgeprägte antileukämische Sofortwirkung der Konditionierungstherapie zur Kontrolle der leukämischen Proliferation erforderlich ist. Amerikanische und deutsche Gruppen berichteten über Langzeitüberlebensraten von bis zu 80 % [13, 14, 34] und retrospektive Registeranalysen erbrachten, wie oben erwähnt, in CR1 vergleichbare Überlebensraten nach reduzierter und nach klassischer Konditionierung. In der weltweit größten Studie hierzu – durchgeführt von der *Deutschen Kooperativen Transplantations-Studiengruppe* – wurde bei AML in CR1 eine Standardkonditionierung (12 Gy TBI/Endoxan 120 mg/kg) mit einem reduzierten Regime (8 Gy TBI/Fludarabin 150 mg/m^2) verglichen. Bei geringerer Akuttoxizität unterschieden sich die Ergebnisse nach reduzierter Konditionierung bezüglich NRM, Rezidivinzidenz und Überleben nicht signifikant von den Resultaten nach Standardkonditionierung [45].

Zusammenfassung allogene SZT in erster CR

Die Bedeutung der allogenen SZT in erster CR ist insbesondere für die Patientengruppe mit ungünstiger Zytogenetik ausreichend belegt. Für alle anderen Subgruppen sollte außerhalb von Studien eine individuelle Risikoanalyse erfolgen und alle Chancen und Risiken sind mit dem Patienten individuell zu diskutieren. Algorithmen, die versuchen das leukämieassoziierte und das transplantationsassoziierte Risiko zu integrieren, können zur Entscheidungsfindung beitragen. Gemäß dem Vorschlag einer Arbeitsgruppe des *European LeukemiaNet* ist eine allogene SZT dann indiziert, wenn aufgrund der individuellen Risikoabschätzung erwartet werden kann, dass das erkrankungsfreie Überleben hierdurch um mindestens 10 % verbessert wird [35]. Diese Abschätzung gilt bei Diagnosestellung ebenso wie im Verlauf der Behandlung und sollte zu verschiedenen Zeitpunkten anhand der bis dahin erhobenen Befunde wiederholt werden.

Unabhängig von der primären Entscheidung für oder gegen eine allogene SZT wird aber empfohlen, bei jedem AML-Patienten, der möglicherweise (in erster CR oder später im Krankheitsverlauf) für eine allogene SZT infrage kommt, bereits bei Diagnosestellung eine HLA-Typisierung des Patienten und seiner Geschwister sowie – bei fehlendem Geschwisterspender – zumindest eine orientierende Anfrage bei einem Transplantationszentrum oder dem *Bayerischen Spendersuchzentrum* (BSZ) in Gauting bezüglich der Erfolgsaussichten einer Fremdspendersuche durchzuführen.

Transplantation bei rezidivierter Erkrankung

Spätestens mit der Diagnose des ersten hämatologischen Rezidivs ergibt sich bei allen in Bezug auf Alter und Komorbidität geeigneten Patienten die zwingende Indikation zur allogenen SZT vom verwandten oder unverwandten Spender, da die Prognose unter konservativer Therapie auch bei erfolgreicher Reinduktion äußerst unbefriedigend ist [46]. Heilungsraten von etwa 40 % können erreicht werden. Nicht geklärt ist dagegen die Frage, ob vor der Transplantation durch eine Reinduktionstherapie eine zweite CR angestrebt werden soll. Zwar waren die Ergebnisse bei Patienten, die in zweiter CR transplantiert wurden, besser als nach Transplantation im unbehandelten Rezidiv, aber das Erreichen einer zweiten CR (gelingt bei maximal 50 % der Patienten mit rezidivierter Erkrankung) kann andererseits bereits als Surrogatmarker für eine weniger aggressive Erkrankung gewertet werden. Darüber hinaus sind Morbidität und Mortalität (bis zu 25 %) der Reinduktion erheblich und dezimieren die Anzahl der Patienten, die einer späteren Transplantation zugeführt werden können [47].

Ältere Studien aus Seattle zeigten, dass das früh erkannte, unbehandelte erste Rezidiv möglicherweise den idealen Zeitpunkt für eine allogene SZT darstellt. Dies setzt allerdings eine sorgfältige Nachbeobachtung der Patienten, wenn möglich mit Monitoring einer minimalen Resterkrankung bzw. Detektion zytogenetischer oder molekularer Rezidive mittels FISH oder PCR-Technologie sowie die rasche Identifikation und Aktivierung eines Spenders voraus. Auch aus diesem Grund erscheint die Suche nach einem Spender bereits bei Diagnosestellung sinnvoll, selbst wenn initial keine allogene SZT vorgesehen ist. Ein möglicher Kompromiss zwischen der intensiven Reinduktion und der Transplantation im unbehandelten Rezidiv liegt in der Gabe von intermediär dosiertem Cytarabin zur Kontrolle der Leukämie und Überbrückung der Zeit bis zur Transplantation, wie es in der Transplantationsstudiengruppe aus München, Wiesbaden und Augsburg favorisiert wird. Eine prospektive Studie zur Klärung dieser Frage wird derzeit von der *Deutschen Kooperativen Studiengruppe* aufgelegt.

Transplantation bei refraktärer Erkrankung

Patienten mit primärem Induktionsversagen, d. h. Persistenz der Leukämie nach zwei Zyklen einer intensiven Induktionstherapie, haben eine sehr schlechte Prognose. Basierend auf den Daten mehrerer großer Leukämiestudien in Europa und den USA werden zudem Patienten mit Frührezidiv (d. h. im ersten halben Jahr nach Diagnosestellung), Patienten mit Rezidiv nach Hochdosistherapie und autologer SZT sowie Patienten mit mehrfachem Rezidiv zur Gruppe der chemorefraktären Erkrankungsfälle gerechnet [48]. Für diese Patienten gilt die allogene SZT als Therapie der Wahl. Nach Standardkonditionierung lassen sich in 20–30 % der Fälle Langzeitremissionen erzielen. Ursächlich für diese schlechten Ergebnisse sind hohe Rezidivraten und ebenso eine erhöhte TRM bei fortgeschrittener AML [49].

Hoffnungsvollere Daten erbrachten Untersuchungen aus Freiburg [18] sowie eine Studie der Münchner Gruppe, die unter Einsatz eines sequenziellen Schemas aus intensiver Zytoreduktion und nach kurzem Intervall folgender dosisreduzierter Konditionierung (FLAMSA-RIC Protokoll) eine Überlebensrate von 40 % nach zwei Jahren berichtete [50]. In einer Analyse prognostischer Faktoren innerhalb dieses Studienkollektivs wurde eine höhere Zahl von vor der Konditionierung applizierten Therapiezyklen als wichtigster ungünstiger Prognosefaktor identifiziert, weshalb in Kürze eine Nachfolgestudie zur Prüfung einer allogenen SZT frühestmöglich nach Diagnose der refraktären AML geplant ist. Der Ansatz der frühen allogenen SZT wird auch von der Dresdener Arbeitsgruppe verfolgt, die in ausgewählten Fällen bereits bei Leukämiepersistenz nach dem ersten Induktionszyklus – und somit während der ersten Aplasiephase – bei Patienten mit identifiziertem Familien- oder Fremdspender eine allogene SZT durchführte und ebenfalls höchst ermutigende Ergebnisse berichten konnte [37].

Erhaltungstherapie nach allogener SZT

Angesichts der unbefriedigenden Ergebnisse der Behandlung des AML-Rezidivs nach allogener SZT (vgl. unten), werden, insbesondere bei Risikopatienten, zunehmend Erhaltungstherapien in CR nach Transplantation erprobt. Die prophylaktische DLT ohne molekularen Hinweis auf Persistenz oder beginnenden Rückfall der AML wird innerhalb des o. e. FLAMSA-RIC-Protokolls ab einem Monat nach Beendigung der Immunsuppression nach einem dosiseskalierenden Regime eingesetzt. Bei sehr guter Verträglichkeit konnten gegenüber einer gematchten Kontrollgruppe eine verminderte Rezidivinzidenz und ein verbessertes Überleben beobachtet werden [51]. Andere aktuelle Ansätze untersuchen den Einsatz von Tyrosinkinase-Inhibitoren wie Sorafenib (bei *FLT3*-ITD-mutierter AML) oder des HDAC-Inhibitors Panobinostat.

Behandlung des Rezidivs nach allogener SZT

AML-Rezidive nach allogener SZT sind extrem schwierig zu behandeln; eine Standardtherapie ist nicht etabliert. Entscheidender Risikofaktor ist die Remissionsdauer nach allogener SZT. Insbesondere bei hämatologischem Rezidiv innerhalb der ersten drei Monate nach SZT ist in der Regel keine Therapie mit kurativem Ansatz mehr möglich. In diesen Fällen wird versucht, mit einer palliativen Chemotherapie (AraC s.c, Litalir, 6-Mercaptopurin, hypomethylierende Substanzen) eine möglichst lange Kontrolle der Erkrankung und eine ambulante Patientenführung zu erreichen.

Molekulare Rezidive (nachgewiesen durch Wiederauftreten bekannter Mutationen oder, bei CD34+ Leukämien, durch Abfall des Chimärismus im CD34+ Kompartiment [52] bzw. persistierende minimale Resterkrankung) werden mit raschem Absetzen der Immunsuppression und – bei ausbleibender GvHD – mit Transfusion von Spenderlymphozyten (donor lymphocyte transfusion, DLT) behandelt. Innovative Ansätze versuchen die Ansprechraten durch Integration von hypomethylierenden Substanzen, in erster Linie 5-Azacitidin, zu steigern [53].

Hämatologische Rezidive erfordern primär eine zytoreduktive Chemotherapie. Zur Vermeidung kumulativer Toxizität wird häufig primär versucht, mit dem Einsatz einer AraC-Dauerinfusion (100 $mg/m^2/d$) eine Kontrolle der leukämischen Proliferation zu erreichen. Bei hohen Blastenzahlen oder rasch progredienter Erkrankung kommen Anthrazyklin-haltige Schemata zum Einsatz. Im Anschluss an die Kontrolle der leukämischen Proliferation lässt sich nach Transfusion von DLT – allein oder zusammen mit Stammzellen in einem mobilisierten PBSZ-Apherisat oder KM verabreicht – ein 2-Jahres-Überleben von etwa 50 % erzielen. Eine DLT bei unkontrollierter Erkrankung führt dagegen nur in wenigen Ausnahmefällen zur Remission. Das Gesamtüberleben nach Chemotherapie und DLT liegt bei etwa 20 % nach zwei Jahren [54]. Innovative Ansätze zur Verbesserung dieser Ergebnisse beinhalten die zusätzliche systemische Gabe von Zytokinen mit dem Ziel der Verbesserung der Immunogenität der leukämischen Blasten.

Alternativ kommt bei ausgewählten Patienten eine allogene Zweittransplantation vom gleichen oder einem alternativen Spender infrage. Die Langzeitergebnisse liegen bei etwa 25 % Überleben nach zwei Jahren (ca. 35 % nach verwandter, ca. 16 % nach unverwandter Ersttransplantation) und werden gleichermaßen durch erneute Rezidive und transplantationsassoziierte Mortalität limitiert. Bislang konnten noch keine Hinweise auf einen besseren antileukämischen Effekt durch Wechsel auf einen anderen Familien- oder Fremdspender gefunden werden [55]. Ein innovativer Ansatz liegt in der Zweittransplantation vom haploidentischen Familienspender nach individuell festgelegter Konditionierung und Gabe von hoch dosiertem Endoxan an Tag 3 und 4 nach SZT zur Überwindung der HLA-Barriere. In einer Pilotphase in München und Augsburg konnte ein 1-Jahres Überleben von 45 % beobachtet werden [56].

Literatur

1 Nagler A, Labopin M, Gorin NC et al (2014) Intravenous busulfan for autologous stem cell transplantation in adult patients with acute myeloid leukemia: a survey of 952 patients on behalf of the Acute Leukemia Working Party of the European Group for Blood and Marrow Transplantation. Haematologica 99: 1380–1386

2 Herr AL, Labopin M, Blaise D et al (2007) HLA-identical sibling allogeneic peripheral blood stem cell transplantation with reduced intensity conditioning compared to autologous peripheral blood stem cell transplantation for elderly patients with de novo acute myeloid leukemia. Leukemia 21: 129–135

3 Vellenga E, van Putten W, Ossenkoppele GJ et al; Dutch-Belgian Hemato-Oncology Cooperative Group (HOVON), Swiss Group for Clinical Cancer Research Collaborative Group (SAKK) (2011) Autologous peripheral blood stem cell transplantation for acute myeloid leukemia. Blood 118: 6037–6042

4 Pfirrmann M, Ehninger G, Thiede C et al (2012) Prediction of post-remission survival in acute myeloid leukaemia: a post-hoc analysis of the AML96 trial. Lancet Oncol 13: 207–214

5 Gorin N, Labopin M, Frassoni F et al (2008) Identical outcome after autologous or allogeneic genoidentical hematopoietic stem cell transplantation in first remission of acute myeloid leukemia carrying inversion 16 or t(8;21): a retrospective study from the European Cooperative Group for Blood and Marrow Transplantation. J Clin Oncol 26: 3183–3188

6 Gorin NC, Labopin M, Meloni G et al (2013) Impact of FLT3 ITD/NPM1 mutation status in adult patients with acute myelocytic leukemia autografted in first remission. Haematologica 98: e12–e14

7 Schlenk RF, Taskesen E, van Norden Y et al (2013) The value of allogeneic and autologous hematopoietic stem cell transplantation in prognostically favorable acute myeloid leukemia with double mutant CEBPA. Blood 122: 1576–1582

8 Holter Chakrabarty JL, Rubinger M, Le-Rademacher J et al (2014) Autologous is superior to allogeneic hematopoietic cell transplantation for acute promyelocytic leukemia in second complete remission. Biol Blood Marrow Transplant 20: 1021–1025

9 Messina C, Candoni A, Carrabba MG et al (2014) Wilms' tumor gene 1 transcript levels in leukapheresis of peripheral blood hematopoietic cells predict relapse risk in patients autografted for acute myeloid leukemia. Biol Blood Marrow Transplant 20: 1586–1591

10 Gorin NC, Labopin M, Blaise D et al (2009) Higher incidence of relapse with peripheral blood rather than marrow as a source of stem cells in adults with acute myelocytic leukemia autografted during the first remission. J Clin Oncol 27: 3987–3993

11 Zittoun RA, Mandelli F, Willemze R et al (1995) Autologous or allogeneic bone marrow transplantation compared with intensive chemotherapy in acute myelogenous leukemia. European Organization for Research and Treatment of Cancer (EORTC) and the Gruppo Italiano Malattie Ematologiche Maligne dell'Adulto (GIMEMA) Leukemia Cooperative Groups. N Engl J Med 332: 217–223
12 Varaldo R, Frassoni F (2008) HSCT for acute myeloid leukemia in adults. In: Apperley J, Carreras E, Gluckman E et al (eds) The EBMT Handbook: Haematopoietic Stem Cell Transplantation. Paris: European School of Haematology: 356–370.
13 de Lima M, Anagnostopoulos A, Munsell M et al (2004) Nonablative versus reduced-intensity conditioning regimens in the treatment of acute myeloid leukemia and high-risk myelodysplastic syndrome: dose is relevant for long-term disease control after allogeneic hematopoietic stem cell transplantation. Blood 104: 865–872
14 Bacigalupo A, Ballen K, Rizzo D et al (2009) Defining the intensity of conditioning regimens: working definitions. Biol Blood Marrow Transplant 15: 1628–1633
15 Aoudjhane M, Labopin M, Gorin NC et al (2005) Comparative outcome of reduced intensity and myeloablative conditioning regimen in HLA identical sibling allogeneic haematopoietic stem cell transplantation for patients older than 50 years of age with acute myeloblastic leukaemia: a retrospective survey from the Acute Leukaemia Working Party (ALWP) of the European group for Blood and Marrow Transplantation (EBMT). Leukemia 19: 2304–2312
16 Shimoni. A, Hardan I, Shem-Tov N et al (2006) Allogeneic hematopoietic stem-cell transplantation in AML and MDS using myeloablative versus reduced-intensity conditioning: the role of dose intensity. Leukemia 20: 322–328
17 Scott B, Sandmaier BM, Storer B et al (2006) Myeloablative versus nonmyeloablative allogeneic transplantation for patients with myelodysplastic syndrome or acute myelogenous leukemia with multilineage dysplasia: a retrospective analysis. Leukemia 20: 128–135
18 Bertz H, Potthoff K, Finke J (2003) Allogeneic stem-cell transplantation from related and unrelated donors in older patients with myeloid leukemia. J Clin Oncol 21: 1480–1484
19 Wong R, Giralt SA, Martin T et al (2003) Reduced-intensity conditioning for unrelated donor hematopoietic stem cell transplantation as treatment for myeloid malignancies in patients older than 55 years. Blood 102: 3052–3059
20 de Lima M, Couriel D, Thall PF et al (2004) Once-daily intravenous busulfan and fludarabine: clinical and pharmacokinetic results of a myeloablative, reduced-toxicity conditioning regimen for allogeneic stem cell transplantation in AML and MDS. Blood 104: 857–864
21 Stelljes M, Bornhauser M, Kroger M et al (2005) Conditioning with 8 Gy total body irradiation and fludarabine for allogeneic hematopoietic stem cell transplantation in acute myeloid leukemia. Blood 106: 3314–3321
22 Schmid C, Schleuning M, Ledderose G et al (2005) Sequential regimen of chemotherapy, reduced-intensity conditioning for allogeneic stem-cell transplantation, and prophylactic donor lymphocyte transfusion in high-risk acute myeloid leukemia and myelodysplastic syndrome. J Clin Oncol 23: 5675–5687
23 Casper J, Holowiecki J, Trenschel R et al (2012) Allogeneic hematopoietic SCT in patients with AML following treosulfan/fludarabine conditioning. Bone Marrow Transplant 47: 1171–1177
24 Hegenbart U, Sandmaier B, Lange T et al (2002) Related and unrelated allogeneic hematopoietic stem cell transplant (HSCT) in patients with acute myeloid leukemia (AML) following minimal conditioning. Bone Marrow Transplant 29(Suppl 2): S57 [Abstract]
25 Slovak ML, Kopecky KJ, Cassileth PA et al (2000) Karyotypic analysis predicts outcome of preremission and postremission therapy in adult acute myeloid leukemia: a Southwest Oncology Group/Eastern Cooperative Oncology Group study. Blood 96: 4075–4083
26 Patel JP, Levine RL (2012) How do novel molecular genetic markers influence treatment decisions in acute myeloid leukemia? Hematology Am Soc Hematol Educ Program 2012: 28–34
27 Kern W, Haferlach T, Schoch C et al (2003) Early blast clearance by remission induction chemotherapy is a major independent prognostic factor for both achievement of complete remission and long-term outcome in acute myeloid leukemia: data from the German AML cooperative group (AMLCG) 1992 trial. Blood 101: 64–70
28 Edenfield WJ, Gore SD (1999) Stage-specific application of allogeneic and autologous marrow transplantation in the management of acute myeloid leukemia. Semin Oncol 26: 21–34
29 Diaconescu R, Flowers CR, Storer B et al (2004) Morbidity and mortality with nonmyeloablative compared with myeloablative conditioning before hematopoietic cell transplantation from HLA-matched related donors. Blood 2004: 1550–1558
30 Gratwohl A, Stern M, Brand R et al (2009) Risk score for outcome after allogeneic hematopoietic stem cell transplantation: a retrospective analysis. Cancer 115: 4715–4726
31 Sorror ML, Sandmaier BM, Storer BE et al (2007) Comorbidity and disease status based risk stratification of outcomes among patients with acute myeloid leukemia or myelodysplasia receiving allogeneic hematopoietic stem cell transplantation. J Clin Oncol 27: 4246–4254
32 Löwenberg B, Downing J, Burnett A (1999) Acute myeloid leukemia. N Engl J Med 341: 1051–1062
33 Koreth J, Schlenk R, Kopecky KJ et al (2009) Allogeneic stem cell transplantation for acute myeloid leukemia in first complete remission: systematic review and meta-analysis of prospective clinical trials. JAMA 301: 2349–2361

34 Stelljes M, Beelen DW, Braess J et al (2011) Allogeneic transplantation as post-remission therapy for cytogenetically high-risk acute myeloid leukemia: landmark analysis from a single prospective multicenter trial. Haematologica 96: 972–979
35 Cornelissen JJ, Breems D, van Putten WL et al (2012) Comparative analysis of the value of allogeneic hematopoietic stem-cell transplantation in acute myeloid leukemia with monosomal karyotype versus other cytogenetic risk categories. J Clin Oncol 30: 2140–2146
36 Cornelissen JJ, van Putten W, Verdonck L et al (2007) Results of a HOVON/SAKK donor versus no-donor analysis of myeloablative HLA-identical sibling stem cell transplantation in first remission acute myeloid leukemia in young and middle aged adults: benefits for whom? Blood 109: 3658–3666
37 Platzbecker U, Thiede C, Fussel M et al (2006) Reduced intensity conditioning allows for up-front allogeneic hematopoietic stem cell transplantation after cytoreductive induction therapy in newly-diagnosed acute myeloid leukemia. Leukemia 20: 707–714
38 Schmid C, Schleuning M, Hentrich M et al (2008) High antileukemic efficacy of an intermediate intensity conditioning regimen for allogeneic stem cell transplantation in patients with high-risk acute myeloid leukemia in first complete remission. Bone Marrow Transplant 41: 721–727
39 Schlenk R, Döhner K, Krauter J et al (2008) Mutations and treatment outcome in cytogenetically normal acute myeloid leukemia. N Engl J Med 358: 1909–1918
40 Schmid C, Labopin M, Socié G et al (2013) Allogeneic stem cell transplantation for acute myeloid leukemia with normal cytogenetics (CN-AML): outcome, risk factors and role of molecular subgroups in 752 patients – a report from the Acute Leukemia Working Party of EBMT. Blood 122(Suppl): Abstract 921
41 Bornhäuser M, Illmer T, Schaich M et al (2007) Improved outcome after stem-cell transplantation in FLT3/ITD-positive AML. Blood 109: 2264–2265
42 Brunet S, Labopin M, Esteve J et al (2012) Impact of FLT3 internal tandem duplication on the outcome of related and unrelated hematopoietic transplantation for adult acute myeloid leukemia in first remission: a retrospective analysis. J Clin Oncol 30: 735–741
43 Pratcorona M, Brunet S, Nomdedéu J et al (2013) Favorable outcome of patients with acute myeloid leukemia harboring a low-allelic burden FLT3-ITD mutation and concomitant NPM1 mutation: relevance to post-remission therapy. Blood 121: 2734–2738
44 Levis M (2013) FLT3 mutations in acute myeloid leukemia: what is the best approach in 2013? Hematology Am Soc Hematol Educ Program 2013: 220–226
45 Bornhäuser M, Kienast J, Trenschel R et al (2012) Reduced-intensity conditioning versus standard conditioning before allogeneic haemopoietic cell transplantation in patients with acute myeloid leukaemia in first complete remission: a prospective, open-label randomised phase 3 trial. Lancet Oncol 13: 1035–1044
46 Breems D, van Putten W, Huijgens P et al (2005) Prognostic index for adult patients with acute myeloid leukemia in first relapse. J Clin Oncol 23: 1969–1978
47 Estey EH (2000) Treatment of relapsed and refractory acute myeloid leukemia. Leukemia 14: 476–479
48 Kern W, Schoch C, Haferlach T et al (2000) Multivariate analysis of prognostic factors in patients with refractory and relapsed acute myeloid leukemia undergoing sequential high-dose cytosine arabinoside and mitoxantrone (S-HAM) salvage therapy: relevance of cytogenetic abnormalities. Leukemia 14: 226–231
49 Mohty M (2012) Indications for HSCT in adults – Acute myeloid leukemia. In: Apperley JF, Carreras E, Gluckman E, Masszi T (eds) The EBMT Handbook: Haematopoietic Stem Cell Transplantation. Paris: European School for Haematology: 316–341
50 Schmid C, Schleuning M, Schwerdtfeger R et al (2006) Long term survival in refractory acute myeloid leukemia after sequential treatment with chemotherapy and reduced intensity conditioning for allogeneic stem cell transplantation. Blood 108: 1092–1099
51 Schleuning M, Schmid C, Koenecke C et al (2006) Improved survival with adjuvant donor lymphocyte transfusions following allogeneic stem cell transplantation after reduced intensity conditioning for high-risk AML. Blood 108: Abstract 3661
52 Bornhäuser M, Oelschlaegel U, Platzbecker U et al (2009) Monitoring of donor chimerism in sorted CD34+ peripheral blood cells allows the sensitive detection of imminent relapse after allogeneic stem cell transplantation. Haematologica 94: 1613–1617
53 Platzbecker U, Wermke M, Radke J et al (2012) Azacitidine for treatment of imminent relapse in MDS or AML patients after allogeneic HSCT: results of the RELAZA trial. Leukemia 26: 381–389
54 Schmid C, Labopin M, Nagler A et al (2007) Donor lymphocyte infusion in the treatment of first hematological relapse after allogeneic stem cell transplantation in adults with acute myeloid leukaemia: a retrospective risk factors analysis and comparison with other strategies by the EBMT Acute Leukemia Working Party. J Clin Oncol 25: 4938–4945
55 Christopeit M, Kuss O, Finke J et al (2013) Second allograft for hematologic relapse of acute leukemia after first allogeneic stem-cell transplantation from related and unrelated donors: the role of donor change. J Clin Oncol 31: 3259–3271
56 Tischer J, Engel N, Fritsch S et al (2014) Second haematopoietic SCT using HLA-haploidentical donors in patients with relapse of acute leukaemia after a first allogeneic transplantation. Bone Marrow Transplant 49: 895–901

Akute Promyelozytenleukämie (APL)

(S. Graß, K. Götze)

Grundlagen

Bei der akuten Promyelozytenleukämie (APL) handelt es sich um eine molekulargenetisch definierte Erkrankung, die durch den Nachweis der Translokation (15;17) bzw. ihres molekulargenetischen Äquivalents, des *PML-RARA*-Fusionsgens, oder verwandter Veränderungen gekennzeichnet ist [1]. In der FAB-Klassifikation wurde die APL als „AML M3“ bezeichnet, in der aktuellen WHO-Klassifikation ist sie unter „acute myeloid leukemia with recurrent cytogenetic abnormalities“ bzw. unter „acute promyelocytic leukemia with t(15;17)(q22;q12), (PML-RARA) and and variants“ eingeordnet [2].

Klinisch ist die APL charakterisiert durch eine erhöhte Blutungsneigung aufgrund einer zum Teil stark ausgeprägten Gerinnungsstörung im Sinne einer disseminierten intravasalen Verbrauchskoagulopathie (DIC), Hyperfibrinolyse und unspezifischen Proteolyse [3]. Daneben besteht oft eine Thrombozytopenie. Durch die Einführung von All-trans-Retinoinsäure (ATRA) in die Therapie der APL konnte die Heilungsrate im Vergleich zur alleinigen Chemotherapie verdoppelt werden. Mit der Kombination von ATRA und Anthrazyklin-haltiger Chemotherapie werden Remissionsraten von 80–90 % und Langzeitüberlebensraten über 75 % erreicht.

Morphologisch werden bei der APL zwei Subtypen unterschieden [4]:

- Die *zytologisch häufigere hypergranulär-promyelozytäre Leukämie* macht etwa 7–15 % aller Fälle von AML aus und ist charakterisiert durch eine sehr grobkörnige, dicht gelagerte Granulation. Auer-Stäbchen finden sich in ca. 50 % der Fälle, oft in Form von Bündeln (Faggots), daneben Riesengranula in Form von Auer-Körperchen. Der mediane Altersgipfel liegt bei 30 Jahren.
- Die *zytologisch seltenere mikrogranuläre Form* (AML-M3v) entspricht der AML-M3-Variante und macht insgesamt nur 1 % aller AML-Fälle aus. Die Kerne der M3v-Zellen sind nierenförmig, bi- oder multilobuliert und vermitteln einen monozytoiden Eindruck. Das Zytoplasma weist eine eher spärliche, feinkörnige Granulation auf oder ist agranulär. Auer-Stäbchen/-Körperchen können in geringer Zahl vorkommen. Klinisch zeigen sich häufig eine Hyperleukozytose und ein rascher Blastenanstieg im Blut. Die Neigung zur disseminierten intravasalen Koagulopathie ist stärker ausgeprägt als bei der AML M3. Das mediane Alter beträgt 45–50 Jahre.

In ca. 45 % aller APL-Fälle gelingt der Nachweis einer *FLT3*-Mutation (ITD oder TKD), wobei jedoch keine Evidenz für die Verwendung dieser Parameter zur Therapiestratifizierung existiert. Beide Formen der *FLT3*-Mutation sind assoziiert mit dem Nachweis erhöhter Leukozytenwerte. Eine *FLT3*-ITD-Mutation ist vor allem bei der AML M3v nachzuweisen [5].

Bei beiden Subtypen ist der diagnostische Nachweis einer reziproken chromosomalen Translokation zwischen den langen Armen der Chromosomen 15 und 17, t(15:17)(q22;q21) beweisend. Die Translokation führt unter Beteiligung des Gens für den Retinoinsäurerezeptor-alpha (*RARA*) von Chromosom 17 und des *PML*-Gens (Promyelozyten-Gen) von Chromosom 15 zu zwei reziproken Fusionsgenen (*PML-RARA* und *RARA-PML*). PML-RARA führt nach Bindung an die DNA zu einer Rekrutierung von Korepressoren an diese Genabschnitte, welche die Transkription und damit eine Ausreifung der transformierten promyelozytären Zellen verhindert. All-trans Retinoinsäure (ATRA) bindet an den RARA-Anteil des Fusionsproteins und führt zur dessen Degradation. Dies führt zur Aufhebung der Differenzierungsblockade, in der Folge wieder zur regulären Transkription RARA-regulierter Gene und damit zur terminalen Ausdifferenzierung des leukämischen Klons mit anschließender Apoptose. Durch Freisetzung der prokoagulatorisch wirkenden zytoplasmatischen Granula kommt es charakteristischerweise zu einer disseminierten intravasalen Gerinnung; die Verbrauchskoagulopathie ist der wichtigste Grund für die erhöhte Frühletalität der APL (Häufigkeit 5–10 %).

Andere, seltene Translokationen (bei ca. 1 % der Patienten) sind die 11/17- und die 5/17-Translokation, welche aber morphologisch alle Charakteristika der typischen APL zeigen. Das RARA-Rearrangement liegt bei 100 % aller APL-Formen vor. Neben der häufigsten 15/17-Translokation wurden bei der APL molekulargenetisch drei weitere, selten auftretende Translokationen des *RARA*-Gens charakterisiert. Die Translokation t(15;17)(q35;q12-21) fusioniert das *RARA*-Gen mit Nukleophosmin (*NPM*) und spricht auf ATRA an [6–8]. Die Translokation t(11;17)(q23;q21) fusioniert das ATRA-Gen mit dem Gen Promyelozyten Zinkfinger (PLZF) während die Translokation t(11;17)(q13;q21) das *RARA*-Gen mit dem Gen für den nukleären Mitoseapparat (*NuMA*) fusioniert. Die beiden t(11;17)-Varianten der APL zeichnen sich durch eine primäre ATRA-Resistenz aus, weshalb sie wichtig nachzuweisen sind. Insgesamt machen die APL-Fälle ohne klassische t(15;17)-Translokation nur ca. 10% der Fälle aus.

Der Nachweis der Fusionstranskripte ist daher von entscheidender Bedeutung für ein Ansprechen auf die Behandlung mit ATRA [8a]. Die Sicherung der Diagnose, basierend auf dem Nachweis der Translokation t(15;17) oder des Fusionsgens *PML-RARA*, sollte umgehend mittels RT-PCR, FISH oder Immunfluoreszenz erfolgen, Methoden, die im Rahmen der Diagnosesicherung als gleichwertig anzusehen sind. Als Goldstandard gilt der Nachweis des PML-RARA-Transkripts durch die RT-PCR (reverse transcriptase polymerase chain reaction). Verschiedenen Untersuchungen zufolge geht die PCR-Positivität einem zytogenetischen bzw. morphologischen Rezidiv etwa 2 bis 3 Monate voraus. Ein molekulares Monitoring zur Detektion der MRD gehört heutzutage zum Standard.

Therapie

Mehr als 80 % aller APL-Patienten sind mittlerweile Langzeitüberlebende. Besonders in den letzten 2 Jahrzehnten haben sich viele Veränderungen durch Substanzen wie ATRA und Arsentrioxid (ATO) in der Therapie ergeben. Die Leukozytenzahl bei Diagnosestellung ist von prognostischer Bedeutung und führt nach dem Sanz-Score zur Unterscheidung zwischen einer Hochrisikogruppe (Leukozyten > 10 G/l) und einer Nicht-Hochrisikogruppe (Leukozyten < 10 G/l) [9]. Nach dieser Unterteilung erfolgt die Stratifizierung der Therapieintensität.

Induktionstherapie

Vor der Entdeckung von ATRA war die Standardtherapie der APL eine Induktionstherapie basierend auf einem Anthrazyklin und Cytarabin. Die meisten Patienten erzielten eine komplette Remission (CR, ca. 70–80 %), jedoch kam es bei über der Hälfte der Patienten in CR zu einem Rezidiv. Das 2-Jahres-Gesamtüberleben lag nur bei 30–40 % [10, 11]. Die Einführung von ATRA führte zu einer drastischen Verbesserung der Ansprechraten (> 90 %) und des Gesamtüberlebens bei jedoch gleicher krankheitsbedingter Frühmortalität und, bedingt durch einen schnellen Anstieg der Leukozytenzahl unter ATRA, gehäuftem Auftreten des APL-Differenzierungssyndroms (Definition s. u.). Neue Studien zeigten, dass eine Kombination von ATRA und Chemotherapie (Anthrazyklin ± Cytarabin) einer ATRA-Monotherapie deutlich überlegen ist [12–15]. Es zeigten sich in der Kombination CR-Raten von 90–95 %, gleichzeitig konnte das Risiko eines Differenzierungssyndroms reduziert werden [12–15]. Fortan war der Goldstandard der APL-Therapie ATRA plus ein Anthrazyklin (meist Idarubicin), mit oder ohne Cytarabin. Im Zeitalter von ATRA hat AraC keine Bedeutung mehr in der Induktionstherapie der APL. Wird ATRA in der Induktion und Konsolidierung zusammen mit Idarubicin gegeben (AIDA-Regime) [13, 15], ergeben sich die gleichen Ansprechraten wie in der Kombination mit Cytarabin bei geringerer hämatologischer Toxizität. Dies gilt unabhängig von der Leukozytenzahl, also bei Niedrig- und Hochrisiko APL-Patienten. Durch die Entdeckung von Arsentrioxid (ATO) wurde die APL-Therapie erneut revolutioniert. So sind für viele Patienten mit APL auch Anthrazykline nicht zwingend erforderlich, um eine vollständige Heilung zu erzielen.

Arsentrioxid (ATO) stellt die effektivste Monosubstanz bei der APL dar [16] und ist aktuell für die rezidivierte und refraktäre APL zugelassen. *In-vitro*-Untersuchungen von ATO an APL-Blasten zeigen einen dosisabhängigen dualen Effekt: Höhere Konzentrationen induzieren in erster Linie Apoptose, niedrigere Konzentrationen eine partielle Differenzierung durch eine PML-RARA-Degradation und eine Hemmung der Angiogenese. Insgesamt wird ATO in der Therapie gut vertragen und die möglichen Komplikationen sind gut behandelbar. Mögliche Nebenwirkungen von ATO, insbesondere während der Induktionstherapie, sind das Auftreten eines APL-Differenzierungssyndroms und die Entwicklung einer Hyperleukozytose mit dem Risiko schwerwiegender Blutungen. Aber auch EKG-Veränderungen, Arrhythmien mit QT-Zeit-Verlängerung und Verschiebungen im Kalium- und Magnesiumhaushalt werden häufig beobachtet.

In der Primärtherapie ist ATO nicht zugelassen. Jüngere Daten zeigen jedoch, dass ATO auch in der Erstlinientherapie sehr effizient ist und Ansprechraten von ca. 85 % erzielt. Dies entspricht ungefähr der Remissionsrate der Kombinationstherapie ATRA plus Chemotherapie [17, 18]. Auf der Basis präklinischer *In-vitro*-Daten, die einen synergistischen Effekt von ATRA und ATO zeigten, wurden beide Substanzen in der Kombination mit oder ohne Chemotherapie in Studien zur Behandlung der APL untersucht. ATO ist in der Monotherapie bei einer Mehrzahl der Patienten mit rezidivierter oder primär refraktärer APL fähig, bereits nach zwei Therapiezyklen andauernde molekulare Remissionen zu erzielen. Klinische Untersuchungen ergaben, dass ATO allein oder in der Kombination mit ATRA bei neu diagnostizierter APL sogar CR-Raten von 86–95 %, molekulare Remissionsraten (nach 2 Zyklen Therapie) von 76–100 % und Gesamtüberlebensraten von 86–88 % erzielt [17–20]. Dabei sind die Ansprechraten von Patienten, die der Niedrigrisikogruppe angehören (< 10 000/µl Leukozyten), besser als die der Patienten in der Hochrisikogruppe (> 10 000/µl Leukozyten) [17–20]. Die hohe Effizienz in der Primärtherapie wurde zuletzt insbesondere durch die Ergebnisse einer randomisierten italienisch-deutschen Studie bei Patienten der Nicht-Hochrisikogruppe deutlich [21]. Die Ergebnisse dieser APL0406-Intergroup Study (GIMEMA–AMLSG–SAL) zeigten eindrücklich, dass ATO plus ATRA in der Primärtherapie einer neu diagnostizierten APL (Niedrigrisikogruppe) genauso effektiv ist bzw. sogar bessere Ansprech- und Gesamtüberlebensraten erzielt als das Standard-AIDA-Regime [21]. Das ereignisfreie 2-Jahres-Überleben ist mit 97 % in der ATRA/ATO-Gruppe deutlich besser als mit 86 % in der Patientengruppe, die ATRA/Chemotherapie erhielten ($p = 0{,}02$ für die Überlegenheit). Bereits zuvor zeigten die Ergebnisse der nordamerikanischen APL Intergroup (C9710), dass ATO als Erstlinientherapie in der Konsolidierung das Rezidivrisiko senkt und das Gesamtüberleben deutlich verbessert [22].

ATO ist derzeit für die Primärtherapie in Deutschland nicht zugelassen, In den allgemeinen nationalen (DGHO-onkopedia-Leitlinien) und internationalen (*European LeukemiaNet*) Empfehlungen zur Primärtherapie der APL von Niedrigrisikopatienten ist ATO/ATRA dennoch als mögliche Therapieoption aufgeführt und wird aufgrund der deutlichen Überlegenheit in der großen randomisierten APL0406-Studie in Zukunft sicherlich die Standard-Primärtherapie bei Niedrigrisiko-APL-Patienten sein.

Konsolidierungstherapie

Analog der AML-Therapie dient die Konsolidierungstherapie der Stabilisierung der Remission. Dabei hängt die Wahl der Konsolidierungstherapie von der Art der Induktionstherapie ab. Bereits nach zwei Zyklen einer Anthrazyklin-haltigen Chemotherapie zeigen sich molekulare Remissionen bei mehr als 90 % der Patienten. Daher ist eine konsolidierende Therapie mit zwei Zyklen Idarubicin und alternierend einem Zyklus Mitoxantron weiterhin therapeutischer Standard. Die simultane Verabreichung von ATRA führt zu einer weiteren Verbesserung des krankheitsfreien Überlebens und des Gesamtüberlebens [22–24].

Nach alleiniger Konsolidierungstherapie mit ATRA/ATO wurde ein 3-Jahres-Gesamtüberleben von 85 % beobachtet. *Lo-Coco* und Kollegen zeigten, dass eine ATRA/ATO-Konsolidierung nach ATRA/ATO-Induktion bei Patienten in der Nicht-Hochrisikogruppe ein exzellentes Ansprechen erzielt [21]. Patienten der Nicht-Hochrisikogruppe, die eine Induktion mit ATO/ATRA erhalten haben, sollten nach aktuellen Empfehlungen eine Konsolidierung mit 4 Zyklen ATO/ATRA bekommen (Abbildung 2). Auch bei Hochrisikopatienten, die im Rahmen von klinischen Studien eine Induktion mit ATRA/ATO plus Idarubicin und in der Folge eine Konsolidierungstherapie mit ATRA/ATO ohne Chemotherapie erhielten, zeigten sich sehr gute Ergebnisse [23].

Der Stellenwert von AraC wird auch in der Konsolidierungstherapie kontrovers diskutiert. Bei Hochrisikopatienten, die eine AraC-haltige Konsolidierungstherapie erhalten haben, ergaben klinischen Studien eine höhere Remissionsrate, ein verbessertes krankheitsfreies Überleben und Gesamtüberleben. AraC wird deshalb in der Konsolidierungstherapie der Hochrisikogruppe empfohlen. Unklar ist, welche Bedeutung AraC in der Konsolidierung im Vergleich oder in der Kombination mit ATO zukommt. Diese Frage wird derzeit in der aktuellen Hochrisiko-APL-Studie geprüft (APOLLO-Studie).

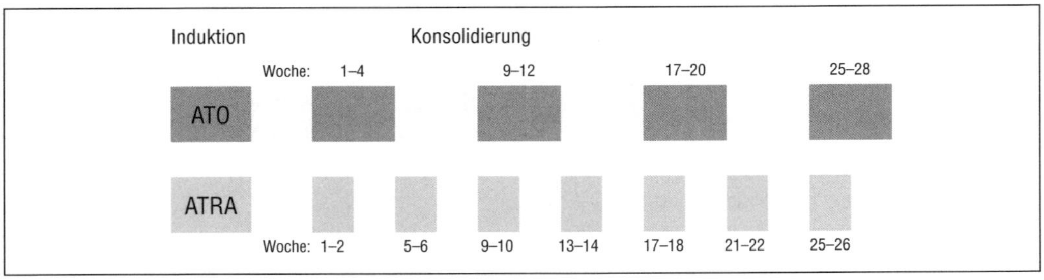

Abbildung 2. ATO/ATRA-Therapieschema für die Primärtherapie von Niedrigrisiko-APL (Leukozyten < 10 G/l): ATO (0,15 mg/kgKG über 2 h i.v.) plus ATRA (45 mg/m^2) täglich bis zur CR oder maximal 60 Tage. Anschließend ATO 5 Tage/Woche, 4 Wochen on und 4 Wochen off für insgesamt 4 Zyklen und ATRA 2 Wochen on und 2 Wochen off für insgesamt 7 Zyklen.

Erhaltungstherapie

Trotz kontroverser Datenlage ist die Erhaltungstherapie noch fester Bestandteil der meisten auf ATRA + Chemotherapie basierenden Therapieprotokolle. Alle Patienten, die nach der Konsolidierungstherapie ein negatives RT-PCR-Ergebnis zeigen (und somit in einer kompletten molekularen Remission sind), erhalten eine zweijährige Erhaltungstherapie, meist mit 6-Mercaptopurin, Methotrexat und ATRA. Die Ergebnisse der europäischen APL-93-Studie zeigten einen positiven Einfluss der Erhaltungstherapie auf die Remissionsdauer [25]. Allerdings wurde in dieser Studie nicht zwischen MRD-positiven und MRD-negativen Patienten unterschieden. In retrospektiven Untersuchungen von ausschließlich RT-PCR-negativen Patienten ergaben sich mit und ohne Erhaltungstherapie keine signifikanten Unterschiede [26, 27]. Lediglich Hochrisikopatienten scheinen von einer Erhaltungstherapie zu profitieren [28].

Therapie des Rezidivs und der primär refraktären APL

Eine primäre Resistenz der APL ist sehr selten. Patienten, die nach Abschluss einer Konsolidierungstherapie weiterhin MRD-positiv sind, haben auch nach einer Zweitlinientherapie eine gute Chance eine stabile Remission zu erreichen. Dabei ist ATO die Standardtherapie der rezidivierten oder primär refraktären APL. Zahlreiche Studien belegen das gute klinische Ansprechen unter ATO mit CR-Raten von 80–90 %. Die Therapie der Wahl ist eine ATO/ATRA-basierte Salvagetherapie. In der Regel besteht diese aus einer Induktionstherapie mit ATO, gefolgt von 1–4 Zyklen einer Konsolidierungstherapie in Kombination mit ATRA. Nachdem ATO verstärkt in der Erstlinientherapie eingesetzt wird, sollte im Falle eines Rezidivs dann eine AIDA-basierte Salvagetherapie, gefolgt von einer AraC-haltigen Konsolidierungstherapie eingeleitet werden.

Nach Erreichen einer zweiten CR ist die autologe periphere Blutstammzelltransplantation (PBSZT) für MRD-negative Patienten aktuell die empfohlene Therapieoption. Verschiedene Studienergebnisse, wie die der Arbeitsgruppe GIMEMA, belegen, dass Patienten, die zum Zeitpunkt der Stammzellsammlung noch MRD-positiv waren (Nachweis von PML-RARA), häufig im weiteren Verlauf nach autologer SZT rezidivierten, während die Patienten, die zum Zeitpunkt der Sammlung bereits MRD-negativ waren, in lang anhaltender Remissionen waren [29, 30]. Daher sollten Patienten, die nach einer Salvagetherapie weiterhin MRD-positiv sind und für eine Transplantation infrage kommen, bei Vorhandensein eines passenden Spenders einer allogen SZT zugeführt werden. Dies gilt auch für Patienten, deren erste CR weniger als zwei Jahre angehalten hatte. MRD-negative Patienten, die nicht für eine autologe SZT geeignet sind, sollten eine Erhaltungstherapie mit ATO, mit ATO/ATRA oder mit ATRA ± niedrig dosierte Chemotherapie bekommen.

Aufgrund der ausgezeichneten Heilungsraten der APL nach ATRA/ATO bzw. ATRA/Chemotherapie gibt es keine Indikation für eine autologe oder allogene SZT bei Patienten in erster molekularer Remission nach Konsolidierungstherapie. Lediglich im Rezidiv sollte nach einer Salvagetherapie bei Patienten, die in einer molekularen kompletten

Remission sind, die Option einer autologen SZT berücksichtigt werden. Der Stellenwert der autologen SZT im Zeitalter von ATO ist aktuell unklar und bedarf weiterer Studien. Die Indikation zur allogenen SZT ergibt sich nur bei positiver MRD nach Behandlung des Rezidivs/der primär refraktären Erkrankung und bei Vorhandensein eines geeigneten Spenders.

Darüber hinaus hat auch der Anti-CD33-Antikörper Gemtuzumab-Ozogamicin (GO) [31, 32] eine gute Wirkung bei APL-Patienten im Rezidiv wie auch in der Primärtherapie gezeigt. GO ist für die Therapie der AML und APL nicht zugelassen.

MRD

Das Monitoring der minimalen Resterkrankung (MRD) erfolgt mittels RT-PCR (reverse transcriptase polymerase chain reaction) des PML-RARA-Transkripts. Ziel ist die frühzeitige Erfassung des molekularen Rezidivs vor dem Übergang in das prognostisch deutlich schlechtere hämatologische Rezidiv [33]. Die Daten hierzu beziehen sich allerdings auf die Zeit vor dem Einsatz von ATO. Es konnte gezeigt werden, dass bei MRD-positiven Patienten nur durch eine ATO-Therapie ein Übergang in ein hämatologisches Rezidiv verhindert werden kann; vor allem Patienten der Hochrisikogruppe profitierten davon. Im Allgemeinen sollten in den ersten drei Jahren nach der ersten Remission alle 3 Monate MRD-Kontrollen aus dem Knochenmark erfolgen. Die erste RT-PCR sollte im Anschluss an die Konsolidierungstherapie zur weiteren Therapiestratifizierung durchgeführt werden. Exakte Daten zur optimalen Dauer des Monitorings existieren nicht. Bei Einsatz einer qualitativen Nested-PCR wird eine Sensitivität von 10^{-4} gefordert. Beim Wiederauftreten eines positiven Nachweises soll der Befund kurzfristig kontrolliert werden.

Im Allgemeinen wird eine Negativität der RT-PCR nach Abschluss der Konsolidierung bzw. nach insgesamt drei bis fünf Therapiezyklen erreicht. Wenn es nach initial erreichter PCR-Negativität wieder zu einem Anstieg des PML-RARA-Transkripts kommt, ist ein hämatologisches Rezidiv innerhalb weniger Monate hochwahrscheinlich [34]. Daher sollte nach Sicherung des molekularen Rezidivs umgehend eine Salvagetherapie erfolgen und nicht das hämatologische Rezidiv abgewartet werden.

Koagulopathie

Die Gerinnungsstörungen sind bei der APL der Hauptgrund für die sehr hohe Frühmortalität; diese liegt bei 5–10 % und ist meist auf Blutungskomplikationen zurückzuführen. Der zugrunde liegende Pathomechanismus ist komplex und beruht u. a. auf der Freisetzung prokoagulatorisch wirkender zytoplasmatischer Granula, die zu einer disseminierten intravasalen Verbrauchskoagulopathie (DIC), Hyperfibrinolyse und unspezifischen Proteolyse führen [3]. Zugleich besteht oft eine Thrombozytopenie. Eine rechtzeitige Diagnose und unmittelbarer Beginn einer ATRA-Therapie – schon bei klinischem Verdacht – ist von prognostischer Bedeutung. Studien belegen, dass ATRA die Gerinnungsstörungen rasch kontrollieren und somit das Risiko schwerwiegender Blutungskomplikationen reduzieren kann.

Therapienebenwirkungen

Hyperleukozytose

Eine Hyperleukozytose ist eine typische Nebenwirkung der Behandlung mit ATRA und ATO und tritt in den ersten Tagen der Therapie auf. Besonders häufig tritt sie bei der APL M3v auf. Patienten, die eine Leukozytose entwickeln, sollten Hydroxyurea erhalten. Patienten der Hochrisikogruppe erhalten eine Chemotherapie (ATRA + Anthrazyklin) im Rahmen der Induktion.

Differenzierungssyndrom

Das Differenzierungssyndrom (frühere Bezeichnung: „ATRA-Syndrom“) stellt eine potenziell lebensbedrohliche Therapiekomplikation unter ATRA und ATO dar. Es kann klinisch in verschiedener Weise und Ausprägung in Erscheinung treten und geht einher mit folgenden Symptomen: unerklärliches Fieber, Hypotonie, respiratorische Insuffizienz mit interstitiellen pulmonalen Infiltraten, Pleura- und/oder Perikarderguss mit oder ohne Leukozytose und periphere Ödeme.

Durch Freisetzung vasoaktiver Zytokine und Chemotaxis der sich unter ATRA- und ATO-Einfluss schnell differenzierenden Promyelozyten und Blasten kommt es zu einer überschießenden systemischen Entzündungsreaktion mit Capillary-Leak-

Syndrom. Das Differenzierungssyndrom wird häufig bei Patienten mit erhöhter Leukozytenzahl beobachtet, kann aber auch bei Patienten mit normalen Leukozytenwerten auftreten. Eine Prednison-Prophylaxe wird allgemein empfohlen (z. B. 0,5 mg Prednison/kgKG, d1 bis Ende der Induktion [21]).

Bei Vorliegen eines klinisch schwerwiegenden APL-Differenzierungssyndroms (z. B. mit Niereninsuffizienz, respiratorischer Insuffizienz), insbesondere unter laufender Prednison-Prophylaxe, sollte die APL-Therapie unterbrochen werden. Unter prompter Therapie mit Dexamethason 10 mg alle 12 Stunden über 3–4 Tage ist das Syndrom fast immer reversibel. Sobald die klinischen Symptome vollständig abgeklungen und die Leukozytenwerte nachhaltig unter 10 000/µl abgefallen sind, kann die Therapie fortgesetzt werden.

Weitere Nebenwirkungen unter ATRA/ATO

Relativ häufig kommt es unter ATRA zu Kopfschmerzen (Pseudotumor cerebri) und zu einer trockenen Hautrötung – außerdem werden transiente Erhöhungen der Transaminasen und des Bilirubins beobachtet. In der Regel sind die Symptome gut behandelbar (z. B. durch Steroide) ohne dass dies zu einer großen Änderung der Therapiestrategie führt.

Insgesamt wird ATO in der Therapie gut vertragen und die möglichen Komplikationen sind gut behandelbar. Mögliche Nebenwirkungen, die unter ATO gehäuft beobachtet werden, sind Leberwerterhöhungen, Neuropathie, EKG-Veränderungen, Arrhythmien mit QT-Zeit-Verlängerung und Verschiebungen im Kalium- und Magnesiumhaushalt.

Die hier zusammengefassten Daten zeigen, dass die Kombination von ATRA und ATO zumindest bei Patienten der Nicht-Hochrisikogruppe eine wenig toxische Alternative zu den herkömmlichen Konzepten darstellt. Die Wirksamkeit von ATO in der Therapie von Hochrisikopatienten ist Gegenstand aktueller Studien. Die APL ist somit die erste und bislang einzige Leukämieform, bei der durch eine chemotherapiefreie Behandlung Heilung möglich ist.

Klinische Studien

Die derzeit in Deutschland eingesetzten Studienprotokolle stehen über das *Kompetenznetz Leukämien* zur Verfügung (www.kompetenznetz-leukaemie.de).

Literatur

1 de Thé H, Chomienne C, Lanotte M et al (1990) The t(15;17) translocation of acute promyelocytic leukaemia fuses the retinoic acid receptor alpha gene to a novel transcribed locus. Nature 347: 558–561

2 Swerdlow SH, Campo E, Harris NL et al (eds) (2008) WHO Classification of Tumours of Haematopoietic and Lymphoid Tissues. 4th ed. Lyon: IARC Press

3 Rodeghiero F, Castaman G (1994) The pathophysiology and treatment of hemorrhagic syndrome of acute promyelocytic leukemia. Leukemia 8(Suppl 2): S20–S26

4 McKenna RW, Parkin J, Bloomfield CD et al (1982) Acute promyelocytic leukaemia: a study of 39 cases with identification of a hyperbasophilic microgranular variant. Br J Haematol 50: 201–214

5 Thiede C, Steudel C, Mohr B et al (2002) Analysis of FLT3-activating mutations in 979 patients with acute myelogenous leukemia: association with FAB subtypes and identification of subgroups with poor prognosis. Blood 99: 4326–4335

6 Redner RL, Rush EA, Faas S et al (1996) The t(5;17) variant of acute promyelocytic leukemia expresses a nucleophosmin-retinoic acid receptor fusion. Blood 87: 882–886

7 Wells RA, Catzavelos C, Kamel-Reid S (1997) Fusion of retinoic acid receptor alpha to NuMA, the nuclear mitotic apparatus protein, by a variant translocation in acute promyelocytic leukaemia. Nat Genet 17: 109–113

8 Chen SJ, Zelent A, Tong JH et al (1993) Rearrangements of the retinoic acid receptor alpha and promyelocytic leukemia zinc finger genes resulting from t(11;17)(q23;q21) in a patient with acute promyelocytic leukemia. J Clin Invest 91: 2260–2267

8a Sainty D, Liso V, Cantu-Rajnoldi A et al (2000) A new morphologic classification system for acute promyelocytic leukemia distinguishes cases with underlying PLZF/RARA gene rearrangements. Blood 96(4): 1287–1296

9 Sanz MA, Lo-Coco F, Martin G et al (2000) Definition of relapse risk and role of nonanthracycline drugs for consolidation in patients with acute promyelocytic leukemia: a joint study of the PETHEMA and GIMEMA cooperative groups. Blood 96: 1247–1253

10 Cunningham I, Gee TS, Reich LM et al (1989) Acute promyelocytic leukemia: treatment results during a decade at Memorial Hospital. Blood 73: 1116–1122

11 Fenaux P, Degos L (1991) Treatment of acute promyelocytic leukemia with all-trans retinoic acid. Leuk Res 15: 655–657

12 Tallman MS, Andersen JW, Schiffer CA et al (2000) Clinical description of 44 patients with acute promyelocytic leukemia who developed the retinoic acid syndrome. Blood 95: 90–95

13 Avvisati G, Lo Coco F, Diverio D et al (1996) AIDA (all-trans retinoic acid + idarubicin) in newly diagnosed acute promyelocytic leukemia: a Gruppo Italiano Malattie Ematologiche Maligne dell'Adulto (GIMEMA) pilot study. Blood 88: 1390–1398

14 Fenaux P, Chastang C, Chevret S et al (1999) A randomized comparison of all-trans retinoic acid (ATRA) followed by chemotherapy and ATRA plus chemotherapy and the role of maintenance therapy in newly diagnosed acute promyelocytic leukemia. The European APL Group. Blood 94: 1192–1200
15 Sanz MA, Martín G, Rayón C et al (1999) A modified AIDA protocol with anthracycline-based consolidation results in high antileukemic efficacy and reduced toxicity in newly diagnosed PML/RARalpha-positive acute promyelocytic leukemia. PETHEMA group. Blood 94: 3015–3021
16 Lengfelder E, Hofmann WK, Nowak D (2012) Impact of arsenic trioxide in the treatment of acute promyelocytic leukemia. Leukemia 26: 433–442
17 Mathews V, George B, Lakshmi KM et al (2006) Single-agent arsenic trioxide in the treatment of newly diagnosed acute promyelocytic leukemia: durable remissions with minimal toxicity. Blood 107: 2627–2632
18 Ghavamzadeh A, Alimoghaddam K, Ghaffari SH et al (2006) Treatment of acute promyelocytic leukemia with arsenic trioxide without ATRA and/or chemotherapy. Ann Oncol 17: 131–134
19 Estey E, Garcia Manero G, Ferrajoli A et al (2006) Use of all-trans retinoic acid plus arsenic trioxide as an alternative to chemotherapy in untreated acute promyelocytic leukemia. Blood 107: 3469–3473
20 Shen ZX, Shi ZZ, Fang J et al (2004) All-trans retinoic acid/AS(2)O(3) combination yields a high quality remission and survival in newly diagnosed acute promyelocytic leukemia. Proc Natl Acad Sci U S A 101: 5328–5335
21 Lo-Coco F, Avvisati G, Vignetti M et al (2013) Retinoic acid and arsenic trioxide for acute promyelocytic leukemia. N Engl J Med 369: 111–121
22 Powell BL, Moser B, Stock W et al (2010) Arsenic trioxide improves event-free and overall survival for adults with acute promyelocytic leukemia: North American Leukemia Intergroup Study C9710. Blood 116: 3751–3757
23 Sanz MA (2006) Risk-adapted treatment of acute promyelocytic leukemia with AIDA derived regimens: The PETHEMA experience. Ann Hematol 85: 98–99
24 Lo-Coco F, Avvisati G, Vignetti M et al (2010) Frontline treatment of acute promyelocytic leukemia with AIDA induction followed by risk-adapted consolidation for adults younger than 61 years: results of the AIDA-2000 trial of the GIMEMA Group. Blood 116: 3171–3179
25 Fenaux P, Ledeley MC, Castaigne S et al (1993) Effect of all transretinoic acid in newly-diagnosed acute promyelocytic leukemia--results of a multicenter randomized trial. Blood 82: 3241–3249
26 Avvisati G, Lo-Coco F, Paoloni FP et al (2011) AIDA 0493 protocol for newly diagnosed acute promyelocytic leukemia: very long-term results and role of maintenance. Blood 117: 4716–4725
27 Coutre SE, Othus M, Powell B et al (2014) Arsenic trioxide during consolidation for patients with previously untreated low/intermediate risk acute promyelocytic leukaemia may eliminate the need for maintenance therapy. Br J Haematol 165: 497–503
28 Ades L, Guerci A, Raffoux E et al (2010) Very long-term outcome of acute promyelocytic leukemia after treatment with all-trans retinoic acid and chemotherapy: the European APL Group Experience. Blood 115: 1690–1696
29 Thirugnanam R, George B, Chendamarai E et al (2009) Comparison of clinical outcomes of patients with relapsed acute promyelocytic leukemia induced with arsenic trioxide and consolidated with either an autologous stem cell transplant or an arsenic trioxide-based regimen. Biol Blood Marrow Transplant 15: 1479–1484
30 Meloni G, Diverio D, Vignetti M et al (1997) Autologous bone marrow transplantation for acute promyelocytic leukemia in second remission: prognostic relevance of pretransplant minimal residual disease assessment by reverse-transcription polymerase chain reaction of the PML/RAR alpha fusion gene. Blood 1990: 1321–1325
31 Lo-Coco F, Cimino G, Breccia M et al (2004) Gemtuzumab ozogamicin (Mylotarg) as a single agent for molecularly relapsed acute promyelocytic leukemia. Blood 104: 1995–1999
32 Ravandi F, Estey E, Jones D et al (2008) Effective treatment of acute promyelocytic leukemia with all-trans-retinoic acid, arsenic trioxide, and gemtuzumab ozogamicin. J Clin Oncol 27: 504–510
33 Breccia M, Diverio D, Noguera NI et al (2004) Clinico-biological features and outcome of acute promyelocytic leukemia patients with persistent polymerase chain reaction-detectable disease after the AIDA frontline induction and consolidation therapy. Haematologica 89: 29–33
34 Diverio D, Rossi V, Avvisati G et al (1998) Early detection of relapse by prospective reverse transcriptase-polymerase chain reaction analysis of the PML/RARalpha fusion gene in patients with acute promyelocytic leukemia enrolled in the GIMEMA-AIEOP multicenter „AIDA“ trial. GIMEMA-AIEOP Multicenter „AIDA“ Trial. Blood 92: 784–789

AML im höheren Lebensalter und bei „medically non fit“ Patienten

(S. Struve, C.-M. Wendtner)

Grundlagen

Die akute myeloische Leukämie (AML) betrifft mit einer durchschnittlichen Inzidenz von zirka 4 Erkrankungen pro 100 000 Einwohner pro Jahr alle Altersgruppen, die Erkrankungshäufigkeit nimmt aber mit steigendem Alter zu. Das mediane Erkrankungsalter lag in einem schwedischen Register bei 72 Jahren [1]. Der höhere Anteil älterer Patienten bringt es mit sich, dass viele Betroffene einen reduzierten Allgemeinzustand und einen erhöhten Komorbiditätsstatus aufweisen. Dadurch werden diese Patienten häufig keiner suffizienten Behandlung zugeführt. Dies betrifft insbesondere auch die Therapie innerhalb von klinischen Studien, deren Einschlusskriterien für Patienten mit Vor- und Begleiterkrankungen teilweise nur schwer zu erfüllen sind. Hinzu kommt möglicherweise auch die Zurückhaltung des behandelnden Arztes gegenüber einer antileukämischen Therapie mit zu erwartender Toxizität.

Neben älteren Patienten gibt es auch jüngere, die aufgrund von Komorbiditäten nicht intensiv behandelbar erscheinen und somit ebenfalls in die Gruppe der sogenannten „medically non fit" Patienten fallen. Für dieses Patientenkollektiv gilt es, unter sorgfältiger Abwägung mit Berücksichtigung von sowohl patienten- als auch krankheitsspezifischen Aspekten die am besten geeignete Therapie zu definieren. Darüber hinaus muss in die Therapieentscheidung natürlich auch der Patientenwunsch einbezogen werden.

Altersabhängige Prognose

Trotz Therapiefortschritten ist die Prognose älterer AML-Patienten nach wie vor deutlich schlechter als bei Jüngeren. Abbildung 3 zeigt die 10-Jahres-Überlebensraten von AML-Patienten in den unterschiedlichen Altersgruppen. Die Daten stammen aus dem *Surveillance, Epidemiology and End Results*(SEER)-Programm des *National Cancer Institute* der USA; in die Auswertung wurden insgesamt 15 409 Patienten mit Erstdiagnose einer AML eingeschlossen, die zwischen 1980 und 2004 erkrankten [2]. Hier wird deutlich, dass bei jüngeren Patienten in den letzten Jahrzehnten eine erhebliche Verbesserung der Überlebensraten erreicht werden konnte. Gleichzeitig ist aber eine deutliche Abhängigkeit der Überlebensrate vom Alter bei Erstdiagnose zu erkennen. Einige retrospektive Analysen an älteren AML-Patienten zeigten für die intensiv Therapierten nur einen geringen Vorteil im Überleben gegenüber den nicht intensiv oder palliativ Behandelten. Andere Studien wiederum lassen darauf schließen, dass ein kurativer Therapieansatz mit einem Überlebensvorteil einhergeht. Dies sollte aber kritisch betrachtet und hinterfragt werden, da zumeist die Patienten mit geringer Komorbidität und guten Grundvoraussetzungen einer intensiven Therapie unterzogen werden und dadurch eine Patientenselektion stattfindet [3].

Die schlechte Prognose älterer AML-Patienten lässt sich nicht allein durch Allgemeinzustand und Komorbidität sowie die daran geknüpften Therapielimitierungen erklären. Vielmehr gibt es zwischen älteren und jüngeren Patienten auch Unterschiede in der Krankheitsbiologie. So treten mit zunehmendem Lebensalter häufiger sekundäre Leukämien nach myelodysplastischem Syndrom (MDS) oder therapieassoziierte Leukämien nach stattgehabter Chemo- oder Radiotherapie aufgrund anderer Malignome auf. Diese Untergruppe zeichnet sich durch eine schlechtere Chemosensitivität aus. Des Weiteren sind Erkrankungen in höherem Alter vermehrt mit prognostisch ungünstigen chromosomalen Veränderungen assoziiert, beispielsweise mit komplex aberranten oder monosomalen Karyotypen. Prognostisch günstige Konstellationen wie balancierte Translokationen kommen hingegen seltener vor [4]. Darüber hinaus sind mit fortschreitendem Alter vermehrt Resistenzen gegenüber Chemotherapeutika zu verzeichnen, beispielsweise durch Überexpression des für P-Glykoprotein kodierenden Multidrug-Resistance-1-Gens (*MDR1*).

Insgesamt tragen also sowohl patientenspezifische Ursachen als auch krankheitsbiologische Gründe zu dem schlechteren Krankheitsverlauf bei Patienten in höherem Lebensalter bei. Daher ist es notwendig, bei älteren und „medically non fit" Patienten eine individuelle, dem Betroffenen und den Risikofaktoren angepasste Therapieentscheidung zu treffen. Angesichts der unbefriedigenden Langzeitüberlebensraten selbst nach intensiver Chemotherapie ist die Einbeziehung von Studienkonzepten dabei von besonderer Wichtigkeit.

Entwicklung prognostischer Scores

Fortgeschrittenes Patientenalter stellt einen unabhängigen Risikofaktor für einen ungünstigen Krankheitsverlauf dar. Im klinischen Alltag wird die Grenze zwischen jüngeren und älteren AML-Patienten bei 60 Jahren angesetzt. Derzeit liegt die Remissionsrate bei älteren Patienten nach intensi-

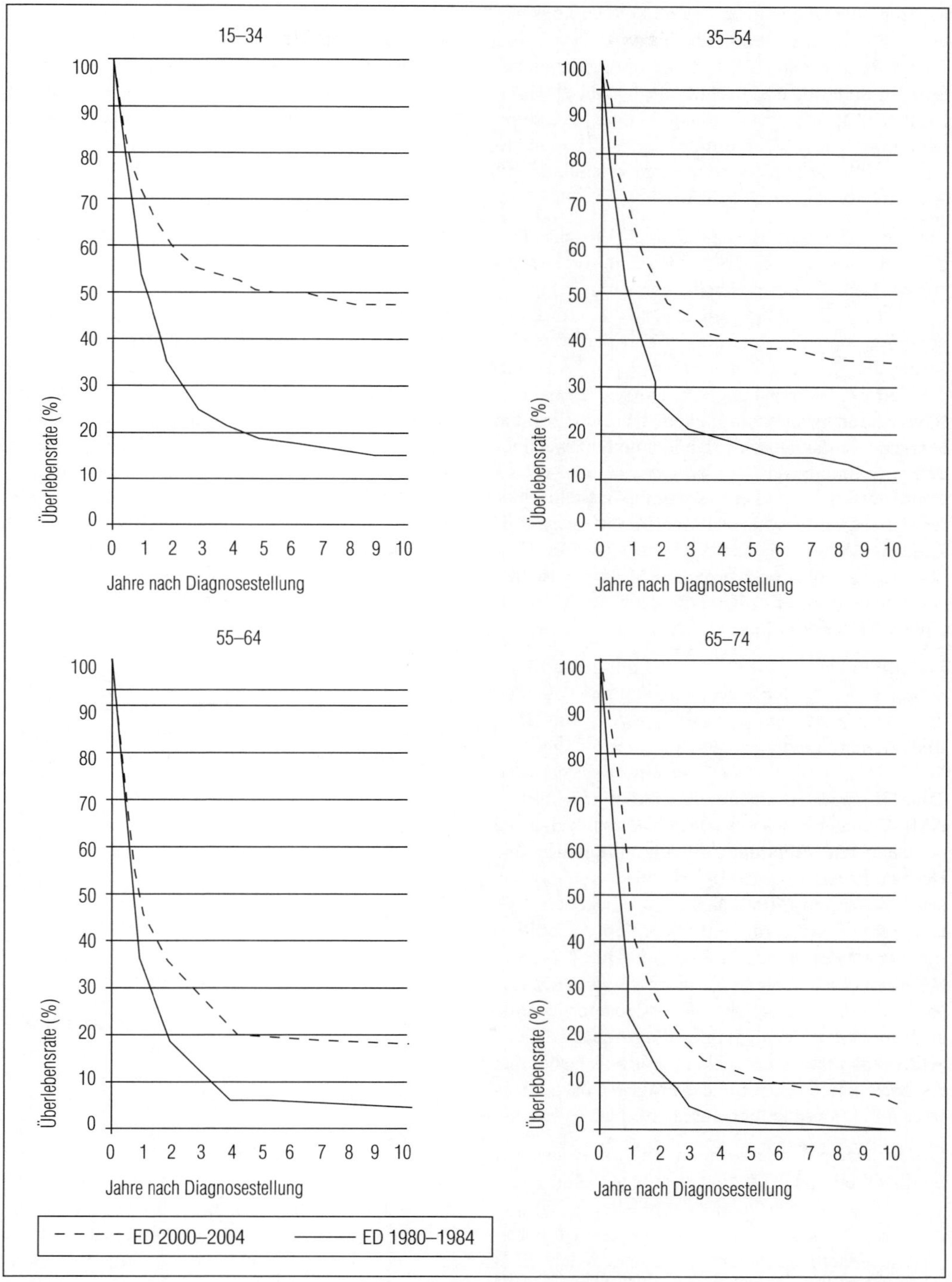

Abbildung 3. Relative 10-Jahres-Überlebensraten der AML-Patienten, unterteilt in vier verschiedene Altersgruppen; die beiden Kurven verdeutlichen jeweils die Verbesserung des Überlebens im Lauf der erfassten 20 Jahre [2].

ver Induktionstherapie bei 40–65 %, allerdings treten in 85 % der Fälle innerhalb von zwei bis drei Jahren Rezidive auf [5]. Die Gesamtüberlebensraten sind damit deutlich schlechter als bei jüngeren Patienten [2]. Die Entscheidung für oder gegen eine intensive Chemotherapie mit potenziell kurativem Ansatz sollte aber nicht allein vom kalendarischen Alter abhängig gemacht werden.

Zur Objektivierung der subjektiven Einschätzung des Patienten durch den behandelnden Arzt können verschiedene Scores herangezogen werden. Für die Beurteilung des Allgemeinzustands hat sich im onkologischen Bereich der ECOG-Performance-Status der *Eastern Cooperative Oncology Group* etabliert [6]. Während ein reduzierter Allgemeinzustand bei jüngeren Patienten keinen entscheidenden Einfluss auf das Überleben hat, sofern diese einer Therapie unterzogen werden, nimmt die Rate an Frühtodesfällen bei älteren Patienten mit schlechterem Performance-Status deutlich zu. In einer retrospektiven Analyse verstarben beispielsweise 47 % der Patienten über 66 Jahre und 82 % der Patienten über 75 Jahre mit ECOG 3 innerhalb der ersten 30 Tage der Induktionstherapie [7].

Ergänzend bekommen zunehmend geriatrische Assessments, die die Selbständigkeit des Patienten im Alltag bewerten, einen Stellenwert, zum Beispiel ADL (Aktivitäten des täglichen Lebens/Barthel-Index), PGBA (*Pflegesatzbasiertes geriatrisches Basis-Assessement*) und IADL (*Instrumentelle Aktivitäten des täglichen Lebens*) [8]. Eine systematische Erfassung von Komorbiditäten wie Herz-Kreislauf-Erkrankungen, Stoffwechselerkrankungen und Einschränkungen der Leber- oder Nierenfunktion ist mit dem CIRS-Score (*Cumulative Illness Rating Scale*) oder dem HCT-CI-Score (*Hematopoietic Stem Cell Transplantation Comorbidity Index*) möglich [9]. Letzterer wurde ursprünglich in Bezug auf die allogene Blutstammzelltransplantation entwickelt, korreliert aber bei älteren Patienten auch mit der Prognose nach intensiver Induktionschemotherapie [10, 11].

In den letzten Jahren wurden zur Vorhersage der Sterblichkeit und der Erfolgsaussichten einer intensiven Therapie verschiedene Modelle entwickelt, die neben Alter, Performance-Status und Komorbiditäten weitere Variablen, insbesondere laborchemische Parameter und zyto-/molekulargenetische Merkmale, berücksichtigen. Exemplarisch ist eine Arbeit aus der AMLCG und der SAL zu nennen, die die Möglichkeit einer webbasierten Berechnung von Prognose-Scores eröffnet hat [12]. In diesem Zusammenhang muss allerdings explizit darauf hingewiesen werden, dass prognostische Scores niemals die Einschätzung durch einen in der AML-Therapie erfahrenen Arzt ersetzen dürfen.

Therapeutische Optionen und Ziele bei älteren Patienten

Die Therapieziele richten sich bei älteren AML-Patienten nach der Art der gewählten Behandlung. Neben einer intensiven Therapie stehen verschiedene nichtintensive und rein supportive Behandlungsmöglichkeiten zur Verfügung, darüber hinaus gegebenenfalls auch Studienkonzepte mit Einbeziehung neuer Substanzen. Die Therapieentscheidung basiert neben dem Patientenwunsch im Wesentlichen auf einem Abwägen der Wahrscheinlichkeit des Erreichens einer (anhaltenden) Remission gegen die therapieassoziierte Mortalität. Letztere zeigt eine rückläufige Entwicklung, wahrscheinlich vor allem durch eine Verbesserung der antimykotischen Prophylaxe und Therapie sowie anderer Supportivmaßnahmen. Daher sollte prinzipiell auch bei älteren Patienten eine intensive Therapie mit dem Ziel einer andauernden Krankheitsfreiheit bei niedriger Toxizität erwogen werden. Kommt eine intensive Therapie nicht infrage, stehen eine Stabilisierung der Erkrankung mit möglichst guter und langer Symptomkontrolle sowie eine Wiederherstellung und Aufrechterhaltung der Lebensqualität im Vordergrund. Dabei gilt es auch, therapiebedingte (lange) Krankenhausaufenthalte zu vermeiden.

Intensive Therapie älterer Patienten

Bei älteren Patienten mit einem guten Allgemeinzustand ohne signifikante Begleiterkrankungen sollte bei Vorliegen einer prognostisch günstigen oder intermediären zyto-/molekulargenetischen Konstellation ebenso wie bei jüngeren Patienten ein kuratives Therapiekonzept verfolgt werden. Des Weiteren ist bei hoch proliferativer Erkrankung eine intensive Induktion zu erwägen. Das deutsche AML-Intergroup-Protokoll sieht für Patienten über 60 Jahre eine Induktion mit einem Zyklus Cytarabin 100 mg/m^2 (24 Std.) an Tag 1–7 und Daunorubicin 60 mg/m^2 an Tag 3–5 vor („7+3“-Schema), ein zweiter Zyklus ist optional, wenn bei der Aplasiekontrolle an Tag 15 noch ≥ 5 % Blasten nachweisbar sind. Die Konsolidierung erfolgt reduziert mit zwei Zyklen Cytarabin 2 x 1 g/m^2 an Tag 1, 3 und 5. Für selektierte Patienten kann die Postremissionstherapie auch eine allogene Stammzelltransplantation nach dosisreduzierter Konditionierung einschließen.

Bisherige Therapieoptionen für „medically non fit“ Patienten

Obwohl der Anteil älterer und sog. „medically non fit“ AML-Patienten nicht gering ist, beschränkten sich die nichtintensiven Therapieoptionen lange Zeit auf eine niedrig dosierte Zytoreduktion mit Cytarabin, Hydroxyurea oder 6-Mercaptopurin. Dies hat sich mit der Einführung der hypomethylierenden Substanzen Azacitidin und Decitabin geändert. Diese führen zwar nur in etwa 15–25 % der Fälle zu einer kompletten Remission, bieten aber auch bei Nichterreichen dieser die Chance einer längerfristigen Krankheitskontrolle mit entsprechender hämatologischer Verbesserung. Eine Zusammenstellung der relevanten Studienergebnisse findet sich in einer Übersicht von Ferrara [13]. Im Vergleich zur intensiven Therapie zeigten sich trotz niedrigerer Remissionsraten ähnliche Überlebensraten [14], im Vergleich zu niedrig dosiertem Cytarabin oder bestmöglicher supportiver Therapie bessere Ansprechraten und möglicherweise auch ein Überlebensvorteil [15, 16]. Hervorzuheben ist, dass auch eine Wirksamkeit bei Hochrisikokaryotypen belegt werden konnte.

Derzeit ist Azacitidin zugelassen zur Behandlung erwachsener AML-Patienten mit einem Blastenanteil von 20–30 % und Mehrliniendysplasie, die für eine hämatopoetische Stammzelltransplantation nicht geeignet sind; Decitabin hat eine Zulassung zur Behandlung erwachsener Patienten (≥ 65 Jahre) mit neu diagnostizierter *De-novo-* oder sekundärer AML, sofern eine Standardinduktionstherapie nicht infrage kommt. Azacitidin wird subkutan appliziert, die Standarddosis beträgt 75 mg/m^2 Körperoberfläche 1 x/Tag über 7 Tage (Wdh. Tag 29). Eine orale Darreichungsform wird in laufenden Studien geprüft. Decitabin wird intravenös appliziert, die Standarddosis beträgt 20 mg/m^2 Körperoberfläche 1 x/Tag über 5 Tage (Wdh. Tag 29). Die Behandlung sollte mindestens sechs (Azacitidin) bzw. vier (Decitabin) Zyklen beinhalten und kann in beiden Fällen fortgeführt werden, solange ein Ansprechen oder ein klinischer Benefit zu verzeichnen ist bzw. bis ein Progress offensichtlich wird. An unerwünschten Wirkungen ist in erster Linie die Hämatotoxizität zu nennen. Der Einsatz hypomethylierender Substanzen in der Kombinations- und auch in der Erhaltungstherapie ist Gegenstand aktueller klinischer Prüfungen.

Für Patienten, die auch keiner mäßig intensiven Therapie mit hypomethylierenden Substanzen zugeführt werden können, bleibt eine subkutane Therapie mit niedrig dosiertem Cytarabin, z. B. 2 x 20 mg/Tag über 10 Tage, ergänzend oder alternativ eine bestmögliche supportive Therapie. Nach 4 bis 6 Wochen kann ein nächster Therapiezyklus angeschlossen werden, bei Leukozytenzahlen > 10 000/µl auch früher. Im Rahmen der MRC14-Studie konnten für niedrig dosiertes Cytarabin im Vergleich zu Hydroxyurea mit 18 % versus 1 % kompletten Remissionen deutlich bessere Ansprechraten bei vergleichbarer Toxizität gezeigt werden. Subgruppenanalysen deuten allerdings darauf hin, dass Patienten mit ungünstigem Karyotyp hiervon nicht profitieren. Bei dieser Hochrisikogruppe war das Überleben unabhängig von der Therapieform extrem gering [17]. Die sogenannte BSC-Strategie (best supportive care) beinhaltet neben der Transfusion von Erythrozyten- und Thrombozytenkonzentraten die Prophylaxe und Therapie von Infektkomplikationen, die symptomatische Behandlung krankheitsassoziierter Probleme und die psychosoziale Unterstützung der Erkrankten.

Zusammenfassung und Ausblick

Eine zusammenfassende Darstellung der therapeutischen Optionen für ältere und/oder „medically non fit“ Patienten mit akuter myeloischer Leukämie findet sich in Tabelle 8. Die Überlebenschancen sind allerdings sowohl unter intensiver als auch unter nichtintensiver Therapie nach wie vor unbefriedigend. Daher sollten möglichst alle neu diagnostizierten Patienten in Therapiezentren vorgestellt werden, um dort eine optimal angepasste Therapie angeboten bekommen zu können. Darüber hinaus sollten möglichst viele Patienten zu einer Teilnahme an Studien ermutigt werden. Von besonderer Wichtigkeit sind neben klinischen Studien zur Prüfung neuer Substanzen – beispielsweise dem Polo-like Kinase-(PLK)-

Tabelle 8. Therapieoptionen für ältere Patienten mit akuter myeloischer Leukämie [adaptiert nach 18]

	Zielgruppe	Machbarkeit
Induktionschemotherapie („7+3“)	fitte Patienten ohne relevante Komorbidität	ca. 60 % der Patienten > 60 Jahre
Postremissionstherapie, Cytarabin-basiert	Patienten in CR, keine relevante Toxizität durch Induktion	Mehrzahl der Patienten in CR
Mäßig intensive Chemotherapie (hypomethylierende Substanzen oder LDAC)	intensive Therapie nicht möglich oder sinnvoll	> 80 %
Palliative zytoreduktive Therapie (HU) und/oder BSC	gebrechliche Patienten	100 %
Allogene SZT mit dosisreduzierter Konditionierung	Patienten in CR, keine relevante Toxizität durch Induktion und Konsolidierung; Spenderverfügbarkeit	5–10 %
Experimentelle Therapien	Patienten > 70 Jahre mit HR-Zytogenetik, Patienten mit refraktärer oder rezidivierter Erkrankung	> 80 %

CR = komplette Remission, LDAC = low dose AraC, HU = Hydroxyurea, BSC = best supportive care, SZT = Stammzelltransplantation, HR = Hochrisiko

1-Inhibitor Volasertib – auch Beobachtungsstudien. Nur so ist eine bessere Charakterisierung des Kollektivs der älteren und/oder „medically non fit“ Patienten möglich, welche Voraussetzung für die Entwicklung objektiver Entscheidungskriterien und neuer Behandlungsoptionen ist.

Literatur

1 Juliusson G, Antunovic P, Derolf A et al (2009) Age and acute myeloid leukemia: real world data on decision to treat and outcomes from the Swedish Acute Leukemia Registry. Blood 113: 4179–4187
2 Pulte D, Gondos A, Brenner H (2008) Improvements in survival of adults diagnosed with acute myeloblastic leukemia in the early 21st century. Haematologica 93: 594–600
3 Deschler B, de Witte T, Mertelsmann R et al (2006) Treatment decision-making for older patients with high-risk myelodysplastic syndrome or acute myeloid leukemia: problems and approaches. Haematologica 91: 1513–1522
4 Bacher U, Kern W, Schnittger S et al (2005) Population-based age-specific incidences of cytogenetic subgroups of acute myeloid leukemia. Haematologica 90: 1502–1510
5 Burnett A, Wetzler M, Löwenberg B (2011) Therapeutic advances in acute myeloid leukemia. J Clin Oncol 29: 487–494
6 Oken MM, Creech RR, Tormey DC et al (1982) Toxicity and response criteria of the Eastern Cooperative Oncology Group. Am J Clin Oncol 5: 649–655
7 Appelbaum FR, Gundacker H, Head DR et al (2006) Age and acute myeloid leukemia. Blood 107: 3481–3485
8 Deschler B, Ihorst G, Platzbecker U et al (2013) Parameters detected by geriatric and quality of life assessment in 195 older patients with myelodysplastic syndrome and acute myeloid leukemia are highly predictive for outcome. Haematologica 98: 208–216
9 Sorror ML, Maris MB, Storb R et al (2005) Hematopoietic cell transplantation (HCT)-specific comorbidity index: a new tool for risk assessment before allogeneic HCT. Blood 106: 2912–2919
10 Giles FJ, Borthakur G, Ravandi F et al (2007) The haematopoietic cell transplantation comorbidity index score is predictive of early death and survival in patients over 60 years of age receiving induction therapy for acute myeloid leukaemia. Br J Haematol 136: 624–627
11 Savic A, Kvrgic V, Rajic N et al (2012) The hematopoietic cell transplantation comorbidity index is a predictor of early death and survival in adult acute myeloid leukemia patients. Leuk Res 36: 479–482
12 Krug U, Rölling C, Koschmieder A et al (2010) Complete remission and early death after intensive chemotherapy in patients aged 60 years or older with acute myeloid leukaemia: a web-based application for prediction of outcomes. Lancet 376: 2000–2008
13 Ferrara F (2014) Conventional chemotherapy or hypomethylating agents for older patients with acute myeloid leukaemia? Hematol Oncol 32: 1–9

14 Quintas-Cardama A, Ravandi F, Liu-Dumlao T et al (2012) Epigenetic therapy is associated with similar survival compared with intensive chemotherapy in older patients with newly diagnosed acute myeloid leukemia. Blood 120: 4840–4845
15 Fenaux P, Mufti GJ, Hellström-Lindberg E et al (2010) Azacitidine prolongs survival compared with conventional care regimens in elderly patients with low bone marrow blast count acute myeloid leukemia. J Clin Oncol 28: 562–569
16 Kantarjian HM, Thomas XG, Dmoszynska A et al (2012) Multicenter, randomized, open-label, phase III trial of decitabine versus patient choice, with physician advice, of either supportive care or low-dose cytarabine for the treatment of older patients with newly diagnosed acute myeloid leukemia. J Clin Oncol 30: 2670–2677
17 Burnett AK, Milligan D, Prentice AG et al (2007) A comparison of low-dose cytarabine and hydroxyurea with or without all-trans retinoic acid for acute myeloid leukemia and high-risk myelodysplastic syndrome in patients not considered fit for intensive treatment. Cancer 109: 1114–1124
18 Ferrara F, Schiffer CA (2013) Acute myeloid leukaemia in adults. Lancet 381: 484–495

Sekundäre akute myeloische Leukämien

(M. Fiegl, K. Metzeler)

Etwa 10–15 % aller AML entstehen nicht *de novo*, sondern entweder aus vorbestehenden myeloischen Neoplasien oder infolge vorangegangener (Chemo- oder Strahlen-)Therapie von früheren Krebserkrankungen [1]. Der Großteil der sekundären AML (s-AML) entwickelt sich auf dem Boden eines vorbestehenden MDS oder einer anderen klonalen hämatologischen Erkrankung (MPS) [2]. Etwa 5–10 % aller AML, werden nach vorangegangener Strahlen- oder Chemotherapie beobachtet [3–6] und als therapieassoziierte AML (t-AML) bezeichnet. In der aktuellen WHO-Klassifikation der AML von 2008 kommt der Oberbegriff der sekundären AML als solcher zwar nicht vor, jedoch werden die AML mit Myelodysplasie-verwandten Veränderungen und die therapiebedingten AML als eigene Gruppen unterschieden [7]. Die ICD10-Klassifikation kennt zwar die MDS-assoziierte AML (C92.8), jedoch nicht die therapieassoziierte AML als eigenständige Entität.

s-AML/AML mit Myelodysplasie-assoziierten Veränderungen

Normalerweise ist zur Klassifikation einer AML als s-AML eine entsprechende Anamnese vonnöten; d. h., bei Diagnosestellung einer AML müssen Befunde vorliegen, die eine vorangegangene myeloische Neoplasie (im Allgemeinen ein MDS oder eine MPN) bestätigen.

Nach der WHO-Klassifikation der AML von 2008 ist die Diagnose einer AML mit Myelodysplasie-assoziierten Veränderungen (und somit einer s-AML) jedoch auch dann zu stellen, wenn solche Vorbefunde oder eine entsprechende Anamnese nicht existieren. Um die Diagnose in diesem Fall stellen zu können, müssen im Knochenmarkaspirat neben der üblichen Vermehrung auf ≥ 20 % Blasten morphologische Dysplasien in mindestens zwei Reihen in mindestens 50 % aller untersuchten Zellen der betroffenen Reihe vorliegen. Die Grenze von mindestens 10 % dysplastischen Zellen, die für die morphologische Diagnose eines MDS normalerweise gefordert wird, ist für diese Klassifizierung nicht ausreichend. Neben morphologischen und anamnestischen Kriterien können auch genetische Veränderungen herangezogen werden: Sollten bei einer AML MDS-assoziierte zytogenetische Veränderungen vorliegen (siehe Unterkapitel „Klassifikation der AML“), kann ebenfalls die Diagnose einer s-AML gestellt werden [7].

Therapieassoziierte AML

Als therapieassoziierte AML wird jede AML bezeichnet, die nach einer wie auch immer gearteten Chemotherapie oder Strahlentherapie auftritt. Es spielt dabei keine Rolle, ob die verabreichte Therapie kurz oder lang, intensiv (z. B. Polychemotherapie bei M. Hodgkin) oder weniger intensiv (z. B. MTX bei Autoimmunerkrankungen) war; Gleiches gilt für eine Bestrahlung in der Anamnese. Auch der Abstand zwischen auslösender Therapie und AML-Entstehung ist für die Einteilung als t-AML nicht relevant – im Normalfall beträgt dieser zwischen 2 und 7 Jahren, jedoch sind im Einzelfall auch deutliche kürzere Abstände (< 6 Monate) möglich. Die t-AML -Rate ist höher bei Patienten mit bestimmten Primärtumoren, insbesondere gynäkologischen Tumoren (Mamma- und Ovarialkarzinomen), Hodentumoren sowie malignen Lymphomen (Hodgkin sowie Non-Hodgkin-Lymphomen) [4, 5, 8].

In der Literatur werden immer noch aufgrund der initial verabreichten (Chemo- oder Strahlen-)Therapie zwei Formen unterschieden. Aufgrund des Einsatzes von Polychemotherapien, die verschiedene Gruppen von Zytostatika enthalten, sowie multimodaler Therapieansätze ist eine solche Einteilung jedoch heutzutage nicht mehr immer sicher zu vollziehen.

Nach Therapie mit Alkylantien und/oder Radiatio

Typische Alkylantien sind unter anderem Cyclophosphamid, Chlorambucil, Dacarbazin und Melphalan. Diese Form der akuten Leukämie tritt typischerweise nach einer Latenz von 4 bis 7 Jahren nach Exposition gegenüber der leukämogenen Substanz auf. Zwei Drittel der Patienten entwickeln zunächst ein MDS, wovon die Hälfte der Fälle innerhalb von 6 Monaten in eine s-AML übergehen. Das mediane Gesamtüberleben ist mit nur 8 Monaten kurz [9]. Mechanistisch spielen bei der Leukämogenese durch Alkylantientherapie Interaktionen mit DNA eine Rolle, welche zu multiplen und oft komplexen genetischen Veränderungen führen (aberranter Karyotyp 92 % versus normaler Karyotyp 8 %). An zytogenetischen Veränderungen stehen unbalancierte Aberrationen und Verlust genetischen Materials im Vordergrund, typischerweise die Chromosomen 5 und oder 7 betreffend (33 % Monosomie 7, 19 % Deletion 5q, 12 % Monosomie 5). In selteneren Fällen wurden Translokationen im genetischen Lokus 11p15 und im Tumorsuppressor-Gen p53 (17p13) berichtet [10–15]. Das Risiko für das Auftreten einer t-AML bei Patienten, die sich einer Hochdosistherapie mit autologer Stammzellretransfusion unterziehen, liegt bei 8–10 % [16]. Unabhängige Risikofaktoren für die Entwicklung einer t-AML in diesem Kontext sind eine vorherige Strahlenexposition (TBI) und die vorherige Applikation von mehr als vier chemotherapeutischen Regimen [17].

Nach Therapie mit Topoisomerase-Inhibitoren und Epipodophyllotoxinen

Die AML nach Therapie mit Topoisomerase-Inhibitoren (z. B. Topotecan oder Irinotecan) oder Anthrazyklinen (z. B. Mitoxantron, Daunorubicin oder Doxorubicin) entwickelt sich 2 bis 3 Jahre nach einer Chemotherapie. Nach der Behandlung mit Epipodophyllotoxinen wie Etoposid und Teniposid besteht ein 2- bis 12%iges Risiko für die Entwicklung einer sekundären AML. Der Einfluss der kumulativen Dosis ist umstritten [15, 18, 19]. Charakteristisch für diese Form der t-AML sind das Fehlen eines vorangehenden MDS sowie eine monozytäre Differenzierung der myeloischen Blasten mit Überwiegen der FAB-Typen M4 und M5 [20]. Mehr als 80 % der molekulargenetischen Veränderungen stellen balancierte Translokationen der Gene der Transkriptionsfaktoren *KMT2A* (*MLL*) – auf Chromosom 11 (11q23) – und *RUNX1* – auf Chromosom 21 (21q22) – dar. Seltener werden auch Inversionen oder Deletionen beobachtet [21].

Prognose und Therapie

Die Prognose sekundärer, aus MDS oder MPN entstandener AML ist in der Regel schlechter als die einer *De novo*-AML. Dieser sehr verallgemeinernde Ansatz greift jedoch sicherlich zu kurz, da viele der historischen Vergleiche vor Kenntnis der Bedeutung genetischer Aberrationen entstanden. Ob die sekundäre Leukämie *per se* mit einer schlechteren Prognose assoziiert ist oder ob das Überleben aufgrund bestimmter morphologischer oder biologischer Charakteristika, wie beispielsweise dem häufigeren Auftreten komplexer Karyotypen oder Verlust der Chromosomen 5 und 7, bei Patienten mit sekundärer AML schlechter ist, ist weiterhin umstritten [18, 22]. So zeigte sich beispielsweise kein Unterschied im Überleben bei s-AML mit morphologischen MDS-assoziierten Veränderungen im Vergleich zur AML NOS, während das Vorliegen MDS-typischer zytogenetischer Aberrationen mit einer deutlich schlechteren Prognose vergesellschaftet war [23].

Ähnliches lässt sich auch für die Patienten mit t-AML sagen. Auch hier ist generell eine im Vergleich zu Patienten mit *De-novo*-AML schlechtere Prognose zu beobachten [8, 24, 25]. Diese hat jedoch zahlreiche Ursachen: Neben einer möglichen erhöhten Morbidität und Mortalität aufgrund der Persistenz der primären malignen Erkrankung kann es bereits durch die vorangehende Therapie zu Einschränkungen der Organfunktionen gekommen sein, die dann die Durchführung einer intensiven Therapie erschweren. Auch kann die Rate an Frühtodesfällen aufgrund der kumulativen Toxizität höher als bei Patienten mit *De-novo*-AML L sein. Zum anderen sind auch die AML-spezifischen Charakteristika zu beachten: Zwar gleicht das Spektrum zytogenetischer Veränderungen in der Gruppe der t-AML dem der *De-novo*-AML, doch ist die t-AML mit einer höheren Frequenz ungünstiger zytogenetischer Veränderungen (komplexer Karytop, Deletionen 5 und/oder 7) assoziiert [26]. Jedoch wurde auch die Beobachtung gemacht, dass andere genetisch definierte Subgruppen (z. B. inv(16), t(15;17)) sich hinsichtlich Ansprechen auf Chemotherapie und Gesamtüberleben nicht von *De-novo*-AML mit denselben genetischen Aberrationen unterscheiden [21].

Zusammengefasst sollte die Therapie der sekundären akuten myeloischen Leukämien daher analog der Risikostratifizierung der *De-novo*-AML erfolgen [27] und nicht ausschließlich aufgrund des Vorliegens einer sekundären AML entschieden werden. Dies gilt in besonderem Maße für die therapieassoziierten AML. Dennoch ist aufgrund des vermehrten Auftretens ungünstiger Risikofaktoren die Prognose schlechter und die Rate sowohl an palliativen Therapien als auch an allogenen Stammzelltransplantation in diesem Patientenkollektiv höher als bei Patienten mit *De-novo*-AML.

Literatur

1 Leone G, Mele L, Pulsoni A et al (1999) The incidence of secondary leukemias. Haematologica 84: 937–945

2 Bauduer F, Ducout L, Dastugue N et al (1999) De novo and secondary acute myeloid leukemia in patients over the age of 65: a review of fifty-six successive and unselected cases from a general hospital. Leuk Lymphoma 35: 289–296

3 Kaldor JM, Day NE, Clarke EA et al (1990) Leukemia following Hodgkin's disease. N Engl J Med 322: 7–13

4 Pagana L, Pulsoni A, Tosti ME et al (2001) Clinical and biological features of acute myeloid leukaemia occurring as second malignancy: GIMEMA archive of adult acute leukaemia. Br J Haematol 112: 109–117

5 Pagana L, Pulsoni A, Vignetti M et al (2005) Secondary acute myeloid leukaemia: results of conventional treatments. Experience of GIMEMA trials. Ann Oncol 16: 228–233

6 Pui CH, Ribeiro RC, Hancock ML et al (1991) Acute myeloid leukemia in children treated with epipodophyllotoxins for acute lymphoblastic leukemia. N Engl J Med 325: 1682–1687

7 Swerdlow S, Campo E, Harris NL et al (eds) (2008) WHO Classification of Haematopoietic and Lymphoid Tissues. 4th ed. Lyon: IARC

8 Kayser S, Döhner K, Krauter J et al; German-Austrian AMLSG (2011) The impact of therapy-related acute myeloid leukemia (AML) on outcome in 2853 adult patients with newly diagnosed AML. Blood 117: 2137–2145

9 Vardiman JW, Harris NL, Brunning RD (2002) The World Health Organization (WHO) classification of the myeloid neoplasms. Blood 100: 2292–2302

10 Sacchi S, Marcheselli L, Bari A et al (2008) Second malignancies after treatment of diffuse large B-cell non-Hodgkin's lymphoma: a GISL cohort study. Haematologica 93: 1335–1342

11 Sacchi S, Marcheselli L, Bari A et al (2008) Secondary malignancies after treatment for indolent non-Hodgkin's lymphoma: a 16-year follow-up study. Haematologica 93: 398–404

12 Kumpulainen EJ, Hirvikoski PP, Johansson RT (2008) Long-term outcome of adjuvant chemotherapy cyclophosphamide, mitoxantrone, and fluoro-uracil in women with breast cancer. Acta Oncol 47: 120–123

13 Howard R, Gilbert E, Lynch CF et al (2008) Risk of leukemia among survivors of testicular cancer: a population-based study of 42,722 patients. Ann Epidemiol 18: 416–421

14 Howard RA, Gilbert ES, Chen BE et al (2007) Leukemia following breast cancer: an international population-based study of 376,825 women. Breast Cancer Res Treat 105: 359–368

15 Schonfeld SJ, Gilbert ES, Dores GM et al (2006) Acute myeloid leukemia following Hodgkin lymphoma: a population-based study of 35,511 patients. J Natl Cancer Inst 98: 215–218

16 Krishnan A, Bhatia S, Slovak ML et al (2000) Predictors of therapy-related leukemia and myelodysplasia following autologous transplantation for lymphoma: an assessment of risk factors. Blood 95: 1588–1593

17 Kalaycio M, Rybicki L, Pohlman B et al (2006) Risk factors before autologous stem-cell transplantation for lymphoma predict for secondary myelodysplasia and acute myelogenous leukemia. J Clin Oncol 24: 3604–3610

18 Josting A, Wiedenmann S, Franklin J et al (2003) Secondary myeloid leukemia and myelodysplastic syndromes in patients treated for Hodgkin's disease: a report from the German Hodgkin's Lymphoma Study Group. J Clin Oncol 21: 3440–3446

19 Mudie NY, Swerdlow AJ, Higgins CD et al (2006) Risk of second malignancy after non-Hodgkin's lymphoma: a British Cohort Study. J Clin Oncol 24: 1568–1574

20 Leone G, Pagano L, Ben-Yehuda D et al (2007) Therapy-related leukemia and myelodysplasia: susceptibility and incidence. Haematologica 92: 1389–1398

21 Rowley JD, Olney HJ (2002) International workshop on the relationship of prior therapy to balanced chro-

mosome aberrations in therapy-related myelodysplastic syndromes and acute leukemia: overview report. Genes Chromosomes Cancer 33: 331–345

22 Larson RA (2007) Is secondary leukemia an independent poor prognostic factor in acute myeloid leukemia? Best Pract Res Clin Haematol 20: 29–37

23 Miesner M, Haferlach C, Bacher U et al (2010) Multilineage dysplasia (MLD) in acute myeloid leukemia (AML) correlates with MDS-related cytogenetic abnormalities and a prior history of MDS or MDS/MPN but has no independent prognostic relevance: a comparison of 408 cases classified as "AML not otherwise specified" (AML-NOS) or "AML with myelodysplasia-related changes" (AML-MRC). Blood 116: 2742–2751

24 Larson RA, Dodge RK, Linker CA et al (1998) A randomized controlled trial of filgrastim during remission induction and consolidation chemotherapy for adults with acute lymphoblastic leukemia: CALGB study 9111. Blood 92: 1556–1564

25 Kantarjian HM, Estey EH, Keating MJ (1993) Treatment of therapy-related leukemia and myelodysplastic syndrome. Hematol Oncol Clin North Am 7: 81–107

26 Godley LA, Larson RA (2008) Therapy-related myeloid leukemia. Semin Oncol 35: 418–429

27 Kern W, Haferlach T, Schnittger S et al (2004) Prognosis in therapy-related acute myeloid leukemia and impact of karyotype. J Clin Oncol 22: 2510–2511

Akute lymphoblastische Leukämie (ALL) bei Erwachsenen

Koordiniert durch F. Schneller
M. Starck, M. Subklewe, C. Schmid, S. Schneider, M. Hentrich, F. Schneller, K. Spiekermann, C. Wendtner

Epidemiologie

Mit einer Inzidenz von zirka 1 : 100 000 Einwohner pro Jahr ist die ALL des Erwachsenen eine seltene Erkrankung. Beim Erwachsenen steigt die Inzidenz mit zunehmendem Lebensalter. Zirka 22 % der Patienten erkranken zwischen dem 21. und 54. Lebensjahr, 17 % darüber. Von einigen Ausnahmen abgesehen nimmt mit steigendem Lebensalter die Häufigkeit der mit einer schlechten Prognose assoziierten genetischen Alterationen zu, prognostisch günstige Aberrationen nehmen hingegen ab. Etwa zwei Drittel der Erwachsenen unter 60 Jahren haben eine B-Vorläufer-ALL. Dieser Anteil nimmt im Alter ebenfalls zu [1, 2].

Die ALL-Inzidenz ist bei Patienten mit Down-Syndrom erhöht.

In ca. 10 % der Fälle besteht bei Diagnosestellung ein ZNS-Befall.

Literatur

1 Gökbuket N (2013) How I treat older patients with ALL. Blood 122: 1366–1375
2 Moorman V, Chilton L, Wilkinson J et al (2010) A population-based cytogenetic study of adults with ALL. Blood 115: 206–214

Ätiologie und Pathogenese

(F. Schneller)

Das lymphatische System unterteilt sich grob in zwei Kompartimente: das B-Zell-System für die humorale Immunität und das T-Zell-System für die zelluläre Immunität. Die Reifung erfolgt kontinuierlich aus pluripotenten Stammzellen. Dabei findet die frühe B-Zell-Entwicklung im Knochenmark und die frühe T-Zell-Entwicklung im Thymus statt. Bei den akuten lymphatischen Leukämien entspricht der maligne Klon einer lymphatischen Vorläuferzelle in einem bestimmten Entwicklungsstadium. Ursächlich für die konsekutive hämatopoetische Insuffizienz sind die Akkumulation der malignen Zellen aufgrund eines gestörten Proliferations- und Apoptoseprogramms sowie die parakrine Suppression der Hämatopoese. Aufgrund des Homing-Verhaltens findet man bei den T-ALL gehäuft solide Tumormanifestationen mediastinal im Thymusbereich und bei allen ALL eine Mitbeteiligung der lymphatischen Organe (Lymphadenopathie, Hepatosplenomegalie).

Während der Reifung einer lymphatischen Zelle wird schrittweise ein T-Zell- bzw. B-Zell-(Immunglobulin)-Rezeptor ausgebildet, der sich an der Oberfläche der reifen Zelle befindet. Die Rekombination bestimmter Abschnitte der Immunglobulin- bzw. T-Zell-Rezeptor-Gene findet unter anderem enzymvermittelt durch Rekombinasen statt, sodass am Ende der funktionelle und für die Zelle spezifische Rezeptor entsteht. Für die Pathophysiologie der lymphatischen Systemerkrankungen postuliert man Fehler im Rekombinase-System, die dazu führen, dass regelwidrig Gene rekombiniert werden, die sich normalerweise weit voneinander entfernt im Genom befinden. Dadurch oder durch Mutationen kann es zur Überexpression, zur funktionellen Ausschaltung des Gens oder zur Entstehung eines Fusionstranskripts mit veränderten Eigenschaften kommen. Diese Faktoren tragen dann zum Wachstumsvorteil bzw. malignen Phänotyp bei.

Bei ALL mit fassbaren chromosomalen Aberrationen sind die beteiligten Gene weitgehend charakterisiert. Chromosomale Aberrationen lassen sich in 60–85 % der ALL-Fälle detektieren. Häufig wiederkehrende Aberrationen haben dabei einen prognostischen Stellenwert. In Fällen ohne chromosomale Aberrationen finden sich Mutationen und Änderungen der DNA-Kopienzahl. Dabei sind in der Regel Gene, die für die lymphatische Entwicklung von Bedeutung sind, betroffen [1, 2].

Man vermutet, dass der initiale Schritt zur Leukämogenese schon sehr früh in der Entwicklung geschieht und zu einer deregulierten Selbsterneuerung führt. Sekundäre Alterationen führen dann zum Wachstumsarrest und zum malignen Phänotyp. Dafür spricht, dass der maligne Klon bei Diagnosestellung heterogen bezüglich zusätzlicher Aberrationen ist. Sequenzielle Untersuchungen zeigen, dass im Rezidiv nur selten der prädominante Klon der Erstdiagnose nachweisbar ist. Häufiger sind Subklone, die entweder im Laufe der Behandlung entstanden sind oder durch diese selektioniert wurden. Diese sind mit einer erhöhten Resistenz verbunden [3, 4].

Literatur

1 Inaba H, Greaves M, Mullighan C (2013) Acute lymphoblastic leukaemia. Lancet 381: 1943–1955
2 Mullighan C, Goorha S, Radtke I et al (2007) Genome wide analysis of genetic alteration in ALL. Nature 446: 758–764
3 Mullighan C, Phillips L, Su X et al (2008) Genomic analysis of relapsed ALL. Science 322: 1377–1380
4 Yang J, Bhojwani D, Yang W et al (2008) Genome wide copy number profiling reveals molecular evolution from diagnosis to relapse in childhood ALL. Blood 112: 4178–4183

Klinik

(M. Starck)

Die Klinik der akuten lymphatischen Leukämie ist bedingt durch die Expansion des pathologischen Zellklons in Knochenmark und anderen Organen und entwickelt sich meist rasch, in der Regel innerhalb von Tagen, manchmal aber auch schleichend über Wochen. Die Symptome sind Ausdruck der hämatopoetischen Insuffizienz: Anämie mit Müdigkeit und allgemeiner Schwäche, Tachykardie, Dyspnoe, Granulozytopenie mit Infektneigung, Thrombozytopenie mit Blutungsneigung. Etwa ein Drittel der Patienten präsentiert sich bei Diagnosestellung mit Infektionen oder Blutungen, ca. zwei Drittel zeigen eine Lymphadenopathie und/oder Splenomegalie. Fieber ist meistens durch eine entzündliche Begleiterkrankung (Pneumonie, Tonsillitis, Proktitis) bedingt, aber auch Fieber ohne Infekt kommt vor. Knochenschmerzen können durch leukämische Infiltration verursacht werden. Bei etwa jedem 7. Patienten findet sich ein Mediastinaltumor (häufig bei T-ALL). Ein initialer Befall des Zentralnervensystems ist eher selten (ca. 7 % aller Patienten); er wird oft zufällig im Rahmen der routinemäßigen Liquoruntersuchung diagnostiziert, manchmal aber auch durch Kopfschmerzen und Ausfall von Hirnnervenfunktionen evident [1]. Auch ein Befall weiterer extralymphatischer Organe ist im Erwachsenenalter selten [2].

Die Anamnese ist meistens nicht sehr ergiebig, präleukämische Erkrankungen sind bei ALL außerordentlich selten.

Literatur

1 Lazarus HM, Richards SM, Chopra R et al (2006) Central nervous system involvement in adult acute lymphoblastic leukemia at diagnosis: results from the international ALL trial MRC UKALL XII/ECOG E2993. Blood 108: 465–472
2 Faderl S, Sima J, Kantarjian HM (2003) The biology and therapy of adult acute lymphoblastic leukemia. Cancer 98: 1337–1354

Klassifikation

(M. Subklewe, S. Schneider)

Akute lymphatische Leukämien (ALL) werden primär immunologisch klassifiziert (Tabelle 1). Eine aktuelle Systematik wurde von der *Europäischen Gruppe zur immunologischen Charakterisierung der Leukämien* (EGIL) vorgeschlagen [1, 2]. Morphologie und Zytochemie sind jedoch auch bei den akuten lymphatischen Leukämien Ausgangspunkt der Diagnostik. Die von der FAB(French-American-British)-Gruppe 1976 ursprünglich vorgeschlagene Einteilung in die drei Subtypen L1 bis L3 hat mit Ausnahme des Subtyps L3, der meist dem immunologischen Subtyp B-IV (reife B-ALL) der EGIL entspricht, keine klinische Bedeutung mehr [3]. Die morphologische Einteilung in die Typen L1 bis L3 wird bereits in der WHO-Klassifikation von 1999 nicht mehr empfohlen [4], da die L1- und

Tabelle 1. Immunologische Subgruppen bei 946 erwachsenen ALL-Patienten [1, 5].

Bezeichung	Charakteristische Antigenexpression	Inzidenz
B-Linien-ALL:	CD19+ u./o. CD79a+ u./o. CD22+	76 %
Pro-B-ALL (B-I)	Keine anderen B-lymphatischen Differenzierungsantigene	11 %
Common (c-)ALL (B-II)	CD10+	51 %
Pre-B-ALL (B-III)	cyIgμ+	10 %
Mature (reife) B-ALL (B-IV)	sIgM+, cy- oder s-kappa oder -lambda	4 %
T-Linien-ALL:	cyCD3+ oder sCD3+	24 %
Pro-T-ALL (T-I)	CD7+	6 %
Pre-T-ALL (T-II)	CD2+ u./o. CD5+ u./o. CD8+	
Cortical T-ALL (T-III)	CD1a+	18 %
Mature (reife) T-ALL (T-IV) TCR α/β TCR γ/δ	sCD3+, CD1a – anti-TCRα/β+ anti-TCRγ/δ+	

cy = zytoplasmatisch
s = surface (Oberfläche)
CD = Cluster of differentiation (siehe Tabelle 2 im Kapitel „Allgemeine Diagnostik“)
TCR = T-Zell-Rezeptor

L2-Morphologie weder den Immunphänotyp noch die genetischen Aberrationen oder den klinischen Verlauf vorhersagen. Die frühere, nach zellmorphologischen und zytochemischen Eigenschaften erfolgte Einordnung der Blasten mittels der PAS-Färbung als lymphoblastisch (PAS-positiv bei gleichzeitigem Fehlen der Myeloperoxidase und der Esterase) oder als undifferenziert (PAS-negativ) erwies sich aufgrund der nur unzuverlässigen Unterscheidungsmöglichkeit zu myeloischen Leukämien (auch bei myeloischen Leukämien unter Umständen mit unterschiedlicher Stärke positiv) als kein sicheres differenzialdiagnostisches Kriterium.

Neben der Zuordnung der Blastenpopulation zur B- oder T-Zell-Reihe können mithilfe der Immunphänotypisierung nach der EGIL drei B-Vorläufer-ALL-Subtypen sowie eine reifzellige B-ALL unterschieden werden [1]. Zu den Vorläufer-Leukämien der B-Zell-Reihe werden die Pro-B-ALL, die c-ALL sowie die Prä-B-ALL gerechnet. Ihnen gemeinsam ist die Expression des Pan-B-Zell-Antigens CD19 sowie der zytoplasmatischen Marker cyCD22 und cyCD79a. Mindestens zwei dieser drei Marker sollten für die Definition der B-Zell-Linie nachweisbar sein. Zusätzlich findet sich eine Expression von TdT, CD24, und HLA-DR. Die Marker CD34 und CD20 können negativ sein. Die Expression des Pan-Leukozytenantigens CD45 ist variabel.

Die Pro-B-ALL ist charakterisiert durch die fehlende Expression von CD10 und repräsentiert wahrscheinlich im Antigenexpressionsmuster eine stammzellnahe Differenzierungsstufe der B-Lymphozytopoese (CD19+, cyCD79a+, cyCD22+, TdT+). Die c-ALL zeigt eine Expression von CD10 (CALLA = common acute lymphoblastic leukaemia antigen), wohingegen eine Expression der μ-Schwerketten im Zytoplasma im Gegensatz zur Prä-B-ALL fehlt. Aufgrund der fehlenden klinischen Bedeutung in Abgrenzung zur c-ALL und der problematischen durchflusszytometrischen Analytik hinsichtlich des Nachweises einer Expression von zytoplasmatischem Igμ wird heute zunehmend dieser Subtyp nicht mehr von der c-ALL abgegrenzt. Reife ALL der B-Zell-Reihe zeigen im Gegensatz zur Prä-B-ALL bei zwar möglicher Expression von CD10 eine Oberflächenexpression von sowohl Igμ-Schwerketten als auch Igκ- oder Igλ-Leichtketten sowie eine Negativität von TdT. Bei allen Subtypen können aberrante myeloische Marker, z. B. CD13 und CD33 koexprimiert und für die Detektion von MRD verwendet werden.

Bezüglich des aktuellen Kenntnisstands hinsichtlich der klinisch-prognostischen Bedeutung der einzelnen immunologisch charakterisierbaren ALL-Subtypen wird auf die Unterkapitel zur Therapie der ALL verwiesen.

Tabelle 2. EGIL-Kriterien zur Klassifikation der B-Vorläufer-ALL/B-ALL (modifiziert nach [1]).

Subklassifikation	Pan-B-Zell-Marker (CD19, CD22, cyCD79a)	CD10	cyIgM	s/cyIgM oder sκ-/λ-Leichtkette
Pro-B-ALL	+	–	–	–
c-ALL	+	+	–	–
Prä-B-ALL	+	+/–	+	–
B-ALL	+	+/–	+/–	+

Diagnostische und therapeutische Relevanz: CD20-Expression < 20 %, > 20 %

Tabelle 3. Immunphänotyp der Hämatogonien [6].

Hämatogonien mit zunehmender Reife				Reife B-Zelle
TdT				
CD34				
CD10 bright	CD10	CD10	CD10	
CD19	CD19	CD19	CD19	CD19
CD22 dim	CD22 dim	CD22 dim	CD22 dim	CD22
CD38 bright	CD38 bright	CD38 bright	CD38 bright	CD38 bright negativ
		CD20 dim	CD20	CD20
		sIg	sIg	sIg

Differenzialdiagnostisch muss insbesondere bei Nachweis einer kleinen CD10-positiven B-Zell-Population immer auch an das Vorkommen von physiologischen B-lymphozytären Vorläuferzellen (Hämatogonien) gedacht werden, da diese Keimzentrumszellen ebenfalls CD10 exprimieren. Hämatogonien können besonders bei Kindern oder bei verschiedenen Erkrankungen im Erwachsenenalter einen signifikanten Anteil der Knochenmarkzellen ausmachen. In der Regenerationsphase nach einer Chemotherapie oder allogenen Stammzelltransplantation kann der Anteil der Hämatogonien stark ansteigen. Da sie morphologisch und immunphänotypisch Formen der B-Vorläufer-ALL oder Lymphomen (insbesondere dem follikulären Lymphom) ähneln können, können sich diagnostische Schwierigkeiten ergeben; vor allem bei kleinen auffälligen Populationen ist der Nachweis von Malignität schwierig, da sich hier eine Leichtkettenrestriktion häufig nicht beweisen lässt. Die Koexpression von CD43 auf Hämatogonien unterstützt die Abgrenzung gegenüber malignen B-Zell-Neoplasien.

Spezielle Diagnostik

Zytogenetik und Molekulargenetik sind bei der ALL obligate Untersuchungen, da sie zur Identifikation unabhängiger prognostischer Untergruppen führen. Bei zirka 60–80 % der erwachsenen Patienten mit ALL liegen strukturelle oder numerische Chromosomenaberrationen vor. Diese zytogenetischen Veränderungen bestimmen oftmals spezifische Entitäten mit einzigartigen hämatologischen und prognostischen Eigenschaften [7].

Am häufigsten mit einer Inzidenz von zirka 25–30 % der Gesamtgruppe der ALL und von besonderer Bedeutung wegen ihrer schlechten Prognose ist hier vor allem die Philadelphia-Chromosom-positive ALL – mit t(9;22)(q34;q11.2) BCR-ABL1 –, die üblicherweise immunologisch mit einer c-ALL oder Prä-B-ALL assoziiert ist. Molekulargenetisch wird dabei das BCR-ABL1-Fusionstranskript nachgewiesen.

Die klinisch bedeutsame und therapeutisch relevante Translokation t(4;11) bzw. das Fusionstranskript KMT2A-AFF1 mit einer Gesamtinzidenz von etwa 6 % bei älteren Patienten ist häufig assoziiert mit einer Pro-B-ALL. Sie stellt eine Unterform

Tabelle 4. Rekurrente genetische Veränderungen bei der B-Zell-ALL [7].

Zytogenetik	Fusionsgen	Subtyp	Häufigkeit	
			Kinder	Erwachsene
t(1;19)(q23;p13)	*TCF3-PBX1*	Prä-B-ALL	5–6 %	3 %
t(4;11)(q21;q23)	*KMT2A-AFF1* (*KMT2A-AF4*)	Pro-B-ALL	2 %	6 %
t(11;19)(q23;p13)	*KMT2A-ENL*	Pro-B-ALL, Prä-T-ALL	< 1 %	< 1 %
t(9;22)(q34;q11)	*BCR-ABL1*	c-ALL, Prä-B-ALL	2–5 %	25–30 %
t(8;14)(q24;q32)	*IGH-MYC*	reife B-ALL	3 %	5 %
t(12;21)(p13;q22)	*ETV6-RUNX1*	c-ALL	10–20 %	< 1 %

der B-lymphoblastischen Leukämie mit t(v;11q23), *KMT2A*-rearranged dar.

Alle anderen klonalen Aberrationen bei der ALL weisen eine Inzidenz von weniger als 10 % auf. Nach dem Vorschlag der WHO-Klassifikation sollten zusätzlich derzeit noch folgende zytogenetische bzw. molekulargenetische Entitäten innerhalb des jeweiligen immunologisch definierten Subtyps aufgrund ihrer prognostischen Relevanz abgegrenzt werden [6]: t(1;19)(q23;p13.3) E2A-PBX1 (TCF3-PBX1), t(12;21)(p13;q22) TEL-AML1 (ETV6-RUNX1), t(5;14)(q31;132) IL3-IGH sowie die B-lymphoblastische Leukämie mit hyper- oder hypodiploidem Chromosomensatz [7–9] (siehe auch www.dgho-onkopedia.de/de/onkopedia/leitlinien/akute-lymphatische-leukaemie).

Untersuchungsmaterialien

Untersuchungsmaterialien sind periphere Vollblut- sowie Knochenmarkproben. Aus dem eingesandten Material muss zumindest eine zytomorphologische und immunzytologische Diagnostik möglich sein.

Grundsätzlich ist die Zytomorphologie nur aus EDTA-Blut/Knochenmark möglich. Die Durchflusszytometrie wird bevorzugt aus EDTA-Blut/Knochenmark durchgeführt, ist jedoch auch aus heparinisierten Proben möglich. Die Molekulargenetik und die FISH-Diagnostik sind sowohl aus EDTA- als auch aus Heparin-Blut/Knochenmark möglich. Die Zytogenetik ist auf vitale Zellen angewiesen und benötigt zwingend heparinisiertes Material. Somit wird bei der Diagnostik von akuten Leukämien bevorzugt EDTA- und Heparin-Knochenmark benötigt.

Der Vorteil heparinisierter Proben liegt in einer längeren Haltbarkeit des Zellmaterials (bei Versand in ein auswärtiges Labor in der Regel anzuraten), eine gleichzeitige morphologische Begutachtung (Differenzialausstrich) ist hieraus jedoch im Gegensatz zu EDTA-Material aus färbetechnischen Gründen nicht mehr möglich, sodass entsprechende Ausstrichpräparate parallel mit eingesandt werden müssen.

- 5 ml Knochenmarkblut mit EDTA (1,2–2 mg/ml Material (4,1–6,8 mmol/ml)
- 5 ml Knochenmarkblut mit Heparin (500 IE/ml Material)
- 10 ml peripheres Blut mit EDTA
- 10 ml peripheres Blut mit Heparin
- 8–10 ungefärbte Knochenmark- und/oder Blutausstriche

Angaben über die Verdachtsdiagnose, klinische Daten wie Lymphknotenstatus, Leber- und Milzgröße, die laufende Therapie sowie aktuelle Angaben zu Blutbild, Differenzialblutbild und ggf. Vermerk über auffällige weitere Laborparameter sind für eine umfassende Befunderstellung unerlässlich. Insbesondere auch eine begonnene Vorphasentherapie mit Steroiden ist zwingend anzugeben, da sie sowohl die durchflusszytometrischen Analysen verändert (CD10-Expressionslevel) als auch die zytogenetische Diagnostik erschwert bis unmöglich macht.

Indikationen für eine immunzytologische Untersuchung bei der Verdachtsdiagnose akute Leukämie sind:

- Nachweis der Linienzugehörigkeit (T- oder B-Zell- vs. myeloische Reihe)
- Abgrenzung reaktiver Veränderungen von malignen lymphatischen Neoplasien

- Subklassifizierung der ALL
- Koexpression von Target-Antigenen, z. B. CD20, CD22, CD19
- Verlaufsbeobachtung inklusive MRD (minimal residual disease)

Morphologie

Die morphologische Subtypisierung der ALL in die Gruppen L1, L2, L3 hat keine wesentliche Bedeutung mehr. Relevant ist nur noch der Subtyp L3, der eine signifikante Korrelation mit dem immunologischen Subtyp der reifen B-ALL (B-IV) zeigt und morphologisch einfach von den beiden anderen FAB-Typen zu unterscheiden ist. Die Erkennung dieses Subtyps ist wichtig, weil die Prognose durch eine spezifische Therapie erheblich verbessert werden konnte. Morphologisch vorherrschend ist hier ein gleichförmig großer Zelltyp mit regelmäßigen, ovalen bis runden Kernen mit dichtem Kernchromatin und einem bis mehreren prominenten Nukleoli. Das Kernchromatin ist homogen und feinkörnig. Ein basophiler, meist breiter Zytoplasmasaum mit deutlichen Vakuolen ist charakteristisch [3].

Zytochemisch zeigt oft ein Teil der ALL-Blasten eine grobkörnige Ablagerung PAS-positiven Materials im Zytoplasma. Der Anteil PAS-positiver Blasten ist aber sehr variabel und die PAS-Färbung nicht spezifisch für die ALL. Die Myeloperoxidase (POX) muss negativ sein, die unspezifische Esterase ist negativ oder nur schwach positiv.

Immunphänotypisierung

Die Subtypisierung der ALL erfolgt auf der Basis der in Tabelle 1 und Tabelle 2 aufgelisteten immunologischen Kriterien, ihre Differenzierung gegenüber Peroxidase-negativen Subtypen der AML sowie die Abgrenzung von biphänotypischen oder bilineären Leukämien (s. u., Unterkapitel „Differenzialdiagnose“) durch zusätzliche Einbeziehung von Antikörpern gegen myeloische Antigene, wie CD13, CD14, CD15, CD33 und CD65.

T-Zell-Reihe

Allen ALL-Subtypen der *T-Zell-Reihe* gemeinsam ist die Expression des Pan-T-Zell-Antigens CD3, überwiegend nur im Zytoplasma angefärbt (cyCD3), sowie von CD7, meist auch CD5 und CD2 sowie der TdT als Linien-unspezifischem unreifem Antigen (Tabelle 2). Allein CD3 ist streng T-Linien-spezifisch, während hingegen CD2, CD5 und CD7 auch bei einem Teil der AML „aberrant“ zu finden sind oder im Verlauf als zusätzliche aberrante Antigenexpression hinzutreten können. Den *präthymischen ALL* (Pro-T-ALL und Prä-T-ALL), ursprünglich definiert durch die fehlende Bindung von Schaferythrozyten im Erythrozyten-Rosettierungstest, fehlt die thymusspezifische Expression von CD1a, CD4 und CD8. Sie exprimieren die Pan-T-Zell-Antigene zusammen mit dem „Stammzellantigen“ CD34 und/oder HLA-DR oder CD10.

Im normalen oder regenerierenden Knochenmark sind – zumindest ohne spezielle Anreicherungsverfahren – weder thymische noch präthymische Antigenmuster nachweisbar. Dieser Sachverhalt stellt eine der Grundlagen für die Erkennung residualer Leukämiezellen oder eines Rezidivs im weiteren Verlauf dar.

Die *German Multicenter Study Group on Adult ALL* (GMALL) fasst die *präthymischen ALL* (Pro- und Prä-T-ALL) als eine klinisch-prognostische Entität auf. Das *intrathymische* bzw. kortikale Stadium der T-Zell-Differenzierung ist (im Gegensatz zu reifen T-Lymphozyten) charakterisiert durch eine Koexpression von CD4 und CD8 auf der gleichen Zelle sowie des transmembranen 49-kDa-Typ-I-Glykoproteins CD1a („Thymusantigen“) – zusammen mit CD10 im frühen thymischen Reifungsstadium oder mit sCD3 (surface-CD3) im späten thymischen Reifungsstadium.

Auch in der neuen WHO-Klassifikation werden die verschiedenen oben genannten Differenzierungsstadien aufgeführt mit dem Hinweis auf eine in einigen Studien nachgewiesene Korrelation zwischen dem Stadium der T-Zell-Differenzierung und dem Überleben [7].

Bei der *reifen T-ALL*, die nur sehr selten diagnostiziert wird, werden CD7, CD5, CD2 sowie CD3 und entweder CD4 oder CD8 exprimiert. Im Gegensatz zur intrathymischen (kortikalen) T-ALL fehlt hier charakteristischerweise die Expression von CD1a.

Eine weitere Unterteilung anhand der Expression der α/β- bzw. γ/δ-Polypeptidketten des T-Zell-Rezeptors ist heute mittels monoklonaler Antikörper möglich, muss allerdings hinsichtlich ihrer klinischen Relevanz noch analysiert werden.

Tabelle 5. EGIL-Kriterien zur Klassifikation der T-Vorläufer-ALL (modifiziert nach [1]).

Subklassifikation	cyCD3, CD7	CD2, CD5, CD4 u./o. CD8	CD1a	sCD3
Pro-T-ALL (T-I)	+	–	–	–
Prä-T-ALL (T-II)	+	+	–	–
Kortikale T-ALL (T-III)	+	+/–	+	–*
Medulläre T-ALL (T-IV)	+	+/–	–	+

*Wird sCD3 als Oberflächenantigen gemeinsam mit CD1a exprimiert, erfolgt eine Einteilung in die T-III-Subklassifikation.

LGL-Leukämien

Seltener als die klassischen T-Zell-Leukämien sind die *LGL-Leukämien* (large granular lymphocyte), die heute als eigene Entität abgegrenzt werden. Im gesunden Blut findet sich ein Anteil von 10–15 % NK-Zellen, die CD16, CD56 und/oder CD57 exprimieren. Unterschieden werden CD3/TCR-positive und CD3/TCR-negative NK-LGL-Leukämien. Morphologisch zeigen die Blasten runde bis ovale, exzentrische Kerne mit mäßig kondensiertem Chromatin; im blass basophilen Zytoplasma liegen azurophile Granula.

Unter den *T-LGL-Leukämien* ist das Antigenmuster CD2+, CD3+, CD4–, CD5–, CD7–, CD16+, CD25–, CD8+, CD56–, CD57+/–, TCR α/β mit 95 % am häufigsten vertreten. Lymphozytose, Neutropenie, Anämie und Splenomegalie sind die typischen Symptome dieser Erkrankung mit indolentem Verlauf. Die charakteristischen Antigene einer *NK-LGL-Leukämie*, die bei Europäern sehr selten ist, sind CD2, CD56 und CD16; CD57 und CD8 sind hier variabel exprimiert. Die NK-LGL-Zellen tragen keinen T-Zell-Rezeptor, sie zeigen kein Rearrangement der T-Zell-Rezeptor-Gene auf molekularbiologischer Ebene und haben einen aggressiven Verlauf [10].

B-Zell-Reihe

Zu den *B-Vorläufer-Leukämien* („B-cell-precursor"-ALL) gerechnet werden die Pro-B-ALL, die c-ALL sowie die Prä-B-ALL. Ihnen gemeinsam ist die Expression von zytoplasmatischem CD22 (cyCD22) als B-Linien-spezifischem Merkmal und der Pan-B-Zell-Antigene CD19 und auch CD24, die jedoch nicht streng linienspezifisch sind, da sie auch „aberrant" bei akuten myeloischen Leukämien vorkommen können.

Die *Pro-B-ALL.* ist charakterisiert durch das Fehlen von CD10 und repräsentiert wahrscheinlich das Muster einer seltenen, im normalen Knochenmark nicht nachweisbaren stammzellnahen Differenzierungsstufe der B-Lymphopoese. Typisch für diese Leukämie sind Genumlagerungen, die das Chromosom 11(q23) involvieren, so zum Beispiel die t(4;11). Der monoklonale Antikörper 7.1, der bisher noch nicht geclustert ist, erkennt ein Oberflächenantigen, das dem NG2-Proteoglykan der Ratte homolog ist und bei Gesunden weder auf reifen Blutzellen noch auf hämatopoetischen Vorläuferzellen exprimiert wird. Jedoch werden Blasten einiger relevanter Subtypen der akuten lymphatischen Leukämien, wie z. B. die Pro-B-ALL mit t(4;11), durch den Antikörper erkannt, der eine nach den bisher vorliegenden Daten hohe Spezifität von zirka 70–100 % (je nach Leukämiesubtyp) in der Detektion des 11q23-Rearrangements aufweist. Bei einem Nachweis des NG2-Moleküls mittels des monoklonalen Antikörpers 7.1 kann somit in hohem Maße auf das Vorliegen der t(4;11) geschlossen werden. Insbesondere interessant ist dieser monoklonale Antikörper auch für den Nachweis einer minimalen residualen Erkrankung (MRD). Oftmals findet sich eine Koexpression myeloischer Antigene (z. B. CD65, CD15).

Die *Prä-B-ALL*, die der späteren B-Lymphopoese entspricht, ist gekennzeichnet durch die zytoplasmatische Expression von Igμ-Schwerketten (in definitionsgemäß mehr als 10 % der Blasten) ohne assoziierte Igκ- oder Igλ-Leichtketten. Da die Abgrenzung von der c-ALL klinisch nicht von Bedeutung und der durchflusszytometrische Nachweis einer Expression von zytoplasmatischem Igμ (cyIgμ) problematisch ist, wird der Subtyp Prä-B-ALL (B-III) heute zunehmend nicht mehr von der c-ALL unterschieden und die Untersuchung auf Expression von cyIgμ in vielen Labors nicht mehr durchgeführt.

Die *c-ALL* ist charakterisiert durch die Expression von CD10 („CALLA" = common acute lymphoblastic leukemia antigen) und durch die fehlende Expression von µ-Schwerketten im Zytoplasma im Gegensatz zur Prä-B-ALL. Zusätzlich werden CD19, cyCD22, CD24 und cyCD79a exprimiert. CD34 und/oder CD20 und/oder TdT können positiv sein bei Negativität für membranständiges Immunglobulin.

Lymphoblastische B-Zell-Non-Hodgkin-Lymphome (B-NHL) und *reife B-ALL* (Mature B-ALL) zeigen unter Umständen auch eine Expression von CD10, jedoch in Abweichung von der Prä-B-ALL eine Oberflächenexpression von sowohl Igµ-Schwerketten als auch Igκ- oder Igλ-Leichtketten sowie TdT-Negativität. Der Immunphänotyp entspricht hier dem Muster der frühen B-Zelle, die im regenerierenden Knochenmark und in kleiner Anzahl auch im peripheren Blut (insbesondere von Kindern) nachweisbar ist. Abweichend vom Phänotyp der frühen B-Zelle sind die Blasten jedoch negativ für CD24 [11]. Typische Aberrationen dieser Leukämie sind t(8;14), selten auch die t(2;8) oder die t(8;22), die mit einer Aktivierung des c-myc-Protoonkogens einhergehen. Der Verlauf der Erkrankung ist unter spezifischer Therapie günstig.

MRD-Diagnostik

Die technologischen Verbesserungen bei der Durchflusszytometrie haben dazu geführt, dass diese Methode nicht nur für die Diagnostik, sondern auch für MRD-Messungen herangezogen wird. Voraussetzung hierfür ist die Akquirierung von 500 000 bis zu einer Millionen Events mit dem Ziel, mindestens 50 bis 100 Events einer definierten Zellpopulation zu messen. Dieses ermöglicht eine Sensitivität von 1 : 10 000 Zellen (0,01 %), sodass die Durchflusszytometrie durchaus mit der herkömmlichen, PCR-basierten Methode konkurrieren kann. Die Immunphänotypisierung ist eine inzwischen etablierte Methode in der Detektion einer MRD bei der ALL und kann bei bis zu 95 % der Patienten durchgeführt werden. Einschränkend ist anzumerken, dass die Mehrheit der Studien aus der Pädiatrie kommt, in der auch die prognostische Wertigkeit der MRD mittels Durchflusszytometrie gezeigt werden konnte.

Die polnische Studiengruppe konnte im Rahmen ihrer durchflusszytometrischen MRD-Diagnostik nach Induktionstherapie einen Grenzwert von 0,1 % als unabhängigen Prädiktor für ein Rezidiv definieren und die europäische Studiengruppe der Erwachsenen-ALL identifizierte in ihren MRD-Studien mittels Durchflusszytometrie oder PCR ebenfalls den Grenzwert von 0,1 % als signifikanten Prognosefaktor. Die MRD-Diagnostik bei der ALL dient somit zur Prognoseabschätzung, als früher Marker für ein beginnendes Rezidiv und als sensitive Methode zur Quantifizierung einer MRD vor Therapie, z. B. vor einer allogenen Stammzelltransplantation. Zukünftige Studien müssen zum einen die MRD-Flow-Methodik standardisieren und zum anderen zeigen, inwieweit diese Diagnostik zu einer Verbesserung der Therapie und der Prognose von Patienten führt (Tabelle 6) [7, 10, 12–14, 18–21].

Tabelle 6. Studienergebnisse zur Wertigkeit der Durchflusszytometrie- und PCR-basierten MRD-Diagnostik bei der ALL.

Autor	Gruppe	Methode	n =	Prognostisches Modell	Erkrankungsfreies Überleben
Brüggemann et al. 2006 [15]	GMALL	PCR	105	$< 10^{-4}$ d11 und $< 10^{-4}$ d24	100 %
				$> 10^{-4}$ d11 und $> 10^{-4}$ d24	6 %
				Alle anderen	53 %
Holowiecki et al. 2008 [16]	PALG	Flow	115	$< 10^{-3}$ (4 Wochen)	61 %
				$> 10^{-3}$ (4 Wochen)	17 %
Bassan et al. 2009 [17]	NILG	PCR	142	$< 10^{-4}$ Wo. 16, $< 10^{-4}$ Wo. 22	72 %
				Alle anderen	14 %

Zytogenetik
(S. Schneider)

Bei zirka 70 % der erwachsenen ALL Patienten liegen strukturelle oder numerische Chromosomenaberrationen vor, die in charakteristischer Weise mit spezifischen Subgruppen der ALL assoziiert sind.

Tabelle 7 zeigt eine systematische Zusammenstellung der wichtigsten spezifischen klonalen Chromosomenbefunde bei ALL [22]. Dabei ist zu berücksichtigen, dass die Korrelation zwischen Zelllinien- beziehungsweise Differenzierungszuordnung und Karyotyp in fast keinem Fall vollständig ist. Ein zytogenetischer Befund allein ist daher kaum jemals pathognomonisch für eine definierte Subgruppe. Überschneidungen kommen häufig vor. Eine wichtige Ausnahme stellt die in drei Translokationsvarianten vorliegende Verlagerung des Onkogens MYC (Translokation mit Bruchpunkt 8q24) bei der reifen B-Zell-Leukämie dar [11].

Etwa 35 % der kindlichen und etwa 5 % der Erwachsenen-ALL zeigen eine prognostisch als günstig einzuschätzende Hyperdiploidie mit mehr als 50 Chromosomen ohne zusätzliche strukturelle Aberrationen. Treten zusätzliche strukturelle Aberrationen auf – dies betrifft etwa 50 % der Patienten –, so wird die Prognose entsprechend derjenigen bei Vorliegen der strukturellen Aberrationen allein eingestuft („Pseudodiploidie"). Diploide oder fast diploide Chromosomensätze (bis zu 60 % der ALL) sind prognostisch indifferent, ein fast haploider Chromosomensatz, der überwiegend bei kindlichen ALL zu finden ist (1–3 % der ALL), ist als prognostisch ungünstig zu bewerten. Strukturelle Aberrationen (zirka 35 % der ALL im erwachsenen Alter) sind generell mit einer schlechten Prognose vergesellschaftet. Dies gilt insbesondere für Translokationen mit Beteiligung des Bruchpunkts 11q23 und für *BCR-ABL1*-positive ALL (10–30 % der Erwachsenen-ALL, 2–6 % der kindlichen ALL).

Die mitotische Aktivität und auch die morphologische Qualität der Chromosomen zeigen bei den ALL erfahrungsgemäß die niedrigsten Werte von allen Leukämien. Die Daten zur Häufigkeit von klonalen Chromosomenveränderungen dieser Leukämien hängen daher in hohem Grade von der Präparation ab und variieren entsprechend stark. Besondere Sorgfalt und Geschwindigkeit bei Materialentnahme und -versand sind geboten, um die größtmögliche Zahl auswertbarer Zellen zu erhalten. Der Einsatz der Fluoreszenz-in-situ-Hybridisierung (FISH) mit Einbeziehung der Interphasezellen ist hier methodisch hilfreich.

FISH-Technik bei ALL

Einer der größten Vorteile der FISH-Technik ist der Gebrauch von Interphasezellen, d. h. man benötigt keine mitotischen Zellen und auch der Zeitfaktor ist deutlich geringer. Eine FISH-Untersuchung bekommt man innerhalb von 24 Stunden. Allerdings ist sie Fällen vorbehalten, bei denen der Verdacht auf spezifische Genveränderungen besteht. Meist liegt eine klinische/zytologische/immunologische Verdachtsdiagnose vor oder es ergeben sich zytogenetische Anhaltspunkte, die eine entsprechende FISH-Untersuchung nahelegen.

Tabelle 7. Zytogenetische Veränderungen bei akuten lymphoblastischen Leukämien.

Chromosomale Aberration	ALL-Subtyp	Besonderheiten
t(9;22)	Vorwiegend B-Vorläufer (c-ALL, Pro-B-ALL)	
t(4;11)	Pro-B und Prä-B, oft mit myeloischer Koexpression	Hyperzellulär
t(1;19)	Prä-B	Oft chromosomal unbalanciert (partielle Trisomie 1q)
t(8;14)(q24;q32) Variante: t(2;8) und t(8;22)	B-ALL	
t(8;14)(q24;q11)	T-ALL	
Hyperdiploidie (> 50!) durch multiple Trisomien	c-ALL im Kindesalter	

Ähnlich wie bei der AML liegen auch bei vielen ALL-Patienten bei Diagnosestellung Chromosomenveränderungen vor, die unter Verwendung geeigneter Gensonden mithilfe der FISH-Methode aufgedeckt werden können. Bei Diagnosestellung können Sonden für die einzelnen Chromosomen sowie spezielle Sonden zum Nachweis von ALL-typischen Genumlagerungen wie t(9;22) oder Rearrangements des *KMT2A*-Locus (11q32) verwendet werden, um numerische und strukturelle Chromosomenaberrationen bei einzelnen Patienten zu erfassen. Solche Marker bieten die Möglichkeit zu Verlaufsuntersuchungen und erlauben unter Umständen auch eine prognostische Aussage, z. B. schlechte Prognose bei Vorliegen einer t(9;22).

Für die Analyse der (bei ALL typischen) Antigenrezeptor-Gen-Umlagerungen kommt die FISH-Technik zwar bisher nicht in Frage, da die veränderten Genabschnitte zu kurz sind, um sie mithilfe dieser Technik darstellen zu können. Jedoch sind andere bei den lymphatischen Leukämien häufige Umlagerungen sehr gut einer solchen Analyse zugängig. Insbesondere kommt der FISH-Technik beim Nachweis von *BCR-ABL*-Genumlagerungen, die gehäuft bei den sogenannten c-ALL-positiven B-Vorläufer-Leukämien vorkommen, eine zunehmende Bedeutung zu. Hier können nicht nur sogar aberrante Umlagerungen, die von der gängigen PCR nicht entdeckt werden, noch nachgewiesen werden, sondern vor allem ermöglicht diese Methode, eine Reduktion des malignen Klons unter Therapie quantitativ zu verfolgen. Morphologische Untersuchungen der Zellen mit der Umlagerung erlauben es auch, die Reifungstendenz der Zellen des Klons zu bestimmen.

Ähnlich wie bei der AML können numerische und andere strukturelle Chromosomenaberrationen sowie bisher nicht genauer charakterisierte genetische Veränderungen mithilfe der FISH-Technik aufgedeckt und im Verlauf der Erkrankung kontrolliert werden. Darüber hinaus können Chromosomenaberrationen, deren Zuordnung mittels Bandentechnik in der klassischen Zytogenetik Schwierigkeiten bereitet, mithilfe der FISH-Technik zugeordnet werden. So lassen sich durch Verwendung geeigneter Sonden die an einer komplexen Translokation beteiligten Chromosomen ausfindig machen. Mit einer Sensitivität von etwa 1–5 % können Zellen des leukämischen Klons im Verlauf der Erkrankung nachgewiesen werden, selbst wenn sich die vorhandenen Zellen nicht in Teilung befinden. Dies ermöglicht eine engmaschige Kontrolle des Therapieerfolgs.

Die FISH-Untersuchung ersetzt bislang die konventionelle Zytogenetik nicht, die bei Diagnose immer durchgeführt werden sollte. In Zukunft werden sicher weitere spezifische Sonden entwickelt, um noch mehr ALL-typische Translokationen erfassen zu können.

Molekulargenetik (PCR-Analyse)

Molekularbiologische Methoden nehmen einen zunehmenden Raum in der Diagnostik von Leukämien ein. Charakteristische Translokationen und auch die einzelnen leukämiespezifischen Genrearrangements werden mit der sehr sensitiven Polymerasekettenreaktion (PCR) erfasst. Die PCR-Analyse kann spezifische Genveränderungen nachweisen, die die Diagnose unterstützen. Sie ist dabei weniger aufwendig und empfindlicher als zytogenetische Analysen. Voraussetzung ist die Verfügbarkeit entsprechender Primer und eine klinische Verdachtsdiagnose.

Nachweis von Antigenrezeptor-Gen-Umlagerungen (Klonalitätsanalyse)

Für die Untersuchung leukämiespezifischer Genrearrangements werden sogenannte Klonalitätsanalysen durchgeführt. Diese PCR-basierte Methode hat die früher übliche Southern-Blot-Analyse überwiegend abgelöst. Eine Klonalitätsanalyse lässt sich zum einen durch den Nachweis einer die Zellen eindeutig charakterisierenden Eigenschaft (z. B. spezifische Immun-Gen-Rearrangements), zum anderen statistisch durch das Vorliegen eines zufällig verteilten Merkmals auf allen Zellen (z. B. die Leichtkettenrestriktion bei B-Zell-Neoplasien) nachweisen.

Fast alle Leukämieformen mit einer gewissen Reifung in die lymphatische Zellreihe weisen eine Umlagerung der Gene auf, die für die Antigenrezeptoren (Immunglobulin- und T-Zell-Rezeptoren) kodieren. Bei den unreifen Leukämien ist typischerweise nur eines der beiden Allele umgelagert, bei den reiferzelligen Leukämien hingegen beide Allele. Jedoch kommen auch andere Kombinationen vor. Mithilfe geeigneter Nachweismethoden (z. B. GeneScanning, Heteroduplexanalyse) lässt sich anschließend zeigen, dass die Amplifikationsprodukte identisch sind.

Diese Antigenrezeptor-Gen-Umlagerungen werden unter Verwendung spezieller sog. „Konsensusprimer“ nachgewiesen, die die relativ konstanten Genabschnitte (framework) innerhalb der Antigenrezeptor-Gene erfassen [23]. Dadurch lassen sich klonale Zellen nachweisen, die bei Diagnosestellung in großen Mengen vorliegen. Ein Nachteil der Methode ist allerdings, dass mit diesen Primern nicht nur die entsprechenden leukämischen, klonalen B-Zell-Genabschnitte amplifiziert werden, sondern auch die normalen, physiologisch in B-Zellen vorkommenden Genumlagerungen, sodass ein „Hintergrundamplifikat“ entsteht. Im Verlauf der Therapie kann daher bei Vorliegen weniger leukämischer Zellen die eindeutige Identifizierung residueller leukämischer Zellen vor diesem Hintergrundamplifikat erschwert sein. Die ansonsten hohe Sensitivität der PCR kann somit bei dieser speziellen Anwendung nicht erreicht werden. Dies kann aber durch die – allerdings sehr aufwendige – Herstellung klon- bzw. patientenspezifischer und für die jeweilige ALL typischer Primersequenzen vermieden werden: Durch Sequenzierung des PCR-Amplifikats ist es möglich, klonspezifische Sequenzen für einzelne patientenspezifische Sonden zu generieren und bei Verlaufsuntersuchungen spezifisch nach vorhandenen Resten leukämischer Zellen unter einer Vielzahl normaler Zellen zu suchen. Auch kleinste Mengen residueller Zellen lassen sich damit nachweisen [23]. Die molekulargenetische Klonalitätsanalyse ist insbesondere bei T-Zell-Neoplasien häufig hilfreich und hat eine Sensitivität von etwa 1 %, d. h. zur Detektion vor polyklonalem Hintergrund müssen mindestens 1 % der Zellen klonal sein.

Molekularbiologischer Nachweis einer *BCR-ABL1*-Translokation

Etwa 25–30 % der adulten Patienten mit ALL weisen wie CML-Patienten bei Diagnosestellung ein Philadelphia-Chromosom auf, das molekularbiologisch durch den Nachweis des Fusionstranskripts „BCR-ABL1“ charakterisiert werden kann. Es ist Folge eines Gen-Rearrangements zwischen den Chromosomen 9 (*ABL1*-Genort) und 22 (*BCR*-Genort). Bei den Bruchpunkten lassen sich unterschiedliche Typen erkennen: Während das Bruchereignis auf Chromosom 9 jeweils innerhalb eines Exons des *ABL1*-Gens lokalisiert ist, finden sich auf Chromosom 22 unterschiedliche Bruchpunkte innerhalb zweier distinkter Regionen des *BCR*-Gens, die als „major (M-BCR)“ bzw. „minor (m-BCR) breakpoint cluster region“ bezeichnet werden. Hierdurch werden bei der Expression des Fusionsgens unterschiedliche Transkripte gebildet (ABL/M-BCR- bzw. ABL/m-BCR-Transkripte), die mithilfe der PCR nachgewiesen werden können. Typischerweise liegen die Bruchpunkte bei der CML innerhalb der M-BCR; nur bei weniger als 2 % der CML-Patienten finden sich Rearrangements im m-BCR-Genbereich [24]. Dagegen finden sich bei Ph-positiven ALL zirka 50 % M-BCR- und 50 % m-BCR-Rearrangements [25].

Die PCR dient zur Diagnose einer Philadelphia-positiven ALL. Ein weiterer Vorteil der PCR gegenüber der Karyotypanalyse liegt in der höheren Sensitivität: In optimierten, extrem sensitiven PCR-Reaktionen („geschachtelte PCR“) ist es möglich, eine leukämische Zelle vor einem Hintergrund von 10^5 normalen Zellen nachzuweisen. Die PCR bietet die Möglichkeit, nach therapeutischen Maßnahmen (Chemotherapie, Stammzelltransplantation) minimale Reste leukämischer Zellen nachzuweisen und deren Zu- oder Abnahme im Verlauf der Erkrankung zu quantifizieren. Bei positiven PCR-Ergebnissen nach Stammzelltransplantation kann eine therapeutische Intervention in einem sehr frühen Stadium erwogen werden, selbst wenn zytogenetische Befunde noch unauffällig sind [26].

Nachweis von Rearrangements des *KMT2A*-Gens am Genort 11q23

Akute myeloische Leukämien vom Typ FAB M4 und M5, akute lymphatische Leukämien und sekundäre Leukämien, vor allem bei Patienten, die mit Etoposid behandelt worden sind, weisen häufig Veränderungen des *KMT2A*-Gens (Lysin(K)-spezifische Methyltransferase 2A) auf [27]. Dieses Gen ist auf dem langen Arm von Chromosom 11 im Bereich der Bande 23 (11q23) lokalisiert und an Translokationen mit verschiedenen Genen auf anderen Chromosomen beteiligt. Bis heute sind 66 Translokationspartner für das *KMT2A*-Gen bekannt, wobei der häufigste Translokationspartner das *AFF1*-Gen auf Chromosomenbande 4q21 darstellt. Veränderungen des *KMT2A*-Gens auf 11q23 korrelieren mit einer schlechten Prognose [28]. Deshalb kann der molekularbiologische Nachweis der Beteiligung des *KMT2A*-Gens therapeutische Konsequenzen haben.

Literatur

1 Béné MC, Castoldi G, Knapp W et al (1995) Proposals for the immunological classification of acute leukemias. European Group for the Immunological Characterization of Leukemias (EGIL). Leukemia 9: 1783–1786

2 Rothe G, Schmitz G (1996) Consensus protocol for the flow cytometric Immunophenotyping of hematopoietic malignancies. Working Group on Flow Cytometry and Image Analysis. Leukemia 10: 877–895

3 Löffler H, Rastetter J (1999) Atlas der klinischen Hämatologie, 5. Aufl. Berlin: Springer: 177–178

4 Harris NL, Jaffe ES, Diebold J et al (1999) World Health Organization classification of neoplastic diseases of the hematopoietic and lymphoid tissues: report of the Clinical Advisory Committee Meeting – Airlie House, Virginia, November 1997. J Clin Oncol 17: 3835–3849

5 Ludwig WD, Raghavachar A, Thiel E (1994) Immunophenotypic classification of acute lymphoblastic leukemia. Baillieres Clin Haematol 7: 235–262

6 McKenna RW, Washington LT, Aquino DB et al (2001) Immunophenotypic analysis of hematogones (B-lymphocyte precursors) in 662 consecutive bone marrow specimens by 4-color flow cytometry. Blood 98: 2498–2507

7 Swerdlow SH, Campo E, Harris NL et al (2008) WHO Classification of Tumours of Haematopoietic and Lymphoid Tissues. Lyon: IARC Press: 145–147, 167–178

8 Pui CH, Robison LL, Look TA (2008): Acute lymphoblastic leukaemia. Lancet 371: 1030–1043

9 Mullighan CG (2012) Molecular genetics of B-precursor acute lymphoblastic leukemia. J Clin Invest 122: 3407–3415

10 Craig FE, Foon KA (2008) Flow cytometric immunophenotyping for hematologic neoplasms. Blood 111: 3941–3967

11 Hecht JL, Aster JC (2000) Molecular biology of Burkitt's lymphoma. J Clin Oncol 18: 3707–3721

12 Campana D (2010) Minimal residual disease in acute lymphoblastic leukemia. Hematology Am Soc Hematol Educ Program 2010: 7–12

13 Holowiecki J, Krawczyk-Kulis M, Giebel S et al (2008) Status of minimal residual disease after induction predicts outcome in both standard and high-risk Ph-negative adult acute lymphoblastic leukaemia. The Polish Adult Leukemia Group ALL 4-2002 MRD Study. Br J Haematol 142: 227–237

14 Giebel S, Stell-Holowiecka B, Krawczyk-Kulis M et al (2010) Status of minimal residual disease determines outcome of autologous hematopoietic SCT in adult ALL. Bone Marrow Transplant 45: 1095–1101

15 Brüggemann M, Schrauder A, Raff T et al (2010) Standardized MRD quantification in European ALL trials: proceedings of the Second International Symposium on MRD assessment in Kiel, Germany, 18-20 September 2008. Leukemia 24: 521525

16 Holowiecki J, Krawczyk-Kulis M, Giebel S et al (2008) Status of minimal residual disease after induction predicts outcome in both standard and high-risk Ph-negative adult acute lymphoblastic leukaemia. The Polish Adult Leukemia Group ALL 4-2002 MRD Study. Br J Haematol 142: 227237

17 Bassan R, Spinelli O, Oldani E et al (2009) Improved risk classification for risk-specific therapy based on the molecular study of minimal residual disease (MRD) in adult acute lymphoblastic leukemia (ALL). Blood 113: 4153–4162

18 van Dongen JJM, Lhermitte L, Böttcher S et al (2012) EuroFlow antibody panels for standardized n-dimensional flow cytometric immunophenotyping of normal, reactive and malignant leukocytes. Leukemia 26: 1908–1975

19 da Costa ES, Peres RT, Almeida J et al (2010) Harmonization of light scatter and fluorescence flow cytometry profiles obtained after staining peripheral blood leucocytes for cell surface-only versus intracellular antigens with the Fix & Perm reagent. Cytometry B Clin Cytom 78: 11–20

20 Brüggemann M, Raff T, Kneba M (2012) Has MRD monitoring superseded other prognostic factors in adult ALL? Blood 120: 4470–4481

21 Schrappe M (2014) Detection and management of MRD in ALL. ASH Education Book. Hematology 2014(1): 244–249

22 Mrózek K, Heerema NA, Bloomfield CD (2004) Cytogenetics in acute leukemia. Blood Rev 18: 115–136

23 van der Velden VHJ, Hochhaus A, Cazzaniga G et al (2003) Detection of minimal residual disease in hematologic malignancies by real-time quantitative PCR: principles, approaches, and laboratory aspects. Leukemia 17: 1013–1034

24 Gabert J, Beillard E, van der Velden VH et al (2003) Standardization and quality control studies of ‚real-time' quantitative reverse transcriptase polymerase chain reaction of fusion gene transcripts for residual disease detection in leukemia – a Europe Against Cancer program. Leukemia 17: 2318–2357

25 Goldman JM, Grosveld G, Baltimore D et al (1990) Chronic myelogenous leukemia – the unfolding saga. Leukemia 4: 163–167

26 Selleri L, von Lindern M, Hermans A et al (1990) Chronic myeloid leukemia may be associated with several bcr-abl transcripts including the acute lymphoid leukemia-type 7 kb transkript. Blood 75: 1146–1153

27 Oehler VG, Radich JP (2003) Monitoring bcr-abl by polymerase chain reaction in the treatment of chronic myeloid leukemia. Curr Oncol Rep 5: 426–435

28 De Braekeleer M, Morel F, Le Bris MJ et al (2005) The MLL gene and translocations involving chromosomal band 11q23 in acute leukemia. Anticancer Res 25: 1931–1944

Differenzialdiagnose

(M. Starck)

In der Regel kann eine akute lymphatische Leukämie durch die entsprechende Labordiagnostik (siehe oben) rasch und eindeutig diagnostiziert werden. In Einzelfällen stellt die klinische Differenzialdiagnose bei der Erstpräsentation aber eine gewisse Herausforderung dar. Eine aleukämische Form kann mit einer Panzytopenie einhergehen und muss gegen *aplastische Anämien* oder *myelodysplastische Syndrome* abgegrenzt werden. Die Differenzierung gegenüber lymphoblastischen Lymphomen hingegen kann schwierig sein. Eine lymphatische Blasteninfiltration des Knochenmarks mit mehr als 25 % der kerntragenden Zellen wird definitionsgemäß als Leukämie bezeichnet.

Schwere Infektionskrankheiten mit *reaktiver Lymphozytose* und Organvergrößerung lassen sich meist schon durch weitere laborchemische und bildgebende Diagnostik nachweisen bzw. ausschließen. Daneben ist der immunologische Nachweis der TdT (terminale Desoxynukleotidyltransferase) hilfreich. Die TdT war einer der ersten Marker für unreife lymphatische Zellen und ist weiterhin von großer praktischer Bedeutung. Sie erlaubt eine Abgrenzung der akuten lymphatischen Leukämien, da alle ALL-Subtypen bis auf die reife B-ALL intrazytoplasmatisch TdT exprimieren und reaktive Lymphozytosen TdT-negativ sind [1].

Ohne Kenntnis der klinischen Aspekte der Erkrankung sind aufgrund immunologischer Untersuchungen T-Zell-Leukämien von ausschwemmenden *T-Zell-Non-Hodgkin-Lymphomen* nicht immer zu unterscheiden. Differenzialdiagnostisch kommen hier vor allem ausschwemmende T-NHL der Haut, wie z. B. das Sézary-Syndrom, infrage.

Von der T-Zell-LGL-Leukämie schwer abgrenzbar sind *reaktive LGL-Zellproliferationen* im Rahmen von akuten Virusinfekten wie EBV, CMV oder HIV. Hier muss der Klonalitätsnachweis mit molekularbiologischen Methoden geführt werden, ebenso wie bei der *NK-Zell-Leukämie*. Das sehr seltene „blastic plasmacytoid dendritic cell neoplasm“ mit oftmals kutanem Befall sowie Knochenmarkinfiltration und leukämischer Ausschwemmung muss hier ebenso differenzialdiagnostisch ausgeschlossen werden [2].

Eine weitere Differenzialdiagnose stellt der lymphatische *Blastenschub einer chronischen myeloischen Leukämie* dar. Neben klinischen Hinweisen (Anamnese, Splenomegalie) ist hier unter Umständen die molekularbiologische Untersuchung zur Differenzierung des B-lymphatischen Blastenschubs der CML von der Philadelphia-Chromosom-positiven ALL der B-Zell-Reihe hilfreich. Ein Rearrangement im m-BCR-Genbereich (m = minor) macht einen CML-Blastenschub unwahrscheinlich.

Immunologisch einfacher differenzieren lassen sich hingegen morphologisch/zytochemisch undifferenzierte, POX-negative *akute myeloische Leukämien* (wichtig zur Abgrenzung der AML M0) durch den Nachweis myeloischer Oberflächenantigene oder immunologisch nachgewiesener zytoplasmatischer Myeloperoxidase, da der Antikörper gegen Myeloperoxidase bereits mit dem Enzym reagiert, selbst wenn dieses noch kein Substrat umsetzen kann und so der zytochemische Nachweis noch nicht gelingt.

Durch die immunzytologische Diagnostik konnte der Anteil akuter undifferenzierter Leukämien (AUL), die keiner Zelllinie zugeordnet werden können, unter 1 % der akuten Leukämien gesenkt werden. Wie im Unterkapitel „Klassifikation“ beschrieben erfolgt eine sichere Zuordnung der lymphatischen Leukämien zur T- oder B-Zell-Reihe und den jeweiligen Subtypen immunzytologisch.

Literatur

1 Sack U, Tárnok A, Rothe G (2007) Zelluläre Diagnostik. Grundlagen, Methoden und klinische Anwendungen der Durchflusszytometrie. Basel: Karger

2 Swerdlow SH, Campo E, Harris NL et al (eds) (2008) WHO Classification of Tumours of Haematopoietic and Lymphoid Tissues. 4th ed. Lyon: IARC Press

Erstlinientherapie

(M. Starck, M. Hentrich, C. Wendtner)

Allgemeines und historische Entwicklung

In Deutschland erfolgt die Behandlung der akuten lymphatischen Leukämie des Erwachsenen im Rahmen multizentrischer Therapiestudien der GMALL-Studiengruppe (*German Multicenter Study Group for Adult ALL*), die von *Herrn Prof. D. Hoelzer* 1981 gegründet und bis zur Übergabe an *Frau Dr. N. Gökbuget* über viele Jahre geleitet wurde. Die GMALL-Studiengruppe umfasst derzeit über 140

Kliniken, pro Jahr werden etwa 250 Patienten neu gemeldet [1].

Vor Beginn dieser multizentrischen Studienaktivitäten war unter Behandlung mit Prednison, Vincristin und teilweise Anthrazyklinen die Prognose erwachsener Patienten mit ALL schlecht. Trotz einer CR-Rate von etwa 70 % lag die mittlere Remissionsdauer nur bei einem Jahr und die Zahl der Langzeitremissionen unter 10 %. Im pädiatrischen Bereich waren zur selben Zeit die Erfolge mit 90 % CR und über 40 % Langzeitremissionen viel größer. Vor diesem Hintergrund wurde schließlich von der Studiengruppe ein pädiatrisches Protokoll für Erwachsene adaptiert. Der damalige Therapieplan enthielt einige auch heute noch gültige Elemente: eine zweiphasige Induktionstherapie mit ZNS-Prophylaxe, Konsolidierungstherapien und eine Erhaltungstherapie. Eine zentrale Referenzdiagnostik für Morphologie, Immunzytologie, Zytogenetik und Molekulargenetik sowie die Erfassung der minimalen Resterkrankung (MRD) ist obligat.

In der letzten Studiengeneration (GMALL 07/2003) zeigte sich über alle Patienten unter 55 Jahren eine CR-Rate von etwa 90 %, eine Rate an Frühtodesfällen von 5 % und eine Überlebenswahrscheinlichkeit nach 5 Jahren von 58%. Die Therapieergebnisse haben sich im Laufe der einzelnen Studiengenerationen deutlich verbessert. Gründe hierfür waren die Einführung der Rituximab-Behandlung bei Patienten mit CD20-positiver ALL, die Intensivierung der Asparaginase-Therapie und die Gabe von Imatinib bei Philadelphia-Chromosom/BCR-ABL-positiver ALL [2].

Auch bei älteren Patienten zeigten sich verbesserte Therapieergebnisse durch die Implementierung von Rituximab und Imatinib in die Therapieprotokolle [3].

Prognosefaktoren und risikorelevante Subgruppen

Die Erstlinientherapie der ALL im Erwachsenenalter erfolgt risikoadaptiert. Die wichtigsten Stratifizierungs- und Risikomerkmale sind Lebensalter, initiale Leukozytenzahl, immunologischer Subtyp, Philadelphia/BCR-ABL-Status, Remissionsstatus und der MRD-Verlauf.

Das Lebensalter scheint sich nach allen Daten der Studiengruppe als bedeutendster Risikofaktor zu etablieren. In der Subgruppe der älteren Studienpatienten (Alter bei Diagnosestellung 55–65 Jahre) liegt die Gesamtüberlebensrate bei 33 %. Die CR-Rate dieser Gruppe liegt derzeit bei 83 % bei einer Frühtodesfallrate von 13 %.

Eine hohe Leukozytenzahl (> 30/nl) vor Therapiebeginn ist prognostisch ungünstig. Dies betrifft besonders die Gruppe der B-Vorläufer-ALL, in der die initiale Leukozytose der wichtigste prognostische Faktor ist. Bei den T-ALL-Entitäten ist dagegen der immunologische Subtyp bedeutsamer.

B-Vorläufer-ALL: Common (c-) und Prä-B-ALL unterscheiden sich in Prognose und Therapie nicht. Relevant sind hier die allgemeinen Risikofaktoren (Lebensalter, Leukozytenzahl, Zeit bis zum Erreichen der CR). Die Subgruppe der Pro-B-ALL trägt zu 70 % die t(4;11)/ALL1-AF4-Aberration. Diese Patienten werden als Hochrisikopatienten behandelt.

Die *reifzellige B-ALL* ist als leukämische Verlaufsform des Burkitt-Lymphoms anzusehen. Sie zeigt rasche Krankheitsdynamik, hohe Tumormassen und häufigen Organbefall sowie ZNS-Befall.

Die *T-ALL* zeigt günstige Ergebnisse, mit einer anhaltenden CR-Rate von etwa 50 %. In historischen Vergleichsgruppen lag die CR-Rate bei etwa 10 %. Entscheidend für diese Verbesserung scheint die Hinzunahme von Cyclophosphamid und Cytosin-Arabinosid in das Behandlungskonzept gewesen zu sein. Die günstigste prognostische Subentität innerhalb der T-ALL ist die thymische (oder auch kortikale) T-ALL mit einer CR-Rate von etwa 65 %. Davon zu trennen sind die prognostisch ungünstigere Frühform der T-ALL, die präthymische T-ALL („early“ T-ALL, d. h. Pro-T-ALL und Prä-T-ALL), ebenso wie auch die reife T-ALL („mature“ T-ALL). Diese CD1a-negativen Entitäten erreichen nur eine CR-Rate von unter 30 %. „Early“ und „mature“ T-ALL werden der Hochrisikogruppe zugeordnet.

Die prognostisch ungünstigste Gruppe war bisher die Philadelphia-Chromosom-positive ALL mit Nachweis von t(9;22) und/oder *BCR-ABL*-Rearrangement, welches im Kollektiv der GMALL-Studiengruppe bei etwa 40–50 % aller B-Vorläufer-ALL (25–30 % aller ALL) nachweisbar ist. Die Häufigkeit nimmt mit steigendem Alter zu. Mit einer CR-Rate von 60 %, einer medianen CR-Dauer von unter 10 Monaten und einem leukämiefreien Überleben von 0–15 % waren die Behandlungsergebnisse

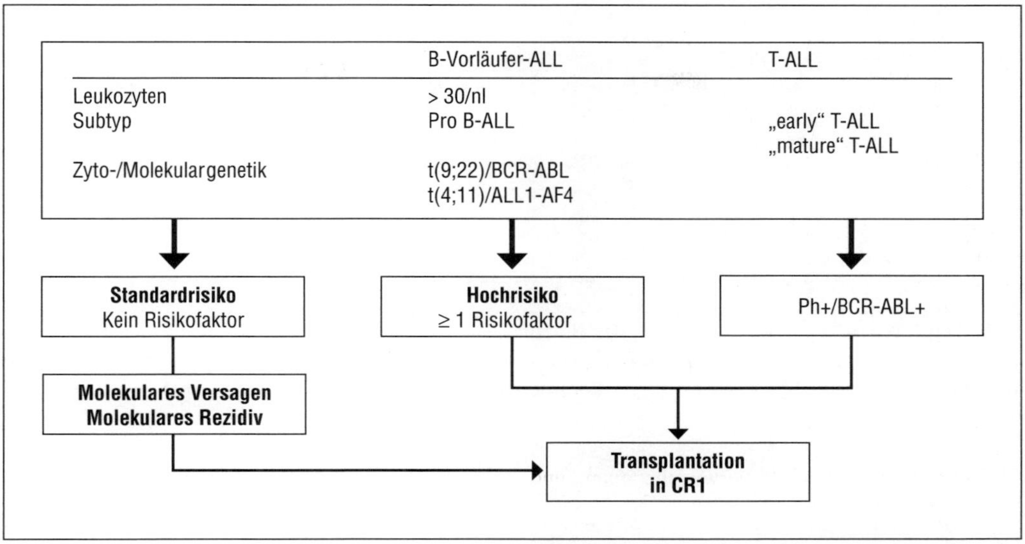

Abbildung 1. Risikostratifikation gemäß GMALL-Therapieempfehlung für Patienten < 55 Jahren (mit freundlicher Genehmigung von *N. Gökbuget*).

durchweg schlecht. Seit 2001 werden Patienten unter 55 Jahren mit Ph-positiver bzw. BCR-ABL-positiver ALL unter Hinzunahme des Tyrosinkinase-Inhibitors Imatinib behandelt, was zu einer erheblichen Verbesserung der Therapieergebnisse geführt hat.

MRD (Minimal Residual Disease): Die prospektive, regelmäßige Erfassung der minimalen Resterkrankung unter Verwendung von RT-PCR mit patientenspezifischen Rezeptor-Gen-Umlagerungs-Sonden zählt zu den wichtigsten Entwicklungen der letzten Jahre in der Therapie der ALL. Ein unzureichender Abfall oder ein Wiederanstieg des MRD-Niveaus ist prädiktiv für eine Rezidiventstehung, woraus sich individuelle therapeutische Konsequenzen ergeben.

Zusammenfassend haben sich als *prognostisch ungünstige Risikofaktoren* herausgestellt:

- Hohe Leukozytenzahl (> 30/nl bei B-Vorläufer-ALL)
- Spezifische Subtypen (Pro-B-ALL, „early“ T-ALL, „mature“ T-ALL)
- Bestimmte zytogenetische/molekulargenetische Aberrationen (t(9;22)/BCR-ABL, t(4;11)/ALL1-AF4, komplex aberranter Karyotyp)
- Spätes Erreichen einer CR (nach Induktion II)
- Hohes MRD-Niveau ($> 10^{-4}$) nach Konsolidierungstherapie bzw. MRD-Anstieg unter Therapie

Tabelle 8. Überlebenswahrscheinlichkeit der Studienpatienten < 55 Jahren nach Risikogruppen.

Patientenkollektiv	Überlebenswahrscheinlichkeit nach 5 Jahren
Alle	58 %
Standardrisiko	67 %
Hochrisiko	52 %
Ph-positive/BCR-ABL-positive ALL	46 %

Bei Vorliegen mindestens eines dieser Risikofaktoren werden die Patienten als Hochrisikopatienten eingestuft [4].

Die zu erwartenden Überlebenswahrscheinlichkeiten für die einzelnen Risikogruppen bei Patienten unter 55 Jahren sind Tabelle 8 zu entnehmen.

Gesamtübersicht zum Therapieablauf bei Patienten unter 55 Jahren

Im Folgenden wird das derzeit von der GMALL-Studiengruppe empfohlene Behandlungskonzept für Patienten im Alter von 18 bis 55 Jahren kurz zusammengefasst. Die Therapieabläufe im Detail und die Medikamentendosierungen können an dieser Stelle nicht dargestellt werden, hier wird auf die

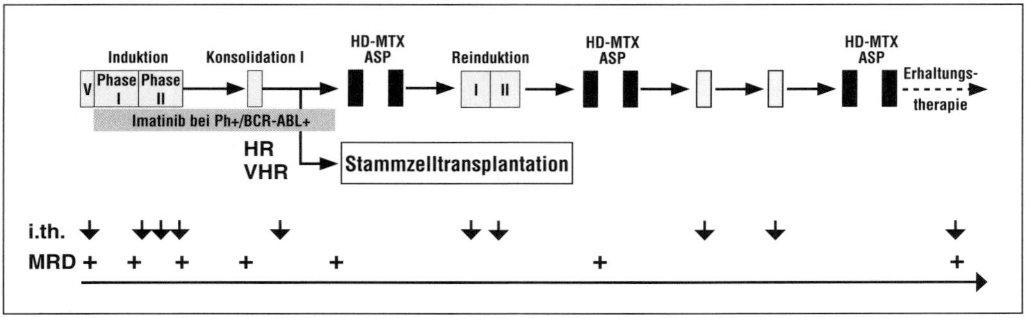

Abbildung 2. Grobschematische Darstellung des Therapieablaufs gemäß GMALL-Therapieempfehlung für Patienten < 55 Jahren (mit freundlicher Genehmigung von *N. Gökbuget*). V = Vorphase, HD-MTX = Hochdosis-Methotrexat, ASP = Asparaginase, HR = Hochrisiko, VHR = Höchstrisiko, i.th. = intrathekale Therapie, MRD = minimale Resterkrankung.

Therapieempfehlung der GMALL verwiesen, welche im Internet über das *Kompetenznetz Leukämien* (siehe unten) eingesehen werden kann. Eine neue ALL-Therapiestudie befindet sich derzeit in Vorbereitung (Stand: Oktober 2014).

Die Erstlinientherapie gliedert sich in mehrere Abschnitte: Vorphase, Induktionstherapie (Ziel ist das Erreichen einer CR), Konsolidierungstherapie und Erhaltungstherapie (Ziel ist die Aufrechterhaltung der CR). Die gesamte Therapiedauer erstreckt sich über einen Zeitraum von 30 Monaten. Die Therapie ist hochkomplex und enthält nebenwirkungsreiche Behandlungselemente, sodass sie nur in Zentren mit spezieller Expertise durchgeführt werden darf. Insbesondere bedürfen die Patienten in der Induktionstherapie sowie in den Therapieblöcken mit hoch dosiertem Methotrexat und Asparaginase einer sorgsamen Überwachung.

Vorphasetherapie

Die Vorphase dient einer schonenden Zytoreduktion zur Vermeidung eines Tumorlysesyndroms. Es werden Dexamethason und Cyclophosphamid eingesetzt. Zudem erfolgt eine initiale Liquorpunktion mit intrathekaler Gabe von Methotrexat.

Induktionstherapie

Die Induktionstherapie gliedert sich in zwei Abschnitte: In der Induktion I kommen Dexamethason, Vincristin und Daunorubicin zum Einsatz, zusätzlich erfolgt die Gabe von Pegasparaginase. In der Induktion II werden Cyclophosphamid, Cytosin-Arabinosid, 6-Mercaptopurin und intrathekal Methotrexat verabreicht. Derzeit wird in der Induktion II auch eine prophylaktische Schädelbestrahlung durchgeführt. Bei Patienten mit einer CD20-Expression von über 20 % wird zusätzlich der CD20-Antikörper Rituximab eingesetzt.

Bei Patienten mit T-ALL und mediastinalem Resttumor am Ende der Induktionstherapie II sollte eine PET-basierte Remissionskontrolle erfolgen, bei PET-Positivität schließt sich eine Mediastinalbestrahlung mit 24 Gy an.

Besonderheiten bei der Therapie Ph- bzw. BCR-ABL-positiver ALL werden weiter unten beschrieben.

Konsolidierungstherapie

Zur Aufrechterhaltung der Remission erfolgen zur Konsolidierung alternierende Therapieblöcke nach folgendem Muster:

- *Konsolidierung I* mit Dexamethason, Vincristin, Hochdosis-Methotrexat, Hochdosis-AraC, Etoposid und intrathekaler Triple-Therapie mit Dexamethason, Cytosin-Arabinosid und Methotrexat, zudem bei CD20-positiver Erkrankung Rituximab.
  Nach Konsolidierung I erfolgt eine erste Risikostratifizierung. Patienten mit Standardrisiko nach den oben beschriebenen Kriterien erhalten die Therapie, wie sie im Folgenden beschrieben wird; Hochrisikopatienten sowie Patienten mit Ph-/BCR-ABL-positiver ALL sollten einer allogenen Stammzelltransplantation zugeführt werden.

- *Konsolidierung II* mit Hochdosis-Methotrexat und Pegasparaginase, 6-Mercaptopurin, zudem bei CD20-positiver Erkrankung Rituximab. Nach Konsoliderung II erfolgt die zweite Risikostratifizierung anhand des MRD-Verlaufs. Patienten mit molekularer CR (MRD-Niveau $< 10^{-4}$) erhalten weiterhin die Therapie, wie sie im Folgenden beschrieben wird. Patienten mit einem molekularen Therapieversagen (positives MRD-Niveau $> 10^{-4}$) sollten einer allogenen Stammzelltransplantation zugeführt werden.
- *Reinduktion I und II* mit Prednisolon, Vindesin, Doxorubicin, Cyclophosphamid, Cytosin-Arabinosid, Thioguanin und intrathekaler Triple-Therapie mit Dexamethason, Cytosin-Arabinosid und Methotrexat
- *Konsolidierung III* mit Hochdosis-Methotrexat, Pegasparaginase, 6-Mercaptopurin, zudem bei CD20-positiver Erkrankung Rituximab
- *Konsolidierung IV* mit Hochdosis-AraC und intrathekaler Triple-Therapie mit Dexamethason, Cytosin-Arabinosid und Methotrexat, zudem bei CD20-positiver Erkrankung Rituximab
- *Konsolidierung V* mit Cyclophosphamid, Cytosin-Arabinosid und intrathekaler Triple-Therapie mit Dexamethason, Cytosin-Arabinosid und Methotrexat
- *Konsolidierung VI* mit Hochdosis-Methotrexat, Pegasparaginase, 6-Mercaptopurin, zudem bei CD20-positiver Erkrankung Rituximab

Erhaltungstherapie

Bei Patienten mit CR, die keine allogene Stammzelltransplantation erhalten, wird eine Erhaltungstherapie mit 6-Mercaptopurin und Methotrexat über weitere 18 Monate durchgeführt. Sofern es die Blutbildparameter zulassen, sollte bereits zwischen den einzelnen Konsolidierungsblöcken diese Erhaltungstherapie verabreicht werden.

Besonderheiten bei Patienten mit Ph-/BCR-ABL-positiver ALL

Die Prognose dieser früher äußerst ungünstigen ALL-Form hat sich durch Einführung der Tyrosinkinase-Inhibitoren (TKI) wie Imatinib, Nilotinib und Dasatinib, bei Refraktärität oder Rezidiv auch Ponatinib, in den letzten Jahren deutlich verbessert. Imatinib ist nun fester Bestandteil der Therapie von Ph-/BCR-ABL-positiver ALL.

Die Induktionstherapie I und II sowie die Konsolidierungstherapie I erfolgt wie oben beschrieben, allerdings wird auf die Gabe von Daunorubicin und Rituximab verzichtet. Stattdessen erfolgt ab der Induktionstherapie I die kontinuierliche Gabe von Imatinib. Mit Dosen von 400–800 mg Imatinib konnten in Kombination mit Chemotherapie CR-Raten über 90 % und ein Gesamtüberleben von 36–76 % nach 1 bis 3 Jahren erzielt werden [7, 8].

Bei jüngeren Patienten bleibt die allogene Stammzelltransplantation allerdings die einzige kurative Therapieoption, da durch Resistenzentwicklung auf TKI keine lang anhaltenden Remissionen erzielt werden können.

Besonderheiten bei der Behandlung älterer Patienten mit ALL

Aufgrund der geringeren Therapieintensität sind die Therapieergebnisse älterer Patienten (> 55 Jahre) schlechter als bei jüngeren Patienten. Das Gesamtüberleben beträgt ca. 20–40 % [3].

Bei älteren Patienten in gutem Allgemeinzustand ohne schwere Begleiterkrankungen (z. B. ECOG-PS 0 oder 1) sollte eine Behandlung in Anlehnung an die bereits geschlossene GMALL-Elderly-Studie erfolgen. Dieses Protokoll soll älteren Patienten die Chance einer Langzeitremission eröffnen. Wesentlichstes Prinzip ist eine Verringerung von Therapieintensität, -dauer und -toxizität mit daraus resultierender Verbesserung der Lebensqualität und Verkürzung der Hospitalisierung. In einer Auswertung von 268 Patienten mit Ph-negativer ALL im Alter von 55 bis 85 Jahren fand sich eine CR-Rate von 76 % und ein Fünfjahresüberleben von 22 % [6].

Ältere Patienten in gutem Allgemeinzustand mit Ph-/BCR-ABL-positiver ALL, welche für eine allogene Stammzelltransplantation aber nicht geeignet sind, erhalten zur Induktion eine Monotherapie mit Imatinib, welche im Vergleich zu einer Kombinationstherapie mit reduzierter Induktionschemotherapie eine geringere Toxizität und eine höhere CR-Rate zeigt, allerdings noch ohne Einfluss auf das Gesamtüberleben (Überlebensrate nach 1,5 Jahren von 57 % für die Imatinib-Monotherapie versus 41 % für die Kombinationstherapie) [5]. Neue Therapieoptionen wie der Einsatz von Zweitgenerations-TKI oder die allogene Stammzelltransplantation mit dosisreduzierter Konsolidierung werden gegenwärtig geprüft [7].

Für ältere Patienten mit schlechtem Allgemeinzustand (z. B. ECOG-PS > 2) oder schweren Begleiterkrankungen, für die auch eine mäßig intensive Chemotherapie nicht geeignet ist, existiert ebenfalls eine Therapieempfehlung der GMALL-Studiengruppe. Sie beinhaltet die Empfehlung eines geriatrischen Assessments und Hinweise zur Patienten- und Angehörigenaufklärung. Hauptelemente der Therapie sind Dexamethason, Vincristin, Methotrexat i.th., 6-Mercaptopurin und Methotrexat p.o. oder i.v. und i.th. und für Patienten mit Ph-/BCR-ABL-positiver ALL Imatinib.

ZNS-Prophylaxe/Therapie

Ohne spezielle ZNS-Prophylaxe erleiden 20–50 % der Erwachsenen mit ALL ein ZNS-Rezidiv. Die Standardprophylaxe kann diese Rate auf etwa 10 % reduzieren. Hierzu erfolgen regelmäßig über den gesamten Therapiezeitraum intrathekale Applikationen von Dexamethason, Cytosin-Arabinosid und Methotrexat. Auch die Therapieblöcke mit Hochdosis-Methotrexat und Hochdosis-AraC, die beide ZNS-wirksam sind, dienen der Prophylaxe eines ZNS-Befalls. In der Induktionstherapie II erfolgt derzeit noch als Standard die prophylaktische Ganzhirnbestrahlung mit 24 Gy. Zukünftig soll aber für bestimmte Subgruppen der Stellenwert der Schädelbestrahlung in Studien geprüft werden.

Zur Therapie einer nachgewiesenen Meningeosis leucaemica muss eine intensivierte intrathekale Therapie mit 2 bis 3 Gaben der oben genannten Triple-Therapie pro Woche erfolgen, bis der Liquor blastenfrei ist, im Anschluss noch 2 bis 3 weitere, konsolidierende Gaben.

Therapie reifzelliger B-ALL/B-lymphoblastischer Lymphome/Burkitt-Lymphome

Die Therapie der reifzelligen B-ALL/B-lymphoblastischer Lymphome unterscheidet sich von der Behandlung der anderen Subtypen. Es erfolgen alternierend in rascher Abfolge intensive Chemotherapieblöcke mit Hochdosis-Methotrexat, Cyclophosphamid bzw. Ifosfamid als wesentlichen Therapieelementen. Da bei der reifzelligen B-ALL zu einem hohen Prozentsatz CD20 exprimiert wird, wird auch hier der monoklonale CD20-Antikörper Rituximab eingesetzt. Die gesamte Therapiedauer liegt im Idealfall bei nur 21 Wochen.

Durch diese intensive Therapie liegt das Gesamtüberleben bei Patienten < 55 Jahren mit reifzelliger ALL heute bei ca. 90 % [9]. Auch international sind vergleichbare Überlebensraten von 67–100 % zu erwarten [4].

Therapie T-lymphoblastischer Lymphome

Leukämieerkrankungen mit den Phänotyp einer T-ALL, aber weniger als 25 % Knochenmarkbefall durch die leukämischen Blasten werden definitionsgemäß als T-lymphoblastische Lymphome bezeichnet. Die Behandlung erfolgt nach einem modifizierten ALL-Protokoll, welches bei gutem Ansprechen keine Erhaltungstherapie mehr vorsieht. Die Behandlungsergebnisse sind mit CR-Raten um 93 % und einem Langzeitüberleben von 51 % nach 7 Jahren sehr gut [10].

Supportive und protektive Maßnahmen

Die Prophylaxe und Behandlung therapieassoziierter Komplikationen ist ein untrennbarer Bestandteil des Behandlungsregimes, ein umfangreicher Maßnahmenkatalog ist in der Therapieempfehlung dargestellt. Allgemeine Grundsätze der supportiven Therapie sind zudem in einem eigenen Manual dieser Schriftenreihe dargestellt (Manual „Supportive Maßnahmen in der Hämatologie und Onkologie").

Fazit

Es muss betont werden, dass die oben dargestellte Behandlung der ALL in Deutschland in erfreulich einheitlicher Weise erfolgt. In anderen Ländern weichen die Therapieempfehlungen entsprechend den jeweiligen nationalen Therapieprotokollen in unterschiedlichem Maße ab. Ein Überblick über die weltweiten Therapieergebnisse bei der akuten lymphoblastischen Leukämie des Erwachsenen lässt eine Rate kompletter Remissionen (CR) von 75–95 % erwarten; etwa die Hälfte der Patienten können auf Dauer geheilt werden [11, 12]. Ein kürzlich publizierter Vergleich zwischen den Therapieergebnissen in Deutschland und den USA konnte ein signifikant besseres Überleben für Patienten aus Deutschland zeigen [13].

Zur stetigen Verbesserung der Therapieergebnisse und zur Beantwortung wichtiger epidemiologischer und weiterer Fragestellungen sollten möglichst alle Patienten mit neu diagnostizierter oder rezidivierter ALL an das GMALL-Register gemeldet werden, unabhängig davon, wie der Patient behandelt wird (innerhalb oder außerhalb einer Therapiestudie). Informationen über das GMALL-Register sowie weitere Informationen zu aktuellen Therapiestudien sind über die Internetseite des *Kompetenznetzes Leukämien* abzurufen [14] oder auch über die Studienzentrale der GMALL zu erhalten:

Studienzentrale der GMALL:
Studienleitung: *Frau Dr. Nicola Gökbuget*
Klinikum der Universität Frankfurt
Medizinische Klinik II
Theodor-Stern-Kai 7
60590 Frankfurt
goekbuget@em.uni-frankfurt.de

Literatur

1 Gökbuget N, Hauswirth AW, Kneba M et al (2012) Akute Lymphatische Leukämie. Leitlinie. www.dgho-onkopedia.de
2 Hoelzer D, Huettmann A, Kaul F et al (2010) Immunochemotherapy with rituximab improves molecular CR rate and outcome in CD20+ B-lineage standard and high risk patients; results of 263 CD20+ patients studied prospectively in GMALL study 07/2003. ASH Annual Meeting Abstracts. Blood 116: Abstract 170
3 Hoelzer D, Gökbuget N, Beck J et al (2004) Subtype adjusted therapy improves outcome of elderly patients with acute lymphoblastic leukemia (ALL). ASH Annual Meeting Abstracts. Blood 104: Abstract 2732
4 Gökbuget N (2011) Recommendations of the European Working Group for Adult ALL. Bremen: Uni-Med
5 Ottmann O, Wassmann B, Pfeifer H et al (2007) Imatinib compared with chemotherapy as front-line-treatment of elderly patients with Philadelphia chromosome-positive acute lymphoblastic leukemia (Ph+ ALL). Cancer 109: 2068–2076
6 Gökbuget N (2013) How I treat older patients with ALL. Blood 122: 1366–1375
7 Ottmann O, Pfeifer H (2009) Management of Philadelphia chromosome-positive acute lymphoblastic leukemia (Ph+ ALL). Hematology Am Soc Hematol Educ Program: 371–381
8 Ribera JM (2013) Optimal approach to treatment of patients with Philadelphia chromosome-positive acute lymphoblastic leukemia: how to best use all the available tools. Leuk Lymphoma 54: 21–27
9 Hoelzer D, Hiddemann W, Baumann A et al (2007). High survival rate in adult Burkitt's lymphoma/leukemia and diffuse large B-cell lymphoma with mediastinal involvement. ASH Annual Meeting Abstracts. Blood 110: Abstract 518
10 Hoelzer D, Gökbuget N, Digel W et al (2002) Outcome of adult patients with T-lymphoblastic lymphoma treated according to protocols for acute lymphoblastic leukemia. Blood 99: 4379–4385
11 Faderl S, Jeha S, Kantarjian HM (2003) The biology and therapy of adult acute lymphoblastic leukemia. Cancer 98: 1337–1354
12 Gökbuget (2011) Akute lymphatische Leukämie des Erwachsenen. Dtsch Med Wochenschr 136: 2466–2469
13 Pulte D, Jansen L, Gondos A et al (2014) Survival of adults with acute lymphoblastic leukemia in Germany and the United States. PLoS ONE 9: e85554
14 Kompetenznetz Leukämie: www.kompetenznetz-leukaemie.de/content/aerzte/Studien/studienregister/

Stammzelltransplantation (SZT)

(C. Schmid)

Autologe Stammzelltransplantation

Die autologe Stammzelltransplantation spielt im Behandlungskonzept der ALL derzeit nur eine untergeordnete Rolle, nachdem weiterhin keine Daten vorliegen, die eine Überlegenheit gegenüber einer konventionellen Chemotherapie belegen. Patienten, die in erster kompletter Remission (CR1) einer autologen SZT zugeführt werden, haben ein Langzeitüberleben von zirka 40 %. Die Rezidivrate liegt bei etwa 50 %, die therapieassoziierte Mortalität bei weniger als 10 % [1]. Ineffektivität der Konditionierungstherapie bei der Eradikation der Leukämie, fehlender Graft-versus-Leukemia(GvL)-Effekt (vgl. Kapitel „Grundlagen der hämatopoetischen Stammzelltransplantation") und Kontamination des Transplantats durch residuelle Tumorzellen werden als Gründe für die unbefriedigenden Langzeitergebnisse genannt. Verschiedene Purging-Strategien zur Elimination residueller Blasten konnten in der klinischen Praxis keine Verbesserung der Ergebnisse erzielen. Im Vergleich zur allogenen SZT erbrachten mehrere Studien eine Unterlegenheit der autologen SZT in nahezu allen Subgruppen.

Generell wird daher eine autologe SZT nur für diejenigen Patienten empfohlen, die eine allogene SZT ablehnen, keinen passenden Familien- oder Fremdspender haben oder für eine alloSZT aus anderen Gründen nicht geeignet sind. Nachdem die Intensität und Effektivität der Vortherapie einen wesentlichen Einfluss auf die Ergebnisse nach autologer SZT hat [2], wird eine mögliche künftige Indikation bei Patienten ohne minimale Resterkrankung (MRD) gesehen.

Allogene Transplantation (alloSZT)

Die allogene Stammzelltransplantation nimmt in der Therapie der ALL einen wichtigen Platz ein. Die therapeutische Effektivität stützt sich auf die hoch dosierte Radiochemotherapie und die Reaktion des mit den Stammzellen übertragenen Immunsystems des Spenders gegen die Leukämie (GvL-Effekt). Als klinische Belege für die GvL-Reaktion kann eine verminderte Rezidivrate bei Auftreten einer akuten GvHD sowie das Ansprechen einzelner nach alloSZT rezidivierter Patienten auf die Transfusion von Spenderlymphozyten gewertet werden [3]. Allerdings scheint die Bedeutung der allogenen Immunreaktion bei der ALL nicht so ausgeprägt zu sein wie bei den myeloischen Leukämien [4].

Die Indikationsstellung zur allogenen SZT erfolgt grundsätzlich risikobasiert und unterliegt somit der Notwendigkeit einer kontinuierlichen Überprüfung – in Abhängigkeit von der ständigen Weiterentwicklung der konventionellen Therapie, der diagnostischen Möglichkeiten und der sich wandelnden Definition von Risikofaktoren. Gleichzeitig sind Fortschritte bei der Spenderidentifikation [5], der Konditionierungsregime und der Begleittherapie während und nach der Transplantation in die Bewertung mit einzubeziehen.

Sinnvollerweise ist die Philadelphia-positive (Ph+) ALL wegen der Möglichkeit der Therapie mit Tyrosinkinase-Inhibitoren (TKI) getrennt zu betrachten. Bei den Philadelphia-negativen (Ph–) Formen ist die SZT in erster kompletter Remission (CR1) getrennt von den fortgeschrittenen Stadien zu diskutieren. Unter konzeptionellen Gesichtspunkten kann ferner die Gruppe der jungen Erwachsenen (bis ca. 35 Jahre), die nach intensivierten pädiatrischen Protokollen behandelt werden, separat betrachtet werden. Allerdings erscheint die gegenwärtige Datenlage noch nicht ausreichend, um für diese Gruppe separate Empfehlungen zur Transplantationsindikation zu geben [1]. Grundsätzlich sollte bei der Diskussion zur Indikationsstellung bedacht werden, dass Rezidive bei der ALL schwieriger zu behandeln sind als bei myeloischen Erkrankungen. Insbesondere ist die Wahrscheinlichkeit geringer, eine zweite CR zu erreichen [6, 7].

Allogene SZT bei Ph+ ALL

Ungeachtet der Tatsache, dass alle modernen Therapieprotokolle zur Ph+ ALL die Gabe von TKI in der Induktionstherapie vorsehen, gilt weiterhin die Empfehlung zur allogenen SZT in CR1 für alle Patienten, die aufgrund von Spenderverfügbarkeit, Alter und Allgemeinzustand dafür infrage kommen [1, 8]. Daher sollte bei allen potenziellen Transplantationskandidaten bei der Erstdiagnose eine HLA-Typisierung und Spendersuche erfolgen. Die Integration von Erst- oder Zweitgenerations-TKI in die Primärtherapie der Patienten hat nicht zu einer Erhöhung der transplantationsassoziierten Morbidität oder Mortalität geführt [9]. Vielmehr erscheint es plausibel, dass die Primärtherapie mit TKI über eine geringere MRD-Last vor SZT langfristig auch die Ergebnisse der alloSZT bei diesen Patienten verbessern wird.

Im Anschluss an eine alloSZT ist ein engmaschiges Monitoring der MRD erforderlich. Molekulare Rezidive sprechen häufig gut auf eine (erneute) Therapie mit TKI an, die prophylaktische Gabe von Imatinib ohne Nachweis von MRD bereits früh nach alloSZT erwies sich in einer prospektiven Vergleichsstudie nicht als überlegen [10], sodass die Therapie mit TKI im molekularen Rezidiv empfohlen wird.

Allogene SZT bei Ph– ALL in erster CR

In dieser Situation ist der Stellenwert trotz Vorliegens mehrerer großer prospektiver Studien, in der die Verfügbarkeit eines HLA-identischen Familienspenders über die Durchführung einer alloSZT in CR1 entschied, nicht endgültig geklärt; uneinheitliche Definitionen von Risikofaktoren, unterschiedliche Anteile von jüngeren Patienten und große Variabilität in Bezug auf den Anteil der Patienten, die eine geplante SZT auch erhielten, erschweren die Vergleichbarkeit der einzelnen Arbeiten. Dementsprechend sahen manche Studien einen stärkeren Effekt der alloSZT bei Patienten mit Standardrisiko, andere dagegen eher bei Hochrisikopatienten [6]. Insgesamt weisen die meisten Analysen (einschließlich zweier Metaanalysen [11, 12]) bezogen auf alle Patienten auf eine Überlegenheit der alloSZT bei Ph– ALL in erster CR hin, wobei eine dritte Metaanalyse den Vorteil nur bei Patienten unter 35 Jahren sah [13].

Neben den inzwischen allgemein anerkannten „klassischen" Risikofaktoren der ALL (ungünstige Genetik, hohe initiale Leukozytenzahl, verzögertes Ansprechen auf die Induktionstherapie) ermöglicht der zunehmende Einsatz der systematischen MRD-Messung zu verschiedenen Zeitpunkten der Therapie eine erweiterte Definition der Hochrisiko-Erkrankung und damit auch der Indikationsstellung zur alloSZT. Mehrere Studiengruppen konnten zeigen, dass Patienten ohne klassische Risikofaktoren unter konventioneller Chemotherapie sehr gute Langzeitergebnisse erreichten, wenn nach der Induktionstherapie eine MRD-Negativität dokumentiert wurde [1]. Das MRD-Niveau sowohl vor als auch nach alloSZT stellt andererseits einen wesentlichen prognostischen Faktor für den Langzeiterfolg der Transplantation dar.

Zusammengefasst wird die Indikation zur alloSZT risikobasiert gestellt, ergänzt durch die Informationen aus der MRD-Diagnostik. In den deutschen Transplantationszentren werden die Empfehlungen der *AG Stammzelltransplantation* der GMALL-Studiengruppe von 2011 [8] als Grundlage herangezogen.

Patienten mit Hochrisiko-Erkrankung

Außerhalb von Studien sollten diese Patienten einer allogenen SZT in CR1 nach Konsolidierung I zugeführt werden (GMALL). Daher sollte bei der Erstdiagnose eine HLA-Typisierung und Spendersuche erfolgen. Unklar ist derzeit, ob bei Patienten mit persistierender MRD versucht werden sollte, durch innovative Therapien vor der alloSZT eine MRD-Negativität zu induzieren. Im Rahmen der GMALL-Studie 08 wird randomisiert geprüft, ob bei Hochrisikopatienten mit negativem MRD-Status die alloSZT in CR1 durch eine fortgesetzte Chemotherapie ersetzt werden kann.

Patienten mit Standardrisiko-Erkrankung

Bei diesen Patienten ist die Situation derzeit nicht geklärt. Eine große britische Studie konnte zwar einen Vorteil der alloSZT auch in dieser Subgruppe zeigen, allerdings schloss die Definition des Standardrisikos im Gegensatz zu anderen Studien, unter anderem der GMALL-Studiengruppe, ein Alter unter 35 Jahren ein [14]. Somit konnten vor allem jüngere Patienten mit Standardrisiko von einer frühen alloSZT profitieren. Eine persistierende MRD könnte sich zukünftig als Entscheidungskriterium etablieren; die aktuellen Empfehlungen der GMALL Studiengruppe sehen bei MRD-Negativität derzeit keine Transplantationsindikation. Allerdings sind die Ergebnisse der alloSZT bei Transplantation in CR mit hohem MRD-Level ungünstig, sodass im Rahmen der GMALL-Studie 08 bei Patienten mit molekularem Therapieversagen nach Konsolidierung I der Einsatz gezielter Therapien zur Reduktion der Leukämielast vor SZT geprüft wird.

Allogene SZT bei Ph– ALL jenseits der ersten CR

Bereits beim molekularen Rezidiv (definiert als Wiederauftreten eines MRD-Levels von $>10^{-4}$) und insbesondere nach hämatologischem Rezidiv besteht kein Zweifel an der Indikation zur allogenen SZT, da die Langzeitüberlebensraten von 30–45 % bei Transplantation in CR2 und von zirka 20 % bei weiter fortgeschrittener oder refraktärer Erkrankung mit keiner anderen Therapiemodalität erreicht werden [1, 6, 8]. Wegen der erhöhten Rezidivrate nach alloSZT bei aktiver Erkrankung sollte versucht werden, vor Konditionierungsbeginn eine zweite CR zu erreichen.

Konditionierung und Spenderauswahl

Bislang konnte kein Konditionierungsprotokoll als eindeutiger Standard etabliert werden. In aller Regel werden klassische, hoch dosierte Regime auf der Basis einer Ganzkörperbestrahlung mit 12 Gy gewählt, kombiniert mit Etoposid oder Cyclophosphamid (Letzteres gemäß den GMALL-Empfehlungen nur bei unverwandtem Spender). Busulfan-basierte Protokolle haben sich als weniger wirksam erwiesen. Unabhängig vom gewählten Regime spielt die transplantationsassoziierte Mortalität (TRM) eine wichtige Rolle; sie kommt insbesondere bei älteren Patienten (bis 39 %!) und bei SZT in fortgeschrittenen Stadien zum Tragen. Reduzierte (RIC) oder nicht myeloablative (NMA) Konditionierungsprotokolle stellen trotz des Fehlens randomisierter Vergleichsstudien eine zunehmend eingesetzte Option für ältere Patienten und Patienten mit Begleiterkrankungen dar. In zwei großen retrospektiven Registeranalysen, welche RIC/NMA-Konditionierungen mit Standardregimen verglichen, wurden bei SZT in CR nach RIC/NMA übereinstimmend höhere Rezidivraten, aber niedrigere Raten für die therapieassoziierte Mortalität berichtet, sodass die Langzeitergebnisse mit beiden Strategien vergleichbar waren [15]. Die Kombinationen von Fludarabin mit 8 Gy Ganzkörperbestrahlung, Melphalan oder Busulfan gehören zu den am häufigsten eingesetzten Regimen. In fortgeschrittenen Stadien sind die Ergebnisse mit reduzierten Protokollen enttäuschend [16].

HLA-identische Geschwister stellen nach wie vor die erste Wahl bei der Entscheidung über einen potenziellen Stammzellspender dar. Bei Patienten ohne einen passenden Familienspender gelten unverwandte Spender mit Übereinstimmung in mindestens 9 von 10 Antigenen infolge des breiten Einsatzes von hoch auflösender HLA-Typisierung und einer verbesserten Supportivtherapie heute als gleichwertig. Ein im Vergleich zur Geschwistertransplantation etwas geringeres Rezidivrisiko und eine noch leicht erhöhte TRM halten sich die Waage. Daher bestehen in Deutschland bezüglich der Transplantationsindikation keine Unterschiede mehr zwischen HLA-identischen Familienspendern und geeigneten unverwandten Spendern [8].

Für alternative Transplantationsstrategien wie die haploidentische Transplantation oder die Transplantation von Nabelschnurstammzellen liegen derzeit trotz zunehmender Verbreitung keine ausreichenden Daten vor, die eine Empfehlung rechtfertigen würden [1].

Literatur

1 Mohty M (2012) Indications for HSCT in adults - acute lymphoblastic leukaemia. In: Apperley J, Carreras E, Gluckman E et al (eds) The EBMT Handbook: Haemopoietic Stem Cell Transplantation. Paris: European School of Haematology: 330–340

2 Giebel S, Stella-Holowiecka B, Krawczyk-Kulis M et al (2010) Status of minimal residual disease determines outcome of autologous hematopoietic SCT in adult ALL. Bone Marrow Transplant 45: 1095–1101

3 Esperou H, Boiron JM, Cayuela JM et al (2003) A potential graft-versus-leukemia effect after allogeneic hematopoietic stem cell transplantation for patients with Philadelphia chromosome-positive acute lymphoblastic leukemia: results from the French Bone Marrow Transplantation Society. Bone Marrow Transplant 31: 909–918

4 Horowitz MM, Gale RP, Sondel PM et al (1990) Graft-versus-leukemia reactions after bone marrow transplantation. Blood 75: 555–562

5 Lee SJ, Klein J, Haagenson M et al (2007) High-resolution donor-recipient HLA matching contributes to the success of unrelated donor marrow transplantation. Blood 110: 4576–4583

6 Lazarus HM, Advani AS (2012) When, how, and what cell source for hematopoietic cell transplantation in first complete remission adult acute lymphoblastic leukemia? Hematology Am Soc Hematol Educ Program 2012: 382–388

7 Gökbuget N, Stanze D, Beck J et al (2012) Outcome of relapsed adult lymphoblastic leukemia depends on response to salvage chemotherapy, prognostic factors, and performance of stem cell transplantation. Blood 120: 2032–2041

8 Arnold R, Beelen D, Stelljes M; für die Arbeitsgruppe Stammzelltransplantation der GMALL-Studiengruppe (2011) GMALL-Empfehlung zur Stammzelltransplantation im Rahmen der Behandlung der akuten lymphatischen Leukämie des Erwachsenen. www.kompetenznetz-leukaemie.de

9 Shimoni A, Leiba M, Schleuning M et al (2009) Prior treatment with the tyrosine kinase inhibitors dasatinib and nilotinib allows stem cell transplantation (SCT) in a less advanced disease phase and does not increase SCT toxicity in patients with chronic myelogenous leukemia and philadelphia positive acute lymphoblastic leukemia. Leukemia 23: 190–194

10 Pfeifer H, Wassmann B, Bethge W et al (2013) Randomized comparison of prophylactic and minimal residual disease-triggered imatinib after allogeneic stem cell transplantation for BCR-ABL1-positive acute lymphoblastic leukemia. Leukemia 27: 1254–1262

11 Yanada M, Matsuo K, Suzuki T et al (2006) Allogeneic stem cell transplantation as a part of post remission therapy improves overall survival for adult patients with high-risk acute lymphoblastic leukemia: a meta-analysis. Cancer 106: 1657–1663

12 Ram R, Gafter-Gvili A, Vidal L et al (2010) Management of adult patients with acute lymphoblastic leukemia in first complete remission: systematic review and meta-analysis. Cancer 116: 3447–3457

13 Gupta V, Richards S, Rowe J; Acute Leukemia Stem Cell Transplantation Trialists' Collaborative Group (2013) Allogeneic, but not autologous, hematopoietic cell transplantation improves survival only among younger adults with acute lymphoblastic leukemia in first remission: an individual patient data meta-analysis. Blood 121: 339–350

14 Goldstone A, Richards SM, Lazarus HM et al (2008) In adults with standard risk acute lymphoblastic leukemia, the greatest benefit is achieved from a matched sibling allogeneic transplantation in first complete remission, and an autologous transplantation is less

effective than conventional consolidation/maintenance chemotherapy in all patients: final results from the International ALL Trial (MRC UKALL XII/ECOG E2993). Blood 111: 1827–1833
15 Marks DI, Wang T, Perez WS et al (2010) The outcome of full-intensity and reduced-intensity conditioning matched sibling or unrelated donor transplantation in adults with Philadelphia chromosome-negative acute lymphoblastic leukemia in first and second complete remission. Blood 116: 366–374
16 Arnold R, Massenkeil G, Bornhäuser M et al (2002) Nonmyeloablative stem cell transplantation in adults with high-risk ALL may be effective in early but not in advanced disease. Leukemia 16: 2423–2428

Neue Therapien

(F. Schneller, M. Subklewe, K. Spiekermann)

Antikörper

Alle Antikörper haben den Vorteil einer relativ zielgerichteten Angriffsweise und ein Nebenwirkungsprofil, das sie zum idealen Kombinationspartner mit Chemotherapie macht.

CD20-Antikörper

Alle bisherigen Ergebnisse deuten darauf hin, dass der Einsatz von Rituximab (Anti-CD20) die Prognose der reifzelligen ALL und die der CD20-positiven B-Vorläufer-ALL wesentlich verbessert. Aus diesem Grund ist die Rituximab-Gabe mittlerweile Bestandteil der laufenden Studien und Protokolle geworden. Völlig offen ist allerdings, in welcher Häufigkeit und in welchen Therapiephasen der Antikörper sinnvollerweise gegeben wird [1].

Es ist anzunehmen, dass auch die CD20-Antikörper der 2. Generation (Ofatumomab, Obinutuzumab) in zukünftigen Studien getestet werden.

Alemtuzumab (Anti-CD52)

CD 52 wird auf den meisten lymphatischen Zellen exprimiert. Alemtuzumab wurde deshalb auch bei der ALL in Kombination mit Chemotherapie untersucht. Wie bei der CLL kam es zu einer hohen Rate an infektiösen Komplikationen, sodass der endgültige Stellenwert unklar bleibt [1].

Blinatumomab (Anti-CD19xCD3)

Nahezu alle B-Vorläufer-ALL-Zellen exprimieren CD19. Blinatumomab ist ein bispezifischer CD19-Antikörper. Durch seine Wirkungsweise aktiviert er T-Zellen, die CD19 exprimierende Zellen lysieren. Die Daten für die Monosubstanz zeigen eine extrem hohe Rate an molekularen Vollremissionen bei stark vorbehandelten MRD-positiven Patienten. Auch bei in der Folge nicht transplantierten Patienten hielt die molekulare Remission an (rezidivfreies 1-Jahres-Überleben 60 %). Auch im hämatologischen Rezidiv sind die Ergebnisse vielversprechend. Bei mehrfach rezidivierten/refraktären Patienten liegt die CR- Rate bei 43 % mit einem rezidivfreien Überleben von ca. 6 Monaten [2, 3].

Die Phase-3-Studie, die zur Zulassung führen soll, läuft und ist an einigen Zentren der GMALL-Studiengruppe aktiv.

Epratuzumab (Anti-CD22)

CD22 wird auf über 90 % der B-Vorläufer-ALL-Zellen exprimiert. Bisher beruhen die Erfahrungen auf pädiatrischen rezidivierten Patienten. Parallel zu einem konventionellen Reinduktionsschema gegeben lag die Rate molekularer CR höher als in historischen Kontrollen [4].

Inotuzumab-Ozogamicin (Anti-CD22)

Der CD22-Antikörper ist in diesem Fall an das Toxin Calicheamicin gekoppelt. Nach Bindung und Internalisierung in die CD22-positive Zelle wird diese selektiv abgetötet. In einer Phase-2-Studie als Monotherapie bei rezidivierten/refraktären Patienten lag die Ansprechrate bei 57 %. Bei den Patienten mit CR im Knochenmark lag der Anteil an MRD-negativen Patienten bei 63 %. Das mediane Überleben für alle Patienten lag bei 4,5 Monaten, das der CR-Patienten deutlich darüber [5].

Auch für diese Substanz läuft eine zulassungsrelevante Phase-3-Studie, an der einige Zentren der GMALL-Studiengruppe teilnehmen.

Tyrosinkinase-Inhibitoren

Durch den Einsatz von Imatinib in der Therapie der Ph+ ALL hat sich die Prognose deutlich verbessert. Parallel zu der Entwicklung in der CML wird auch der Einsatz der Zweit- und Drittgenerationsinhibitoren in der Therapie der ALL geprüft.

Neben Imatinib (Glivec®) sind Dasatinib (Sprycel®) und Ponatinib (Iclusig®) zugelassen. Imatinib in Kombination mit Chemotherapie gilt als Standard in der Erstlinie. Dasatinib hat eine Zulassung für die Zweitlinie. Ponatinib ist zugelassen für Patienten mit Dasatinib-Versagen/Unverträglichkeit und T350I-Mutation.

Nilotinib und Bosutinib sind für die ALL nicht zugelassen.

Generell lässt sich mit einer Monotherapie nur eine vorübergehende hämatologische und zytogenetische Remission erzielen. Sie ist deshalb nur in der Palliativsituation bzw. als Überbrückungsmaßnahme bis zur allogenen SZT geeignet. Der Stellenwert als präemptive Therapie im molekularen Rezidiv wird derzeit prospektiv untersucht.

Wie bei Imatinib wird auch für die neueren TKI der optimale Einsatz parallel zur Chemotherapie geprüft. Entsprechende Studien laufen für ältere Patienten mit Dasatinib und Nilotinib.

Literatur

1 Kantarjian H, Thomas D, Wayne AS, O'Brien S (2012) Monoclonal antibody-based therapies: a new dawn in the treatment of acute lymphoblastic leukemia. J Clin Oncol 31: 3876–3883
2 Topp MS, Kufer P, Gökbuket N et al (2011) Targeted therapy with the T-cell-engaging antibody blinatumomab of chemotherapy-refractory minimal residual disease in B-lineage acute lymphoblastic leukemia patients results in high response rate and prolonged leukemia-free survival. J Clin Oncol 29: 2493–2498
3 Topp MS, Gökbuket N, Zugmaier G et al (2012) Long-term follow-up of hematologic relapse free survival in a phase 2 study of blinatumomab in patients with MRD in B-lineage ALL. Blood 120: 5185–5187
4 Raetz EA, Cairo MS, Borowitz MJ et al (2008) Chemoimmunotherapy reinduction with epratuzumab in children with acute lymphoblastic leukemia in marrow relapse: a Children´s Oncology Group pilot study. J Clin Oncol 26: 3756–3762
5 Kantarjian H, Thomas D, Jorgensen J et al (2012) Inotuzumab ozogamicin, an anti-CD22-calecheamicin conjugate, for refractory and relapsed acute lymphocytic leukemia: a phase 2 study. Lancet Oncol 13: 403–411

Rezidiv, refraktäre Erkrankung

(F. Schneller)

Rezidive treten bei 40–50 % der Patienten auf. Das Rezidiv der ALL verläuft im Erwachsenenalter ohne allogene Stammzelltransplantation tödlich. In der deutschen Serie überlebte kein Patient länger als ein Jahr ohne SZT, mit SZT lag das 1-Jahres-Überleben bei 38 %. Das mediane Überleben für alle Patienten lag bei 8,6 Monaten. Die Dauer der 2.CR ohne Transplantation liegt bei ca. 6 Monaten [1]. Besonders ungünstig ist die Prognose für Patienten, bei denen das Rezidiv unter laufender Therapie stattfindet.

Voraussetzung für eine erfolgreiche SZT ist eine zweite Vollremission. CR-Raten nach Salvagetherapie liegen bei 30–45 %, CR-Raten nach zweiter Salvagetherapie oder bei einem Rezidiv nach SZT bei ca. 20 % [2]. Die Ergebnisse sind am schlechtesten bei Rezidiven unter laufender intensiver Therapie im ersten Behandlungsjahr. Bei Spätrezidiven lässt sich eine zweite Vollremission mit Schemata ähnlich der ersten Induktion erzielen, bei Frührezidiven sind sehr intensive Protokolle erforderlich. Man sollte vor Einleitung einer Rezidivtherapie deshalb immer berücksichtigen, ob eine Transplantationsoption besteht, um bei infauster Situation die Lebensqualität nicht durch toxische Protokolle und die damit verbundenen langen Klinikaufenthalte einzuschränken.

Neue Perspektiven bei den B- ALL bieten Blinatumomab und Inotuzumab-Ozogamicin. Beide Substanzen sind wenig toxisch und als Monotherapie wirksam. Obwohl in den bisherigen Studien überwiegend als Überbrückung bis zur allogenen SZT eingesetzt, wurden mit Blinatumomab auch anhaltende Remissionen ohne SZT beschrieben.

Bei der T-ALL ist für das Rezidiv Nelarabin zugelassen. Für die pädiatrische ALL ist Clofarabin zugelassen.

Die bisherigen Erfahrungen mit der MRD-Diagnostik zeigen, dass das molekulare Rezidiv dem hämatologischen zirka 2–3 Monate vorausgeht. Patienten, die unter laufender intensiver Therapie keine MRD-Negativität erzielen, entwickeln etwa 7–8 Monate später ein hämatologisches Rezidiv [3]. Diese Zeit sollte zur Planung der allogenen Transplantation genutzt werden. Größere Fallzahlen zur

Behandlung des molekularen Rezidivs existieren noch nicht.

Die GMALL-Studiengruppe hat eine *Konsensusempfehlung* zur Behandlung der rezidivierten ALL entwickelt. Hierin werden alle Situationen vom molekularen Rezidiv bis zur refraktären Erkrankung behandelt: www.kompetenznetz-leukaemie.de.

Patienten, die für keinerlei intensive Therapie infrage kommen, können kurzfristig von Kombinationen wie Vincristin/Prednisolon, oder VAD (Vincristin/Adriamycin/Dexamethason) profitieren.

Literatur

1 Gökbuket N, Stanze D, Beck J et al (2012) Outcome of relapsed ALL depends on response to salvage chemotherapy, prognostic factors, and performance of stem cell transplantation. Blood 120: 2032–2041

2 Forman S, Rowe J (2013) The myth of the second remission of acute leukemia in the adult. Blood 121: 1077–1082

3 Gökbuket N, Kneba M, Raff T et al (2012) Adult patients with ALL and molecular failure display poor prognosis and are candidates for stem cell transplantation and targeted therapies. Blood 120: 1868–1876

Nachsorge

(F. Schneller)

In Anbetracht der schlechten Prognose im Falle eines Rezidivs sind engmaschige krankheitsspezifische Nachsorgeuntersuchungen nur dann sinnvoll, wenn eine allogene SZT im Rezidiv möglich ist. Die amerikanischen Empfehlungen sehen deshalb z. B. im ersten Jahr nach abgeschlossener Therapie lediglich 2-monatliche Blutbildkontrollen und körperliche Untersuchungen vor sowie die Kontrolle von therapiebedingt pathologischen Laborwerten. Im 2. Jahr wird ein 3-monatlicher Rhythmus empfohlen. Knochenmark- und Lumbalpunktionen sind nur bei Verdacht auf ein Rezidiv indiziert.

Patienten, die bereits unter Therapie anhand der MRD kontrolliert werden und für die eine Transplantationsoption besteht, sollten regelmäßig knochenmarkpunktiert werden. Zu berücksichtigen ist, dass nach den bisherigen Erfahrungen das molekulare Rezidiv dem hämatologischen nur 2–3 Monate vorausgeht. Ob eine präemptive Therapie sinnvoll ist, wurde bisher noch nicht prospektiv untersucht. Die Zeit kann jedoch genutzt werden, um die Spendersituation zu klären.

Auch bei der Ph+ ALL unter Imatinib ist noch nicht prospektiv geklärt, ob bei Anstieg des Transkripts der Wechsel auf einen anderen TKI die Langzeitprognose verbessert.

Die GMALL Studiengruppe empfiehlt nach Therapieende im ersten Jahr die monatliche Kontrolle von Blutbild und klinischer Chemie, danach 3-monatliche Kontrollen bis zum 5. Jahr. Die Knochenmark- und MRD-Diagnostik wird unter Erhaltungstherapie 4-monatlich, danach 6-monatlich bis zum Ablauf des 5. Jahres empfohlen.

Besonderheiten der akuten Leukämien im Kindes- und Jugendalter

Koordiniert durch I. Schmid
I. Schmid, M. H. Albert, I. Jeremias, B. Klein, J. U. Walther, A. Wawer

Epidemiologie

(J. U. Walther)

Jährlich erkranken in Deutschland etwa 650 Kinder unter 15 Jahren an Leukämie, davon entfallen 98 % auf die akuten Leukämien (83 % ALL, 15 % AML) und nur 2 % auf die chronische myeloische Leukämie. Die chronische lymphatische Leukämie kommt praktisch nicht vor. Der Häufigkeitsgipfel liegt zwischen dem zweiten und fünften Lebensjahr, das Verhältnis Jungen : Mädchen beträgt bei ALL 1,3 : 1, bei AML 1,2 : 1. Da in dem seit 1980 bestehenden Kinderkrebsregister Mainz mehr als 95 % aller kindlichen Malignome erfasst werden, liegen detaillierte epidemiologische Daten vor [1]. Etwa 98 % der Leukämien werden in Therapieoptimierungsstudien behandelt. Aktuelle epidemiologische Daten zeigen für Europa und auch für Deutschland vor und seit der Wiedervereinigung eine signifikante Häufigkeitszunahme bei der ALL im Kindesalter [2].

Ätiologie und Pathogenese

(J. U. Walther)

Die Entstehungsursachen der Leukämien im Kindesalter sind nach wie vor ungeklärt. Seit fast zwanzig Jahren ist die pränatale Klonbildung bei der ALL gut dokumentiert und etabliert [3, 4]. Mittlerweile konzentriert sich die Forschung auf die offenbar zur Leukämieentstehung immer erforderlichen zusätzlichen Faktoren und hat auch bereits mehrere gesicherte bzw. potenzielle Sekundärmutationen (sog. „driver“ des malignen Prozesses) [5], aber auch protektive Faktoren im Genom [6] identifiziert. Nach wie vor gelten daneben spezifische Umweltbelastungen als Risikofaktoren für die kindlichen Leukämien (Tabakexposition prä- oder früh postnatal [7], Emissionen von Kernkraftwerken).

Eindeutige individuelle Ursachen genetischer oder umweltbezogener Art sind nur in einer Minderheit der Fälle auszumachen (Assoziation mit Aneuploidie-Syndromen, Immundefekten, Neurofibromatose, Hemihypertrophie als Hinweis auf epigenetische Veränderungen wie beim Beckwith-Wiedemann-Syndrom sowie Strahlungs- oder Pestizidexposition usw.) [8, 9]. Die häufige Beobachtung eines überzähligen Chromosoms 21 bei kindlicher ALL steht möglicherweise im Zusammenhang mit Veränderungen dieses Chromosoms in der Keimbahn: so stellt die seltene balancierte Translokation t(15;21) einen potenten Risikofaktor für pädiatrische ALL dar [10].

Die Frage, welche Faktoren – prä- und/oder postnatal – die Progression eines vorhandenen somatisch mutierten Klons zur leukämischen Zellpopulation bewirken, wird aber seit langem auch infektiologisch-immunologisch untersucht und diskutiert. In untypischen zeitlichen Häufungen von Virusinfekten sieht man potenzielle Verursacher von Störungen der Lymphopoese-Reifung [11]. Die „immunologische These“ zur ALL-Entstehung im Kindesalter wird unter anderem gestützt durch die beschleunigte Zunahme der Inzidenz in den neuen Bundesländern nach der Wiedervereinigung. In diesem Zusammenhang wird – analog zu Überlegungen zur Pathogenese der Allergien („Hygiene-Hypothese“) – auch hier ein verändertes Antigenmilieu in der frühen Kindheit als Störfaktor der lymphozytären Differenzierung diskutiert [2]. Von großer Bedeutung ist dabei allerdings die Beobachtung, dass das „typische Kinderkrippenmilieu“ kein

Risiko für die Leukämie-Entstehung, sondern sogar einen protektiven Faktor darstellt [12]!

Diagnose und Klassifikation

(I. Jeremias)

Die Diagnostik der Leukämie unterscheidet sich nicht wesentlich von der des Erwachsenen. Bei Kindern wird Knochenmark in Sedierung oder Allgemeinnarkose am Beckenkamm dorsal oder ventral punktiert, bei Säuglingen auch aus der Tibia. Aus dem Material werden Ausstriche angefertigt sowie Zellsuspensionen gewonnen; eine Knochenmarkhistologie ist meist überflüssig. Die diagnostische KM-Punktion sollte bereits im onkologischen Schwerpunktzentrum erfolgen, um dem Kind mehrere Eingriffe zu ersparen und das Material frisch an alle diagnostischen Labore zu versenden.

Auch die weitere Primärdiagnostik entspricht der des Erwachsenenalters und umfasst Untersuchungen zur Tumorausbreitung (Blutbild, Liquorpunktion, Sonografie-Abdomen, Röntgen-Thorax), zu Begleiterkrankungen (aktuelle Infektionen, Virustiter, Immunglobuline, Gerinnung, Leber-, Nieren-, Pankreasfunktion, Elektrolyte, Eiweiß, LDH), zur Durchführung der Therapie (Blutgruppe, gegebenenfalls HLA-Typisierung, Antikörper gegen Blutbestandteile) sowie zur späteren Beurteilung von Nebenwirkungen der Therapie (MRT des Schädels, EEG, EKG, Echokardiografie, Augenhintergrund, Handknochenalter).

Wichtige Untersuchungen für die Klassifikation der Leukämien sind wie bei den Erwachsenen Morphologie, Zytogenetik, Molekulargenetik und Immunphänotypisierung. Diese Untersuchungen werden teilweise in der behandelnden Klinik, immer aber bestätigend in den Referenzlaboren der jeweiligen Studien durchgeführt.

Bei den ALL liegen im Kindesalter in etwa 12–15 % der Fälle T-Linien-ALL, in 2–5 % der Fälle reife B-ALL vor; bei den restlichen 75 % handelt es sich um B-Vorläufer-Leukämien. Der Anteil der nicht klassifizierbaren Leukämien liegt unter 1 %. Zytogenetisch sind die Aberration t(9;22) bzw. der Nachweis von BCR-ABL bei Kindern mit 2,2 % wesentlich seltener als beim Erwachsenen, die günstige Hyperploidie mit 25 % deutlich häufiger.

Diagnostik des Ansprechens

Prognostisch von großer Bedeutung ist die Diagnostik im Verlauf der Therapie zur Ermittlung des Therapieansprechens bzw. der minimalen Resterkrankung (MRD) [13, 14]. Diese erfolgt vor allem mittels PCR aus der KM-Zellsuspension, zunehmend aber auch über Immunphänotypisierung, und weist tumorspezifische genetische Veränderungen nach (Fusionsgene oder klonspezifische Rearrangements in der PCR, Leukämie-assoziierte Antigene im FACs) und detektiert noch eine Tumorzelle in bis zu einer Million normalen Zellen. MRD-Diagnostik wird an definierten Tagen unter Therapie erhoben und zur Klassifizierung der Patienten in Therapiezweige eingesetzt.

Anamnese und klinische Symptomatik

(I. Schmid)

Die Symptome der akuten Leukämien sind in erster Linie durch den Verlust funktionsfähiger Zellen bestimmt, d. h. die Kinder fallen durch Blässe, vermehrte Blutungsneigung und antibiotikaresistente Infektionen auf. Im Gegensatz zu Erwachsenen ist die Leukozytenzahl bei Diagnosestellung nur in einem Drittel der Fälle erhöht (> 25 000/µl), in einem Viertel der Fälle liegt sie unter 4500/µl. Die Beteiligung des lymphatischen Systems führt zu Lymphknotenschwellungen, Hepatosplenomegalie und gelegentlich zu bedrohlicher mediastinaler Lymphknotenvergrößerung mit Einengung der Trachea und V. cava superior. Die Lymphknotenschwellungen am Hals sind gegen die im Kindesalter häufigen Lymphadenitiden abzugrenzen.

In 25 % der Fälle sind Knochen- und Gelenkschmerzen führendes Symptom. Die Differenzialdiagnose gestaltet sich hier schwierig gegenüber Erkrankungen aus dem rheumatischen Formenkreis, zumal die Blutbildveränderungen oft diskret sind. In 5 % der Fälle bestehen bereits bei Diagnose ZNS-Manifestationen (Hirndruckzeichen oder Hirnnervenlähmungen, z. B. Fazialisparese). Hautinfiltrate finden sich häufig bei konnataler Leukämie und Monozytenleukämie, Gingivitis wird in etwa 8 % bei AML beobachtet. Ein Hodenbefall mit schmerzloser Hodenschwellung manifestiert sich in etwa 10 % meist erst im Verlauf der Erkrankung.

Akute lymphatische Leukämie

Die ALL wird in Deutschland nach zwei Protokollen behandelt: AIEOP-BFM ALL 2009 und COALL-08-09. Gesonderte Protokolle gibt es für die B-ALL (NHL-BFM Registry 2012), für Säuglinge unter einem Jahr (EURO-INTERFANT 06) und für die Philadelphia-positive ALL (EsPhALL). Hauptziel aller Studien ist eine risikoadaptierte Therapie. Kinder und Jugendliche < 17 Jahre dürfen nur in entsprechend ausgestatteten pädiatrisch-onkologischen Zentren behandelt werden (siehe *Vereinbarung des Gemeinsamen Bundesausschusses über Maßnahmen zur Qualitätssicherung für die stationäre Versorgung von Kindern und Jugendlichen mit hämato-onkologischen Krankheiten* vom 16.5.2006), in denen entsprechende Erfahrungen bezüglich Behandlung, supportiver Maßnahmen und adäquater psychosozialer Begleitung vorhanden sind.

ALL-BFM-Studie

(A. Wawer)

Nach den ALL-BFM[1]-Protokollen (Studienleiter: Prof. Dr. H. J. Riehm, ab 1998 Prof. Dr. M. Schrappe) wurden zwischen 1981 und 2000 in fünf Therapieprotokollen mehr als 6600 Kinder behandelt. Das Gesamtergebnis konnte fortlaufend verbessert werden [13, 14].

Einteilung der Risikogruppen

Hochrisiko(HR)-Kriterien der aktuellen internationalen Studie AIEOP-BFM-ALL 2009 sind:

- Ungenügender Abfall der peripheren Blastenzahl nach 7-tägiger Gabe von Prednison (> 1000/mm^3 Blasten = Prednisone Poor Response = PPR, bei zentraler Evaluation)
- Keine Remission (CR) im Knochenmark (KM) an Tag 33 der Therapie (Zeitpunkt 1, ZP1)
- Nachweis von MLL/AF4 bzw. t(4;11) oder Hypodiploidie (< 45 Chromosomen)
- Nachweis einer minimalen Resterkrankung (minimal residual disease, MRD) ≥ 10 % mittels Flowzytometrie (FCM-MRD) an Tag 15
- Nachweis eine minimalen Resterkrankung (über Erfassung von klonspezifischen Rearrangements der T-Zell-Rezeptor-Immunglobulingene) > 10^{-3} zur Woche 12 (Zeitpunkt 2, ZP2) der Therapie
- Vorläufer-B-ALL (pB-ALL) mit „slow early response" (SER) der MRD (PCR-MRD-MR SER), d. h. MRD ≥ 10^{-3} an Tag 33 (ZP1) und < 10^{-3} zur Woche 12 (ZP2) der Therapie

In die Standardrisiko(SR)-Gruppe und mittlere Risiko(MR)-Gruppe werden Kinder eingeordnet, die keines der oben aufgeführten Hochrisikokriterien aufweisen. Die weitere Stratifizierung erfolgt nach den PCR-/FCM-MRD-Ergebnissen. Zur SR-Gruppe zählen die Patienten, die zu beiden Zeitpunkten MRD-negativ sind.

Patienten mit dem HR-Kriterium t(9;22) bzw. BCR-ABL werden in einem eigenen Studienprotokoll behandelt (EsPhALL-Studie).

Therapie

Alle Patienten erhalten eine Vorphase mit 7 Tagen Prednison. In der Induktionstherapie (Protokoll I) erhalten alle Kinder Vincristin (VCR), Daunorubicin (DNR), Asparaginase (ASP) i. v. sowie Methotrexat (MTX) i.th. Nur Patienten mit T-ALL und Non-HR an Tag 8 erhalten Dexamethason (Dexa), alle anderen Prednison (Pred) p. o. täglich. Nach Erreichen einer Vollremission wird die Induktionstherapie fortgesetzt mit Mercaptopurin (6-MP) p. o., Cyclophosphamid (CP) und Cytosin-Arabinosid (AraC) i. v. sowie MTX i.th.

Die Konsolidierung für SR- und MR-Patienten erfolgt mit Protokoll M, bestehend aus vier Gaben Hochdosis(HD)-MTX 5 g/m^2 mit Folinsäure-Rescue und gleichzeitiger Gabe von MTX i.th. sowie 6-MP oral. Die Re-Intensivierung (Protokoll II) ist nach Erfahrungen aus den Vorläuferstudien unverzichtbar und erfolgt in ähnlicher Form wie die Induktionstherapie mit DEXA p. o., Doxorubicin (DOX), VCR, ASP, AraC, CP i. v. und Thioguanin p. o., zusätzlich MTX i.th.

Patienten der HR-Gruppe erhalten 3 HR-Blöcke. Anschließend erfolgt 3 x Protokoll III mit jeweils einer 4-wöchigen Interimsphase mit Erhaltungstherapie (6-MP, MTX p. o.). Der HR-1-Block besteht aus Dexa, VCR, HD-AraC, HD-MTX, CP, der HR-2-Block aus Dexa, VDS, DNR, HD-MTX, IFO,

1 B = Berlin, F = Frankfurt, M = Münster

ASP und der HR-3-Block aus DEXA, HD-AraC, VP16. In allen HR-Blöcken werden MTX, AraC und Pred i.th. gegeben.

Bei initialem ZNS-Befall erfolgt eine Schädelbestrahlung mit 18 Gy bei Kindern ≥2 Jahre, mit 12 Gy bei Alter 1 bis ≤2 Jahre. Patienten ≤1 Jahr werden nicht bestrahlt. Die prophylaktische Schädelbestrahlung mit 12 Gy erhalten nur noch Patienten ≥2 Jahre mit hohem Risiko für einen Rückfall (T-ALL im HR-Zweig sowie Non-HR-T-ALL-Patienten bei initialer Hyperleukozytose ≥100 000/µl und pB-ALL im HR-Zweig bei NR an Tag 33, Vorliegen von MLL/AF4, BCR/ABL, Hypodiploidie oder MRD-HR). Bei allen anderen Patienten mit erhöhtem Rückfallrisiko wird stattdessen 6 x MTX i.th. während der Erhaltungstherapie verabreicht.

Die Erhaltungstherapie besteht aus 6-MP p. o. täglich und MTX p. o. einmal wöchentlich. Die Steuerung erfolgt über die periphere Leukozytenzahl. Die Gesamtbehandlungsdauer beträgt 2 Jahre.

Für eine allogene SZT in 1. kompletter Remission (CR) sind nur Patienten qualifiziert, die eine besonders ungünstige Prognose (EFS <50 %) haben, wie z. B. eines der vier Kriterien: keine CR an Tag 33, Translokation t(4;11) oder t(9;22), Hypodiploidie oder PPR bei T-ALL und ein hohes MRD-Niveau am ZP2. Im Einzelfall ist mit der Studienleitung Kontakt aufzunehmen. Die SZT ist nach dem dritten HR-Block vorgesehen. Bei MRD-Niveau $\geq 10^{-3}$ (MRD-NR) ist zuvor das Therapieelement DNX-FLA, bestehend aus Fludarabin, HD-AraC und liposomalem Daunorubicin (DaunoXome®) vorgesehen. Die Konditionierung zur SZT für Kinder ab 2 Jahren mit HLA-passendem Spender (MD) besteht aus fraktionierter Ganzkörperbestrahlung (2 x 2 Gy täglich an drei aufeinander folgenden Tagen) und VP16 60 mg/kg als einmalige Dosis. Kinder bis zu 2 Jahren erhalten die Kombination aus Busulfan i.v. (in altersentsprechender Dosierung an 4 Tagen), VP16 (mit 40 mg/kg an einem Tag) und CP (mit 60 mg/kg/d an 2 Tagen) vor SZT. Die Behandlung der GPOH-Patienten erfolgt überwiegend innerhalb des Protokolls ALL-SZT-BFM 2003, welches aktuell durch das Protokoll ALL-SZT-FORUM 2012 abgelöst wird.

Aktuelle Fragestellungen der Studie AEIOP-BFM ALL 2009

Aktuelle primäre Studienfragen (randomisierte Fragestellungen):

- Kann bei Patienten mit pB-ALL ohne HR-Kriterien und (1) TEL/AML1 positiv und/oder (2) FCM-MRD an Tag 15 <0,1 % die DNR-Dosis um 50 % reduziert werden, ohne dass es zur Zunahme von Rezidiven kommt?
- Kann das Ergebnis von Patienten mit pB-ALL in der mittleren Risikogruppe (MR) durch Einsatz einer 20-wöchigen PegASP-Gabe, beginnend in Protokoll II, verbessert werden?
- Kann das Ergebnis von Patienten der HR-Gruppe durch den Einsatz einer um 24 Tage verlängerten Asparaginase-Phase in Protokoll I verbessert werden?

Prognose

Die Wahrscheinlichkeit für ein ereignisfreies Überleben (EFS) betrug für die Patienten der Vorläuferstudie ALL-BFM 2000 nach 6 Jahren >80 %: im Behandlungszweig SR >90 %, im MR-Zweig >80 %, im HR-Zweig >60 %.

COALL-Studie

(I. Schmid)

Das seit 2010 aktuelle Therapieprotokoll COALL 08-09 (Leitung: Prof. Dr. M. Horstmann, Frau PD Dr. G. Escherich, Universitätskinderklinik Hamburg-Eppendorf) basiert auf den Erfahrungen der bisher durchgeführten sieben COALL-Studien zur Behandlung der ALL im Kindesalter, die seit 1980 in Zusammenarbeit mit mehreren Kliniken in Deutschland durchgeführt wurden [15]. Pro Jahr werden zirka 110 Patienten zur Studie gemeldet.

Wichtige Erkenntnisse der bisherigen COALL-Studien

- Das Nachstellen der Asparaginase hinter die Induktionsphase ist ohne Effektivitätsverlust möglich. Damit ist das in anderen Studien relevante Thromboserisiko aufgehoben.

- Ein schneller Wechsel von Chemotherapiezyklen bereits nach einer Gabe ist nicht von Vorteil.
- Daunorubicin als 24-Stunden-Infusion ist ebenso zytotoxisch wirksam wie eine 1-stündige Infusion. Daunorubicin (36 mg/m^2) ist hinsichtlich der Zytotoxizität mit Adriamycin (30 mg/m^2) vergleichbar.
- 6-MP und 6-TG führen in der Dauertherapie trotz unterschiedlichem Metabolismus und Toxizität im randomisierten Vergleich zu einer vergleichbaren Rezidivrate.
- Die optimal prognostisch diskriminierenden Zeitpunkte für die Erfassung der Minimal Residual Disease (MRD) können nicht aus anderen ALL-Studien übernommen werden, sondern müssen für jedes Protokoll überprüft werden.
  - Patienten mit B-Precursor-ALL und negativem MRD-Wert an Tag 15 + 29 bzw. Patienten mit T-ALL und $< 10^{-3}$ MRD-Last an Tag 29 haben eine geringere Rezidivhäufigkeit.
  - Patienten mit B-Precursor-ALL und positivem MRD-Wert $> 10^{-3}$ an Tag 29 bzw. Patienten mit T-ALL und $> 10^{-3}$ MRD-Last an Tag 43 haben eine größere Rezidivhäufigkeit.
- Auf eine Schädelbestrahlung kann bei Patienten mit Non-T-ALL und Leukozytenzahlen unter 200/nl verzichtet werden. Eine Dosis von 12 Gy ist für die prophylaktische Bestrahlung der anderen Patienten ausreichend.

Ziele der Studie COALL 08-09

In einer Phase-II-Studie wurde die Effektivität und Sicherheit von Clofarabin/PegASP bei Hochrisiko-ALL-Patienten im Vergleich mit dem historischen Kollektiv nach HIDAC/PegASP bestätigt [16].

Seit 1.10.2013 wird in einer Phase-III-Studie MRD-basiert randomisiert die zytotoxische Effizienz der Substanz Clofarabin im Vergleich zu Hochdosis-Cytarabin jeweils in Kombination mit PegASP geprüft. Eine zweite Randomisierung prüft die Häufigkeiten infektiöser Komplikationen nach ADR versus DNR in der Reinduktionstherapie.

Studienplan

Die erste Stratifizierung erfolgt durch Zuordnung der Patienten zu den Therapiezweigen „low risk" (LR) und „high risk" (HR):

- LR-Gruppe: Leukozyten unter 25/nl bei Diagnosestellung und Alter ≥ 1 bis < 10 Jahre und Common-ALL oder Prä-B-ALL und komplette Remission an Tag 29 (M1-Mark) und kein 11q23-Rearrangement und kein hypodiploider Chromosomensatz (≥ 46 Chromosomen)
- HR-Gruppe: Leukozyten ≥ 25/nl bei Diagnose oder Alter ≥ 10 Jahre oder Pro-B-ALL oder T-ALL oder keine komplette Remission an Tag 29 oder 11q23-Rearrangement oder hypodiploider Chromosomensatz (< 46 Chromosomen)

Die zweite Stratifizierung erfolgt nach MRD-Ansprechen:

- LR-Reduziert (LR-R): MRD an Tag 29 negativ
- LR-Standard (LR-S): MRD an Tag 29 positiv, aber $< 10^{-3}$ oder MRD-Befund nicht evaluierbar
- LR-Intensiviert (LR-I): MRD an Tag 29 $\geq 10^{-3}$
- HR-Reduziert (HR-R): T-ALL: MRD an Tag 29 $< 10^{-3}$; B-Vorläufer-ALL: MRD an Tag 29 negativ
- HR-Standard (HR-S): T-ALL: MRD an Tag 29 $\geq 10^{-3}$ und an Tag 43 $< 10^{-3}$; B-Vorläufer-ALL: MRD an Tag 29 positiv, aber $< 10^{-3}$ oder MRD-Befund nicht evaluierbar
- HR-Intensiviert (HR-I): T-ALL: MRD an Tag 43 $\geq 10^{-3}$; B-Vorläufer-ALL: MRD an Tag 29 $\geq 10^{-3}$, Patienten mit fehlender Remission an Tag 29 werden nach einem separaten MRD-gesteuerten Protokoll behandelt.

Therapie

Alle Patienten erhalten dieselbe Vorphase mit DNR und einer Dosis MTX i.th. sowie eine Induktion über 4 Wochen mit wöchentlich VCR, DNR und täglich Methylprednisolon p. o.

Patienten, die gemäß LR-Reduziert(LR-R)- oder LR-Standard(LR-S)-Protokoll behandelt werden, erhalten die identische Konsolidierungstherapie mit 4 Chemotherapiezyklen, gefolgt von 6-MP täglich für 4 Wochen und drei Dosen MTX i.th. (sog. ZNS-Phase). In der Reinduktion erhalten LR-R-Patienten nur einen Zyklus, alle LR-S-Patienten zusätzlich randomisiert ADR oder DNR und den zweiten Teil der Reinduktionstherapie.

Patienten, die nach dem HR-S- oder LR-I-Protokoll behandelt werden, erhalten in der Konsolidierungsphase 6 Chemotherapieblöcke, dann die 4-wöchige

ZNS-Phase und anschließend 4 Reinduktionsblöcke. HR-R-Patienten erhalten nach der ZNS Phase nur noch einen Zyklus. HR-I-Patienten erhalten dagegen 7 Blöcke vor einer intensivierten ZNS-Phase.

Alle Patienten ≥2 Jahre mit initialem ZNS-Befall bei Diagnose erhalten eine ZNS-Bestrahlung mit 18 Gy, Patienten mit T-ALL und B-Vorläufer-ALL und einem initialen Leukozytenwert von > 200 000/µl bei Diagnose erhalten eine prophylaktische Schädelbestrahlung mit 12 Gy. Insgesamt erhalten die Patienten 12–16 Gaben MTX intrathekal.

Die Erhaltungstherapie, bestehend aus täglichen 6-MP- und wöchentlichen MTX-Gaben p. o., wird insgesamt bis genau 2 Jahre nach Therapiebeginn durchgeführt. Drei, 6 und 9 Monate nach Beginn der Erhaltungstherapie erhalten Patienten ohne ZNS-Bestrahlung jeweils eine Dosis MTX i.th. Zu Beginn erhalten alle Patienten außer HR-R und LR-R zusätzlich 3 Dosen PegASP im Abstand von 3 Wochen.

Prognose

Das Gesamtkollektiv der COALL-07-03-Studie zeigte eine stabile pEFS von 0,85 mit einem Gesamtüberleben von 0,91. Unverändert zeigt sich ein leichter Unterschied in der pEFS zwischen LR- und HR-Patienten [15].

B-ALL

(I. Schmid)

Definition

Hoch malignes B-Non-Hodgkin-Lymphom mit ≥25 % Lymphoblasten vom morphologischen Typ L3 im Knochenmark. Die Abgrenzung der B-ALL vom B-Non-Hodgkin-Lymphom Stadium IV ist willkürlich, da

- aus dem Krankheitsverlauf von Patienten, die insuffizient behandelt wurden, geschlossen werden kann, dass etwa 50 % der B-NHL-Patienten bei Diagnosestellung Mikrometastasen im Knochenmark aufweisen. Durch chromosomale und immunologische Untersuchung lässt sich dieser Sachverhalt bei 40 % der Patienten belegen.
- die Stadien III und IV (nach Murphy) des NHL in Deutschland identisch wie die B-ALL behandelt werden [12, 13]. Zur Definition der B-ALL werden zusätzlich gefordert:
  - immunologischer Nachweis folgender Marker in den pathologischen Zellen: ± CD10, CD19, CD20, cytCD22, cytCD79a, cytIgM, sIg
  - zytogenetische Befunde in den Tumorzellen: t(2;8), t(8;14) und t(8;22).

Symptome

Einige Patienten haben identische Symptome wie Patienten, die an einer akuten Leukämie vom lymphoblastischen Zelltyp leiden. Bei anderen Patienten (etwa 50 %) steht neben der Knochenmarkinfiltration ein abdominaler Befall mit einer großen soliden lymphatischen Masse, meist in der rechten Ileozökalregion, im Vordergrund. Besonders bei diesen Patienten wird eine hohe LDH von über 500 U/l bei Diagnose festgestellt. Ein multilokulärer Skelettbefall oder unilokulärer Befall, meist der Maxilla, kommt bei Patienten mit B-ALL vereinzelt vor.

Bei Patienten mit B-ALL sind zwei Besonderheiten im klinischen Verlauf zu beachten:

- Die Proliferationsaktivität der B-Zell-Lymphoblasten ist gegenüber anderen Leukämiezellen, z. B. vom T-Zell-Typ, deutlich erhöht. Daher wird eine kurze Anamnese und, falls nicht konsequent therapiert wird, ein rasches Nachwachsen des Tumors beobachtet.
- Ebenso erklärbar durch die hohe Proliferationsaktivität ist eine Häufung des sogenannten Tumorlysesyndroms während der Anfangstherapie der B-ALL. Zeichen sind ein erhöhter Anfall von Harnsäure mit Uratnephropathie und nachfolgender Niereninsuffizienz, sowie Störungen des Wasser- und Elektrolythaushalts mit Hyperkalzämie, Hyperphosphatämie und Hyperkaliämie.

Therapie

Die Behandlung der B-ALL ist in Deutschland seit 1981 vereinheitlicht und geschieht gegenwärtig nach dem NHL-BFM-Register 2012 (Studienleiter: Prof. Dr. W. Wössmann, Gießen, und Frau PD Dr. Burkhardt, Münster).

Nach einer zytoreduktiven Vorphase, bestehend aus Dexa über 5 Tage und CP über 2 Tage, erhalten die Patienten sechs Blöcke Chemotherapie über je 5 Tage im Abstand von 3 Wochen (AA, BB, CC, AA, BB, CC). Die AA- und BB-Blöcke bestehen aus Dexa, MTX 5 g/m^2 über 24 Stunden, MTX/AraC/Pred i.th., VCR, IFO im Wechsel mit CP und AraC, VP16 im Wechsel mit DOXO. Im CC-Block werden Dexa, Vindesin, Hochdosis-AraC, VP16 und MTX/AraC/Pred i.th. verabreicht. ZNS-positive Patienten erhalten MTX, AraC und Pred i.th. in intensivierter Form.

Prognose

In der Vorläuferstudie NHL-BFM 95 wurden 79 Patienten mit B-ALL behandelt. Die Wahrscheinlichkeit des ereignisfreien Überlebens betrug 84 % [17, 18]. Wegen der therapiebedingten hohen Komplikationsrate ist das B-ALL-Therapieoptimierungsprotokoll nur in dafür speziell ausgerüsteten onkologischen Zentren zu empfehlen.

ALL-Rezidiv (M. H. Albert)

Kinder, die ein erstes Rezidiv einer ALL erleiden, werden seit 1983 in aller Regel in kooperativen Therapieoptimierungsstudien behandelt, derzeit nach den Therapieempfehlungen des ALL-REZ-BFM-Registers. Eine internationale prospektive Studie (IntReALL) befindet sich in Vorbereitung.

Die Einteilung in die Therapiegruppen erfolgt je nach Zeitpunkt, Lokalisation und Immunphänotyp des Rezidivs und ist in Tabelle 1 dargestellt.

Die Vorgängerstudie ALL-REZ BFM 2002 hatte u. a. überprüft, ob eine Stratifizierung der S2-Patienten nach Höhe der MRD nach zwei Induktionszyklen das EFS verbessern kann. In der Tat ist das EFS für Patienten mit einer MRD $\geq 10^{-3}$ mit allogener SZT nun in etwa gleich gut wie für Patienten mit einer MRD $< 10^{-3}$ zu diesem Zeitpunkt, die nur Chemotherapie erhalten (ca. 60–70 %).

Definition der Zeitpunkte

- Sehr früh: weniger als 18 Monate nach Erstdiagnose und weniger als 6 Monate nach Ende der Ersttherapie.
- Früh: mehr als 18 Monate nach Erstdiagnose und weniger als 6 Monate nach Ende der Ersttherapie
- Spät: mehr als 6 Monate nach Ende der Ersttherapie.

Therapie

Patienten der Therapiegruppe S1 erhalten eine intensive Polychemotherapie über 20 Wochen und anschließend eine orale Erhaltungstherapie über 12 Monate. In der Therapiegruppe S2 werden alle Patienten, die nach zwei Blöcken Induktionstherapie noch ein MRD-Level von $\geq 10^{-3}$ haben, einer allogenen Stammzelltransplantation zugeführt [19]. Alle anderen erhalten eine intensive Polychemotherapie über 26 Wochen und anschließend eine orale Erhaltungstherapie über 24 Monate. Alle Patienten der Therapiegruppen S3 und S4 werden nach einer remissionsinduzierenden Polychemotherapie frühzeitig allogen transplantiert. Das Gleiche gilt für S2-Patienten mit einem frühen kombinierten medullären Rezidiv. Alle Patienten der Therapiegruppen S1 und S2, die nicht transplantiert werden, erhalten am Ende der intensiven Chemotherapie eine prophylaktische ZNS-Radiotherapie, Patienten mit testikulären Rezidiven eine lokale Radiotherapie.

Tabelle 1. Einteilung in Therapiegruppen je nach Zeitpunkt, Lokalisation und Immunphänotyp des Rezidivs.

	Immunphänotyp: non-T			Immunphänotyp: (prä-)T		
Lokalisation	extramedullär isoliert	Knochenmark kombiniert	Knochenmark isoliert	extramedullär isoliert	Knochenmark kombiniert	Knochenmark isoliert
Zeitpunkt:						
Sehr früh	S4	S4	S4	S4	S4	S4
Früh	S2	S2	S3	S2	S4	S4
Spät	S1	S2	S2	S1	S4	S4

Prognose

Generell gilt, dass die Prognose entscheidend vom Zeitpunkt des Auftretens, der Lokalisation und vom Immunphänotyp abhängt. Patienten der Therapiegruppe S1 (späte, isolierte ZNS- oder testikuläre Rezidive) erreichen eine ereignisfreie Überlebenswahrscheinlichkeit von 75 %, S2-Patienten von 65 %. In den Therapiegruppen S3 und S4 liegt die ereignisfreie Überlebenswahrscheinlichkeit mit SZT derzeit bei etwa 30 %.

Akute myeloische Leukämie

(I. Schmid)

Systematische Erfahrungen mit der AML im Kindesalter in Deutschland werden seit 1978 im Rahmen der multizentrischen BFM-AML-Studien gesammelt. Derzeit erfolgt eine Datensammlung in einem AML-BFM-Register 2012 (Studienleiter: Prof. Dr. D. Reinhardt, Essen). Eine Studie ist in Planung. Derzeit gibt es Empfehlungen zur Diagnostik und Therapie aus dem AML-Referenzzentrum.

Therapie

Kinder mit hoher Gefährdung durch initiale Komplikationen (insbesondere Blutungen bei hochleukämischen Patienten) erhalten eine zytoreduktive Vorphase mit niedrig dosiertem AraC und TG. Kinder mit besonders hohem Blutungsrisiko sind Kandidaten für eine (partielle) Austauschtransfusion mit dem Ziel der Blastenreduktion. Für die AML M3 (günstige Prognose; Therapie mit ATRA und Arsentrioxid) und AML bei Kindern mit Morbus Down (meist M7, relativ günstige Prognose, Reduktion der Therapieintensität, keine Erhaltungstherapie, keine ZNS-Bestrahlung) sowie für Myelosarkome gelten Sonderregelungen.

Für die Einteilung in Risikogruppen und die daraus resultierende Therapie gilt derzeit:

- „Günstige" Prognose haben Patienten mit t(8;21)(q22;q22), mit inv(16)(p13q22), mit t(15;17)(q22;q12-21), mit t(1;11)(q21;q23), mit normalem Karyotyp/NPM1-Mutation, mit normalem Karyotyp/Nachweis einer CEBPA-Mutation (doppelt).
- Patienten der Standardrisikogruppe mit inv(16)/AML FAB M4eo erhalten die Therapieelemente ADxE (Induktion 1), AI (Kurs 2), hAM (Kurs 3), HAE (Kurs 4).
- Patienten der Standardrisikogruppe mit Translokation t(8;21), t(1;11), normalem Karyotyp und NPM1-Mutation oder CEBPA-Mutation (doppelt) erhalten die Therapieelemente: ADxE (Induktion 1), HAM (Induktion 2), AI (Kurs 3), hAM (Kurs 4), HAE (Kurs 5). Die Erhaltungstherapie erfolgt über 1 Jahr.
- „Intermediäres" Risiko haben alle Patienten mit *De-novo*-AML, die nicht zur SR-Gruppe, HR-Gruppe oder zur Gruppe mit besonderen Therapieanforderungen gehören.
- Patienten der Intermediärgruppe erhalten: ADxE (Induktion 1), HAM (Induktion 2), AI/2-CDA (Kurs 3), hAM (Kurs 4), HAE (Kurs 5). Die Erhaltungstherapie erfolgt über 1 Jahr.
- „Ungünstige" Prognose haben Patienten mit 12p/t(2;12), mit einer isolierten Monosomie 7 (nicht in Kombination mit günstigen/MLL-Aberrationen), mit t(4;11)(q21;q23) und MLL-Rearrangement, mit t(5;11)(q35;p15), mit t(6;11)(q27;q23) und MLL-Rearrangement, mit t(10;11)(p11.2;q23) und MLL-Rearrangement, mit t(6;9)(p23;q34), mit t(7;12)(q36;p13), mit t(9;22)(q34;q11), mit komplexem Karyotyp (≥ 3 Aberrationen, ≥ 1 strukturelle Veränderung, keine günstige Aberration, kein MLL-Rearrangement).
- Patienten der Hochrisikogruppe erhalten: ADxE (Induktion 1), HAM (Induktion 2), AI/2-CDA (Kurs 3), hAM (Kurs 4). In 1. Remission schließt sich eine allogene Stammzelltransplantation an (Studie AML-SCT 2007).

Die Meningeosis-Prophylaxe erfolgt durch Gaben von AraC/MTX/Pred i.th. während der Intensivphase.

Alle Patienten erhalten eine Erhaltungstherapie mit TG p. o. täglich und AraC s. c. an vier aufeinanderfolgenden Tagen alle 4 Wochen für ein Jahr, mit Dosisanpassung bei < 2/nl bzw. > 3/nl Leukozyten.

Prognose

Eine komplette Remission wird in etwa 88 % der Fälle erreicht. Etwas mehr als 8 % der Patienten sind Nonresponder. Zirka 3 % der Patienten sterben sehr früh an Komplikationen (innerhalb von 42 Tagen nach Therapiebeginn) und zirka 4 % in kompletter Remission. Durch schrittweise Intensivierung der Therapie bei gleichzeitiger Verbesserung der supportiven Therapie konnte eine Verbesserung der Prognose erreicht werden: Das EFS nach 5 Jahren stieg in der Gesamtgruppe von 38 % (Studie 1978) auf 51 % (Studie 1993). In der Studie 1998 betrug das EFS nach 5 Jahren 49 %, das Gesamtüberleben 62 % [20].

Allogene Stammzelltransplantation (SZT)

Wegen der – im Vergleich zum Erwachsenen – relativ guten Ergebnisse der konventionellen Chemotherapie der AML beim Kind ist die Indikation für die verschiedenen Formen der SZT in erster Remission innerhalb der Studie beschränkt auf Kinder, die bestimmte Hochrisikokriterien erfüllen. Für eine allogene SZT qualifizieren u. a. Kinder mit *De-novo*-AML, bei denen nach der zweiten Induktion (HAM) Blasten nachweisbar sind oder die sechs Wochen nach Beginn der zweiten Induktion in anhaltender Aplasie bleiben.

Matched-pair-Analysen konnten bisher keinen Vorteil für die Patienten der AML-Studien zeigen, die eine SZT erhalten haben, was z. T. auf die historisch hohe therapiebedingte Mortalität bei der SZT zurückzuführen ist. Die Indikationsstellung für die verschiedenen Formen der SZT ist jedoch im Fluss, da die therapiebedingte Mortalität aufgrund verschiedener Entwicklungen rückläufig ist. Zudem könnte der Nachweis einer MRD nach Therapie (nach dem Vorbild der ALL bei Kindern) in Zukunft die Entscheidung zugunsten einer SZT in erster CR erleichtern.

Rezidiv

Von der Gesamtgruppe der nach den AML-BFM-Studien behandelten Kinder erleidet etwa jedes vierte Kind ein Rezidiv, die allermeisten innerhalb von 3 Jahren nach Diagnosestellung. Wie bei der ALL ist die Prognose umso schlechter, je früher das Rezidiv auftritt (Überleben 22 % versus 46 %). Allerdings hat der Faktor „Blasten nach einem Block Chemotherapie“ einen höheren Stellenwert als der Faktor „Zeitpunkt des Rezidivs“.

In einer aktuell initiierten internationalen Therapiestudie „Pediatric Relapsed AML 2010/01“ erhalten Patienten mit Rezidiv randomisiert neben DaunoXome®-FLA (DaunoXome®, Fludarabin, Cytarabin) zusätzlich Gemtuzumab-Ozogamicin (Mylotarg®).

Mit Daunoxome®-FLA erreichten ca. 80 % der Patienten eine Blastenreduktion auf ≤ 20 % im Knochenmark. Mit einem zweiten Block FLA und anschließender allogener Stammzelltransplantation (MSD, MUD) lag das 4-Jahres-Überleben bei 38 % [21].

Myelodysplastisches Syndrom (MDS)

(B. Klein)

Myelodysplastische Syndrome (MDS) sind im Kindesalter eine seltene Erkrankung und werden in Deutschland nur bei 1,8 von einer Million Kindern (im Alter von 0–14 Jahren) pro Jahr beobachtet (4 % aller hämatologischen Erkrankungen im Kindesalter). Im Vergleich zum Erwachsenenalter zeigt das Krankheitsbild des MDS im Kindes- und Jugendalter eine große Heterogenität. Einerseits werden gerade beim jungen Kind bei einer Vielzahl von Infektionen, Stoffwechseldefekten und benignen hämatologischen Störungen ausgeprägte Dysplasiezeichen aller drei hämatopoetischen Zellreihen beobachtet, andererseits kann das MDS im Kindesalter auch mit wenig Dysplasie einhergehen.

Schätzungsweise 40 % der MDS-Erkrankungen bei Kindern entwickeln sich sekundär bei Patienten mit angeborenen hämatologischen Störungen oder mit Syndromen, nach Strahlen- oder Chemotherapie oder nach Diagnose einer erworbenen aplastischen Anämie. In 60 % der Fälle tritt ein MDS *de novo* bei bisher klinisch und hämatologisch unauffälligen Kindern und Jugendlichen auf.

Die Einteilung in Untergruppen wurde für das Kindes- und Jugendalter 2003 von der EWOG-MDS-Studiengruppe (Leitung: Prof. Dr. Ch. Niemeyer, Universitätskinderklinik Freiburg) in Anlehnung an die FAB-Typen modifiziert [22]. Die FAB-Kriterien zur Diagnostik der refraktären Anämie mit Blastenexzess (RAEB) bzw. der refraktären Anämie mit Blastenexzess in Transformation (RAEB-t) sind auch im Kindesalter anwendbar, der Begriff der refraktären Anämie (RA) jedoch unter der Prämisse, dass er durch „rekfraktäre Zytopenie“ (RC) ersetzt werden kann, da oft eine Granulo- oder Thrombozytopenie und nicht die Anämie im Vordergrund steht.

Als eigene Entität in Abgrenzung zur adulten chronischen myelomonozytären Leukämie (CMML) gilt die juvenile myelomonozytäre Leukämie (JMML), welche als myeloproliferatives und nicht als myelodysplastisches Krankheitsbild eingeordnet werden soll. Die JMML ist eine *De-novo*-Erkrankung hauptsächlich von Kleinkindern (medianes Alter 2 Jahre), welche sich klinisch mit Hepatosplenomegalie, Lymphknotenschwellung, Fieber, Blutungsneigung, Blässe und wechselnden Exanthemen präsentiert. Im Blutbild zeigt sich eine Leukozytose mit hohem Monozytenanteil (> 1 x 10^9/l), einer Anämie und meist auch eine Thrombozytopenie. Das Knochenmark ist hyperzellulär mit einem Blastenanteil meist unter 20 %. Zytogenetische Untersuchungen zeigen in zirka 25 % der Fälle eine Monosomie 7, in 10 % komplexe Karyotypen, jedoch kein Philadelphia-Chromosom. Bei einigen Patienten sind andere Grunderkrankungen bekannt (wie die Neurofibromatose Typ 1 oder ein Noonan-Syndrom). Die Prognose ist ohne Stammzelltransplantation ungünstig, die mittlere Überlebensdauer beträgt ein Jahr.

Ein MDS im Kindesalter kann morphologisch nach einheitlichen Kriterien eindeutig beschrieben werden, die klinische Einordnung erfolgt in erster Linie nach der Klinik des Patienten und den Veränderungen des malignen Zellklons. Ein MDS bei einem Patienten mit Morbus Down hat im Allgemeinen eine sehr günstige Prognose aufgrund der Chemosensibilität der malignen Zellen. Demgegenüber sind Patienten mit klonalen hämatopoetischen Erkrankungen (wie der Fanconi-Anämie) auch mit Stammzelltransplantation schwierig therapierbar, da die notwendigerweise intensive Therapie vom Patienten häufig nicht überlebt wird.

Bei Kindern mit *De-novo*-MDS ist die Art der chromosomalen Veränderungen im malignen Klon, z. B. Monosomie 7 (25 % der Fälle), prognostisch und therapeutisch relevant.

Für alle FAB-Subtypen gilt weiterhin als optimale Therapie die Stammzelltransplantation vom HLA-identischen Familienspender oder auch Fremdspender. Bei RAEB-T und Blastenanzahl über 15 % ist vorher eine Blastenreduktion durch Induktion gemäß AML-Protokoll zu empfehlen. Die myeloablative Konditionierung vor SZT erfolgt mit der Kombination aus Busulfan, Cyclophosphamid und Melphalan, bei Fremdspendern mit zusätzlicher Immunsuppression. Unter bestimmten Voraussetzungen (z. B. Neutrophile > 1000/µl, keine Transfusionsabhängigkeit, normaler Karyotyp) ist eine Watch-and-Wait-Strategie möglich; erfordert die Erkrankung (Neutrophile < 1000/µl) eine Therapie, so kann eine SZT mit vorangehender reduzierter Intensivierungstherapie indiziert sein. Einzelheiten sind der laufenden Therapiestudie der GPOH (EWOG-MDS 2006, Leiterin Prof. Dr. Ch. Niemeyer, Universitätsklinikum Freiburg) zu entnehmen.

Chronische myeloische Leukämie

(B. Klein)

Die chronische myeloische Leukämie (CML) ist bei Kindern nur für ca. 2–3 % aller Leukämien verantwortlich; das mediane Erkrankungsalter liegt bei 11 Jahren.

Es handelt es sich um eine klonale myeloproliferative Erkrankung, deren Proliferation durch ein Onkogen unterhalten wird. Wie bei den Erwachsenen ist dies auch in 90–95 % der Fälle im Kindesalter das klassische Philadelphia-Chromosom (Ph+).

Auf der Ebene der hämatopoetischen Stammzelle zeigt sich die reziproke Translokation t(q34;22)(q34q11), welche zur Bildung des BCR-ABL-Fusionsgens und -proteins führt. Bei 50 % der zytogenetisch unauffälligen Patienten lässt sich das Fusionsgen auf molekulargenetischer Ebene mittels PCR nachweisen. Es gibt Hinweise, dass molekulargenetische Unterschiede der CML bei Kindern und Erwachsenen existieren.

Mit der Einführung der Tyrosinkinase-Inhibitoren (TKI) Imatinib und Dasatinib in die Leukämiebehandlung bei Kindern sind bedeutende Fortschritte der zielgerichteten Therapie erreicht worden.

Die minimale Resterkrankung wird mittels standardisierter PCR-Technik überwacht und mittels engmaschigem Monitoring eine individualisierte Therapieoptimierung erreicht. Kinder bis zum 18. Lebensjahr werden systematisch gemäß CML-PAED-II-Studienprotokoll (Prof. Suttorp, Dresden) erfasst und Therapieempfehlungen entsprechend des Krankheitsverlaufs ausgesprochen.

Durch zunehmendes Verständnis der Dynamik der Erkrankung – Definition des Response-Schwellenwerts zu festgesetzten Zeitpunkten – ist die frühere Behandlung mittels allogener Stammzelltransplantation in ihrer Rolle als primär kurative Therapieoption in den Hintergrund gerückt.

Da die Krankheitsverläufe individuell unterschiedlich sind – der Bogen spannt sich von refraktären Leukämieformen aufgrund von Resistenzentwicklung gegen TKI bis hin zum Erzielen einer Remission über Jahre – lässt sich zum jetzigen Zeitpunkt noch nicht abschätzen, ob man bei fehlendem Nachweis von BCR-ABL von definitiver Kuration sprechen kann.

Auch das langfristige Nebenwirkungsprofil der TKI bei Kindern im weiteren Verlauf der Entwicklung (z. B. Einflüsse auf Längenwachstum, Osteoporose oder andere organspezifische Folgen) bleibt derzeit noch Gegenstand intensiver Beobachtung und engmaschiger Überwachung der pädiatrischen und internistischen Hämato-Onkologie.

Ebenso ist die Datenlage für weitere TKI wie Dasatinib (ein Second-Line-TKI bei der Behandlung der CML) oder auch Nilotinib – für das junge Alter noch nicht zugelassen – bei Kindern noch unzureichend.

Patienten mit fehlendem Ansprechen auf die Behandlung mit TKI sowie Progress der Erkrankung werden einer Stammzelltransplantation, möglichst vom HLA-identischen Geschwister, zugeführt [23].

Nachsorge

(I. Schmid)

Nach der intensiven, vorwiegend parenteralen Chemotherapie erhalten Kinder mit ALL und AML eine ambulante Erhaltungstherapie. Darauf folgt die onkologische Nachsorge, die im Prinzip zeitlich unbegrenzt ist. Während der Erhaltungstherapie und danach ist die Spezialklinik auf die Mithilfe des Hausarztes angewiesen. Etwa mit Beginn der Erhaltungstherapie sollte sich das Alltagsleben der Kinder und ihrer Familien wieder möglichst weitgehend normalisieren.

Infektionen der oberen Luftwege sind während der Erhaltungstherapie häufig, bei Verdacht auf eine bakterielle Infektion sollte frühzeitig antibiotisch behandelt werden. Schwerere Komplikationen sind erfahrungsgemäß nur durch Windpocken bei Kindern, die diese Erkrankung noch nicht durchgemacht haben, zu erwarten. Kommt es zu Kontakt mit Windpocken, sollte prophylaktisch mit Aciclovir oral (60 mg/kg pro Tag in 3-4 ED, 7 Tage lang) ab Tag 7 nach Exposition behandelt werden. Kommt es dennoch (oder bei unbemerkt gebliebener Exposition) zum Ausbruch von Varizellen, sollten diese in leichterer Ausprägung p. o., in schwerer Ausprägung auch parenteral mit Aciclovir behandelt werden. Seronegative Geschwister und sonstige Angehörige sollten aktiv gegen Varizellen geimpft werden.

Zur Prophylaxe einer Pneumocystis-jirovecii-Infektion sollte auch während der Erhaltungstherapie Cotrimoxazol (5 mg/kg/Tag Trimethoprim-Anteil) an 2–3 Tagen pro Woche gegeben werden.

Impfungen mit Totimpfstoffen sind während der Erhaltungstherapie gefahrlos möglich, der Impferfolg allerdings fraglich. Impfungen mit Lebendimpfstoffen sollten frühestens 6 Monate nach Ende der Erhaltungstherapie durchgeführt werden. Eine Wiederholung des vor der Erkrankung durchgeführten Impfprogramms wird empfohlen. Bei unklarem Status sollen Impftiter bestimmt werden.

Medulläre Rezidive während der Erhaltungstherapie kündigen sich meist durch zunehmende hämatopoetische Insuffizienz an – erkennbar an einer Abnahme des Hämoglobinniveaus und besonders der Thrombozytenzahlen, was in Ausnahmefällen jedoch auch durch interkurrente Virusinfekte bedingt sein kann. Auf Symptome der Meningeosis leucaemica und eines Hodenrezidivs (meist einseitige, schmerzlose Hodenschwellung) ist zu achten.

Onkologische Nachsorgeuntersuchungen sollten im ersten Jahr nach Beendigung der Erhaltungstherapie einer akuten Leukämie alle 6 Wochen, im zweiten und dritten Jahr alle 3 Monate, danach halbjährlich bzw. jährlich durchgeführt werden. Die Frequenz der Nachuntersuchungen ist dem individuellen Rezidivrisiko sowie möglichen Komplikationen anzupassen.

Rezidive treten überwiegend im Knochenmark, seltener an den Meningen und in den Hoden auf. Die Wahrscheinlichkeit eines Rezidivs sinkt mit zunehmendem zeitlichen Abstand von der Erstmanifestation und ist abhängig von bestimmten, bereits bei der Erstmanifestation erkennbaren Risikofaktoren. Rezidive treten am häufigsten in den ersten 3 Jahren nach Diagnosestellung auf (im Falle der seltenen B-ALL vom Burkitt-Typ meist nur innerhalb des ersten Jahres), nach mehr als 5 Jahren sind Rezidive sehr selten.

Gravierende Spätfolgen sind nach akuten Leukämien und ihrer Behandlung selten. Zu beobachten sind Osteonekrosen, die besonders bei Jugendlichen nach hohen Glukokortikoid-Dosen im Rahmen einer ALL-Therapie auftreten, und Kardiomyopathien, welche als Folge der Anthrazyklinhaltigen Therapie (bei AML mehr als bei ALL) auftreten könnten.

Die Pubertätsentwicklung verläuft in der Regel normal, jedoch sollten Wachstum und Pubertätsentwicklung klinisch und auch (nach Eintritt der Pubertät) laborchemisch beobachtet werden (LH, FSH, Prolaktin, Testosteron/Östradiol). Eine Einschränkung der Fertilität besonders bei Jungen ist möglich (Oligo- bzw. Azoospermie), quantitativ ist diese Beeinträchtigung bisher aber nicht einschätzbar. Jedenfalls gibt es viele gesunde Kinder von Müttern und Vätern, die als Kind wegen einer akuten Leukämie behandelt wurden. Die Fehlbildungsrate ist bei den Kindern ehemaliger Leukämiepatienten nach den zur Verfügung stehenden Daten nicht erhöht. Die Schilddrüse ist, besonders nach Schädelbestrahlung, regelmäßig zu kontrollieren (T4, fT4, TBG, Sonografie). Störungen der psychointellektuellen Entwicklung sind hauptsächlich einer Schädelbestrahlung anzulasten, die Inzidenz sinkt aber wegen der Reduzierung der Strahlentherapie.

Die Inzidenz von malignen Erkrankungen als Zweiterkrankungen ist im Vergleich mit der Normalbevölkerung nach Leukämien und ihrer Therapie etwas erhöht. Zweitmalignome können noch nach vielen Jahren auftreten. Am häufigsten handelt es sich um Hirntumoren. Insgesamt ist die Lebensqualität bei Patienten, die als Kinder von einer Leukämie geheilt wurden, später meist nicht beeinträchtigt.

Literatur

1 Kaatsch P, Spix C, Michaelis J (2000) Jahresbericht 1999. 20 Jahre Deutsches Kinderkrebsregister. Institut für Medizinische Statistik und Dokumentation, Universität Mainz

2 Spix C, Eletr D, Blettner M, Kaatsch P (2008) Temporal trends in the incidence rate of childhood cancer in Germany 1987–2004. Int J Cancer 122: 1859–1867

3 Wiemels JL, Cazzaniga G, Daniotti M et al (1999) Prenatal origin of acute lymphoblastic leukemia in children. Lancet 354: 1499–1503

4 Greaves MF, Maia AT, Wiemels JL, Ford AM (2003) Leukemia in twins: lessons in natural history. Blood 102: 2321–2333

5 Papaemmanuil E, Rapado I, Li Y et al (2014) RAG-mediated recombination is the predominant driver of oncogenic rearrangement in ETV6-RUNX1 acute lymphoblastic leukemia. Nat Genet 46: 116–125

6 Almalte Z, Samarani S, Iannello A et al (2011) Novel associations between activating killer-cell immunoglobulin-like receptor genes and childhood leukemia. Blood 118: 1323–1328

7 Metayer C, Zhang L, Wiemels JL et al (2013) Tobacco smoke exposure and the risk of childhood acute lymphoblastic and myeloid leukemias by cytogenetic subtype. Cancer Epidemiol Biomarkers Prev 22: 1600–1611

8 Lafiura KM, Bielawski DM, Posecion NC Jr et al (2007) Association between prenatal pesticide exposures and the generation of leukemia-associated t(8;21). Pediatr Blood Cancer 49: 624–628

9 Kaatsch P, Spix C, Schulze-Rath R et al (2008) Leukaemia in young children living in the vicinity of German nuclear power plants. Int J Cancer 122: 721–726

10 Li Y, Schwab C, Ryan SL et al (2014) Constitutional and somatic rearrangement of chromosome 21 in acute lymphoblastic leukaemia. Nature 508: 98–102

11 Stiller CA, Kroll ME, Boyle PJ et al (2008) Population mixing, socioeconomic status and incidence of childhood acute lymphoblastic leukaemia in England and Wales: analysis by census ward. Br J Cancer 98: 1006–1011

12 Urayama KY, Buffler PA, Gallagher ER et al (2010) A meta-analysis of the association between day-care attendance and childhood acute lymphoblastic leukaemia. Int J Epidemiol 39: 718–732

13 Conter V, Bartram CR, Valsecchi MG et al (2010) Molecular response to treatment redefines all prognostic factors in children and adolescents with B-cell precursor acute lymphoblastic leukemia: results in 3184 patients of the AIEOP-BFM ALL 2000 study. Blood 115: 3206–3214

14 Schrappe M, Valsecchi MG, Bartram CR et al (2011) Late MRD response determines relapse risk overall and in subsets of childhood T-cell ALL: results of the AIEOP-BFM-ALL 2000 study. Blood 118: 2077–2084

15 Escherich G, Horstmann MA, Zimmermann M, Janka-Schaub GE; on behalf of the COALL study group (2010) Cooperative study group for childhood acute lymphoblastic leukaemia (COALL): long-term results of trials 82, 85, 89, 92 and 97. Leukemia 24: 298–308
16 Escherich G, Zur Stadt U, Zimmermann M, Horstmann MA; on behalf of the CoALL study group (2013) Clofarabine in combination with pegylated asparaginase in the frontline treatment of childhood acute lymphoblastic leukaemia: a feasibility report from the CoALL 08-09 trial. Br J Haematol 163: 240–247
17 Worch J, Rohde M, Burkhardt B (2013) Mature B-cell lymphoma and leukemia in children and adolescents-review of standard chemotherapy regimen and perspectives. Pediatr Hematol Oncol 30: 465–483
18 Reiter A (2013) Non-Hodgkin lymphoma in children and adolescents. Klin Padiatr 225 (Suppl 1): S87–93
19 Bader P, Kreyenberg H, Henze GH et al (2008) Prognostic values of minimal residual disease quantification before allogeneic stem-cell transplantation in relapsed childhood acute lymphoblastic leukemia: the ALL-REZ BFM Study Group. J Clin Oncol 27: 377–384
20 Creutzig U, Zimmermann M, Ritter J et al (2005) Treatment strategies and long-term results in paediatric patients treated in four consecutive AML-BFM trials. Leukemia 19: 2030–2042
21 Kaspers GJ, Zimmermann M, Reinhardt D et al (2013) Improved outcome in pediatric relapsed acute myeloid leukemia: results of a randomized trial on liposomal daunorubicin by the International BFM Study Group. J Clin Oncol 31: 599–607
22 Niemeyer CM, Kratz CP (2008) Paediatric myelodysplastic syndromes and juvenile myelomonocytic leukaemia: molecular classification and treatment options. Br J Haematol 140: 610–624
23 Suttorp M (2008) Innovative approaches of targeted therapy for CML of childhood in combination with paediatric haematopoietic SCT. Bone Marrow Transplant 42 (Suppl 2): S40–46

Myelodysplastische Syndrome (MDS)

Koordiniert durch K. Götze
K. Götze, C. Müller-Thomas, K. Spiekermann, M. Fiegl, M. Verbeek, J. Tischer

Myelodysplastische Syndrome (MDS) sind eine sehr heterogene Gruppe von klonalen hämatopoetischen Erkrankungen, die durch Transformation einer frühen hämatopoetischen Stamm- oder Progenitorzelle entstehen. Sie sind gekennzeichnet durch eine insuffiziente und dysplastische Hämatopoese im Knochenmark, periphere Zytopenien sowie ein variables, im Verlauf zunehmendes Risiko der Entwicklung sekundärer akuter Leukämien [1]. Die verschiedenen Formen des MDS unterscheiden sich wesentlich in ihrer morphologischen Präsentation, den zugrunde liegenden zytogenetischen Aberrationen und somatischen Punktmutationen sowie im klinischen Verlauf.

In den letzten Jahren haben moderne molekulare Methoden zu einer verbesserten Diagnostik und damit zu einer genaueren Prognoseeinschätzung für den einzelnen Patienten geführt. Gleichzeitig bieten neue Substanzen eine erfolgversprechende therapeutische Alternative zur herkömmlichen supportiven Therapie. Damit erscheint es erstmals möglich, wirksame individuelle Therapiestrategien für den einzelnen Patienten zu entwickeln und umzusetzen.

Epidemiologie, Ätiologie und Pathogenese

(C. Müller-Thomas, K. Götze)

Die Inzidenz der myelodysplastischen Syndrome liegt insgesamt weltweit bei 3,5–12,6/100 000/Jahr und steigt mit zunehmendem Lebensalter signifikant an, sodass die Inzidenz bei über 70-Jährigen sogar 20–50/100 000 beträgt [2, 3, 4]. Entgegen früheren Vermutungen scheint die Rate der Neuerkrankungen in Bezug auf die verschiedenen Altersgruppen stabil zu bleiben [3]. Das mediane Manifestationsalter liegt in der siebten Lebensdekade, Männer sind etwas häufiger betroffen als Frauen.

Bei ca. 50 % der Patienten mit MDS lassen sich chromosomale Aberrationen nachweisen, wobei die Heterogenität der zytogenetischen Veränderungen außerordentlich groß ist [5]. Der Erwerb zytogenetischer Aberrationen wird als wesentlicher pathogenetischer Faktor für die Entstehung des MDS angesehen. In den letzten Jahren wurde eine stetig wachsende Zahl somatischer Punktmutationen in großen Sequenzierungsstudien identifiziert [6–12]. Betroffen sind u. a. Gene des RNA-Splicing-Apparates (*SF3B1*, *SRSF2*), der epigenetischen Regulation (*TET2*, *ASXL1*), der Transkription (*RUNX1*, *ETV6*), des Cohesin-Komplexes (*STAG2*, *RAD21*) und des p53-Proteins. Der prognostische Wert der meisten Mutationen ist noch unklar. Überzeugend gezeigt wurde, dass Mutationen in den Genen *ASXL1*, *ETV6*, *EZH2*, *RUNX1* und *TP53* prognostisch ungünstig sind. Zwischen 78 % und 90 % aller MDS-Patienten weisen mindestens eine Mutation auf. Die funktionelle Bedeutung der einzelnen Mutationen und des Zusammenspiels mehrerer Mutationen sowie die daraus hervorgehenden Therapieansätze stellen die wissenschaftliche Herausforderung der Zukunft dar.

Einige Risikofaktoren für die Entwicklung eines MDS sind definiert worden. Hierzu gehören die Exposition mit Chemikalien (am bedeutsamsten ist hierbei Benzol, das auch im Tabakrauch enthalten ist) sowie eine vorangegangene zytostatische Therapie (besonders mit Alkylanzien oder Topoisomerase-II-Inhibitoren) oder Bestrahlung (insbesondere Ganzkörperbestrahlung) [13]. Zudem existieren gewisse genetische Risikofaktoren (z. B. Fanconi-Anämie).

Tabelle 1. Somatische Punktmutationen.

Mutiertes Gen	Häufigkeit (%)
Splicing-Apparat	
SF3B1	25–30
SRSF2	10–15
U2AF1	5–10
Epigenetische Regulation	
TET2	20–25
ASXL1	10–15
EZH2	5
Transkriptionsfaktoren	
RUNX1	10–20
ETV6	2
Signaltransduktion	
JAK2	1–2
NRAS/KRAS	5–10
Kohesine	
STAG2	1
RAD21	1
SMC3	1
Tumorsuppression	
TP53	5–10

Durch die zunehmende Zahl von Tumorpatienten mit längeren rezidivfreien Verläufen nach langer und/oder intensiver Therapie (z. B. Hochdosischemotherapie mit autologer Blutstammzelltransplantation) wird das Problem des therapiebedingten MDS (t-MDS) auch bei Patienten jüngeren Alters zunehmend wichtig [14]. Die Inzidenz von t-MDS nach Chemotherapie beträgt global ca. 2 %. Es besteht eine direkte Korrelation zwischen kumulativer Dosis bzw. Therapiedauer und MDS-Rate. Therapieassoziierte MDS sind sehr häufig mit dem Auftreten komplexer zytogenetischer Aberrationen vergesellschaftet und durch einen besonders ungünstigen klinischen Verlauf gekennzeichnet [15]. Sie machen insgesamt ca. 10 % aller MDS-Fälle im Erwachsenenalter aus und sollten von *De-novo*-MDS unterschieden werden. Myelodysplastische Syndrome können auch aus verwandten bzw. überlappenden Erkrankungen wie PNH und der aplastischen Anämie hervorgehen.

Angesichts der wachsenden Zahl somatischer Genmutationen stellt sich die Frage, in welcher Reihenfolge diese Mutationen auftreten, und wie der MDS-Verlauf durch diese Mutationen beeinflusst wird. Die Ergebnisse großer Sequenzierungsstudien deuten auf sogenannte „Driver"- bzw. „Founding"-Mutationen hin [10, 16, 17]. Dazu zählen Mutationen in Genen, die an der DNA-Methylierung (z. B. *DNMT3a*) oder am RNA-Splicing (z. B. *SF3B1*) beteiligt sind. Im Zeitverlauf expandiert der mutierte Klon und akkumuliert weitere Mutationen. Irgendwann bedingt eine „kritische" Zahl an Mutationen die Transformation des MDS zur sekundären AML.

Typische zytogenetische Veränderungen beim MDS zeigen den Verlust oder den Zugewinn einzelner Chromosomen oder deren Abschnitte (Tabelle 2) [5]. In einer großen Studie zur Evaluation der MDS-typischen zytogenetischen Aberrationen und ihres prognostischen Stellenwerts wurden die Karyotypen von insgesamt 2801 Patienten analysiert [18]. Die am häufigsten ($n > 10$) involvierten Chromosomen sind 3, 5, 7, 8, 11, 12, 17, 19, 20 und Y. Damit unterscheiden sich die Befunde qualitativ von jenen bei *De-novo*-AML-Patienten im jüngeren Alter, bei denen balancierte Translokationen charakteristisch sind. Den verschiedenen Karyotypen kommt eine z. T. stark variierende prognostische Bedeutung zu. Basierend auf den Überlebensdaten und dem AML-freien Überleben von 2801 Patienten haben *Schanz* et al. einen zytogenetischen Risiko-Score erarbeitet, der fünf Risikogruppen unterscheidet (Tabelle 3) [18]. Im Gegensatz zum Zytogenetik-Score des IPSS (drei Risikogruppen) kann damit das individuelle Risiko eines Patienten genauer abgeschätzt werden.

Die frühe Phase des MDS ist durch eine gesteigerte Apoptose gekennzeichnet, während in der späteren Phase eine deregulierte Proliferation hinzukommt [19]. Dabei betrifft die gesteigerte Apoptose sowohl klonale als auch nicht klonale Zellen im Knochenmark. Zur gesteigerten Apoptose tragen eine Überexpression von Rezeptoren wie FAS (CD95) auf den Stammzellen sowie eine gesteigerte TNFα-Produktion der Monozyten und Makrophagen im Knochenmark bei [20, 21]. Eine wichtige Rolle scheint auch die konstitutive Aktivierung von NFκB in den CD34+ Stammzellen zu spielen [22].

Ein weiterer bedeutender Mechanismus, der zur veränderten Genexpression in den Stammzellen führt, ist die Hypermethylierung gewisser Genabschnitte, sogenannter CPG-Inseln [23]. Durch die Hypermethylierung werden z. B. Tumorsuppressor-

Tabelle 2. Häufige zytogenetische Aberrationen bei MDS [18].

Zytogenetik (n = 2801)	Häufigkeit (%)	Medianes Gesamtüberleben (Monate)	Medianes AML-freies Überleben (Monate)
Normal	55,1	47,4	nicht erreicht
Einzelaberrationen			
inv(3)/t(3q)/del(3q)	0,4	23,8	7,9
del(5q)	6,4	57,8	203,2
–7	1,6	15,8	33,5
del(7q)	0,5	20,0	nicht erreicht
+8	4,7	23,0	38,6
del(11q)	0,7	141,2	121,2
del(12p)	0,6	76,0	nicht erreicht
i(17q)	0,4	18,0	16,8
+19	0,4	56,4	64,0
del(20q)	1,7	62,0	nicht erreicht
–Y	2,2	60,8	nicht erreicht
Zwei Aberrationen			
mit del(5q)	1,6	44,4	91,2
mit –7/del(7q)	1,2	13,4	19,3
mit beliebig	3,4	28,0	nicht erreicht
Komplexe Aberrationen			
3 Aberrationen	2,1	15,6	21,0
> 3 Aberrationen	7,0	5,7	8,2

Tabelle 3. Der neue zytogenetische Risikoscore (IPSS-R) [18].

Risikogruppe	Chromosomenaberrationen
Sehr günstig	del(11q), –Y
Günstig	normal, del(20q), del(5q), del(12p) 2 Anomalien inkl. del(5q)
Intermediär	+8, del(7q), i(17q), +19, +21, jede andere einzelne und doppelte Anomalie, unabhängige Klone
Ungünstig	–7, inv(3)/t(3q)/del(3q), 2 Anomalien inkl. –7/del(7q) komplex mit 3 Anomalien
Sehr ungünstig	komplex mit > 3 Anomalien

Gene oder Gene, die den Zellzyklus inhibieren, abgeschaltet. Ein bei MDS häufig hypermethyliertes Gen ist *p15ink4b2*, wobei das Ausmaß der Methylierung mit der Progression der Erkrankung und dem Übergang in eine sAML zu korrelieren scheint [24–26].

Literatur

1 Cazzola M, Malcovati L (2005) Myelodysplastic syndromes – coping with ineffective hematopoiesis. N Engl J Med 352: 536–538
2 Williamson PJ, Kruger AR, Reynolds PJ et al (1994) Establishing the incidence of myelodysplastic syndrome. Br J Haematol 87: 743–745
3 Germing U, Strupp C, Kundgen A et al (2004) No increase in age-specific incidence of myelodysplastic syndromes. Haematologica 89: 905–910
4 Rollison DE, Howlader N, Smith MT et al (2008) Epidemiology of myelodysplastic syndromes and chronic myeloproliferative disorders in the United States, 2001-2004, using data from the NAACCR and SEER programs. Blood 112: 45–52
5 Haase D, Germing U, Schanz J et al (2007) New insights into the prognostic impact of the karyotype in MDS and correlation with subtypes: evidence from a core dataset of 2124 patients. Blood 110: 4385–4395
6 Bejar R, Stevenson K, Abdel-Wahab O et al (2011) Clinical effect of point mutations in myelodysplastic syndromes. N Engl J Med 364: 2496–2506
7 Yoshida K, Sanada M, Shiraishi Y et al (2011) Frequent pathway mutations of splicing machinery in myelodysplasia. Nature 478(7367): 64–69

8 Damm F, Kosmider O, Gelsi-Boyer V et al (2012) Mutations affecting mRNA splicing define distinct clinical phenotypes and correlate with patient outcome in myelodysplastic syndromes. Blood 119: 3211–3218
9 Thol F, Kade S, Schlarmann C et al (2012) Frequency and prognostic impact of mutations in SRSF2, U2AF1, and ZRSR2 in patients with myelodysplastic syndromes. Blood 119: 3578–3584
10 Papaemmanuil E, Gerstung M, Malcovati L et al (2013) Clinical and biological implications of driver mutations in myelodysplastic syndromes. Blood 122: 3616–3627
11 Haferlach T, Nagata Y, Grossmann V et al (2014) Landscape of genetic lesions in 944 patients with myelodysplastic syndromes. Leukemia 28: 241–247
12 Thol F, Bollin R, Gehlhaar M et al Mutations in the cohesin complex in acute myeloid leukemia: clinical and prognostic implications. Blood 123: 914–920
13 Bjork J, Albin M, Mauritzson N et al (2000) Smoking and myelodysplastic syndromes. Epidemiology 11: 285–291
14 Lillington DM, Micallef IN, Carpenter E et al (2001) Detection of chromosome abnormalities pre-high-dose treatment in patients developing therapy-related myelodysplasia and secondary acute myelogenous leukemia after treatment for non-Hodgkin's lymphoma. J Clin Oncol 19: 2472–2481
15 Smith SM, Le Beau MM, Huo D et al (2003) Clinical-cytogenetic associations in 306 patients with therapy-related myelodysplasia and myeloid leukemia. The University of Chicago series, Vol. 102: 43–52
16 Walter MJ, Shen D, Ding L et al (2012) Clonal architecture of secondary acute myeloid leukemia. N Engl J Med 366: 1090–1098
17 Cazzola M, Della Porta MG, Malcovati L (2013) The genetic basis of myelodysplasia and its clinical relevance. Blood 122: 4021–4034
18 Schanz J, Tüchler H, Solé F et al (2012) New comprehensive cytogenetic scoring system for primary myelodysplastic syndromes (MDS) and oligoblastic acute myeloid leukemia after MDS derived from an international database merge. J Clin Oncol 30(8): 820–829
19 Shetty V, Hussaini S, Broady-Robinson L et al (2000) Intramedullary apoptosis of hematopoietic cells in myelodysplastic syndrome patients can be massive: apoptotic cells recovered from high-density fraction of bone marrow aspirates. Blood 96: 1388–1392
20 Bouscary D, De Vos J, Guesnu M et al (1997) Fas/Apo-1 (CD95) expression and apoptosis in patients with myelodysplastic syndromes. Leukemia 11: 839–845
21 Raza A, Mundle S, Shetty V et al (1996) Novel insights into the biology of myelodysplastic syndromes: excessive apoptosis and the role of cytokines. Int J Hematol 63: 265–278
22 Braun T, Carvalho G, Coquelle A et al (2006) NF-kappaB constitutes a potential therapeutic target in high-risk myelodysplastic syndrome. Blood 107: 1156–1165
23 Boultwood J, Wainscoat JS (2007) Gene silencing by DNA methylation in haematological malignancies. Br J Haematol 138: 3–11.
24. Tien HF, Tang JH, Tsay W et al (2001) Methylation of the p15(INK4B) gene in myelodysplastic syndrome: it can be detected early at diagnosis or during disease progression and is highly associated with leukaemic transformation. Br J Haematol 112: 148–154
25 Quesnel B, Guillerm G, Vereecque R et al (1998) Methylation of the p15(INK4b) gene in myelodysplastic syndromes is frequent and acquired during disease progression. Blood 91: 2985–2990
26 Christiansen DH, Andersen MK, Pedersen-Bjergaard J (2003) Methylation of p15INK4B is common, is associated with deletion of genes on chromosome arm 7q and predicts a poor prognosis in therapy-related myelodysplasia and acute myeloid leukemia. Leukemia 17: 1813–1819

Diagnose und Klassifikation

(C. Müller-Thomas, K. Götze)

Die Diagnose eines MDS wird auf der Basis der Zytomorphologie des peripheren Blutausstrichs und des Knochenmarks inklusive Enzymzytochemie (Myeloperoxidase, Esterase) und Eisenfärbung gestellt. Differenzialdiagnostisch sollten andere benigne Ursachen einer peripheren Zytopenie in Betracht gezogen werden. Hierzu gehören z. B. megaloblastäre Anämien, die äthyltoxische Myelopathie, paroxysmale nächtliche Hämoglobinurie (PNH), aplastische Anämie und infektiös-toxische Schädigungen des Knochenmarks. Entscheidend für die morphologische Klassifikation des MDS sind der Anteil myeloischer Blasten im Knochenmark und peripheren Blut sowie das Ausmaß der Dysplasie und die Anwesenheit von Ringsideroblasten. Typische dysplastische Merkmale sind in Tabelle 4 aufgeführt.

Hinzu kommen charakteristische chromosomale Aberrationen, die in bis zu 50 % der Fälle nachgewiesen werden können [1]. Daher gehört eine zytogenetische Untersuchung des Knochenmarks (Karyotypanalyse durch konventionelle Bänderung und ggf. durch FISH-Techniken) zu jeder MDS-Abklärung obligat dazu. Die Durchführung von Mutationsanalysen gehört zum jetzigen Zeitpunkt noch nicht zur Standarddiagnostik bei MDS; allerdings können diese bei Patienten mit normalem Karyotyp und morphologisch unergiebigem Befund zur Diagnosefindung entscheidend beitragen. Mutationen der Gene *ASXL1*, *EZH2*, *ETV6*, *RUNX1*

Tabelle 4. Dysplasiezeichen der Myelopoese bei MDS.

Dysgranulopoese	Hypogranulation, Myeloperoxidase-Defekte, Zytoplasma-Basophilie in ausreifenden Zellen, Hyposegmentierung/Pseudo-Pelger-Formen oder Hypersegmentierung der Kerne
Dyserythropoese	Ringsideroblasten (in > 15 % der erythroiden Vorläufer), grobe Eisengranula, Mehrkernigkeit, Kernfragmente, atypische Mitosen, Zytoplasmavakuolen, ≥ 2 Kernlobulierungen, unregelmäßiges Zytoplasma, megaloblastoide Kernveränderungen, PAS-positive Normoblasten
Dysmegakaryopoese	Mikromegakaryozyten, große mononukleäre Formen, multiple kleine Kerne, übersegmentierte Kerne, Riesenthrombozyten
Mindestens 10 % der Zellen einer Reihe müssen Dysplasien aufweisen, damit die Diagnose eines MDS gestellt werden kann.	

Tabelle 5. Diagnostik bei MDS gemäß Empfehlung des European LeukemiaNet (ELN) [3].

Hämatologie	Differenzialblutbild	
	Retikulozyten	
	Blutausstrich	Dysplasiezeichen, Blasten
	PNH-Test	
	ggf. FISH	Zur Detektion chromosomaler Aberrationen bei Punctio sicca
Serumchemie	Nierenwerte	
	Leberwerte	
	Elektrophorese	
	Schilddrüsenwerte	
	Entzündungswerte	
	Hämolyseparameter	
	Coombs-Test	
	Eisenstoffwechsel	
	Vitamin B12	
	Folsäure	
	Erythropoetin	
Virologie	Hepatitis-Serologie	
	HIV-Test	
	Parvovirus-B19-Serologie	
	CMV-Serologie	
Knochenmarkaspirat	Ausstriche	Dysplasiezeichen, Blasten
	Durchflusszytometrie	Aberranter Phänotyp CD34+ bzw. CD117+ Blasten
	Zytogenetik	Chromosomale Aberration
	ggf. FISH	Detektion chromosomaler Aberrationen (falls klassische Bänderungsanalyse nicht funktioniert) Evtl. hilfreich bei unklaren Befunden bzw. normalem Karyotyp
	ggf. Mutationsanalysen	Zur Prognoseabschätzung bei Niedrigrisiko-MDS
Knochenmarkbiopsie		Zellularität, Fibrose, Blasten

und *TP53* sind mit einer schlechten Prognose assoziiert, sodass Mutationsanalysen dieser Gene bei Niedrigrisiko-MDS-Patienten zur besseren Prognoseabschätzung sinnvoll sind [2].

Bei bestehender Retikulozytose sollte eine aufgepfropfte hämolytische Anämie mittels direkten Antiglobulin-Tests (Coombs-Test) ausgeschlossen werden. Die histologische Untersuchung des Knochenmarks (Knochenstanze) ist besonders bei Fällen mit Fibrose oder bei Punctio sicca hilfreich und gehört daher ebenso wie das Aspirat zur Basisdiagnostik. Zu der Basisdiagnostik gehört auch die Bestimmung von Eisen, Ferritin und Transferrin im Serum. Während sich die hypochrome Anämie bei MDS durch erhöhte Serumeisen- und -ferritinwerte bei erniedrigtem Transferrin auszeichnet, ist das Serumeisen bei Eisenmangel-, Tumor-, Infekt- oder Entzündungsanämie erniedrigt. Die Bestimmung von LDH und Erythropoetin im Serum ist für die Beurteilung von Prognose und Therapieoptionen ebenfalls von Bedeutung.

Die durchflusszytometrische Analyse (Immunphänotypisierung) von linienspezifischen oder reifungsassoziierten Antigenen kann eine aberrante Maturation sowohl der Erythropoese als auch der Granulopoese nachweisen [4, 5]. Die aberrante Markerexpression in der Durchflusszytometrie korreliert sehr gut mit dem Ausmaß der Dysplasie in der Zytomorphologie und sogar auch mit dem Nachweis zytogenetischer Aberrationen sowie der Risikoabschätzung nach dem IPSS [6–8]. Zudem können myeloische Blasten in der Immunphänotypisierung nachgewiesen, charakterisiert und quantifiziert werden. Generell besteht eine gute Korrelation zwischen der Anzahl der Blasten in der Morphologie und der Immunphänotypisierung. Dies gilt aber z. B. nicht bei ausgeprägter Fibrose. Die quantitative Bestimmung myeloischer Blasten mittels Immunphänotypisierung kann daher die klassische morphologische Auszählung nicht ersetzen. In seltenen Fällen ist die Linienzugehörigkeit der Blasten allein durchflusszytometrisch zu bestimmen. Gelegentlich dient die Durchflusszytometrie zum Ausschluss bzw. zur Aufdeckung einer zugrunde liegenden PNH. Eine internationale Arbeitsgruppe hat kürzlich Empfehlungen zur Integration der Immunphänotypisierung in die MDS-Diagnostik erarbeitet [9].

Bei der zytogenetischen Remissionsdefinition ist die Untersuchung von mindestens 20 Metaphasen Voraussetzung. FISH-Analysen dürfen zur Nachverfolgung spezifisch definierter Anomalien eingesetzt werden.

FAB- und WHO-Klassifikation

Die bereits 1982 von der *French-American-British Cooperative Group* erarbeitete und publizierte FAB-Klassifikation des MDS unterscheidet nach morphologischen Kriterien fünf Subtypen (Tabelle 6) [10]. Diese Klassifikation war lange Jahre der Goldstandard bei der Diagnosestellung eines MDS und bot den ersten konsistenten Rahmen zur morphologischen Abgrenzung der MDS von den myeloproliferativen Syndromen und den myeloischen Leukämien. Damit war erstmals die Möglichkeit geschaffen, Therapien an größeren und homogeneren Patientenkollektiven zu prüfen und zu vergleichen. Die FAB-Klassifikation erwies sich auch insofern als klinisch relevant, als prognostische Unterschiede zwischen den Entitäten RA/RARS, RAEB, RAEB-T und CMML evident waren. Mit zunehmender Kenntnis typischer zytogenetisch relevanter Veränderungen bei MDS wurde es jedoch notwendig, eine neue Einteilung zu formulieren.

Tabelle 6. FAB-Klassifikation des MDS [10].

Diagnose	Abkürzung	Peripheres Blut	Knochenmark
Refraktäre Anämie	RA	Blasten < 1 %	Blasten < 5 %
Refraktäre Anämie mit Ringsideroblasten	RARS	Blasten < 1 %	Blasten < 5 %, Ringsideroblasten ≥ 15 %
Refraktäre Anämie mit Blastenvermehrung	RAEB	Blasten bis 5 %	Blasten 5–20 %
RAEB in Transformation	RAEB-t	Blasten < 5 %	Blasten 20–30 % oder Auerstäbchen
Chronische myelomonozytäre Leukämie	CMML	Monozyten > 1 G/l	Blasten < 30 %

Die 2001 erschienene Klassifikation der WHO versucht die FAB-Klassifikation zu verfeinern, indem sie genetische Veränderungen mit einbezieht und zytomorphologische Unterschiede noch genauer definiert [11,12]. In die WHO-Klassifikation gehen neben Blastenanteil, Differenzierung und Linienzugehörigkeit auch der Dysplasiegrad und der Karyotyp bzw. molekulare Aberrationen als genetischer Faktor mit ein. Die WHO-Klassifikation wurde 2008 erneut revidiert (Tabelle 7) [13].

Hervorzuheben ist, dass bei der WHO-Klassifikation im Unterschied zur alten FAB-Klassifikation ein Blastenanteil von ≥ 20 % bereits als AML gewertet wird. Damit entspricht das alte RAEB-T der FAB-Klassifikation nun einer AML in der WHO-Klassifikation. Dafür wurden entsprechend dem Blastenanteil im Knochenmark die Kategorien RAEB-1 und RAEB-2 definiert. Das MDS mit isolierter del(5q) ist in der WHO-Klassifikation als eigene Entität berücksichtigt. Die Einteilung der CMML als MDS-Subtyp wurde in der Vergangen-

Tabelle 7. WHO-Klassifikation 2008 [13].

Diagnose	Abkürzung	Peripheres Blut	Knochenmark
Refraktäre Zytopenie mit Einliniendysplasie: – Refraktäre Anämie – Refraktäre Neutropenie – Refraktäre Thrombopenie	RCUD RA RN RT	Eine Zytopenie oder Bizytopenie[a], Blasten < 1 %[b]	Dysplasie in ≥ 10 % der Zellen einer Linie, < 5 % Blasten, < 15 % Ringsideroblasten
Refraktäre Anämie mit Ringsideroblasten	RARS	Anämie, keine Blasten	≥ 15 % Ringsideroblasten, Dysplasie allein der Erythropoese, < 5 % Blasten
Refraktäre Zytopenie mit Multiliniendysplasie	RCMD	Zytopenie in einer oder mehreren Linien, < 1 % Blasten[b], keine Auerstäbchen, Monozyten < 1 G/l	Dysplasie in ≥ 10 % der Zellen in ≥ 2 Linien, < 5 % Blasten, keine Auerstäbchen, ± 15 % Ringsideroblasten
Refraktäre Anämie mit Exzess von Blasten 1	RAEB-1	Zytopenie in einer oder mehreren Linien, < 5 % Blasten[b], keine Auerstäbchen, Monozyten < 1 G/l	Dysplasie in einer oder mehreren Linien, 5–9 % Blasten[b], keine Auerstäbchen
Refraktäre Anämie mit Exzess von Blasten 2	RAEB-2	Zytopenie in einer oder mehreren Linien, 5–19 % Blasten, ± Auerstäbchen[c], Monozyten < 1 G/l	Dysplasie in einer oder mehreren Linien, 10–19 % Blasten, ± Auerstäbchen[c]
Myelodysplastisches Syndrom, unklassifizierbar	MDS-U	Zytopenie in einer oder mehreren Linien, < 1 % Blasten[b]	Eindeutige Dysplasie in < 10 % Zellen einer oder mehrerer Linien mit zytogenetischer Abnormalität, die für MDS charakteristisch ist, < 5 % Blasten
MDS mit isolierter del(5q)	Del(5q)	Anämie, normale oder erhöhte Thrombozyten, Blasten < 1 %	Normale oder gesteigerte Megakaryopoese mit hypolobulierten Kernen, < 5 % Blasten, isolierte del(5q), keine Auerstäbchen

a Eine Bizytopenie kommt gelegentlich vor. Fälle mit Panzytopenie sollten als MDS-U klassifiziert werden.
b Wenn der Blastenanteil im KM < 5 % beträgt, aber 2–4 % Blasten im PB nachweisbar sind, gilt die Klassifikation RAEB-1. Fälle von RCUD und RCMD mit 1 % Blasten im PB sollten als MDS-U klassifiziert werden.
c Fälle mit Auerstäbchen und < 5 % Blasten im PB sowie < 10 % Blasten im KM sollten als RAEB-2 klassifiziert werden.

heit kontrovers diskutiert, da diese Erkrankung sowohl Eigenschaften einer myeloproliferativen Erkrankung als auch eines myelodysplastischen Syndroms besitzt. Sie wird daher in der WHO-Klassifikation in der Kategorie „Myelodysplastische/Myeloproliferative Syndrome“ gesondert berücksichtigt [14]. Ebenso wird die neu definierte Entität RARS mit Thrombozytose (RARS-T) in diese Kategorie eingeordnet [15, 16]. Zusätzlich wurde noch eine Kategorie MDS-unklassifizierbar für die Fälle geschaffen, die sich keiner anderen Subgruppe zuordnen lassen. In der aktuellsten Version der WHO-Klassifikation von 2008 wurden zudem die Kategorie refraktäre Anämie (RA) durch die Kategorie refraktäre Zytopenie (RC) ersetzt sowie die Kategorien RCMD und RCMD-RS zusammengefasst [13, 17].

Anhand der WHO-Klassifikation lassen sich die Subtypen des MDS in ihrem Verlauf bezüglich Gesamtüberleben und Transformation in eine AML sehr genau und reproduzierbar auftrennen, was diese Klassifikation auch prognostisch wertvoll macht [18]. Dabei stellen die Subtypen RAEB I, RAEB II und sAML gewissermaßen ein Kontinuum mit fließenden Übergängen dar, die durch die Blastenzahl im Knochenmark definiert werden. Diese Tatsache ist auch in der neuesten WHO-Klassifikation der akuten myeloischen Leukämie berücksichtigt, die eine Kategorie AML mit MDS-verwandten Veränderungen (AML with MDS-related changes) vorsieht [19]. Damit wird die sekundäre AML auf dem Boden eines MDS klar von der *De-novo*-AML abgegrenzt, da sich diese beiden Entitäten sowohl in der Pathogenese als auch in ihrem klinischen Verlauf, der Krankheitsdynamik und der Prognose erheblich unterscheiden. Varianten, die in der neuen WHO-Klassifikation noch nicht berücksichtigt worden sind, sind hypoplastische MDS, die ca. 10 % der Fälle ausmachen, sowie MDS mit begleitender Myelofibrose [13].

Prognose-Scores

Die FAB- und WHO-Klassifikation wurden durch verschiedene sog. Scoring-Systeme erweitert, die zusätzliche Parameter wie die Anzahl der betroffenen Zelllinien, den Karyotyp und den Transfusionsbedarf berücksichtigen. International durchgesetzt hat sich das International Prognostic Scoring System (IPSS) des *International Myelodysplastic Syndrome Risk Analysis Workshop* (Tabelle 8) [20]. Dieser Score berücksichtigt die entscheidende prognostische Bedeutung der Karyotypveränderungen und lässt damit vier Risikogruppen diskriminieren, die sich bezüglich Überlebenszeit und Risiko der Transformation in eine AML erheblich unterscheiden. Außerdem leistet er eine quantitative Gewichtung der verschiedenen prognostischen Kriterien, aus denen sich der Risiko-Score ergibt.

Die Revision der zytogenetischen Risikoklassifikation wurde zum Anlass genommen, auch den IPSS zu überarbeiten. Der Erkrankungsverlauf von insgesamt 7012 MDS-Patienten mit eindeutiger Zytogenetik wurde über einen Zeitraum von (median) 3,9 Jahren evaluiert [21]. Die Variablen Karyotyp, Knochenmarkblasten, Hämoglobinwert, Thrombozyten- und Neutrophilenzahl wurden hinsichtlich Überleben und Zeit bis zur AML-Transformation gewichtet und mit neuen Schwellenwerten in den revidierten IPSS (IPSS-R) inkludiert (Tabelle 9). Im IPSS-R werden fünf Risikogruppen unterschieden (Tabelle 10). Die Zytogenetik hat eine höhere Gewichtung erhalten.

Tabelle 8. Internationales Prognose-Scoring-System (IPSS) für MDS [20].

Score:	0	0,5	1	1,5	2
Blasten im KM (%):	< 5	5–10		11–20	20–30
Karyotyp*:	günstig	intermediär	ungünstig		
Zytopenien**:	0/1	2/3			

Gesamtscore:	0	0,5–1	1,5–2	> 2
Risikogruppe:	niedrig	intermediär 1	intermediär 2	hoch

*Karyotyp: günstig = normal, del(5q), del(20q); intermediär = andere Anomalien; ungünstig = komplex (≥ 3 Aberrationen), Chromosom 7

**Zytopenie definiert als: Hb < 10 g/dl; Granulozyten < 1500/µl; Thrombozyten < 100000/µl

Auch der dynamische WPSS-Score [22] (Tabelle 11), bei dem die Transfusionsbedürftigkeit in die Risikoabschätzung einfließt, wurde überarbeitet. Im rWPSS wird anstelle der Transfusionsbedürftigkeit der Hb-Wert (Männer: < 9 g/dl; Frauen: < 8 g/dl) als Risikovariable verwendet; allerdings hat sich der rWPSS in der täglichen Praxis nicht durchgesetzt [23].

All diese Scores haben gemeinsam, dass sie nur das individuelle Risiko des MDS-Spontanverlaufs vorhersagen, jedoch nicht die Erfolgsaussicht einer Behandlung prognostizieren. Dennoch sind sie von großem Wert bei der Entscheidung zur Therapieeinleitung und bei der Wahl der Therapie.

Tabelle 9. Revidiertes Internationales Prognose-Scoring-System (IPSS-R) für MDS [21].

Score:	0	0,5	1	1,5	2	3	4
Zytogenetik:*	Sehr günstig		Günstig		Intermediär	Ungünstig	Sehr ungünstig
KM-Blasten (%):	≤ 2		> 2 – < 5		5–10	> 10	
Hämoglobin (g/dl):	≥ 10		8 – < 10	< 8			
Thrombozyten (/nl):	≥ 100	50 – < 100	< 50				
Neutrophile (/µl):	≥ 800	< 800					

Risikoscore:	≤ 1,5	> 1,5–3	3–4,5	> 4,5–6	> 6
Risikokategorie:	sehr niedrig	niedrig	intermediär	hoch	sehr hoch

*Zytogenetische Risikogruppe: sehr günstig = del(11q), -Y; günstig = normal, del(20q), del(5q), del(12p), 2 Anomalien inkl. del(5q); intermediär = +8, del(7q), i(17q), +19, +21, jede andere einzelne und doppelte Anomalie, unabhängige Klone; ungünstig = –7, inv(3)/t(3q)/del(3q), 2 Anomalien inkl. –7/del(7q), komplex mit 3 Anomalien; sehr ungünstig = komplex mit > 3 Anomalien

Tabelle 10. Überleben und Zeit bis zur AML in Abhängigkeit vom IPSS-R [21].

Risikokategorie:	Sehr niedrig	Niedrig	Intermediär	Hoch	Sehr hoch
Patienten (%)	19	38	20	13	10
Gesamtüberleben (Jahre)	8,8	5,3	3,0	1,6	0,8
Hazard-Ratio	0,5	1,0	2,0	3,2	8,0
AML 25 %[a] (Jahre)	n. e.[b]	10,8	3,2	1,4	0,7
Hazard-Ratio	0,5	1,0	3,0	6,2	12,7

a AML 25 % = mediane Zeit in Jahren, bis bei 25 % der Pat. eine AML auftrat
b n. e. = nicht erreicht

Tabelle 11. (Revidierter) Prognose-Score auf Basis der WHO-Klassifikation (WPSS) [22, 23].

Score:	0	1	2	3
WHO-Kategorie:	RA, RARS, del(5q)	RCMD	RAEB-1	RAEB-2
Karyotyp*:	Günstig	Intermediär	Ungünstig	-
WPSS:				
– Transfusionsbedarf	Nein	Ja		
rWPSS:				
– Hb < 9 g/dl (Männer)	Nein	Ja		
– Hb < 8 g/dl (Frauen)	Nein	Ja		

Risikoscore:	0	1	2	3–4	5–6
Risikogruppe:	sehr niedrig	niedrig	intermediär	hoch	sehr hoch

*Karyotyp: günstig = normal, –Y, del(5q), del(20q); ungünstig = komplex, Chromosom-7-Abnormalitäten; intermediär = sonstige

Literatur

1 Haase D, Germing U, Schanz J et al (2007) New insights into the prognostic impact of the karyotype in MDS and correlation with subtypes: evidence from a core dataset of 2124 patients. Blood 110: 4385–4395
2 Bejar R, Stevenson K, Abdel-Wahab O et al (2011) Clinical effect of point mutations in myelodysplastic syndromes. N Engl J Med 364: 2496–2506
3 Malcovati L, Hellström-Lindberg E, Bowen D et al (2013) Diagnosis and treatment of primary myelodysplastic syndromes in adults: recommendations from the European LeukemiaNet. Blood 122: 2943–2964
4 Malcovati L, Della Porta MG, Lunghi M et al (2005) Flow cytometry evaluation of erythroid and myeloid dysplasia in patients with myelodysplastic syndrome. Leukemia 19: 776–783
5 Kussick SJ, Wood BL (2003) Using 4-color flow cytometry to identify abnormal myeloid populations. Arch Pathol Lab Med 127: 1140–1147
6 Della Porta MG, Malcovati L, Invernizzi R et al (2006) Flow cytometry evaluation of erythroid dysplasia in patients with myelodysplastic syndrome. Leukemia 20: 549–555
7 Kussick SJ, Fromm JR, Rossini A et al (2005) Four-color flow cytometry shows strong concordance with bone marrow morphology and cytogenetics in the evaluation for myelodysplasia. Am J Clin Pathol 124: 170–181
8 Wells DA, Benesch M, Loken MR et al (2003) Myeloid and monocytic dyspoiesis as determined by flow cytometric scoring in myelodysplastic syndrome correlates with the IPSS and with outcome after hematopoietic stem cell transplantation. Blood 102: 394–403
9 Porwit A, van de Loosdrecht AA, Bettelheim P et al (2014) Revisiting guidelines for integration of flow cytometry results in the WHO classification of myelodysplastic syndromes – proposal from the International/European LeukemiaNet Working Group for Flow Cytometry in MDS. Leukemia 28: 1793–1798
10 Bennett JM, Catovsky D, Daniel MT et al (1982) Proposals for the classification of the myelodysplastic syndromes. Br J Haematol 51: 189–199
11 Brunning RD, Bennett JM, Flandrin G et al (2001) Myelodysplastic syndromes. In: Jaffe ES, Harris NL, Stein H, Vardiman JW (eds) Pathology & Genetics. Tumours of the Haematopoietic and Lymphoid System. 3rd ed. WHO Blue Books. Lyon: IARC Press: 63–73
12 Bennett JM (2005) A comparative review of classification systems in myelodysplastic syndromes (MDS). Semin Oncol 32: S3–S10
13 Brunning R, Orazi A, Germing U, Le Beau MM (2008) Myelodysplastic syndromes/neoplasms. In: Swerdlow S, Campo E, Harris NL et al (eds) WHO Classification of Tumours of Haematopoietic and Lymphoid Tissues. 4th ed. Lyon: IARC Press: 88–103
14 Orazi ABJ, Germing U, Brunning RD et al (2008) Myelodysplastic/myeloproliferative syndromes. In: Swerdlow S, Campo E, Harris NL et al (eds) WHO Classification of Tumours of Haematopoietic and Lymphoid Tissues. 4th ed. Lyon: IARC Press: 76–86
15 Szpurka H, Tiu R, Murugesan G et al (2006) Refractory anemia with ringed sideroblasts associated with marked thrombocytosis (RARS-T), another myeloproliferative condition characterized by JAK2 V617F mutation. Blood 108: 2173–2181
16 Gattermann N, Billiet J, Kronenwett R et al (2007) High frequency of the JAK2 V617F mutation in patients with thrombocytosis (platelet count > 600×109/L) and ringed sideroblasts more than 15 % considered as MDS/MPD, unclassifiable. Blood 109: 1334–1335
17 Germing U, Aul C, Niemeyer CM et al (2008) Epidemiology, classification and prognosis of adults and children with myelodysplastic syndromes. Ann Hematol 87: 691–699
18 Germing U, Strupp C, Kuendgen A et al (2006) Prospective validation of the WHO proposals for the classification of myelodysplastic syndromes. Haematologica 91: 1596–1604
19 Arber DA, Brunning RD, Orazi A et al (2008) Acute myeloid leukaemia with myelodysplastic-related changes. In: Swerdlow S, Campo E, Harris NL et al (eds) WHO Classification of Tumours of Haematopoietic and Lymphoid Tissues. 4th ed. Lyon: IARC Press
20 Greenberg P, Cox C, LeBeau MM et al (1997) International scoring system for evaluating prognosis in myelodysplastic syndromes. Blood 89: 2079–2088
21 Greenberg PL, Tuechler H, Schanz J et al (2012) Revised international prognostic scoring system for myelodysplastic syndromes. Blood 120: 2454–2465
22 Malcovati L, Germing U, Kuendgen A et al (2007) Time-dependent prognostic scoring system for predicting survival and leukemic evolution in myelodysplastic syndromes. J Clin Oncol 25: 3503–3510
23 Malcovati L, Della Porta MG, Strupp C et al (2011) Impact of the degree of anemia on the outcome of patients with myelodysplastic syndrome and its integration into the WHO classification-based Prognostic Scoring System (WPSS). Haematologica 96: 1433–1440

Anamnese und klinische Symptomatik

(C. Müller-Thomas)

Aufgrund meist nur unspezifischer Allgemeinsymptome ist die Diagnose eines MDS oft ein Zufallsbefund im Rahmen von Routineuntersuchungen. Eine typische B-Symptomatik fehlt oft, vor allem in den Anfangsstadien der Erkrankung. In den meisten Fällen wird das MDS durch eine symptomatische Anämie evident, welche mit Müdigkeit und Schwäche, Angina-pectoris-Beschwerden bei Belastung oder Auftreten von Schwindel einhergeht [1].

Erhebliche Probleme können auch durch die Blutungsneigung bei Thrombopenie entstehen. Eine weitere Erstmanifestation des MDS stellt – neben einer erhöhten Hämatomneigung – die erhöhte Infektneigung dar, welche einerseits durch die Neutropenie und andererseits durch eine granulozytäre Dysfunktion bedingt ist. Infektionen sind die Haupttodesursache von MDS Patienten [2]. Neben Infektionen treten bei etwa 15 % der Patienten paraneoplastische Autoimmunphänomene im Verlauf der Erkrankung auf [3]. Neben kutaner Vaskulitis und monoartikulärer Arthritis können Perikarditis, Pleuritis, Myositis, Glomerulonephritis oder Pyoderma gangraenosum den Verlauf der Erkrankung erheblich komplizieren. Insbesondere die zusätzlich zur Neutropenie notwendige Immunsuppression führt zu erhöhter Mortalität. Kutane Manifestationen des MDS sind das Sweet-Syndrom und das granulozytäre Sarkom (Myelosarkom).

Literatur

1 Meyers CA, Albitar M, Estey E (2005) Cognitive impairment, fatigue, and cytokine levels in patients with acute myelogenous leukemia or myelodysplastic syndrome. Cancer 104: 788–793

2 Sullivan LR, Sekeres MA, Shrestha NK et al (2013) Epidemiology and risk factors for infections in myelodysplastic syndromes. Transpl Infect Dis 15: 652–657

3 Hamblin T (1992) Immunologic abnormalities in myelodysplastic syndromes. Hematol Oncol Clin North Am 6: 571–586

Therapie

(K. Götze, C. Müller-Thomas)

Zur möglichst genauen Beurteilung der Prognose und der möglichen Therapieoptionen sollten bei allen MDS-Patienten bei Erstdiagnose ein Differenzialblutbild (mit Retikulozyten) und eine Knochenmarkzytologie (mit Eisenfärbung und Zytogenetik) durchgeführt sowie LDH, Ferritin und Erythropoetin im Serum bestimmt werden [1].

Für die Therapieplanung eines bisher unbehandelten Patienten sollte anschließend dessen Prognose nach dem revidierten International Prognostic Scoring System für MDS (IPSS-R) festgelegt werden (s. o. Tabelle 9 und 10) [2]. Diese Skala erlaubt eine Risikoeinschätzung bezüglich der Transformation in eine sekundäre AML und erleichtert die Entscheidung zur Therapieeinleitung. Die Anwendung des dynamischen WPSS-Scores ermöglicht auch eine Risikoabschätzung zu jedem Zeitpunkt nach der Diagnosestellung und im Verlauf (Tabelle 11) [3]. Die individuelle Therapieentscheidung erfolgt in Abhängigkeit von Alter, Allgemeinzustand und IPSS(-R)-Score [2, 4]. Aus pragmatischen Erwägungen werden Patienten mit Niedrig- oder Intermediär-1-Risiko nach IPSS in der Kategorie „Niedrigrisiko-MDS“ zusammengefasst, während Patienten mit Intermediär-2- oder Hochrisiko-Score nach IPSS in die „Hochrisiko-MDS“-Kategorie eingruppiert werden [4]. Beim IPSS-R zählen die Kategorien „sehr niedrig“ und „niedrig“ zum Niedrigrisiko-MDS und die Kategorien „hoch“ und „sehr hoch“ zum Hochrisiko-MDS [2]. Schwierigkeiten bereitet die Zuordnung der „intermediären“ Kategorie; hier ist es sinnvoll, weitere Parameter wie z. B. Transfusionsbedarf oder Mutationsstatus in die Evaluation einzubeziehen.

Entscheidend für die Planung jeder über die supportive Therapie hinaus gehenden Intervention ist auch die Definition des präzisen Behandlungsziels (Anstreben einer möglichst kompletten Remission als Voraussetzung für einen kurativen Ansatz vs.

Tabelle 12. Response-Kriterien nach IWG 2006 [5].

Therapieerfolg	Kriterien des Ansprechens (Ansprechdauer: ≥ 4 Wochen)
Komplette Remission (CR)	Knochenmark: – ≤ 5 % Blasten – Normale Ausreifung aller Zellreihen (persistierende Dysplasie muss erwähnt werden) Peripheres Blut: – Hb ≥ 11 g/dl – Thrombozyten ≥ 100 G/l – Neutrophile ≥ 1,0 G/l – Blasten: 0 %

Tabelle 12. Fortsetzung.

Therapieerfolg	Kriterien des Ansprechens (Ansprechdauer: ≥ 4 Wochen)
Partielle Remission (PR)	Alle CR-Kriterien außer: – KM-Blasten abnehmend um ≥ 50 % im Vergleich zum Therapiebeginn, jedoch noch > 5 % Zellularität und Morphologie nicht relevant
Komplette Remission im Knochenmark (KM-CR)	Knochenmark: – ≤ 5 % Blasten und Rückgang um ≥ 50 % im Vergleich zum Therapiebeginn Peripheres Blut: – Ansprechen wird gemäß HI-Kriterien aufgeführt
Stabile Erkrankung (SD)	Kein Progress für > 8 Wochen
Therapieversagen (Failure)	Tod oder Progress unter Therapie
Progress nach CR oder PR	Mindestens eines der folgenden Kriterien: – Anstieg der Blasten im Knochenmark (wie vor Therapie) – Abfall der Granulozyten oder Thrombozyten um ≥ 50 % vom maximalen Wert unter Therapie – Hb-Abfall um ≥ 1,5 g/dl oder wieder transfusionsabhängig
Zytogenetisches Ansprechen (CyR)	Komplett (CCyR): – Normaler Karyotyp (falls vor Therapie eine chromosomale Aberration vorhanden war) Partiell: – Mindestens 50 % Rückgang der chromosomalen Aberration
Progress (PD)	Blastenanstieg um ≥ 50 % – Bei < 5 % Blasten: auf > 5 % Blasten – Bei 5–10 % Blasten: auf > 10 % Blasten – Bei 10–20 % Blasten: auf > 20 % Blasten – Bei 20–30 % Blasten: auf > 30 % Blasten Eines der folgenden Kriterien: – ≥ 50 % Abfall der Granulozyten oder Thrombozyten vom maximalen Wert unter Therapie – Hb-Abfall um ≥ 2 g/dl – Erneute Transfusionsabhängigkeit
Hämatologisches Ansprechen (HI-Kriterien) gemäß IWG 2006 (Ansprechdauer ≥ 8 Wochen)	
Ansprechen der Erythrozyten (HI-E): Hb-Ausgangswert < 11 g/dl	– Hb-Anstieg um ≥ 1,5 g/dl – Abnahme des Transfusionsbedarfs um ≥ 4 EK/8 Wo. im Vergleich zu den 8 Wochen vor Therapiebeginn (es zählen nur EK für Hb < 9 g/dl)
Ansprechen der Thrombozyten (HI-P): Thrombozyten-Ausgangswert < 100 G/l	– Anstieg um ≥ 30 G/l, falls Thrombozytenzahl vor Therapie > 20 G/l, bzw. – Anstieg von < 20 G/l auf > 20 G/l und mind. um 100 %
Ansprechen der Neutrophilen (HI-N): Neutrophilen-Ausgangswert < 1,0 G/l	Relativer Anstieg um ≥ 100 % und absoluter Anstieg um > 0,5 G/l
Progress oder Verlust des Ansprechens	Mindestens eines der folgenden Kriterien: – Abfall der Granulozyten oder Thrombozyten um ≥ 50 % vom maximalen Wert unter Therapie – Hb-Abfall um ≥ 1,5 g/dl oder erneute Transfusionsabhängigkeit

Überwindung von krankheitsspezifischen Komplikationen; Verlängerung des Gesamtüberlebens vs. palliative Verbesserung des Allgemeinzustands und der Lebensqualität oder auch Verminderung des Transfusionsbedarfs). Um Vergleichbarkeit zwischen den Ergebnissen verschiedener Studien zu ermöglichen, wurden die IWG-2006-Kriterien als einheitliche Definition des Ansprechens erarbeitet (Tabelle 12) [5].

Auch die Lebensqualität (körperlicher und funktioneller, emotionaler, sozialer und spiritueller Status) geht in das Messergebnis des Behandlungseffekts mit ein.

Allgemeine Therapieprinzipien – Best supportive care

Eine adäquate supportive Therapie (best supportive care, BSC) ist weiterhin der Grundstein der Behandlung aller MDS-Patienten. Transfusionen von Erythrozyten oder Thrombozyten sollten nach Bedarf erfolgen. Bei Patienten, die für eine allogene Stammzelltransplantation in Betracht kommen, muss darauf geachtet werden, dass die verabreichten Blutprodukte CMV-negativ sind, bis der CMV-Status des Patienten bestimmt ist. Weiterhin wird empfohlen, Blutprodukte für Patienten, die allogen transplantiert werden sollen, zu bestrahlen.

Eine Thrombozytensubstitution sollte bei Thrombozytenwerten < 10 000/µl erfolgen, bei Fieber, Blutungszeichen, Koagulopathien oder anderen Risikofaktoren entsprechend früher. Generell gilt, so selten wie möglich, aber so häufig wie nötig die Transfusion durchzuführen, um die Gefahr der Alloimmunisierung zu minimieren. Wenn trotz adäquater Thrombozytensubstitution kein Anstieg der Thrombozyten zu verzeichnen ist, sollten HLA-angepasste Thrombozytenkonzentrate verabreicht werden. Die Substitution von Erythrozytenkonzentraten (EK) sollte in Abhängigkeit von der Symptomatik erfolgen. Kognitive Dysfunktionen treten bereits bei Hb-Werten < 10 g/dl auf und in einer schwedischen Studie konnte gezeigt werden, dass die Aufrechterhaltung eines Hb-Werts > 12 g/dl die Lebensqualität von MDS-Patienten signifikant steigert [6, 7].

Eine frühzeitige, adäquate empirische Antibiose ist bei Auftreten von Infektionen notwendig. Die antibiotische Primärprophylaxe bei MDS-Patienten mit Granulozytopenie wird kontrovers diskutiert. Zum gegenwärtigen Zeitpunkt existieren keine Daten, die einen Vorteil für den prophylaktischen Einsatz von Antibiotika in der Neutropenie belegen können, weshalb eine solche Primärprophylaxe generell nicht empfohlen werden kann [8]. Bei Patienten mit rezidivierenden oder therapieresistenten Infekten in der Neutropenie kann eine Sekundärprophylaxe mit G-CSF sinnvoll sein.

Durch die notwendige häufige Substitution mit Erythrozytenkonzentraten entsteht eine sekundäre Eisenüberladung mit entsprechenden Endorganschädigungen (Herzinsuffizienz, Leberzirrhose, Pankreasinsuffizienz). Um dem entgegenzuwirken, ist der rechtzeitige Einsatz von Eisenchelatoren bei Patienten mit einer zu erwartenden Lebenszeit > 24 Monate zu empfehlen. Als Richtwerte für den Beginn einer Eisenchelationstherapie gilt ein Ferritin-Wert im Serum > 1000 ng/ml bzw. die stattgehabte Transfusion von insgesamt > 25 Erythrozytenkonzentraten [9]. Da Ferritin ein Akutphaseprotein ist, sollten das gleichzeitige Vorliegen einer akuten Entzündung sowie begleitende Autoimmunphänomene ausgeschlossen bzw. die Ferritin-Bestimmung nach 3 Monaten wiederholt werden. Patienten mit der Option einer allogenen Stammzelltransplantation sollten in jedem Fall (unabhängig vom Ferritin-Wert und der Anzahl der Transfusionen) frühzeitig mit einem Eisenchelator behandelt werden [10].

Als Eisenchelatoren stehen prinzipiell drei Medikamente zur Verfügung, wobei nur Deferoxamin und Deferasirox in der Indikation MDS zugelassen sind. Die drei Eisenchelatoren sind in Tabelle 13 zusammengestellt.

In der prospektiven EPIC-Studie wurde Deferasirox bei 1744 Patienten mit transfusionsbedürftiger Anämie eingesetzt; 341 Patienten hatten ein MDS [11]. Es zeigte sich ein signifikanter Abfall des Serumferritins und des labilen Plasmaeisens. Allerdings entwickelten 66 % der MDS-Patienten Nebenwirkungen, v. a. gastrointestinale Beschwerden, Kreatininanstieg und Hautausschlag. In einer retrospektiven Auswertung der EPIC-Studie nach den IWG-2006-Kriterien konnte bei ca. 20 % der mit Deferasirox chelierten Patienten eine Verbesserung des Blutbilds festgestellt werden (HI-E: 21 %, HI-P: 13 %, HI-N 22 %) [12].

Tabelle 13. Eisenchelatoren zur Therapie des MDS.

Substanz	Applikation	Halbwertszeit	Schema	Dosis	Elimination	Toxizität
Deferoxamin (Desferal®)	s. c.	0,5 h	8–24 h 5–7 Tage pro Woche	40 mg/kg täglich	Renal und hepatisch	Lokale Reaktion, allergische Reaktion, Hör- und Sehstörungen
Deferipron (Ferriprox®)	oral	2–3 h	3 x tgl.	30–75 mg/kg täglich	Renal	Übelkeit, Erbrechen, Arthropathien, Neutropenie, Agranulozytose, Leberfibrose (?)
Deferasirox (Exjade®)	oral	12–16 h	1 x tgl.	20 mg/kg täglich	Hepatobiliär	Übelkeit, Diarrhö, Exanthem, Ulkus, Leberversagen, akute interstitielle Nephritis, Nierenversagen, Hypokalzämie

Therapieprinzipien bei Niedrigrisiko-MDS (C. Müller-Thomas, K. Götze)

Als Niedrigrisiko-MDS gelten Patienten mit einem IPSS-Score der Kategorie „niedrig“ oder „intermediär 1“ bzw. mit einem IPSS-R-Score von „sehr niedrig“ oder „niedrig“. Diese Patienten haben unbehandelt eine relativ lange mittlere Überlebenszeit (siehe Tabelle 10). Aus diesem Grund kommen intensivere Therapien wie eine myeloablative Chemotherapie nicht in erster Linie für diese Patientengruppe infrage. Eine Ausnahme stellen jüngere Patienten mit der Option einer allogenen Stammzelltransplantation dar. Bei älteren Patienten mit einer klinisch symptomatischen Zytopenie sollte die Einleitung einer spezifischen Therapie erwogen werden. Zusätzlich sollten diese Patienten eine adäquate supportive Therapie (best supportive care, BSC), wie oben angeführt, erhalten.

Wachstumsfaktoren

Symptomatische Anämie

Zusätzlich zur Substitution mit Erythrozytenkonzentraten und der begleitenden Eisenchelation können Patienten mit symptomatischer Anämie und Niedrigrisiko-MDS mit Erythropoetin (Epo) behandelt werden. Erythropoetin reduziert die Apoptoserate der erythroiden Zellreihe im Knochenmark und kann die Hämoglobinwerte bei MDS-Patienten auf transfusionsunabhängige Werte steigern [13]. Patienten im frühen Stadium des MDS sprechen generell besser an als Spätformen. Die Kombination mit G-CSF führt zur Erhöhung der Ansprechrate, insbesondere bei Patienten mit RARS. Die höchsten Ansprechraten erzielen Patienten mit einer Einliniendysplasie der Erythropoese (RA und RARS) [14].

Eine einfache Formel zur Abschätzung des Ansprechens auf eine Therapie mit Erythropoetin wurde von der Gruppe von Hellström-Lindberg erarbeitet [15]. Bei einem Erythropoetin-Serumspiegel ≤ 500 mU/ml und einem Transfusionsbedarf von ≤ 2 EK/Monat ist die Wahrscheinlichkeit eines Ansprechens auf Erythropoetin ca. 74 %. Patienten mit einem erhöhten Erythropoetin-Spiegel oder höherem Transfusionsbedarf sprechen deutlich seltener auf eine Therapie mit Erythropoetin an (Tabelle 14) [16]. Die notwendige Dosierung von Erythropoetin ist dabei relativ hoch und beträgt 30 000–60 000 IE 1–3 x/Woche. Alternativ kann bei vergleichbaren Ergebnissen auch pegyliertes Erythropoetin (Darbepoetin) in einer Dosis von 150–300 µg/Woche eingesetzt werden [14, 17]. Mit einem Ansprechen ist nach ca. 6 bis 12 Wochen zu rechnen.

Falls nach dieser Zeit keine Verbesserung der Anämie zu verzeichnen ist, sollte die Zugabe von G-CSF erwogen werden. Die übliche Dosierung von G-CSF beträgt in dieser Indikation 1–2 µg/kgKG 1–3 x/Woche. Auch hier muss die Kombinationstherapie mindestens 6 bis 12 Wochen lang kon-

Tabelle 14. Abschätzung der Ansprechwahrscheinlichkeit auf Epo ± G-CSF [16].

Parameter	Wert	Score
Transfusionsbedarf	< 2 EK/Monat	0
	≥ 2 EK/Monat	1
Epo-Spiegel	< 500 IU/l	0
	≥ 500 IU/l	1
Prognostiziertes Ansprechen (p = 0,001): Score 0–74 %; Score 1–23 %; Score 2–7 %		

sequent durchgeführt werden. Sollte nach dieser Zeit kein Ansprechen erreicht werden, ist die Therapie als nicht wirksam einzustufen und sollte beendet werden. Patienten, die unter der Therapie mit Wachstumsfaktoren eine komplette Remission erreichen, profitieren am längsten und zeigen auch einen Überlebensvorteil [18]. Die zusätzliche Gabe von G-CSF scheint dabei keinen ungünstigen Einfluss auf die Transformationsrate in eine AML zu haben [18, 19].

Symptomatische Granulozytopenie

Patienten mit rekurrierenden oder therapieresistenten Infekten und Granulozytopenie können ebenfalls mit G-CSF behandelt werden. Eine Primärprophylaxe mit G-CSF in Abwesenheit von Infekten wird allerdings nicht empfohlen.

Symptomatische Thrombozytopenie

Derzeit werden zwei Agonisten des Thrombopoetin-Rezeptors zur Behandlung von Thrombozytopenien in klinischen Studien evaluiert (Eltrombopag, Romiplostim). Bei Patienten mit ITP konnte für diese Medikamente in größeren Studien ein relevanter Anstieg der Thrombozyten demonstriert werden. Eine Zulassung in der Indikation MDS ist aber derzeit nicht absehbar. Die deutsche MDS-Studiengruppe wird in Kürze zusammen mit der französischen MDS-Studiengruppe (GFM) eine Studie mit Romiplostim (EUROPE-Studie) bei Patienten mit Niedrigrisiko-MDS und Thrombopenie durchführen.

Immunsuppressive Therapie

Für Patienten mit hypoplastischem MDS kann eine immunsuppressive Therapie mit Antithymozytenglobulin (ATG) plus Cyclosporin (CyA) erwogen werden. Eine gute Chance, auf eine solche Therapie anzusprechen, haben Patienten ≤ 60 Jahre mit Niedrigrisiko-MDS, einer kurzen Krankheitsgeschichte, wenigen bzw. gar keinen vorhergehende Transfusionen, HLA-DR15(DR2)-Positivität oder einem nachweisbaren PNH-Klon [20–22].

In einigen Phase-2-Studien, zumeist mit Patienten mit niedrigen Blastenzahlen im Knochenmark, konnte gezeigt werden, dass durch den Einsatz von CyA oder ATG bei etwa 30–50 % der Patienten Transfusionsunabhängigkeit (und in Einzelfällen eine komplette Remission) erreicht werden kann [20–22]. Transfusionsunabhängigkeit wird im Median nach 2 bis 3 Monaten erreicht und über ein Jahr lang (Median bis zu 32 Monate, je nach Studie) erhalten.

Die Verträglichkeit der Behandlung hängt von Allgemeinzustand, Begleiterkrankungen und Alter ab. In der von der Schweizer SAKK-Gruppe und der Deutschen MDS-Studiengruppe durchgeführten Phase-3-Studie SAKK 33/99 mit CyA + ATG versus „best supportive care" (BSC) zeigte sich im CyA+ATG-Arm eine signifikant höhere hämatologische Ansprechrate, allerdings auch eine signifikant höhere Rate schwerer Nebenwirkungen (Blutungen, Serumkrankheit, Infektionen) [23]. Das Gesamtüberleben war in beiden Armen gleich.

Immunmodulatorische Substanzen

Der Einsatz von Thalidomid wie auch Lenalidomid (Revlimid®) bei transfusionsbedürftigem Niedrigrisiko-MDS ist durch mehrere Studien gut belegt. Für Thalidomid wurden Ansprechraten zwischen 20 % und 49 % beobachtet [24–28]. Allerdings war unter der eingesetzten hohen Dosierung von durchschnittlich 400 mg/die auch eine sehr hohe Abbruchquote der Therapie von bis zu 70 % zu verzeichnen. Neuere Ergebnisse mit einer reduzierten Dosis von 50–100 mg/die zeigen eine deutlich bessere Verträglichkeit. Bedeutsame Nebenwirkungen, die besonders die längerfristige Anwendung von Thalidomid einschränken, sind Polyneuropathie, Sedierung und Obstipation. Durch die bekannte Teratogenität der Substanz sind zudem strenge Sicherheitsvorschriften zu beachten.

Die weiterentwickelte Substanz Lenalidomid, ein 4-amino-Glutarimid-Analogon von Thalidomid, zeigte in mehreren Studien eine sehr gute Wirksamkeit besonders bei Patienten mit zytogenetischem

Nachweis einer del(5q)-Aberration [29–32]. Unter einer Dosierung von 10 mg/die lag die hämatologische Ansprechrate bei 76 %. Dabei wurden 67 % der Patienten mit del(5q) transfusionsfrei, 45 % erreichten sogar eine komplette zytogenetische Remission [31, 32]. Die Remissionen traten rasch ein und waren lang anhaltend. Die mediane Dauer bis zum Erreichen einer Transfusionsfreiheit betrug 4,6 Wochen. Von der Behandlung mit Lenalidomid profitierten sowohl Patienten mit isolierter del(5q) als auch Patienten mit del(5q) und zusätzlichen chromosomalen Aberrationen, inklusive Patienten mit komplex-aberrantem Karyotyp. Damit zeigt Lenalidomid auch bei der Gruppe der prognostisch ungünstigen MDS mit del(5q) einen positiven Effekt und kann unter Umständen den natürlichen Krankheitsverlauf günstig beeinflussen.

Die Ansprechraten unter Lenalidomid für Niedrigrisiko-MDS-Patienten ohne del(5q) waren mit 27 % Transfusionsfreiheit zwar schlechter, aber immer noch bemerkenswert gut [29]. Die Ansprechdauer war mit 43 Wochen deutlich kürzer als für die Patienten mit del(5q).

Hauptsächliche Nebenwirkung von Lenalidomid ist eine Myelosuppression, die häufiger (> 50 %) bei Patienten mit del(5q) auftritt. Aufgrund der zu erwartenden Neutropenie und Thrombozytopenie muss besonders innerhalb der ersten 8 Wochen einer Lenalidomid-Therapie das Blutbild engmaschig überwacht werden. Bei Auftreten einer Neutropenie (ANC < 1,0 G/l) sollte zudem G-CSF prophylaktisch eingesetzt werden. Bei weiterem Abfall der Neutrophilen oder einer Thrombozytopenie < 25 G/l sollte Lenalidomid pausiert werden. Eine weitere häufige Nebenwirkung ist ein Exanthem, das meist zu Beginn der Therapie auftritt und gelegentlich den Einsatz von Steroiden erfordert.

Lenalidomid wurde im Juni 2013 in Europa zur Behandlung von Patienten mit Niedrigrisiko-MDS, 5q-Deletion und Transfusionsbedürftigkeit zugelassen.

Therapieprinzipien bei Hochrisiko-MDS (C. Müller-Thomas, K. Götze)

Patienten mit Hochrisiko-MDS (IPSS-Score intermediär-2 oder hoch bzw. IPSS-R hoch oder sehr hoch) haben unbehandelt eine ungünstige Prognose mit einem medianen Überleben von nur 12 Monaten und einem hohen Risiko der Transformation in eine sekundäre akute Leukämie (siehe Tabelle 10) [2]. Für diese Patienten kann eine alleinige supportive Therapie nicht als ausreichend angesehen werden. Sie sollten zusätzlich eine spezifische Therapie mit dem Ziel der Prognoseverbesserung erhalten. Jüngere Patienten sollten – wenn möglich – einer allogenen Stammzelltransplantation zugeführt werden, da dies weiterhin die einzig potenziell kurative Therapieoption bei MDS darstellt. Da der Großteil der Patienten bereits bei Diagnosestellung älter als 70 Jahre ist, kommt die allogene Stammzelltransplantation allerdings als Therapieoption nur für eine Minderheit der MDS-Patienten überhaupt infrage.

Intensive Chemotherapie

Die intensive Chemotherapie analog der Behandlung einer *De-novo*-AML ist eine Therapieoption für Hochrisiko-MDS-Patienten, die keiner allogenen Stammzelltransplantation zugeführt werden können oder vor der Transplantation eine Reduktion der Blasten benötigen. Mit dieser Therapie werden Remissionsraten zwischen 40 und 60 % beschrieben [34, 35]. Ein Teil der so behandelten Patienten kann unter Umständen sogar dauerhaft geheilt werden [36]. Insgesamt sind jedoch sowohl die Remissionsraten als auch das mediane Überleben deutlich schlechter als bei der *De-novo*-AML [34, 35]. Mit 8–10 Monaten ist zudem die mediane Überlebenszeit unter intensiver Chemotherapie nicht länger als unter rein supportiver Therapie.

Die therapieassoziierte Mortalität unter der intensiven Chemotherapie beträgt für MDS-Patienten zwischen 10 und 20 % und steigt mit zunehmendem Alter an. Die Rezidivrate für Hochrisiko-MDS-Patienten nach intensiver Chemotherapie ist ebenfalls hoch, sodass diese Therapie ohne eine anschließende Postremissionstherapie (z. B. allogene Stammzelltransplantation) nur im Einzelfall sinnvoll erscheint. Insbesondere MDS-Patienten mit ungünstiger zytogenetischer Konstellation scheinen von einer intensiven Chemotherapie nicht zu profitieren [36]. Patienten mit Hochrisiko-MDS und normalem Karyotyp können hingegen im Einzelfall von einer Induktionstherapie, gefolgt von Konsolidierungschemotherapie ohne nachfolgende allogene Stammzelltransplantation profitieren; dabei werden Langzeitremissionen von ca. 20 % erreicht [34].

Die intensive Chemotherapie kommt daher hauptsächlich zur Remissionsinduktion vor geplanter allogener Stammzelltransplantation zum Einsatz. Sie kann für die Mehrzahl der Hochrisiko-MDS-Patienten nicht als Standardtherapie angesehen werden. Ob eine intensive Chemotherapie im Einzelfall sinnvoll ist, muss individuell unter Berücksichtigung des Nutzen-Risiko-Verhältnisses entschieden werden.

Epigenetische Therapie

Für Hochrisiko-MDS-Patienten, die nicht allogen transplantiert werden können, kommt in erster Linie eine epigenetische Therapie in Betracht. Sowohl 5-Azacitidin als auch Decitabin sind Pyrimidin-Analoga, die anstelle von Cytosin in die DNA eingebaut werden. Beide Substanzen haben eine direkte zytotoxische Wirkung auf proliferierende Zellen. Zusätzlich verhindern sie die Methylierung von CPG-Abschnitten (sog. CPG-Inseln) in der DNA, indem sie das Enzym DNA-Methyltransferase (DNMT) irreversibel binden und damit hemmen. So können die Hypermethylierung von CPG-Inseln rückgängig gemacht, die Genexpression wiederhergestellt und wichtige Tumorsuppressor-Gene aktiviert werden. Dies erlaubt eine sukzessive Wiederherstellung und Expansion der normalen Hämatopoese. Zusätzlich wird durch demethylierende Substanzen wie 5-Azacitidin und Decitabin direkt die Apoptose von myeloischen Blasten induziert.

Aufgrund der klinischen Daten aus der randomisierten Phase-3-Studie AZA-001 wurde *5-Azacitidin* im Januar 2009 von der EMA in Europa zur Therapie des Hochrisiko-MDS (Risikogruppen Intermediär-2 und Hoch nach IPSS) zugelassen [37]. Das Standardschema AZA-7 wird in der Dosierung von 75 mg/m^2 an 7 Tagen als subkutane Injektion verabreicht. Die Zyklen werden in 28-tägigen Abständen wiederholt. Modifikationen dieses Regimes sind die Verabreichung über 5+2 Tage mit einer Pause am Wochenende (AZA-5-2-2: 75 mg/m^2, d1–5 und d8–9, Wdh. d28) oder die Gabe über insgesamt nur 5 Tage (AZA-5: 75 mg/m^2, d1–5, Wdh. d28).

Eine Behandlung mit 5-Azacitidin erwies sich bei Patienten mit MDS in zwei unabhängigen randomisierten Studien als vorteilhaft gegenüber der alleinigen Supportivtherapie (BSC). Dieser Vorteil drückte sich in beiden Studien in einem absoluten Unterschied im Gesamtüberleben von 6–9 Monaten aus und war in der zweiten Studie (AZA-001) mit der weitaus größeren Fallzahl auch statistisch signifikant [37, 38]. Die Behandlung mit 5-Azacitidin war auch einer Therapie mit niedrig dosiertem AraC (low-dose AraC, LDAC) oder intensiver Chemotherapie mit Daunorubicin + AraC überlegen in Bezug auf medianes Überleben, Transfusionsfreiheit und Verbesserung der peripheren Blutwerte [37, 39]. Die AZA-001-Studie ist somit die erste randomisierte Studie, die für eine therapeutische Substanz einen Überlebensvorteil für Patienten mit MDS zeigen konnte. Besonders bemerkenswert ist, dass dies auch für Patienten mit einer Monosomie 7 oder einer 7q-Deletion zu gelten scheint, die bekanntermaßen eine außerordentlich schlechte Prognose haben [40]. Das mediane Gesamtüberleben lag im 5-Azacitidin-Arm der AZA-001-Studie bei 24,4 Monaten, im Standardarm bei 15 Monaten ($p = 0{,}0001$). Die Aufschlüsselung nach der Zytogenetik bestätigte ein signifikant besseres Gesamtüberleben für alle zytogenetischen Subgruppen (günstige, intermediäre und ungünstige Zytogenetik nach IPSS) im 5-Azacitidin-Arm [37]. Bezüglich der Zeit bis zur AML-Progression als sekundärem Endpunkt konnte für 5-Azacitidin ebenfalls gegenüber der Standardtherapie eine signifikante Verbesserung demonstriert werden (26 vs. 12 Monate, $p = 0{,}004$) [37].

Da das Ansprechen (Response) gemäß IWG-2000-Kriterien in der AZA-001-Studie als ein sekundärer Endpunkt definiert worden war, konnte für diese Studie außerdem eine Analyse des Gesamtüberlebens in Abhängigkeit von der Response durchgeführt werden [41]. Hierbei zeigte sich, dass Patienten auch ohne das Erreichen einer CR von der Behandlung mit 5-Azacitidin bezüglich des Überlebens profitieren [41]. Sowohl Patienten, die nach IWG-2000-Kriterien unter 5-Azacitidin eine CR hatten, als auch diejenigen, die nur eine partielle Remission oder ein „hematologic improvement“ (HI) erreichten, hatten gegenüber der Behandlung im Standardarm einen signifikanten Überlebensvorteil. Dieser Vorteil blieb auch bestehen, wenn das Ansprechen unter 5-Azacitidin mit dem Ansprechen unter Standardtherapie abgeglichen wurde (d. h. Patienten mit CR unter 5-Azacitidin vs. Patienten mit CR unter Standardtherapie etc.). Lediglich für Patienten, die unter 5-Azacitidin nur eine Stabilisierung („stable disease“ nach IWG-

Kriterien) erreichten, konnte kein Überlebensvorteil gegenüber der Standardtherapie dokumentiert werden.

Diese Ergebnisse zeigen zum ersten Mal, dass das Erreichen einer CR keine Voraussetzung für eine Verlängerung des Überlebens bei Patienten mit Hochrisiko-MDS sein muss. Weiterhin sind diese Ergebnisse ein Beleg dafür, dass der Effekt von 5-Azacitidin über die rein zytotoxische und myelosuppressive Wirkung hinausgeht, da gerade auch Patienten ohne CR trotzdem einen Überlebensvorteil haben. Hiermit rückt die epigenetische Modulation als Wirkprinzip von 5-Azacitidin in den Vordergrund und unterscheidet 5-Azacitidin im klinischen Wirkungsprofil grundlegend von klassischen zytotoxischen Substanzen wie Cytarabin. Diese Daten sprechen zudem für die Fortführung der Therapie mit 5-Azacitidin, auch wenn keine CR erreicht wird.

Da der Effekt der epigenetischen Modulation erst langsam eintritt, sollten mindestens sechs Zyklen 5-Azacitidin verabreicht werden, bevor eine Response Evaluation vorgenommen werden kann. Bei Ansprechen (mindestens hematologic improvement) sollte die Therapie fortgeführt werden. Die optimale Zykluszahl ist bisher nicht definiert, da auch sehr späte Remissionen beschrieben sind. Es ist davon auszugehen, dass Patienten, die ansprechen, auch von der Fortführung der Therapie profitieren [42].

Als hauptsächliche Nebenwirkung tritt eine Myelosuppression auf. Insbesondere die Thrombozyten können initial stark abfallen. Daher müssen engmaschig ambulante Blutbildkontrollen durchgeführt werden. In Einzelfällen kann der Einsatz von G-CSF sinnvoll sein. Weitere Nebenwirkungen sind Nausea, Diarrhö und ein Erythem an der Einstichstelle.

Decitabin ist in Europa zur Behandlung von älteren Patienten (≥ 65 Jahre) mit AML nach WHO zugelassen, für die keine Induktionschemotherapie in Frage kommt. Die Zulassung zur Behandlung von MDS scheiterte daran, dass die Daten der randomisierten Phase-3-Studie der EORTC keinen Überlebensvorteil einer Behandlung mit Decitabin gegenüber BSC nachweisen konnten, was möglicherweise an der limitierten Zykluszahl in dieser Studie oder an der relativ hohen Decitabin-Dosierung lag [43]. Das mediane Überleben lag im Decitabin-Arm bei 10 Monaten, für BSC bei 8,5 Monaten (p = 0,38). Die Ansprechrate betrug unter Decitabin 34 %, das progressionsfreie Überleben war mit 6,6 Monaten signifikant besser als unter BSC mit 3,6 Monaten (p = 0,004). Eine weitere randomisierte Phase-3-Studie aus den USA konnte ebenfalls keinen statistisch signifikanten Überlebensvorteil für Decitabin nachweisen, obwohl die Ansprechraten und das progressionsfreie Überleben unter der Therapie hier ebenfalls signifikant besser waren als unter BSC [44].

Zusammenfassend ist festzustellen, dass eine Behandlung mit intensiver Chemotherapie nur selten und nur für einen kleinen Teil der Patienten mit Hochrisiko-MDS angezeigt ist. Die Mehrzahl der Hochrisiko-MDS-Patienten profitieren entweder aufgrund der zytogenetischen Risikokonstellation nicht von dieser Behandlung oder kommen aufgrund von Alter und Komorbiditäten dafür nicht in Betracht. Für diese Patienten stellt die Behandlung mit 5-Azacitidin eine effektive therapeutische Alternative dar.

Nicht intensive Chemotherapie

Nicht intensive Chemotherapie wie niedrig dosiertes Cytarabin (low-dose AraC, LDAC) oder niedrig dosiertes Melphalan wurde in der Vergangenheit in Ermangelung besserer Alternativen bei Patienten mit fortgeschrittenem MDS oder akuter myeloischer Leukämie in der Palliativsituation eingesetzt. Mit der Verfügbarkeit demethylierender Substanzen rückt in Zukunft die Bedeutung der nicht intensiven Chemotherapie bei Hochrisiko-MDS in den Hintergrund. Die Datenlage zu LDAC bei Patienten mit MDS ist insgesamt sehr spärlich. Von der *Eastern Cooperative Oncology Group* (ECOG) und der *Southwest Oncology Group* (SWOG) wurde bereits 1992 eine randomisierte Phase-3-Studie (Intergroup-Studie) publiziert, in der für Patienten mit MDS eine Therapie mit LDAC (20 mg/m^2 d1–21) mit BSC verglichen wurde [45]. Hier zeigte sich für LDAC eine CR-Rate von 11 %, allerdings konnte kein signifikanter Unterschied im Gesamtüberleben oder im progressionsfreien Überleben zwischen LDAC und BSC gezeigt werden. Dies ist die bisher einzige randomisierte Phase-3-Studie, in der LDAC mit „best supportive care" verglichen wurde.

Für eine niedrig dosierte Dauertherapie mit Melphalan (2 mg/die) konnte eine japanische Arbeitsgruppe eine beeindruckende CR-Rate von 30 % und eine Ansprechdauer von 14,5 Monaten bei einer allerdings kleinen Fallzahl von 21 Patienten mit MDS demonstrieren [46]. Daher kann eine solche Behandlung nach Ausschöpfung anderer Optionen wie der epigenetischen Therapie mit 5-Azacitidin durchaus im Einzelfall eine sinnvolle Alternative darstellen.

Literatur

1 Malcovati L, Hellström-Lindberg E, Bowen D et al (2013) Diagnosis and treatment of primary myelodysplastic syndromes in adults: recommendations from the European LeukemiaNet. Blood 122: 2943–2964

2 Greenberg PL, Tuechler H, Schanz J et al (2012) Revised international prognostic scoring system for myelodysplastic syndromes. Blood 120: 2454–2465

3 Malcovati L, Germing U, Kuendgen A et al (2007) Time-dependent prognostic scoring system for predicting survival and leukemic evolution in myelodysplastic syndromes. J Clin Oncol 25: 3503–3510

4 Greenberg P, Cox C, LeBeau MM et al (1997) International scoring system for evaluating prognosis in myelodysplastic syndromes. Blood 89: 2079–2088

5 Cheson BD, Greenberg PL, Bennett JM et al (2006) Clinical application and proposal for modification of the International Working Group (IWG) response criteria in myelodysplasia. Blood 108: 419–425

6 Wood SM, Meyers CA, Faderl S et al (2011) Association of anemia and cognitive dysfunction in patients with acute myelogenous leukemia and myelodysplastic syndrome. Am J Hematol (86): 950–952

7 Nilsson-Ehle H, Birgegård G, Samuelsson J et al (2011) Quality of life, physical function and MRI T2* in elderly low-risk MDS patients treated to a haemoglobin level of ≥ 120 g/L with darbepoetin alfa ± filgrastim or erythrocyte transfusions. Eur J Haematol 87: 244–252

8 Engels EA, Lau J, Barza M (1998) Efficacy of quinolone prophylaxis in neutropenic cancer patients: a meta-analysis. J Clin Oncol 16: 1179–1187

9 Gattermann N (2007) Guidelines on iron chelation therapy in patients with myelodysplastic syndromes and transfusional iron overload. Leuk Res 31(Suppl 3): S10–S15

10 Armand P, Kim HT, Cutler CS et al (2007) Prognostic impact of elevated pretransplantation serum ferritin in patients undergoing myeloablative stem cell transplantation. Blood 109: 4586–4588

11 Cappellini MD, Porter J, El-Beshlawy A et al (2010) Tailoring iron chelation by iron intake and serum ferritin: the prospective EPIC study of deferasirox in 1744 patients with transfusion-dependent anemias. Haematologica 95: 557–566

12 Gattermann N, Finelli C, Della Porta M et al (2012) Hematologic responses to deferasirox therapy in transfusion-dependent patients with myelodysplastic syndromes. Haematologica 97: 1364–1371

13 Hellström-Lindberg E (2003) Approach to anemia associated with myelodysplastic syndromes. Curr Hematol Rep 2: 122–129

14 Moyo V, Lefebvre P, Duh M et al (2008) Erythropoiesis-stimulating agents in the treatment of anemia in myelodysplastic syndromes: a meta-analysis. Ann Hematol 87: 527–536

15 Hellström-Lindberg E, Gulbrandsen N, Lindberg G et al (2003) A validated decision model for treating the anaemia of myelodysplastic syndromes with erythropoietin + granulocyte colony-stimulating factor: significant effects on quality of life. Br J Haematol 120: 1037–1046

16 Hellström-Lindberg E (2005) Management of anemia associated with myelodysplastic syndrome. Semin Hematol 42(Suppl 1): S10–13

17 Mannone L, Gardin C, Quarre MC et al (2006) High-dose darbepoetin alpha in the treatment of anaemia of lower risk myelodysplastic syndrome results of a phase II study. Br J Haematol 133: 513–519

18 Jadersten M, Malcovati L, Dybedal I et al (2008) Erythropoietin and granulocyte-colony stimulating factor treatment associated with improved survival in myelodysplastic syndrome. J Clin Oncol 26: 3607–3613

19 Park S, Grabar S, Kelaidi C et al (2008) Predictive factors of response and survival in myelodysplastic syndrome treated with erythropoietin and G-CSF: the GFM experience. Blood 111(2): 574–582

20 Lim ZY, Killick S, Germing U et al (2007) Low IPSS score and bone marrow hypocellularity in MDS patients predict hematological responses to antithymocyte globulin. Leukemia 21: 1436–1441

21 Saunthararajah Y, Nakamura R, Nam JM et al (2002) HLA-DR15 (DR2) is overrepresented in myelodysplastic syndrome and aplastic anemia and predicts a response to immunosuppression in myelodysplastic syndrome. Blood 100: 1570–1574

22 Sloand EM, Wu CO, Greenberg P et al (2008) Factors affecting response and survival in patients with myelodysplasia treated with immunosuppressive therapy. J Clin Oncol 26: 2505–2511

23 Passweg JR, Giagounidis AA, Simcock M et al (2011) Immunosuppressive therapy for patients with myelodysplastic syndrome: a prospective randomized multicenter phase III trial comparing antithymocyte globulin plus cyclosporine with best supportive care – SAKK 33/39. J Clin Oncol 29: 303–309

24 Moreno-Aspitia A, Colon-Otero G, Hoering A et al (2006) Thalidomide therapy in adult patients with myelodysplastic syndrome. A North Central Cancer Treatment Group phase II trial. Cancer 107: 767–772

25 Musto P (2007) Thalidomide therapy in adult patients with myelodysplastic syndrome: a north central cancer treatment group phase II trial. Cancer 109: 1211–1212; author reply 1212

26 Strupp C, Germing U, Aivado M et al (2002) Thalidomide for the treatment of patients with myelodysplastic syndromes. Leukemia 16: 1–6
27 Bouscary D, Legros L, Tulliez M et al (2005) A non-randomised dose-escalating phase II study of thalidomide for the treatment of patients with low-risk myelodysplastic syndromes: the Thal-SMD-2000 trial of the Groupe Francais des Myelodysplasies. Br J Haematol 131: 609–618
28 Raza A, Meyer P, Dutt D et al (2001) Thalidomide produces transfusion independence in long-standing refractory anemias of patients with myelodysplastic syndromes. Blood 98: 958–965
29 Raza A, Reeves JA, Feldman EJ et al (2008) Phase 2 study of lenalidomide in transfusion-dependent, low-risk, and intermediate-1 risk myelodysplastic syndromes with karyotypes other than deletion 5q. Blood 111: 86–93
30 List A, Kurtin S, Roe DJ et al (2005) Efficacy of lenalidomide in myelodysplastic syndromes. N Engl J Med 352 :549–557
31 List A, Dewald G, Bennett J et al (2006) Lenalidomide in the myelodysplastic syndrome with chromosome 5q deletion. N Engl J Med 355: 1456–1465
32 Fenaux P, Giagounidis A, Selleslag D et al (2011) A randomized phase 3 study of lenalidomide versus placebo in RBC transfusion-dependent patients with Low-/Intermediate-1-risk myelodysplastic syndromes with del5q. Blood 118: 3765–3776
33 Kuendgen A, Strupp C, Aivado M et al (2004) Treatment of myelodysplastic syndromes with valproic acid alone or in combination with all-trans retinoic acid. Blood 104: 1266–1269
34 Aul C RV, Germing U, Burk M et al (1997) Remission rates, survival and prognostic factors in 90 patients with advanced MDS treated with intensive chemotherapy. Haematol Blood Transfus 38: 918
35 Beran M, Kantarjian H, O'Brien S et al (2001) High-dose chemotherapy in high-risk myelodysplastic syndrome. Cancer 92: 1999–2015
35 Aivado M, Rong A, Germing U et al (2000) Long-term remission after intensive chemotherapy in advanced myelodysplastic syndromes is generally associated with restoration of polyclonal haemopoiesis. Br J Haematol 110: 884–886
36 Knipp S, Hildebrand B, Kundgen A et al (2007) Intensive chemotherapy is not recommended for patients aged > 60 years who have myelodysplastic syndromes or acute myeloid leukemia with high-risk karyotypes. Cancer 110: 345–352
37 Fenaux P, Mufti GJ, Hellström-Lindberg E et al (2009) Efficacy of azacitidine compared with that of conventional care regimens in the treatment of higher-risk myelodysplastic syndromes: a randomised, open-label, phase III study. Lancet Oncol 10: 223–232
38 Silverman LR, Demakos EP, Peterson BL et al (2002) Randomized controlled trial of azacitidine in patients with the myelodysplastic syndrome: a study of the cancer and leukemia group B. J Clin Oncol 20: 2429–2440
39 Fenaux P, Seymour JF, Hellström-Lindberg E et al (2008) Effect of azacitidine (AZA) vs. low-dose Ara-C (LDAC) on overall survival (OS), hematologic response, transfusion independence, and safety in patients (pts) with higher-risk myelodysplastic syndromes (MDS). Haematologica 93(Suppl 1): Abstract 0224
40 Mufti GJ, Hovarth N, Lim Z et al (2008) Prolonged survival in higher-risk myelodysplastic syndrome (MDS) patients with -7/Del(7q) treated with azacitidine (AZA). Haematologica 93(Suppl 1): Abstract 0928
41 List AF, Muft GJ, Hellström-Lindberg E et al (2008) Effect of azacitidine (AZA) on overall suvival in higher-risk myelodysplastic syndromes (MDS) without complete remission. J Clin Oncol 26: Abstract 7006
42 Silverman LR, Fenaux P, Mufti GJ et al (2011) Continued azacitidine therapy beyond time of first response improves quality of response in patients with higher-risk myelodysplastic syndromes. Cancer 117: 2697–2702
43 Lübbert M, Suciu S, Baila L et al (2011) Low-dose decitabine versus best supportive care in elderly patients with intermediate- or high-risk myelodysplastic syndrome (MDS) ineligible for intensive chemotherapy: final results of the randomized phase III study of the European Organisation for Research and Treatment of Cancer Leukemia Group and the German MDS Study Group. J Clin Oncol 29: 1987–1996
44 Kantarjian H, Issa JP, Rosenfeld CS et al (2006) Decitabine improves patient outcomes in myelodysplastic syndromes: results of a phase III randomized study. Cancer 106: 1794–1803
45 Miller KB, Kim K, Morrison FS et al (1992) The evaluation of low-dose cytarabine in the treatment of myelodysplastic syndromes: a phase-III intergroup study. Ann Hematol 65: 162–168
46 Omoto E, Deguchi S, Takaba S et al (1996) Low-dose melphalan for treatment of high-risk myelodysplastic syndromes. Leukemia 10: 609–614

Chronische myeloische Leukämie (CML)

Koordiniert durch P. Jost
W. Olipitz, P. Bojko, K. Spiekermann, M. Verbeek, C. Schmid, J. Tischer, P. Jost

Epidemiologie und Entwicklung
(W. Olipitz, P. Jost)

Die chronische myeloische Leukämie ist mit einer Inzidenz von etwa 1–1,5/100 000 Einwohner eine der häufigsten Erkrankungen aus dem Formenkreis der myeloproliferativen Erkrankungen. Der Erkrankungsgipfel liegt zwischen dem 55. und dem 60. Lebensjahr, wobei die CML jedoch in jeder Altersgruppe auftreten kann. Es sind etwas mehr Männer als Frauen betroffen [1].

Unbehandelt verläuft die Erkrankung in drei Phasen:
1. Die chronische Phase (CP) ist durch einen indolenten, symptomarmen Verlauf gekennzeichnet und dauert unbehandelt einige Jahre.
2. Die akzelerierte Phase (AP) ist gekennzeichnet durch einen Verlust des Therapieansprechens und einer Verschlechterung der hämatologischen Parameter.
3. Die Blastenkrise (blast crisis, BC) (myeloisch oder lymphatisch) definiert die Transformation der CML in eine akute Leukämie und ist therapeutisch nur sehr schwer zu beeinflussen.

Die mittlere Überlebenszeit der CML ohne Therapie beträgt 2–3 Jahre, unter konventioneller Chemotherapie mit Hydroxyurea etwa 4 Jahre und unter einer Interferontherapie etwa 6 Jahre. Die derzeit einzige sicher kurative Therapie ist die allogene Stammzell-/Knochenmarktransplantation mit einer 10-Jahres-Überlebensrate von 10–70 % (abhängig von Krankheitsstadium und Transplantationskonstellation). Goldstandard der Therapie der CML in der chronischen Phase ist die Therapie mit einem Tyrosinkinase-Inhibitor (TKI). Unter TKI-Therapie beträgt das Gesamtüberleben nach 8 Jahren ca. 85 % und die jährliche Mortalität liegt bei 1,5 % [2]. Da durch den Einsatz von TKI die CML zu einer gut kontrollierbaren Erkrankung wurde, ist die Prävalenz der Erkrankung in den letzten Jahren stetig angestiegen und wird nach Schätzungen ein Plateau von rund 100/100 000 Einwohner erreichen. Aktuelle Daten weisen darauf hin, dass in einer Subgruppe von CML-Patienten eine praktische Heilung („operational cure") im Sinne eines unterbleibenden Rezidivs nach Absetzen der TKI-Therapie erreicht werden kann [3]. Hierbei muss aber weiterhin von verbleibenden BCR-ABL-positiven Zellen im Knochenmark ausgegangen werden, die durch zusätzliche Faktoren nicht zu einem Rezidiv führen.

Ätiologie und Pathogenese

Die CML ist die erste hämatologische Erkrankung, bei der es gelungen ist, durch zytogenetische und molekularbiologische Untersuchungen die Pathophysiologie auf molekularer Ebene weitgehend aufzuklären. Bereits im Jahr 1960 gelang *Nowell* und *Hungerford* in Philadelphia, USA, bei CML-Patienten der Nachweis einer spezifischen chromosomalen Anomalie (Deletion am langen Arm von Chromosom 22). Nach dem Entdeckungsort gaben sie dieser Anomalie den Namen Philadelphia-Chromosom (Ph+) [4]. Hierbei kommt es durch eine reziproke Translokation von Teilen des langen Arms des Chromosoms 9 auf das Chromosom 22 (t(9q;22q)) zur Bildung des *BCR-ABL*-Onkogens. Das *BCR-ABL*-Onkogen kodiert für eine konstitutiv aktive Tyrosinkinase, welche der hämatopoetischen Stammzelle einen Wachstumsvorteil vermittelt und zu einer myeloproliferativen Erkrankung führt. Im Tiermodell führt die retrovirale Transfektion von *BCR-ABL* in myeloablativ bestrahlte Empfängermäuse zur Entwicklung einer myeloproliferativen

Erkrankung mit sehr kurzer Latenzzeit und mit allen Merkmalen, die man bei der menschlichen Erkrankung findet. Dies zeigt, dass *BCR-ABL* allein ausreichend aktiv ist, um eine Leukämie zu erzeugen [5–8].

Die CML ist eine maligne klonale Erkrankung der hämatopoetischen Stammzelle, d. h., alle leukämischen Zellen stammen von *einer* transformierten Stammzelle ab. Dies konnte eindeutig durch Untersuchungen zur Expression von Isoformen der Glucose-6-Phophat-Dehydrogenase auf dem X-Chromosom von Ph+ Zellen belegt werden. Das Philadelphia-Chromosom kann daher bei CML-Patienten sowohl in Granulozyten als auch in Erythrozyten und Megakaryozyten nachgewiesen werden, findet sich aber auch in B-Lymphozyten und möglicherweise in bestimmten T-Lymphozyten [9].

Die Fusion von *BCR*-Sequenzen führt zur Aktivierung und Deregulierung der BCR-ABL-Tyrosinkinase und damit zur onkogenen Wirkung des Fusionsproteins. Hierbei kodiert die *BCR*-Domäne 1 (Aminosäuren 1–63) für ein Oligomerisationssignal, welches zur Dimer- und Tetramerbildung und damit zur Aktivierung von BCR-ABL führt [9].

Die konstitutiv aktivierte Tyrosinkinase-Aktivität von BCR-ABL ist in der Lage, einen konstitutiv aktivierten Rezeptor, z. B. einen Wachstumsfaktor-Rezeptor zu imitieren und so pro-mitogene und anti-apoptotische Signalkaskaden in der Zelle zu aktivieren. Es konnte gezeigt werden, dass BCR-ABL wichtige Signalkaskaden wie RAS, PI3-Kinase, RAC und STATs konstitutiv aktiviert. Aktivierung dieser Signalkaskaden ist für die leukämogene Wirkung von BCR-ABL entscheidend [9].

Klassifikation

Die klassische Philadelphia-Chromosom-positive (Ph+) CML ist in der Zytogenetik durch den Nachweis des Philadelphia-Chromosoms gekennzeichnet, der in etwa 95 % der Fälle gelingt. In etwa 5 % der Fälle kann durch konventionelle Zytogenetik kein Philadelphia-Chromosom nachgewiesen werden. Hier finden sich variante Translokationen mit Involvierung zusätzlicher Chromosomen oder kryptische Translokationen, die in der klassischen Zytogenetik nicht diagnostiziert werden können. Bei klinischem Verdacht auf CML und fehlendem Nachweis des Philadelphia-Chromosoms muss daher in solchen Fällen der Nachweis von *BCR-ABL* durch FISH oder PCR versucht werden. Die *BCR-ABL*-negative, atypische CML wird in der aktuellen WHO-Klassifikation nicht mehr den myeloproliferativen Neoplasien, sondern als eigenständige Entität den myelodysplastischen/myeloproliferativen Neoplasien zugeordnet. Morphologisch weist die Erkrankung myeloproliferative und myelodysplastische Veränderungen auf. Die Patienten sind meist älter, weisen häufig hohe Leukozytenzahlen mit Dysgranulopoese auf und die Prognose ist auch wegen der fehlenden Möglichkeiten zur zielgerichteten Therapie schlechter als bei der klassischen Ph+ CML. Die mittlere Überlebenszeit liegt bei nur 1–2 Jahren.

Klinische Symptomatik

Die überwiegende Mehrzahl der Patienten wird in der chronischen Phase diagnostiziert. In etwa 50 % der Fälle wird die Diagnose zufällig anhand einer Routine-Blutbildkontrolle gestellt. Die allgemeinen Symptome im Rahmen der CML sind unspezifisch: Müdigkeit, Mattigkeit, Abnahme der körperlichen Leistungsfähigkeit, Gewichtsverlust, Knochenschmerzen, Oberbauchbeschwerden. Sehr oft fehlen Allgemeinsymptome aber auch ganz. In der körperlichen Untersuchung findet sich in mehr als 50 % der Fälle eine Splenomegalie.

In der Akzelerationsphase und im Blastenschub können weitere Symptome auftreten, die denen einer akuten Leukämie mit Zeichen der ausgeprägten Knochenmarkinsuffizienz ähneln. Eine ausgeprägte Splenomegalie kann zu sehr schmerzhaften Milzinfarkten führen. Es kommt zum extramedullären Befall mit Lymphknoteninfiltraten oder Chloromen, die jedes Organ betreffen können. Der lymphatische Blastenschub kann ähnlich einer ALL mit einer Meningeosis leucaemica assoziiert sein.

Diagnostik

Molekulare Diagnostik

Zur Diagnose der CML ist es unbedingt erforderlich, dass sowohl molekulargenetische als auch zytogenetische Untersuchungen des peripheren Blutes und/oder Knochenmarks durchgeführt werden. Das *BCR-ABL*-Onkogen wird auf mRNA-

Ebene nachgewiesen und das dominante Fusionstranskript (typischerweise eine Fusion des *BCR*-Exons e13 oder e14 mit dem *ABL*-Exon a2: e13a2,e14a2) zum Monitoring des Therapieerfolgs verwendet [10]. In etwa 95 % der Fälle bestätigt eine zytogenetische Analyse des Knochenmarks bei Vorliegen einer Translokation t(9;22)(q34;q11.2) die Diagnose der CML. In ca. 5 % findet sich trotz Nachweis eines *BCR-ABL*-Transkripts kein Philadelphia-Chromosom. Man spricht dann von einer CML mit kryptischer Translokation, deren Prognose sich jedoch nicht von der Philadelphia-Chromosom-positiven CML unterscheidet. Ebenso haben auch atypische t(9;22)-Translokationen keinen Einfluss auf die Prognose der CML [11].

Die molekulare und zytogenetische Diagnostik kann über eines der zertifizierten Labors durchgeführt werden:

- Labor für Leukämiediagnostik, Klinikum Großhadern, LMU München, Tel.: 089-4400-74977
- MLL Münchner Leukämielabor GmbH, Max-Lebsche-Platz 31, 81377 München, Tel.: 089-990-170
- Hämatologisch-onkologisches Speziallabor, Postfach 100236, 07702 Jena
- Wissenschaftliches Labor, III. Medizinische Klinik, Universitätsmedizin Mannheim, Pettenkoferstr. 22, 68169 Mannheim
- Universitätsklinikum Leipzig, Department für Innere Medizin, Abt. Hämatologie, Int. Onkologie und Hämostaseologie, Hämatologisches Speziallabor, Johannisallee 32A, 04103 Leipzig
- Labor für Hämatologische Spezialdiagnostik, II. Medizinische Klinik, Universitätsklinikum Schleswig-Holstein, Campus Kiel, Im Städtischen Krankenhaus, Chemnitzstraße 33, 24116 Kiel

Zytogenetik

Hierbei werden Zellen in der Metaphase der Zellteilung untersucht, sodass ein komplettes Karyogramm des Patienten erstellt werden kann. Das für die CML pathognomonische Philadelphia-Chromosom kann leicht nachgewiesen werden. Auch zusätzliche chromosomale Aberrationen können festgestellt werden. Während die prognostische Bedeutung derartiger zusätzlicher Aberrationen zum Diagnosezeitpunkt unklar ist, können im Verlauf der Erkrankung zusätzliche charakteristische Aberrationen auftreten. Hierzu zählen ein Isochromosom 17 (i(17q)), eine Trisomie 8 oder 19, ein doppeltes Philadelphia-Chromosom oder ein Verlust des Y-Chromosoms. Diese Aberrationen, sogenannte „Major-Route“-Aberrationen, korrelieren mit einer Progression der CML zur akzelerierten Phase und einer schlechten Prognose [11]. Chromosomale Aberrationen in der Philadelphia-negativen Resthämatopoese von Philadelphia-positiven CML-Patienten haben keine gesicherte prognostische Bedeutung.

Da ein Karyogramm nur von einem Metaphasekern erstellt werden kann, ist es notwendig, die zu untersuchenden Zellen, in der Regel Knochenmarkzellen, zu kultivieren und zu synchronisieren. Da hierfür teilungsfähige Progenitorzellen erforderlich sind, ist in der Regel eine Knochenmarkpunktion des Patienten notwendig. Nur in Ausnahmefällen, wenn sehr viele frühe Progenitorzellen ins periphere Blut ausgeschwemmt werden, ist eine konventionelle zytogenetische Untersuchung aus dem peripheren Blut möglich.

Die Zytogenetik nimmt technisch bedingt etwa eine Woche in Anspruch. Ein positiver Befund ist beweisend für eine CML. Etwa 5 % der CML-Patienten sind zytogenetisch negativ. Hier sind alternative molekulare Nachweismethoden wie FISH oder PCR erforderlich.

RT-PCR

Bei der RT-PCR (Reverse-Transkriptions-Polymerasekettenreaktion) wird das *BCR-ABL*-Fusionsprodukt auf mRNA-Ebene nachgewiesen. Die PCR-Produkte werden elektrophoretisch aufgetrennt und anhand des erhaltenen Bandenmusters kann das Vorliegen einer Translokation sowie auch die Stelle des Bruchpunkts im *BCR*-Gen ermittelt werden. Bei zirka 98 % der CML-Patienten mit *BCR-ABL*-Rearrangement liegen die Bruchpunkte innerhalb des sog. M-*BCR*-Gens (M = major); weniger als 2 % der CML-Patienten sind durch Rearrangements im m-*BCR*-Genbereich (m = minor) gekennzeichnet. Bei der Ph+ ALL hingegen findet man etwa je 50 % M-*BCR*- und 50 % m-*BCR*-Gen-Rearrangements.

Der Vorteil der PCR im Vergleich zur Zytogenetik liegt in der wesentlich höheren Sensitivität. Zusätzlich kann die PCR aus peripherem Blut durchgeführt werden. Dies erlaubt ein engmaschiges molekulares Monitoring. Die PCR wird heute vorwiegend als quantitative PCR-Untersuchung (qPCR, Real-Time-PCR) durchgeführt. Hierbei erlaubt der Einbau fluoreszierender Farbstoffe während der PCR-Reaktion die semiquantitative Bestimmung der vorhandenen Transkriptmenge in einer Probe. Klinische Bedeutung hat die qPCR beim regelmäßigen Therapie-Monitoring unter TKI-Therapie oder nach allogener KM-Transplantation. Steigende Transkriptzahlen lassen ein Rezidiv sehr frühzeitig erkennen, welches dann das zeitgerechte Einleiten entsprechender Therapiemaßnahmen erlaubt. Wichtig bei dieser sehr sensitiven Methode sind Qualitätskontrollen, um reproduzierbare und vergleichbare Ergebnisse zu erhalten. Daher sollte diese Untersuchung nur in Laboratorien durchgeführt werden, die ein hohes Probenaufkommen haben und sich an Qualitätssicherungsmaßnahmen beteiligen.

FISH (Fluoreszenz-in-situ-Hybridisierung)

Mithilfe der FISH-Technik können *BCR-ABL*-Genumlagerungen auch an Interphasekernen nachgewiesen werden. Daher ist bei der Interphase-FISH keine Entnahme von Knochenmark notwendig. Dabei können auch atypische Genumlagerungen nachgewiesen werden, die durch die Zytogenetik nicht erfasst werden. Darüber hinaus eignet sich die FISH-Technik auch für semiquantitative Verlaufsuntersuchungen unter TKI-Therapie und nach KMT. Daher gehört sie an vielen hämatologischen Zentren neben der klassischen Zytogenetik und der qPCR zu den Standard-Untersuchungsverfahren bei der CML. Eingang in die Leitlinien des Europäischen Leukämienetzwerks hat die FISH Technik aber bisher nicht gefunden.

Klinische Diagnostik

Die klinische Diagnostik der CML umfasst die üblichen Routineparameter in der Diagnostik leukämischer Erkrankungen einschließlich einer körperlichen Untersuchung mit Erfassung von Milzgröße (Angabe in „cm unter Rippenbogen"), Lebergröße und Lymphknotenstatus sowie Hinweisen auf Chlorome. Charakteristisch ist eine Leukozytose bis über 100 000/µl mit einer kontinuierlichen Linksverschiebung bis zum Myeloblasten oder Promyelozyten. Diagnostisch wichtig ist die Zahl der Promyelozyten und Blasten sowie die Zahl der Basophilen und Eosinophilen.

Chronische Phase: Promyelozyten und Blasten machen weniger als 10 % aus, Eosinophile bzw. Basophile weniger als 10 %. In 30 % der Fälle findet sich eine Thrombozytose oder Anämie (normozytär, normochrom). Die ALP (alkalische Leukozytenphophatase) ist zur Diagnosestellung und zur Abklärung unklarer Leukozytosen nicht mehr erforderlich, da molekulare Marker wesentlich spezifischer sind.

Knochenmarkdiagnostik

Zytologie

Hyperzelluläres Bild mit Hyperplasie vorwiegend der Granulopoese, aber auch Thrombopoese. Das Fettmark ist fast vollständig verdrängt. Es bestehen im Gegensatz zur Myelodysplasie keine wesentlichen Reifungsstörungen. Der Quotient Granulopoese zu Erythropoese ist massiv zugunsten der linksverschobenen Granulopoese verschoben. Wichtig ist die Anzahl der Blasten:

- < 10 %: chronische Phase
- 10–19 %: akzelerierte Phase
- > 20 %: Blastenschub

Knochenmarkhistologie

Massiv erhöhte Zellularität mit Betonung vorwiegend der Granulopoese wie in der Zytologie. Zirka 30 % der Patienten zeigen eine ausgeprägte Fibrose mit höheren Megakaryozytenzahlen, einer deutlichen Splenomegalie und einer schlechteren Prognose.

Immunphänotypisierung der Blasten

In der Blastenkrise findet man eine Expression lymphatischer (30 %) oder myeloischer Marker (70 %).

Kriterien für Akzeleration

- Steigende Leukozyten-/Thrombozytenzahlen oder zunehmende Splenomegalie unter adäquater Therapie
- Thrombozytopenie unter 100 000/µl, die nicht durch die Therapie induziert ist
- Weitere Chromosomenanomalien als Zeichen der klonalen Evolution
- Anstieg der Basophilen über 20 % im peripheren Blut
- 10–19 % Blasten im peripheren Blut oder Knochenmark

Kriterien für Blastenkrise

- Blasten 20 % oder mehr im peripheren Blut oder Knochenmark
- Extramedulläre Blastenvermehrung (Chlorome).

Differenzialdiagnose

Die chronische myeloische Leukämie muss primär gegen nicht klonale, reaktive Leukozytosen abgegrenzt werden wie bei akuten oder chronischen Entzündungsprozessen oder nach G-CSF-Behandlung (Anamnese, Knochenmarkdiagnostik, *BCR-ABL*-Rearrangement). Andere Erkrankungen des myeloproliferativen/myelodysplastischen Formenkreises, wie die PV, ET, CMML oder PMF, lassen sich durch die Knochenmarkuntersuchung und durch zytogenetische sowie molekularbiologische Untersuchungen heute meist sicher abgrenzen. Ausschlaggebend ist hierbei der Nachweis des *BCR-ABL*-Fusionsgens.

Therapie

(P. Bojko, P. Jost)

Imatinib (Glivec®) wurde 2002 für die Therapie der BCR-ABL-positiven CML zugelassen und ist nach wie vor eines der Mittel der ersten Wahl für Patienten in der chronischen Phase (CP). Bei der Mehrzahl der behandelten Patienten führt die Behandlung zu einer tiefen und dauerhaften Remission. Durch die Zulassung von Dasatinib (Sprycel®) und Nilotinib (Tasigna®) 2006 bzw. 2007 stehen für die Erstlinienbehandlung zwei Tyrosinkinase-Inhibitoren (TKI) der zweiten Generation zur Verfügung, die dem Kliniker eine Alternative in der Erstlinienbehandlung eröffnen. Erweitert wurden die Möglichkeiten nach Therapieversagen durch die TKI der dritten Generation Bosutinib (Bosulif®) und Ponatinib (Iclusig®).

Die genaue Kenntnis der Toxizitätsprofile und der Wirksamkeit der einzelnen Substanzen, Komorbiditäten und letztendlich die therapeutische Zielsetzung fließen in die Medikamentenwahl bei Erstdiagnose oder im Rezidiv ein. Hydroxyurea sollte nur in der Initialphase zur Zytoreduktion oder bei einem rein palliativen Behandlungskonzept zum Einsatz kommen. Interferon-alpha wird aktuell nur in Ausnahmefällen (z. B. Schwangerschaft) oder im Rahmen von klinischen Studien verwendet. Hierbei scheint die Immunmodulation durch INF positive Auswirkungen auf die Eradikation einer möglichen CML-Stammzelle im Knochenmark zu haben, weshalb INF aktuell in Studien wieder in der Erstlinienbehandlung zur Anwendung kommt. Busulfan wird nicht mehr empfohlen. Der Proteinsynthesehemmer Omacetaxin ist nur in den USA für CML-Patienten nach TKI-Vortherapie zugelassen.

Im Verlauf der Behandlung sind ein regelmäßiges hämatologisches, zytogenetisches und molekulares sowie klinisches Monitoring Voraussetzung für ein optimales Therapiemanagement. Die hierfür zur Verfügung stehenden diagnostischen Maßnahmen machen die Steuerung der Erkrankung transparenter, aber auch komplexer. Insbesondere bei suboptimalem Ansprechen oder Resistenzentwicklung muss eine zügige Evaluation der alternativen Möglichkeiten erfolgen und die Therapie entsprechend umgesetzt werden. Wesentlich ist hierbei das rechtzeitige Erkennen der resistenten Erkrankung und die individuelle Anpassung der weiteren Therapie durch regelmäßiges molekulares Monitoring.

Die Therapie von neu diagnostizierten CML-Patienten sollte im Rahmen von klinischen Studien durchgeführt werden. Aktuell rekrutiert die CML-V-Studie (TIGER) am *Klinikum rechts der Isar* Patienten. In dieser Studie wird die Frage nach dem Zusatz von Interferon in die Erstlinientherapie der CML in Kombination mit dem TKI Nilotinib zur Verbesserung der Wirksamkeit auf die leukämischen Vorläuferzellen im KM und das Erreichen einer tiefen molekularen Remission zur Therapiedeeskalation und Therapieunterbrechung untersucht. Alternativ besteht die Möglichkeit, Patienten in Studien zur verbesserten molekularen Remission nach Beginn mit Imatinib (DECLINE-Studie) oder aber in die Beobachtungsstudie zum Verlauf der CML unter den neuen Erstlinientherapien (CML-Registerstudie; CML VI) einzubringen.

Therapie der chronischen Phase

Imatinib

Weltweit wurden seit Zulassung von Imatinib einige hunderttausend Patienten mit diesem Medikament behandelt. Hierbei zeigt sich, dass es für etwas über 60 % der CML-Patienten eine hocheffektive Therapie darstellt, von etwa 20 % mäßig toleriert wird und für die restlichen 20 % nicht zum Erreichen eines optimalen Ansprechens führt [12]. Einen Vorteil bieten hier Nilotinib und Dasatinib, die deutlich potenter sind als Imatinib, was sich sowohl präklinisch als auch klinisch bestätigt hat [13, 14].

Fehlendes Ansprechen auf Imatinib kann unterschiedliche Ursachen haben.

- Das Vorliegen von genetischen Mutationen in *BCR-ABL* kann die Bindung von Imatinib verhindern: Im Vergleich zu Nilotinib treten unter Imatinib häufiger Mutationen der Kinasedomäne von ABL auf (7 % vs. 3,5 %) [15].
- Ungenügende Blutspiegel von Imatinib können den Therapieerfolg beeinträchtigen; Plasmatalspiegel < 1000 ng/ml sind mit einem verminderten Ansprechen verbunden [16, 17].
- Des Weiteren kann das Ansprechen beeinträchtigt sein, wenn die zelluläre Aufnahme von Imatinib trotz adäquater Medikamentenspiegel aufgrund einer verminderten Aktivität der OCT-1-Influx-Aktivität unzureichend ist [18, 19].
- Schließlich darf auch mangelnde Therapietreue der Patienten als Ursache für ein Therapieversagen nicht übersehen werden.

Trotz bekannter Nebenwirkungen von Imatinib (Ödemneigung, Muskelkrämpfe, Magen-Darm-Beschwerden) ist die Gesamtverträglichkeit als gut anzusehen, zumal auch unter mehrjähriger Einnahme praktisch keine schwerwiegenden Organtoxizitäten beschrieben wurden.

In der IRIS-Studie lag die Gesamtüberlebensrate aller mit Imatinib behandelten Patienten nach sechs Jahren bei 88 %; bei Berücksichtigung der allein CML-bezogenen Todesfälle betrug sie 95 % [12]. Eine Dosis von 400 mg 1 x täglich gilt als Standard. Die dosisintensivierte Therapie mit 800 mg Imatinib täglich zeigte zwar einen Vorteil hinsichtlich des Erreichens einer guten molekularen Remission nach 12 Monaten und ein verbessertes Gesamtüberleben; Dosen über 600 mg täglich haben aber eine deutlich schlechtere Verträglichkeit, sodass weiterhin 400 mg täglich als Standard angesehen werden kann [2, 20]. Der Versuch einer Dosisintensivierung von Imatinib ist für Patienten mit erhöhtem Risikoscore bei Erstdiagnose oder nicht optimalem molekularem Ansprechen sinnvoll [2].

Nilotinib

Nilotinib ist ein hochpotenter TKI der zweiten Generation, der eine höhere Bindungsaffinität und höhere Effektivität bei Mutationen im Bereich der Kinasedomäne aufweist als Imatinib. Bei fünf *ABL*-Mutationen (T315I, F359V, E255K/V und Y253H) besteht aber auch für Nilotinib keine Wirksamkeit [21]. Die ENESTnd-Studie zeigte für Nilotinib (2 x 300 bzw. 2 x 400 mg/d) im Vergleich zu Imatinib (400 mg/d) eine höhere Rate an zytogenetischem und molekularem Ansprechen und eine geringere Progression zur akzelerierten (AP) bzw. Blastenphase (BP) inkl. klonaler Evolution. Die Rate kompletter molekularer Remissionen (Reduktion der BCR-ABL-Rate (IS) auf ≤0,0032 %; MR4.5) lag für Nilotinib 2 x 300 mg täglich bei 26 %, für 2 x 400 mg täglich bei 21 % und für die Patienten unter Imatinib bei 10 % (p < 0,0001 für Nilotinib 2 x 300 mg/d vs. Imatinib; p = 0,0004 für Nilotinib 2 x 400 mg/d vs. Imatinib). Nach 24 Monaten waren in den beiden Nilotinib-Gruppen weniger CML-bezogene Todesfälle eingetreten [22]. Das geschätzte PFS nach 4 Jahren (keine Akzeleration oder Blastenkrise) lag bei 97 % (p = 0,05) bzw. 98 % (p = 0,0074) im 2 x 300- bzw. 2 x 400-mg-Nilotinib-Arm vs. 93 % im Imatinib-Arm. Die Analyse des Gesamtüberlebens ist bisher noch nicht abgeschlossen. Innerhalb der ENEST-Studie haben Patienten aller Risikogruppen von der Therapie mit Nilotinib gegenüber Imatinib profitiert.

Wie jeder TKI hat auch Nilotinib ein spezifisches Nebenwirkungsprofil. Neben hämatologischen Toxizitäten und Lipasämien sind besonders vaskuläre Ereignisse wie periphere arterielle Verschlusskrankheit, koronare Herzerkrankung und zerebrovaskuläre Erkrankungen sowie Hyperglykämie und Hypercholesterinämie zu beachten [23]. Darüber hinaus zeigte sich in der ENESTnd-Studie, dass 20 % der initial nicht diabetischen Patienten unter 2 x 300 mg/d Nilotinib im Verlauf von drei Jahren einen Diabetes entwickelten (im Imatinib-Arm 9 %). Eine Messung der Blutfette inklusive Cholesterin, des Blutdrucks und Blutzuckers zum Diagnosezeitpunkt erscheint sinnvoll, um Veränderungen unter der Therapie nachvollziehen und ggf. darauf reagieren zu können.

Dasatinib

Dasatinib ist ein TKI der zweiten Generation und damit, wie Nilotinib, in den klinischen Daten Imatinib überlegen (Tabelle 1). Die randomisierte Erstlinienstudie DASISION verglich 100 mg/d Dasatinib mit 400 mg/d Imatinib und zeigte einen Vorteil hinsichtlich des Erreichens einer frühen molekularen

Remission im Vergleich zu Imatinib. Die Progressionsrate war geringer, bislang stehen aber noch Daten zum Gesamtüberleben aus [24]. Allerdings konnte nach vierjähriger Nachbeobachtungszeit gezeigt werden, dass schnellere und tiefere molekulare Remissionen erreicht werden.

Ähnlich zu den alternativen TKI konnte für Dasatinib gezeigt werden, dass das Erreichen einer kompletten zytogenetischen Remission nach 12 Monaten oder das Erreichen einer BCR-ABL-Ratio von < 10 % nach drei Monaten oder BCR-ABL-Ratio < 1 % nach 6 Monaten mit einer besseren Prognose vergesellschaftet ist [25]. Im Gegensatz zu Nilotinib ist Dasatinib auch bei Patienten in fortgeschrittenen Phasen der Erkrankung (akzelerierte Phase oder Blastenphase/Blastenkrise) zugelassen.

Bei den unerwünschten Wirkungen sind neben Muskelschmerzen, Diarrhö, Hautveränderungen und Flüssigkeitseinlagerung insbesondere Pleuraergüsse zu erwähnen, die in einer Häufigkeit von 19 % auftraten (Grad III/IV: 2 %). Therapieunterbrechung, Dosisreduktion, Gabe von Diuretika oder Steroiden kommen hier zum Einsatz.

Von größerer Bedeutung ist – wenn auch selten berichtet – das Auftreten einer pulmonalarteriellen Hypertension. *Montani* et al. berichteten über vier Fälle im französischen Pulmonale-Hypertonie-Register [26]. Die geschätzte Inzidenzrate unter Dasatinib liegt in dieser Studie bei 0,45 %. Bei keinem der neun Patienten kam es zu einer Normalisierung des mittleren pulmonalarteriellen Drucks. Diese gefährliche, aber seltene Nebenwirkung sollte in enger Kollaboration mit den Kollegen der Kardiologie behandelt werden. Ein TKI-Wechsel ist in dieser Situation notwendig.

Bosutinib

Bosutinib ist ein dualer SRC/ABL-Tyrosinkinase-Inhibitor, der in der Phase-3-Studie BELA bei Patienten mit neu diagnostizierter CP-CML gegen Imatinib geprüft wurde. Insgesamt wurden 502 Patienten randomisiert. Primärer Endpunkt war die komplette zytogenetische Remission nach zwölf Monaten, wobei sich in den beiden Behandlungsarmen kein signifikanter Unterschied zeigte. Jedoch war die MMR-Rate nach zwölf Monaten im Bosutinib-Arm höher als unter Imatinib (41 vs. 27 %; $p < 0{,}001$) [27]. Vergleicht man die Gesamtergebnisse jedoch mit den drei anderen zur Verfügung stehenden TKI in der Erstlinienbehandlung (Tabelle 1), zeigt sich kein wesentlicher Unterschied in den aufgeführten Endpunkten. Gegenwärtig ist Bosutinib (Bosulif®) für Patienten zugelassen, die mit einem TKI vorbehandelt wurden und bei denen Imatinib, Nilotinib und Dasatinib nicht geeignet sind. Ein Ansprechen zeigte sich auch bei Mutationen, bei denen Dasatinib und Nilotinib resistent waren, jedoch nicht bei Patienten mit der Mutation T315I [28, 29]. Zu beachten sind insbesondere gastrointestinale Nebenwirkungen in Form von Diar-

Tabelle 1. Vergleich der Ansprechraten (%) von Nilotinib, Dasatinib und Bosutinib in den drei Phase-3-Zulassungsstudien, jeweils im Vergleich zu Imatinib [20].

Endpunkt	NIL^{+}	IM	DAS	IM	BOS	IM
CCyR nach 12 Mon.	80	65	85	73	70	68
CCyR nach 24 Mon.	87	77	86	82	87	81
MMR nach 12 Mon.	53	27	46	28	41	27
MMR nach 24 Mon.	69	44	64	46	61	50
MR4,5 nach 24 Mon.	23	10	17	8	25	17
Transformation	2,6	6,7	3,5	5,8	2	4
Tod	3,7	6	6	5	2	5
Gesamtüberleben	95,1^{a}	94^{a}	95,3	95,2^{b}	99^{c}	95^{c}

NIL^{+} = Nilotinib 300 mg, IM = Imatinib, DAS = Dasatinib, BOS = Bosutinib
CCyR = vollständige zytogenetische Remission (complete cytogenetic response), MMR = gutes molekulares Ansprechen (major molecular response), MMR4,5 = tiefes molekulares Ansprechen (auf 0,0032 %)
a = 36 Monate, b = 24 Monate, c = 18 Monate mediane Nachbeobachtung

rhö, Übelkeit und Erbrechen sowie Leberenzymerhöhungen (23 % Grad 3/4), die sich jedoch im Median nach drei Wochen normalisierten.

Ponatinib

Ponatinib ist seit 2013 zugelassen für die Behandlung von CML-Patienten in der chronischen oder akzelerierten Phase bzw. Blastenkrise, die gegenüber Dasatinib bzw. Nilotinib resistent sind oder diese nicht vertragen, bzw. für eine Nachfolge-Behandlung mit Imatinib nicht infrage kommen, oder bei denen eine T315I-Mutation vorliegt. Außerdem ist Ponatinib indiziert zur Behandlung von Patienten mit Philadelphia-Chromosom-positiver akuter Lymphoblastenleukämie, die gegenüber Dasatinib resistent sind oder es nicht vertragen, für Imatinib nicht in Frage kommen oder eine T315I-Mutation aufweisen.

In der PACE-Studie wurden entsprechend 449 deutlich vorbehandelte Patienten mit CML (alle Phasen) und Ph+ ALL mit 45 mg Ponatinib täglich behandelt [30]. 56 % der 267 CP-CML-Patienten hatten eine MCyR (hierunter 70 % mit T315I-Mutation). Bei 91 % der Patienten hielt das Ansprechen für mindestens zwölf Monate an. Es ließ sich keine *BCR-ABL*-Mutation mit Resistenz gegenüber Ponatinib nachweisen.

Wie für die anderen TKI, ist die Kenntnis des Nebenwirkungsprofils für Ponatinib wichtig. Im Rahmen der PACE-Studie (s. o.) wurden bis zu 25 % vaskuläre Ereignisse mit einer Rate von ca. 16 % schweren vaskulären Ereignissen beschrieben. Hierunter fallen sowohl thrombembolische als auch arterielle thrombotische Ereignisse, die zu Myokardinfarkten, Apoplexen, TVT und anderen teils schweren Nebenwirkungen geführt haben. Neben vaskulären Ereignissen ist als unerwünschte Toxizität auch die Erhöhung der Amylasewerte im Blut (inkl. Pankreatitiden) zu beachten. Der Einsatz von Ponatinib ist trotzdem durchaus sinnvoll, wenn das Patientengut entsprechend selektiert ist und die Nutzen/Risiko-Abschätzung positiv ausfällt.

Dies ist besonders bei Patienten mit dem molekulargenetischen Nachweis einer T315I-Mutation der Fall. Aber auch Patienten mit kombinierten Mutationen (compound mutations) oder mit schlechtem Ansprechen auf TKI der 2. Generation profitieren meist von Ponatinib. Aktuelle Konferenzdaten vom ASCO 2014 zeigen zudem, dass im direkten Vergleich von Ponatinib mit Imatinib im Rahmen der Phase-3-Studie EPIC bei der Erstlinienbehandlung von CP-CML-Patienten sehr gute Ansprechraten mit Ponatinib erzielt wurden. Hierbei zeigte sich nach neun Monaten mit 83 % MMR und 24 % MR4,5 (Imatinib: 44 % bzw. 0 %) ein deutlicher Vorteil der Substanz [31]. Die Studie wurde allerdings aufgrund von gehäuften vaskulären Ereignissen unter Ponatinib in PACE nicht weitergeführt und die Beurteilung bleibt daher unvollständig. Hier bietet sich möglicherweise ein dosisreduziertes Vorgehen zur Vermeidung kardiovaskulärer Ereignisse an, wobei das genaue Vorgehen noch in Studien getestet werden muss.

Zusammengefasst stehen somit eine Reihe von effektiven TKI für die Erstlinienbehandlung der CML zur Verfügung. Nilotinib und Dasatinib führen zu einem tieferen und rascheren Ansprechen und reduzieren das Risiko der Transformation im Vergleich zu Imatinib. Eindeutige Überlebensvorteile sind noch nicht belegt. Die Therapieeinleitung sollte sich nach dem initialen Risikoscore, den Komorbiditäten und primären Behandlungszielen richten. Junge Patienten mit dem Ziel einer schnellen Remission auch in Hinblick auf eine mögliche Therapieunterbrechung profitieren von einer initialen Therapie mit Nilotinib oder Dasatinib. Patienten mit erhöhtem Risikoprofil in der Erstdiagnose (Sokal, Hasford, EUTOS oder zusätzliche genetische Aberrationen) sollten mit einem TKI der 2. Generation behandelt werden. Alte und komorbide Patienten erreichen mit Imatinib oft eine stabile Remission, ohne unter ausgeprägten Nebenwirkungen zu leiden. Patienten mit komplexen Mutationen profitieren von Ponatinib. Patienten mit multiplen Intoleranzen profitieren ggf. von Bosutinib. In komplexen Einzelfällen ist eine Anbindung an ein Zentrum zu suchen. Die Option einer allogenen Stammzelltransplantation besteht für alle Patienten in den akzelerierten Phasen oder mit komplexen genetischen Aberrationen. Eine frühzeitige Anbindung an ein Zentrum zur Evaluation der Spendersituation ist hierbei sicher sinnvoll.

Tabelle 2 zeigt eine Übersicht der Wirksamkeit derzeit verfügbarer TKI bei verschiedenen Einzelmutationen oder kombinierten Mutationen in Zellkultur. Hierbei wurden die IC50-Werte auf die TKI-Spiegel im Patientenserum nach Korrektur der Eiweißbindung bezogen, um eine bessere Aussage zur Wirksamkeit *in vivo* darzustellen [32].

Behandlungsziele

Für die Festlegung auf einen der verfügbaren TKI's zur Behandlung eines neu diagnostizierten CP-CML-Patienten sollte das langfristige Behandlungsziel unter Berücksichtigung von Patientenalter und Begleiterkrankungen herangezogen werden. Für einen älteren Patienten in eingeschränktem All-

Tabelle 2. IC50-Werte verschiedener TKI für die genannten ABL-Mutationen [32].

BCR-ABL-Mutation	Ponatinib	Imatinib	Nilotinib	Dasatinib	Bosutinib
Nativ	3	201	15	2	71
M244V	3	287	12	2	147
L248R	8	10 000	549	6	874
L248V	4	586	26	5	182
G250E	5	1087	41	4	85
Y253H	5	4908	179	3	40
E255K	6	2487	127	9	181
E255V	16	8322	784	11	214
V299L	4	295	24	16	1228
T315A	4	476	50	59	122
T315I	6	9773	8091	10 000	4338
F317C	3	324	16	45	165
F317I	7	266	25	40	232
F317L	4	675	21	10	82
F317V	10	1023	26	104	1280
M351T	4	404	15	2	97
E355A	7	441	18	3	74
F359C	6	728	47	2	70
F359I	11	324	64	3	76
F359V	4	346	41	2	59
H396R	4	395	23	2	60
E459K	5	612	38	4	127
IC50 Werte verschiedener TKI bei kombinierten Mutationen [32]					
E255K+F359V	3	849	66	1	75
E255K+Y253H	11	7476	226	5	57
E255V+F317I	34	10 000	579	96	528
T315I+E255K	36	10 000	10 000	10 000	6496
T315I+E255V	178	7992	6468	7080	4619
T315I+F359V	5	7052	532	5417	2006
T315I+H396R	3	5554	900	7532	1522
T315I+M351T	27	10 000	10 000	10 000	4871
F317L+H396R	2	328	14	4	32
F359V+Y253H	5	2313	140	1	26

gemeinbefinden, der eine TKI-Therapie nur schlecht toleriert, kann der Erhalt der Lebensqualität durchaus gegenüber einer Verlängerung des Überlebens voranging sein.

Im Gegensatz hierzu ist es bei einem jüngeren Patienten erstrebenswert, ein frühes, tiefes Ansprechen zu erzielen, das langfristig die Möglichkeit einer behandlungsfreien Remission bietet [20]. Ähnliches gilt für junge Frauen, deren Familienplanung noch nicht abgeschlossen ist und die daher eine zügige Remission benötigen.

Prognoseparameter

Die Tiefe der Remission zu definierten Zeitpunkten ist der wichtigste Prognoseparameter unter TKI-Therapie. Neben den Risikoscores (Sokal, Hasford, EUTOS) und den zusätzlichen zytogenetischen Aberrationen ist die prognostische Relevanz der vom *European LeukemiaNet* definierten Kriterien für suboptimales Ansprechen und Resistenz in mehreren unabhängigen Studien bestätigt worden [33, 34]. Schon nach dreimonatiger TKI-Therapie kann eine Unterscheidung der Patienten hinsichtlich des progressionsfreien Überlebens anhand der BCR-ABL-Ratio (< 1 %, 1 %–10 % und > 10 %) getroffen werden; Patienten mit einem besseren Absinken der BCR-ABL-Ratio haben ein längeres PFS. Zusätzlich zeigt sich, dass eine BCR-ABL-Ratio < 10 % nach 6 Monaten ein besseres Gesamtüberleben vorhersagt (im Vergleich zu einem Wert von > 10 %) [33].

Wichtig ist zu beachten, dass zwischen optimalem Ansprechen und der Nichterfüllung der Meilensteine (failure) auch ein Graubereich besteht (Tabelle 3 und 4). Ergebnisse im Warnbereich sollten zu einer erhöhten Kontrollfrequenz, aber nicht zur TKI-Umsetzung führen. Diese Daten wurden in die aktuellen Leitlinien des ELN übernommen und entspre-

Tabelle 3. Definition des Ansprechens in der Erstlinienbehandlung (gültig für alle zugelassenen TKI) [35].

	Optimal	Warnung	Versagen
Initial	n. z.	Hochrisiko *oder* CCA Ph+ (+8, +Ph, iso17, +19)	n. z.
3 Monate	BCR-ABL ≤ 10 % und/oder Ph+ ≤ 35 %	BCR-ABL > 10 % *und/oder* Ph+ 36–95 %	Keine CHR *und/oder* Ph+ > 95 %
6 Monate	BCR-ABL < 1 % und/oder Ph+ 0 % (CCyR)	BCR-ABL 1–10 % *und/oder* Ph+ 1–35 %	BCR-ABL > 10 % *und/oder* Ph+ > 35 %
12 Monate	BCR-ABL ≤ 0,1 %	BCR-ABL > 0,1–1 %	BCR-ABL > 1 % *und/oder* Ph+ > 0 % (CCyR)
Zu jedem Zeitpunkt danach	BCR-ABL ≤ 0,1 %	CCA Ph– (–7 od. 7q–)	– Verlust der CHR – Verlust der CCyR – Bestätigter Verlust der MMR* – Mutationen – CCA Ph+

Die Definitionen gelten gleichermaßen für Patienten in CP, AP und BP und auch für die Zweitlinientherapie bei Therapiewechsel aufgrund von Intoleranz. Nach Erreichen einer kompletten zytogenetischen Remission kann das Monitoring mittels quantitativer PCR (RQ-PCR) alle 3–6 Monate aus dem peripheren Blut erfolgen; Zytogenetik ist nur im Falle des Therapieversagens oder bei Nichtverfügbarkeit der molekularen Testung erforderlich.
n. z. = nicht zutreffend, MMR = gute molekulare Response (BCR-ABL ≤ 0,1 %, d. h. MR3,0 oder besser), CCA Ph+/CCA Ph– = klonale chromosomale Aberrationen in Ph+/Ph– Zellen, CCyR = komplette zytogenetische Remission, CHR = komplette hämatologische Remission.
*in zwei aufeinanderfolgenden Untersuchungen; hiervon 1 x BCR-ABL ≥ 1 %.

chend wurden die Meilensteine der CML-Therapie definiert [35]. Dies unterstreicht die Wichtigkeit eines regelmäßigen Monitorings unter Therapie.

Monitoring

Das molekulare Monitoring von CML-Patienten gibt wesentliche Anhaltspunkte für die Therapieführung und entsprechend wurde das Monitoring 2013 durch das *European LeukemiaNet* (ELN) angepasst [35]. Die optimalen Therapieziele, Warnhinweise und Kriterien des Therapieversagens (unabhängig von der eingesetzten Substanz) sind in Tabelle 3 zusammengefasst und bieten einen wichtigen Grundpfeiler für die Überwachung der Behandlung. Ein optimales Ansprechen bietet die beste Langzeitprognose, wohingegen bei Versagen eine Umstellung der Therapie erfolgen sollte. Warnsignale bedürfen einer erhöhten Aufmerksamkeit und eines engmaschigeren Monitorings, um ggf. eine zeitnahe Änderung der Behandlung durchzuführen. Ähnliche Empfehlungen wurden für die Zweitlinientherapie konzipiert (Tabelle 4).

Die Behandlungsempfehlungen des ELN sind in Tabelle 5 (chronische Phase) sowie in Tabelle 6 (akzelerierte und Blastenphase) zusammengefasst. Grundsätzlich sollte bis zum Erreichen einer CCyR alle 3 Monate eine Knochenmarkuntersuchung durchgeführt werden. Danach reicht die Untersuchung des peripheren Bluts.

Tabelle 4. Definition des Ansprechens auf eine Zweitlinientherapie nach Versagen von Imatinib [35].

	Optimal	Warnung	Versagen
Initial	n. z.	Keine CHR oder Verlust der CHR unter Imatinib *oder* Keine CyR unter Erstlinien-TKI *oder* Hochrisiko	n. z.
3 Monate	BCR-ABL ≤ 10 % *und/oder* Ph+ < 65 %	BCR-ABL > 10 % *und/oder* Ph+ 65–95 %	Keine CHR *oder* Ph+ > 95 % *oder* Neue Mutationen
6 Monate	BCR-ABL ≤ 10 % *und/oder* Ph+ < 35 %	Ph+ 35–65 %	BCR-ABL > 10 % *und/oder* Ph+ > 65 % *und/oder* Neue Mutationen
12 Monate	BCR-ABL < 1 % *und/oder* Ph+ 0 % (CCyR)	BCR-ABL 1–10 % *und/oder* Ph+ 1–35 %	BCR-ABL > 10 % *und/oder* Neue Mutationen
Zu jedem Zeitpunkt danach	BCR-ABL ≤ 0,1 %	CCA Ph– (–7 oder 7q–) *oder* BCR-ABL > 0,1 %	– Verlust der CHR oder Verlust der CCyR oder PCyR – Neue Mutationen – Bestätigter Verlust der MMR* – CCA Ph+

Diese Definitionen beziehen sich v. a. auf Daten, die mit Nilotinib und Dasatinib generiert wurden, können aber provisorisch auch für Bosutinib und Ponatinib verwendet werden, bis weitere Daten verfügbar sind.
n. z. = nicht zutreffend, MMR = gute molekulare Response (BCR-ABL ≤ 0,1 %, d. h. MR3,0 oder besser), CCA Ph+/CCA Ph– = klonale chromosomale Aberrationen in Ph+/Ph– Zellen.
*in zwei aufeinanderfolgenden Untersuchungen; hiervon 1 x BCR-ABL ≥ 1 %

Tabelle 5. Behandlungsempfehlungen für die chronische Phase in der Erst-, Zweit- und Folgelinie [35].

Erstlinie
Imatinib oder Nilotinib oder Dasatinib
HLA-Typisierung Patient und Geschwister bei initial hohem Risiko, Major-Route-Anomalien bei CCA Ph+*
Zweitlinie, Intoleranz der Erst-TKI
Einer der anderen in der Erstlinie zugelassenen TKI (Imatinib, Nilotinib, Dasatinib)
Zweitlinie, Versagen von Imatinib in der Erstlinie
Dasatinib oder Nilotinib
HLA-Typisierung Patient und Geschwister
Zweitlinie, Versagen von Nilotinib in der Erstlinie
Dasatinib oder Bosutinib oder Ponatinib
HLA-Typisierung Patient und Geschwister, Fremdspendersuche, allogene SZT erwägen
Zweitlinie, Versagen von Dasatinib in der Erstlinie
Nilotinib oder Bosutinib oder Ponatinib
HLA-Typisierung Patient und Geschwister, Fremdspendersuche, allogene SZT erwägen
Drittlinie, Versagen und/oder Intoleranz von 2 TKI
Einer der verbliebenen TKI, allogene SZT bei allen geeigneten Patienten erwägen
Jede Linie, T315I-Mutation
Ponatinib
HLA-Typisierung Patient und Geschwister, Fremdspendersuche, allogene SZT erwägen

* CCA Ph+/CCA Ph– = klonale chromosomale Aberrationen in Ph+/Ph– Zellen.

Weitere Studien sollen in Zukunft Auskunft darüber geben, ob und wann ggf. eine frühe Therapieumstellung bei ungenügendem Ansprechen erfolgen soll und bei welchen Patienten die Therapie dauerhaft erfolgreich ausgesetzt werden kann, um so dem Ziel einer praktischen Heilung der Erkrankung ohne Durchführung einer Stammzelltransplantation näher zu kommen.

Behandlungsnaive Patienten in der AP werden ähnlich eingestuft wie Hochrisiko-CP-Patienten, sodass TKI primär eingesetzt werden sollen. Bei Patienten mit Progress zur AP oder BP unter TKI-Behandlung ist das Ansprechen auf einen anderen TKI geringer und kurz anhaltend, sodass eine allogene SZT für geeignete Patienten empfohlen wird. Eine Chemotherapie zum Erreichen einer Remission vor Transplantation kann notwendig sein. Für Patienten mit unkontrollierter resistenter BP wird keine Transplantation empfohlen.

Mutationsanalyse

Eine Mutationsanalyse der *ABL*-Kinase-Domäne sollte bei primärem oder sekundärem Therapieversagen sowie bei einem reproduzierbaren Anstieg der *BCR-ABL*-Transkripte durchgeführt werden. Daten zeigen, dass bis zu 50 % der Patienten nach Therapieversagen in der Erstlinie eine Mutation in der *ABL*-Kinase-Domäne aufweisen [35].

Therapiepause

Eine wichtige Fragestellung in den nächsten Jahren wird die Identifikation von Patienten sein, welche sicher und langfristig ohne kontinuierliche TKI-Therapie in Remission verbleiben. Erste Studien

Tabelle 6. Therapieempfehlungen für die CML in der akzelerierten oder Blastenphase [35].

AP und BP bei neu diagnostizierten, TKI-naiven Patienten	– Imatinib 400 mg 2 x tgl. *oder* Dasatinib 70 mg 2 x tgl. oder 140 mg 1 x tgl. – Stammzellspendersuche – Allogene SZT für alle BP-Patienten und jene in AP, die kein optimales Ansprechen erzielen – Evtl. Chemotherapie vor allogener SZT
AP und BP als Progress aus CP unter TKI-vorbehandelten Patienten	– Einer der bislang nicht eingesetzten TKI der 2. oder 3. Generation – Ponatinib bei T315I-Mutation, danach allogene SZT – Häufig Chemotherapie zur Induktion notwendig

zur Therapieunterbrechung sind vielversprechend. Diese sind aber bisher noch nicht auf die Gesamtheit der CML-CP-Patienten übertragbar. Grundsätzlich konnten erste Therapieauslassstudien wie die Studie STIM oder die australische TWISTER-Studie zeigen, dass etwa 40–50 % der CML-CP-Patienten, die eine stabile, tiefe molekulare Remission unter Imatinib erreichen, die Behandlung für viele Monate unterbrechen können, ohne dass es zu einem Progress kommt [3, 36]. Hierbei zeigte sich in einer Subgruppenanalyse, dass Patienten mit einer Imatinib-Therapie von fünf oder mehr Jahren und einem niedrigen Sokal-Risikoscore bei Erstdiagnose eine deutlich bessere Rate an verbleibenden Remissionen ohne kontinuierliche TKI-Therapie aufwiesen. Die nächsten Jahre werden zeigen, welche Faktoren eine stabile Remission ohne andauernde TKI-Therapie ermöglichen. Therapieunterbrechungen sollten aktuell nur in klinischen Studien durchgeführt werden.

Es zeigte sich, dass nahezu alle rezidivierten Patienten auf eine Imatinib-Reexposition erneut ansprachen. Zudem war ein langsameres Erreichen einer MMR mit einer höheren Rezidivrate verbunden, was unter dem Aspekt einer späteren therapiefreien Zeit wiederum für den Einsatz der potenteren TKIs der 2. Generation in der Erstlinienbehandlung spricht.

Ein risikoadaptiertes Vorgehen anhand der drei verfügbaren Risikoscores (Sokal, Hasford, EUTOS) ist eine weitere Auswahlhilfe. Unabhängig von der Wahl des Scores laufen Patienten mit einem hohen Risikoscore größere Gefahr, eine Progression in die akzelerierte oder Blastenphase zu erleiden.

Das Absetzen eines TKI sollte nur im Rahmen von klinischen Studien erfolgen. Voraussetzung ist der akkurate und reproduzierbare Nachweis der tiefen molekularen Remission (MR4, ggf. MR4,5), der in zertifizierten Labors angeboten wird. Das EUREKA-Register des EUTOS-Programms bietet hierfür eine kostenlose Diagnostik.

Fazit

Durch die Zulassung neuer BCR-ABL-Inhibitoren ist die Behandlung von therapieresistenten CML-Patienten deutlich verbessert worden. Diese verbesserten therapeutischen Optionen stellen aber auch einen höheren Grad an Komplexität der Therapieführung dar. Für die Therapie der chronischen Phase mit Imatinib und inzwischen auch mit den TKI der zweiten Generation wurden ausgezeichnete Langzeitergebnisse erzielt. Optimale Behandlungsergebnisse erfordern ein regelmäßiges Krankheitsmonitoring, insbesondere innerhalb der ersten 18 Monate. Die durch das *European LeukemiaNet* (ELN) definierten Kriterien für Resistenz und suboptimales Ansprechen sind prognostisch relevant und ermöglichen die rechtzeitige Identifikation von Patienten, die von der Therapie nur unzureichend profitieren. Bei Auftreten einer Resistenz sollte eine Mutationsanalyse stattfinden, um den zugrunde liegenden molekularen Mechanismus zu identifizieren, damit eine individualisierte Anpassung der weiteren Therapie möglich ist. Dies beinhaltet die Optionen Dosiserhöhung von Imatinib, Wechsel auf alternative zugelassene ABL-Kinase-Inhibitoren der zweiten oder dritten Generation, allogene Stammzelltransplantation sowie Teilnahme an einer Therapiestudie.

Aktuelle Informationen über laufende CML-Studien können über das Kompetenznetz „Akute und Chronische Leukämien" (www.kompetenznetz-leukaemie.de/content/home/), das *European Leukemia Net* (www.leukemia-net.org/content/home/) oder die *Deutsche Gesellschaft für Hämatologie und Onkologie* (www.dgho-onkopedia.de/de/onkopedia/leitlinien/cml) bezogen werden.

Literatur

1 Hehlmann R, Hochhaus A, Baccarani M; European LeukemiaNet (2007) Chronic myeloid leukaemia. Lancet 370: 342–350

2 Hehlmann R, Lauseker M, Jung-Munkwitz S et al (2011) Tolerability-adapted imatinib 800 mg/d versus 400 mg/d versus 400 mg/d plus interferon-α in newly diagnosed chronic myeloid leukemia. J Clin Oncol 29: 1634–1642

3 Mahon FX, Réa D, Guilhot J et al (2010) Discontinuation of imatinib in patients with chronic myeloid leukaemia who have maintained complete molecular remission for at least 2 years: the prospective, multicentre Stop Imatinib (STIM) trial. Lancet Oncol 11: 1029–1035

4 Nowell PC, Hungerford DA (1960) Chromosome studies on normal and leukemic human leukocytes. J Natl Cancer Inst 25: 85–109

5 Ren R (2005) Mechanisms of BCR-ABL in the pathogenesis of chronic myelogenous leukaemia. Nat Rev Cancer 5: 172–183

6 Ben-Neriah Y, Daley GQ, Mes-Masson AM et al (1986) The chronic myelogenous leukemia-specific P210 protein is the product of the bcr/abl hybrid gene. Science 233: 212–214
7 Shtivelman E, Lifshitz B, Gale RP, Canaani E (1985) Fused transcript of abl and bcr genes in chronic myelogenous leukaemia. Nature 315: 550–554
8 Daley GQ, Van Etten RA, Baltimore D (1990) Induction of chronic myelogenous leukemia in mice by the P210bcr/abl gene of the Philadelphia chromosome. Science 247: 824–830
9 Kelliher MA, McLaughlin J, Witte ON, Rosenberg N (1990) Induction of a chronic myelogenous leukemia-like syndrome in mice with v-abl and BCR/ABL. Proc Natl Acad Sci USA 87: 6649–6653
10 Cross NC, Melo JV, Feng L, Goldman JM (1994) An optimized multiplex polymerase chain reaction (PCR) for detection of BCR-ABL fusion mRNAs in haematological disorders. Leukemia 8: 186–189
11 Fabarius A, Leitner A, Hochhaus A et al (2011) Impact of additional cytogenetic aberrations at diagnosis on prognosis of CML: long-term observation of 1151 patients from the randomized CML Study IV. Blood 118: 6760–6768
12 Hochhaus A, O'Brien SG, Guilhot F et al (2009) Six-year follow-up of patients receiving imatinib for the first-line treatment of chronic myeloid leukemia. Leukemia 23: 1054–1061
13 White D, Saunders V, Grigg A et al (2007) Measurement of in vivo BCR-ABL kinase inhibition to monitor imatinib-induced target blockade and predict response in chronic myeloid leukemia. J Clin Oncol 25: 4445–4451
14 White D, Saunders V, Lyons AB et al (2005) In vitro sensitivity to imatinib-induced inhibition of ABL kinase activity is predictive of molecular response in patients with de novo CML. Blood 106: 2520–2526
15 Hochhaus A, Saglio G, Larson RA et al (2013) Nilotinib is associated with a reduced incidence of BCR-ABL mutations vs imatinib in patients with newly diagnosed chronic myeloid leukemia in chronic phase. Blood 121: 3703–3708
16 Larson RA, Druker BJ, Guilhot F et al (2008) Imatinib pharmacokinetics and its correlation with response and safety in chronic-phase chronic myeloid leukemia: a subanalysis of the IRIS study. Blood 111: 4022–4028
17 Picard S, Titier K, Etienne G et al (2007) Trough imatinib plasma levels are associated with both cytogenetic and molecular responses to standard-dose imatinib in chronic myeloid leukemia. Blood 109: 3496–3499
18 White DL, Radich J, Soverini S et al (2012) Chronic phase chronic myeloid leukemia patients with low OCT-1 activity randomized to high-dose imatinib achieve better responses and have lower failure rates than those randomized to standard-dose imatinib. Haematologica 97: 907–914
19 White DL, Saunders VA, Dang P et al (2007) Most CML patients who have a suboptimal response to imatinib have low OCT-1 activity: higher doses of imatinib may overcome the negative impact of low OCT-1 activity. Blood 110: 4064–4072
20 Hughes T, White D (2013) Which TKI? An embarrassment of riches for chronic myeloid leukemia patients. In: American Society of Hematology (ed). Chronic myeloid leukemia: Refining/Redefining the state of the art. ASH Education Book (1): 168–175
21 Hughes T, Saglio G, Branford S et al (2009) Impact of baseline BCR-ABL mutations on response to nilotinib in patients with chronic myeloid leukemia in chronic phase. J Clin Oncol 27: 4204–4210
22 Kantarjian HM, Hochhaus A, Saglio G et al (2011) Nilotinib versus imatinib for the treatment of patients with newly diagnosed chronic phase, Philadelphia chromosome-positive, chronic myeloid leukemia: 24-month minimum follow-up of the phase 3 randomised ENESTnd trial. Lancet Oncol 12: 841–851
23 Giles FJ, Mauro MJ, Hong F et al (2013) Rates of peripheral arterial occlusive disease in patients with chronic myeloid leukemia in the chronic phase treated with imatinib, nilotinib, or non tyrosine kinase therapy: a retrospective cohort analysis. Leukemia 27: 1310–1315
24 Kantarjian HM, Shah NP, Cortes JE et al (2012) Dasatinib or imatinib in newly diagnosed chronic phase chronic myeloid leukemia: 2-year follow-up from a randomized phase 3 trial (DASISION). Blood 119: 1123–1129
25 Jabbour E, Kantarjian HM, Saglio G et al (2014) Early response with dasatinib or imatinib in chronic phase myeloid leukemia: 3-year follow-up from a randomized phase 3 trial (DASISION). Blood 123: 494–500
26 Montani D, Bergot E, Günther S et al (2012) Pulmonary arterial hypertension in patients treated by dasatinib. Circulation 125: 2128–2137
27 Cortes JE, Kim DW, Kantarjian HM et al (2012) Bosutinib versus imatinib in newly diagnosed chronic phase chronic myeloid leukemia: results from the BELA trial. J Clin Oncol 30: 3486–3492
28 Cortes JE, Kantarjian HM, Brümmendorf TH et al (2011) Safety and efficacy of bosutinib (SKI-606) in chronic phase Philadelphia chromosome-positive chronic myeloid leukemia patients with resistance or intolerance to imatinib. Blood 118: 4567–4576
29 Khoury HJ, Cortes JE, Kantarjian HM et al (2012) Bosutinib is active in chronic phase chronic myeloid leukemia after imatinib and dasatinib and/or nilotinib therapy failure. Blood 119: 3403–3412
30 Cortes JE, Kim DW, Pinilla-Ibarz J et al (2013) A phase 2 trial of ponatinib in Philadelphia chromosome positive leukemias. N Engl J Med 369: 1783–1796
31 Lipton JH, Chuah C, Guerci-Bresler A et al (2014) EPIC: A phase III trial of ponatinib (PON) versus imatinib (IM) in patients (pts) with newly diagnosed CP-CML. ASCO 2014: Abstract 7023
32 Gozgit JM, Schrock AB, Tzu-Hsiu C et al (2013) Comprehensive analysis of the in vitro potency of ponatinib and all other approved BCR-ABL tyrosine kinase inhibitors (TKI), against a panel of single and compound BCR-ABL mutants. ASH 2013: Abstract 3992

33 Hanfstein B, Müller MC , Hehlmann R et al (2012) Early molecular and cytogenetic response is predictive for long-term progression-free and overall survival in chronic myeloid leukemia (CML). Leukemia: 2096–102
34 Marin D, Ibrahim AR , Lucas C et al (2012) Assessment of BCR-ABL1 transcript levels at 3 months is the only requirement for predicting outcome for patients with chronic myeloid leukemia treated with tyrosine kinase inhibitors. J Clin Oncol: 232–238
35 Baccarani M, Deininger MW, Rosti G et al (2013) European LeukemiaNet recommendations for the management of chronic myeloid leukemia: 2013. Blood 122: 872–884
36 Ross DM, Branford S, Seymour J et al (2013) Safety and efficacy of imatinib cessation for CML patients with stable undetectable minimal residual disease: results from the TWISTER study. Blood 122: 515–522

Stammzelltransplantation bei CML

(C. Schmid, J. Tischer)

Autologe Stammzelltransplantation

Die autologe Stammzelltransplantation (SZT) nach Hochdosischemotherapie spielt bei der Behandlung der CML derzeit keine Rolle; im gesamten Register der *European Group for Blood and Marrow Transplantation* (EBMT) sind für die Jahre 2011–2012 lediglich 9 autologe SZT berichtet [1, 2]. Eine mögliche Rationale wird derzeit aufgrund von Einzelfallberichten in der Kombination aus Zweit- oder Drittgenerations-TKI und autologer SZT bei Patienten mit Imatinib-Resistenz gesehen, bei denen eine allogene SZT nicht möglich ist [3].

Allogene Stammzelltransplantation

Auch im Zeitalter der Tyrosinkinase-Inhibitoren (TKI) bleibt die allogene SZT die einzige Therapieoption, durch die Patienten ohne Erhaltungstherapie dauerhaft in eine molekulare Remission mit negativer Nested-PCR gebracht werden können [4]. Allerdings sind bei der Einordnung der SZT in den CML-Therapiealgorithmus einerseits die Verfügbarkeit von Zweit- und Drittgenerations-TKI und andererseits die weiterhin bestehende transplantationsassoziierte Morbidität und Mortalität (transplant-related mortality, TRM) der SZT zu berücksichtigen.

Grundsätzlich ist anzumerken, dass aufgrund der seit Einführung der TKI stark zurückgegangenen Transplantationszahlen bei der CML (EBMT-Survey 2012: n = 377, entsprechend 3 % aller allogenen SZT) [2] randomisierte Studien, in denen die Indikation zur SZT oder der Vergleich verschiedener Transplantationskonzepte untersucht werden, sehr schwierig geworden sind. Die vorliegenden Erkenntnisse und auch die Leitlinienempfehlungen zum Einsatz der SZT stützen sich inzwischen daher zu einem großen Teil auf retrospektive Studien oder theoretische Überlegungen.

Abschätzung des Langzeitergebnisses nach allogener SZT anhand individueller Risikofaktoren

Neben den unten diskutierten Leitlinien ist bei der Beratung eines Patienten bzgl. einer allogenen SZT die Einschätzung seiner individuellen Prognose anhand definierter Kriterien hilfreich. Der Risikoscore der EBMT (vgl. ausführliche Darstellung im Kapitel *Grundlagen der hämatopoetischen Stammzelltransplantation*) [5] erlaubt diese Einschätzung anhand von fünf einfach zu erhebenden Kriterien der Krankheitsphase vor Konditionierungsbeginn (erste CP vs. AP oder zweite/höhere CP vs. Blastenkrise), des Alters (< 20 vs. 20–40 vs. > 40 Jahre), des Spenders (HLA-identischer Familienspender vs. andere), des Intervalls von der Diagnose bis zur Transplantation (< 12 Monate vs. > 12 Monate) und der Geschlechtskombination von Spender und Empfänger (weiblicher Spender für männlichen Patient vs. andere Kombinationen).

Initial entwickelt für CML-Patienten, die zwischen 1989 und 1996 transplantiert wurden, hat sich die prognostische Wertigkeit – unabhängig von den zwischenzeitlichen Modifikationen der Transplantationsstrategien wie der Einführung der reduzierten Konditionierung oder der zunehmenden Verwendung peripherer Blutstammzellen – in einer aktuellen Analyse von über 8000 Patienten mit CML bestätigt, die zwischen 1996 und 2006 transplantiert wurden. Demnach liegt das geschätzte 5-Jahres-Überleben nach allogener SZT bei 83 % (Score 0–1), 74 % (Score 2), 62 % (Score 3), 54 % (Score 4) bzw. 40 % (Score 5–7) [6]. Im Vergleich zur ersten Publikation des Scores 1998 hat sich das Langzeitüberleben in allen Risikogruppen deutlich verbessert, wobei insbesondere die höheren Risikogruppen von einem deutlichen Rückgang der TRM profitierten. Der Score erlaubt somit eine valide Einschätzung der Langzeitprognose des einzelnen Patienten nach allogener SZT.

Weitere Faktoren, welche bei der Ermittlung des Risikoscores nicht berücksichtigt werden konnten, aber eine Entscheidung für oder gegen eine allogene SZT beeinflussen können, sind der CMV-Serostatus von Spender und Empfänger (ca. 5 % höhere TRM bei seropositiven Patienten), der Performance-Status und eventuelle Begleiterkrankungen des Patienten, zusätzliche zytogenetische Aberrationen und das Alter des potenziellen Spenders. Mutationen im BCR-ABL-Gen und das Ansprechen auf TKI werden teilweise in den Leitlinien bereits berücksichtigt.

Variationen des Transplantationsregimes

Intensität der Konditionierung

Es existieren keine randomisierten Studien, welche eine myeloablative Standardkonditionierung (Cyclophosphamid 120 mg/kg in Kombination mit 12 Gy Ganzkörperbestrahlung oder Busulfan 12,8 mg/kg) mit einem der zahlreichen verfügbaren reduzierten Protokolle oder einer nicht myeloablativen (NMA) Konditionierung vergleichen (zur Abgrenzung der Konditionierungsintensitäten siehe [7]). Häufig verwendete reduzierte Protokolle beinhalten die Kombination von Fludarabin mit Melphalan, Busulfan oder Treosulfan. Retrospektive Untersuchungen zeigen wie bei allen Erkrankungen eine verminderte TRM, aber eine erhöhte Rezidivrate nach reduzierter oder NMA SZT; die Langzeitergebnisse sind vergleichbar. Allerdings sind diese Untersuchungen immer negativ beeinflusst durch Unausgewogenheit der beiden Gruppen in Bezug auf wichtige Risikofaktoren. Zweifelsfrei lässt sich aber feststellen, dass reduzierte und NMA-Protokolle die Option einer allogenen SZT für ältere Patienten und solche mit Begleiterkrankungen erst eröffnet haben. Darüber hinaus könnten die im Vergleich zu anderen Erkrankungen, z. B. akuten Leukämien, wesentlich bessere Möglichkeit der Früherkennung (molekulares Monitoring) sowie die besseren Therapiemöglichkeiten eines Rezidivs (hohe Effektivität einer Transfusion von Spenderlymphozyten; TKI, deren Wirksamkeit nach SZT bei vorheriger Refraktärität möglicherweise wiederhergestellt sein kann) für den primären Einsatz eines reduzierten Konditionierungsregimes sprechen. Ansätze zur Optimierung der Transplantationsergebnisse liegen in der Kombination aus allogener SZT mit reduzierter Konditionierung, anschließender Erhaltungstherapie mit Imatinib, und präemptiver Transfusion von Spenderlymphozyten nach einem Jahr [8]. Für Patienten in nicht zu kontrollierender Blastenkrise sind die Transplantationsergebnisse mit Standard- und reduzierter Konditionierung schlecht. Wenn trotzdem eine Transplantation durchgeführt wird, werden Konditionierungsprotokolle eingesetzt, wie sie auch bei refraktärer akuter myeloischer Leukämie verwendet werden, beispielsweise das FLAMSA-RIC-Regime [9].

Knochenmark vs. periphere Blutstammzellen

Aufgrund der logistisch einfacheren und für den Spender weniger belastenden Gewinnung des Transplantats wird, wie bei anderen Erkrankungen, auch bei der CML zunehmend häufiger die SZT mit mobilisierten peripheren Blutstammzellen (PBSZ) durchgeführt, obwohl keine prospektiven Studien existieren, die eine Gleichwertigkeit oder gar einen Vorteil gegenüber dem traditionellen Standard der Knochenmarktransplantation zeigen. In einer aktuellen retrospektiven Untersuchung des amerikanischen Stammzellregisters an >4000 von unverwandten Spendern mit myeloablativer Konditionierung und einheitlicher GvHD-Prophylaxe transplantierten Leukämiepatienten konnte die CML in erster chronischer Phase als einzige Erkrankung identifiziert werden, bei der die Verwendung von Knochenmark einen signifikanten Überlebensvorteil darstellt [10]. Daher kann zumindest in dieser Konstellation die präferenzielle Wahl von Knochenmark als begründet angesehen werden; eine PBSZT erscheint – zumal bei RIC – gleichfalls vertretbar.

Während einige Studien einen Vorteil für PBSZ bei fortgeschrittener Erkrankung zeigten, konnte dies in der erwähnten amerikanischen und einer aktuellen japanischen Studie [11] nicht nachgewiesen werden. Jenseits der ersten chronischen Phase sind damit beide Stammzellquellen als gleichwertig zu betrachten.

Spenderauswahl

Trotz deutlicher Verbesserung der Ergebnisse nach unverwandter SZT innerhalb der letzten Jahre infolge verbesserter Spenderauswahl (basierend auf

einer hoch auflösenden HLA-Typisierung) gilt der HLA-identische Familienspender nach wie vor als erste Wahl. In Einzelfällen wird man, insbesondere bei älteren Familienspendern und verfügbarem, in 10/10 Antigenen kompatiblem unverwandtem Spender, von dieser Regel abweichen.

T-Zell-Depletion

Wie bei vielen Erkrankungen ist eine *Ex-vivo*-T-Zell-Depletion des Transplantats auch bei der CML mit einer niedrigeren Rate an Graft-versus-Host-Erkrankungen (GvHD), aber mit einer höheren Rezidivrate assoziiert [6]. Insbesondere in Deutschland ist diese Strategie daher weitgehend verlassen worden, während u. a. in England und in den Niederlanden Protokolle mit primärer T-Zell-Depletion und geplanter, späterer Transfusion von Spenderlymphozyten verfolgt werden. Trotz ermutigender Resultate konnte bislang kein Überlebensvorteil dieser Strategie gezeigt werden. Eine *In-vivo*-T-Zell-Depletion mit Antikörpern wie ATG Fresenius®, Thymoglobulin oder Alemtuzumab wird gegenwärtig von der Mehrzahl der Transplantationszentren vor einer unverwandten SZT eingesetzt.

Vortherapie mit TKI

Entgegen initialer Befürchtungen konnte bislang kein negativer Effekt einer Vorbehandlung mit Imatinib auf den Verlauf oder die Ergebnisse einer allogenen SZT gezeigt werden [12]. Vielmehr gibt es Hinweise, dass eine Reduktion der Leukämielast mittels TKI vor der SZT die Prognose verbessert. Unter anderem wird dies aus der Verbesserung der Langzeitüberlebensraten bei Patienten mit niedrigem EBMT-Risikoscore geschlossen, die neben einer Reduktion der TRM auch auf eine verminderte Rezidivrate der mehrheitlich mit TKI vorbehandelten Patienten zurückgeführt wurde [6]. In einer Subgruppen-Auswertung der deutschen CML-IV-Studie hatten Patienten, die frühzeitig nach Imatinib-Versagen in erster CP transplantiert wurden, ein identisches 3-Jahres-Überleben wie Patienten, die vor der SZT auf Imatinib angesprochen hatten; eine Vortherapie mit TKI hatte somit auch bei unzureichendem Ansprechen keinen negativen Effekt auf das Transplantationsergebnis [13]. Für eine Vortherapie mit neueren TKI liegen – bei Fehlen größerer Analysen – ebenfalls keine Hinweise auf eine negative Beeinflussung der Transplantationsergebnisse vor. Daher wird eine Vortherapie mit TKI auch bei gestellter Indikation zur frühen allogenen SZT empfohlen. Dies gilt umso mehr für Patienten in der akzelerierten Phase oder Blastenkrise. Die Ergebnisse der allogenen SZT in diesen Stadien sind deutlich schlechter als in der (zweiten) chronischen Phase, weshalb die Induktion einer CP mittels TKI (und/oder Chemotherapie) vor Konditionierungsbeginn angestrebt werden sollte [6].

Leitliniengerechte Indikation zur allogenen SZT bei CML

Grundsätzlich wird die allogene SZT bei Patienten eingesetzt, die auf TKI primär nicht ausreichend ansprechen, ihr Ansprechen verlieren, eine TKI-Unverträglichkeit aufweisen oder sich bei Erstdiagnose bzw. im Verlauf in der akzelerierten Phase oder Blastenkrise befinden. Daraus ergeben sich gemäß den Leitlinien des *European LeukemiaNet* (ELN) [4] und der EBMT [6] folgende Empfehlungen für Patienten, bei denen eine allogene SZT klinisch und altersbedingt möglich erscheint.

Indikationen zur SZT in der chronischen Phase

- Keine Indikation zur SZT in der Primärtherapie; HLA-Typisierung von Patienten und Geschwistern nur bei Vorliegen einer Hochrisiko-Erkrankung nach einem der etablierten CML-Risikoscores (Hasford, Sokal, Euro, EUTOS; s. o.) oder von zusätzlichen zytogenetischen Aberrationen im Sinne von Major-Route-Mutationen in Ph+ Zellen (Trisomie 8, Trisomie des Philadelphia-Chromosoms, Isochromosom 17, Trisomie 19 und Derivativ-Chromosom 22 (q10)t(9;22)(q34;q11)).
- Imatinib-Versagen first line: Evaluation einer HLA-Typisierung von Patienten und Geschwistern mit Beginn der Therapie mit dem Second-Line-TKI. Verschiedene Scoring-Systeme zur Vorhersage des Ansprechens auf Zweitlinien-TKI (Faktoren: Sokal-Score bei Erstdiagnose, bestes zytogenetisches Ansprechen und wiederholte Neutropenien unter Imatinib) sind entwickelt worden und können ebenso wie der o. e. EBMT-Score und das Erreichen einer guten Remissionsqualität (zytogenetisches Remissionsniveau nach 3 und 6 Monaten) zur Entscheidungsfindung bzgl. Stellung der Transplantati-

onsindikation beim individuellen Patienten beitragen [14].

- Versagen eines Zweitgenerations-TKI first line: HLA-Typisierung von Patienten und Geschwistern und Einleitung einer Fremdspendersuche mit Beginn der Therapie mit dem Second-Line-TKI; Diskussion der allogenen SZT nach Identifikation eines passenden Spenders, wenn kein ausreichendes molekulares Ansprechen erreicht wird.
- Versagen oder Intoleranz von zwei TKI: Die allogene SZT ist die Therapie der Wahl bei geeigneten Patienten nach Mutationsanalyse und Exposition mit einem TKI der dritten Generation.
- Sonderfall T315I-Mutation: HLA-Typisierung von Patienten und Geschwistern sowie Fremdspendersuche mit Beginn der Therapie mit Ponatinib; allogene SZT nach Identifikation eines passenden Spenders diskutieren.

Akzelerierte Phase und Blastenkrise (AP, BC)

- AP oder BC bei Erstdiagnose, TKI-naive Patienten: HLA-Typisierung von Patienten und Geschwistern und Einleitung einer Fremdspendersuche mit Beginn der Therapie mit TKI; nach Identifikation eines passenden Spenders ist die allogene SZT Therapie der Wahl bei Patienten mit Erstdiagnose in AP, die kein optimales Ansprechen aufweisen, sowie bei allen Patienten mit Erstdiagnose in Blastenkrise (möglichst vorherige Induktion einer chronischen Phase oder zumindest Kontrolle der leukämischen Proliferation mittels konventioneller Chemotherapie und/oder TKI)
- AP oder BC unter Therapie mit TKI: HLA-Typisierung von Patienten und Geschwistern und Einleitung einer Fremdspendersuche; die allogene SZT ist Therapie der Wahl bei allen Patienten, nach Identifikation eines passenden Spenders (möglichst vorherige Induktion einer chronischen Phase oder zumindest Kontrolle der leukämischen Proliferation mittels konventioneller Chemotherapie und/oder TKI).

Literatur

1 Passweg JR, Baldomero H, Bregni M et al (2013) Hematopoietic SCT in Europe: data and trends in 2011. Bone Marrow Transplant 48: 1161–1167

2 Passweg JR, Baldomero H, Peters C et al (2014) Hematopoietic SCT in Europe: data and trends in 2012 with special consideration of pediatric transplantation. Bone Marrow Transplant 49: 744–750

3 Réa D, Raffoux E, Cayuela JM et al (2009) Sustained major molecular response in the absence of any antileukaemic therapy after dasatinib treatment and autologous peripheral blood stem cell transplantation in a patient with imatinib-resistant myeloblastic-phase chronic myeloid leukaemia. Leukemia 23: 1158–1159

4 Baccarani M, Deininger MW, Rosti G et al (2013) European LeukemiaNet recommendations for the management of chronic myeloid leukemia: 2013. Blood 122: 872–884

5 Gratwohl A, Stern M, Brand R et al (2009) Risk score for outcome after allogeneic hematopoietic stem cell transplantation: a retrospective analysis. Cancer 115: 4715–4726

6 Pavlu J, Apperley JF (2012) Indications for HSCT in adults – CML and the myeloproliferative disorders. In: Apperley JF, Carreras E, Gluckman E, Maszi T (eds) Haematopoietic stem cell transplantation – the EBMT handbook: 358–375

7 Bacigalupo A, Ballen K, Rizzo D et al (2009) Defining the intensity of conditioning regimens: working definitions. Biol Blood Marrow Transplant 15: 1628–1633

8 Olavarria E, Siddique S, Griffiths MJ et al (2007) Post-transplantation imatinib as a strategy to postpone the requirement for immunotherapy in patients undergoing reduced-intensity allografts for chronic myeloid leukemia. Blood 110: 4614–4617

9 Schmid C, Schleuning M, Schwerdtfeger R et al (2006) Long term survival in refractory acute myeloid leukemia after sequential treatment with chemotherapy and reduced intensity conditioning for allogeneic stem cell transplantation. Blood 108: 1092–1099

10 Eapen M, Logan BR, Appelbaum FR et al (2014) Long-term survival after transplantation of unrelated donor peripheral blood or bone marrow hematopoietic cells for hematologic malignancy. Biol Blood Marrow Transplant 14: 561–568

11 Ohashi K, Nagamura-Inoue T, Nagamura F et al (2014) Effect of graft sources on allogeneic hematopoietic stem cell transplantation outcome in adults with chronic myeloid leukemia in the era of tyrosine kinase inhibitors: a Japanese Society of Hematopoietic Cell Transplantation retrospective analysis. Int J Hematol 100: 296–306

12 Lee SJ, Kukreja M, Wang T et al (2008) Impact of prior imatinib mesylate on the outcome of hematopoietic cell transplantation for chronic myeloid leukemia. Blood 112: 3500–3507

13 Saussele S, Lauseker M, Gratwohl A et al (2010) Allogeneic hematopoietic stem cell transplantation (allo SCT) for chronic myeloid leukemia in the imatinib era: evaluation of its impact within a subgroup of the randomized German CML Study IV. Blood 115: 1880–1885

14 Pavlu J, Szydlo RM, Goldman JM, Apperley JF (2011) Three decades of transplantation for chronic myeloid leukemia: what have we learned? Blood 117: 755–763

Rezidivtherapie nach allogener Stammzelltransplantation

(M. Verbeek)

Das Risiko für ein Rezidiv der CML nach allogener Stammzelltransplantation liegt zwischen 5 % und 50 % und wird durch das Krankheitsstadium zum Zeitpunkt der Transplantation und die Intensität der durchgeführten GvHD-Prophylaxe bestimmt.

Durch den Nachweis des *BCR-ABL*-Fusionsgens im peripheren Blut kann mittels RT-PCR ein molekulares Rezidiv (MRez) der Erkrankung bereits in einem sehr frühen Stadium erkannt werden, wobei der Begriff des molekularen Rezidivs in der Literatur nicht einheitlich verwendet wird. Gut belegt ist eine im Jahre 2006 veröffentlichte Definition [1], nach der ein MRez dann vorliegt, wenn mehr als 6 Monate nach der Transplantation die BCR-ABL-Ratio im Abstand von mindestens 4 Wochen dreimal in Folge über 0,02 % oder zweimal über 0,05 % liegt. Nach Diagnose eines MRez sollten engmaschige Kontrollen (RT-PCR aus peripherem Blut alle 4 Wochen) erfolgen, um eine rasch progrediente Erkrankung frühzeitig zu erkennen.

Der erste Schritt nach der Diagnose eines Rezidivs ist die Beendigung der immunsuppressiven Therapie mit dem Ziel, eine Spender-gegen-Leukämie(GvL)-Reaktion zu induzieren oder zu verstärken. Auf dem gleichen Mechanismus basiert die Gabe von T-Lymphozyten-Präparaten des ursprünglichen Stammzellspenders (donor lymphocyte transfusions, DLT), die für Patienten ohne aktive immunsuppressive Therapie die Rezidivtherapie der ersten Wahl darstellt. Voraussetzungen sind das Fehlen einer Spender-gegen-Wirt-Erkrankung (GvHD) sowie die erneute Verfügbarkeit des Spenders.

Die übliche initiale Dosis liegt bei 1×10^6 $CD3^+$ Lymphozyten/kg für Patienten mit HLA-identem Geschwisterspender. Für Patienten mit HLA-kompatiblem Fremd- oder haploidentem Familienspender werden geringere Zellzahlen von $0{,}5 \times 10^6$ bzw. 1×10^5 $CD3^+$ Lymphozyten/kg empfohlen. Bis zum ersten Ansprechen auf die DLT vergehen oftmals Wochen, initial kann die Erkrankung sogar progredient sein, bevor eine Remission eintritt. Abhängig vom klinischen Verlauf werden eskalierende Dosen (1×10^6, 5×10^6, 1×10^7 $CD3^+$-Lymphozyten/kg) im Abstand von je 2 Monaten verabreicht. Bei sehr aggressivem Krankheitsverlauf kann das Intervall auch auf 4 Wochen verkürzt werden, wenn bis dahin keine GvHD aufgetreten ist. Die Effektivität der Spenderlymphozyten kann durch die zusätzliche Gabe von niedrig dosiertem Interferon-alpha (1×10^6 IE pro Tag) und gegebenenfalls GM-CSF gesteigert werden [2].

Häufige Nebenwirkungen der DLT sind GvHD und Knochenmarksuppression. Die Häufigkeit einer GvHD wird in den verschiedenen systematischen Untersuchungen mit 15–57 % für die akute [3, 4, 5] bzw. mit 26–62 % für die chronische GvHD [3, 6, 7] angegeben. Das Auftreten einer GvHD wird wesentlich von der verabreichten Zelldosis bestimmt [7, 8] und kann durch Depletion der CD8-Lymphozyten-Subpopulation sowie durch die oben beschriebenen fraktionierten DLT-Gaben in steigender Dosis verringert werden [9, 10]. Auch das Risiko einer klinisch relevanten Hämatotoxizität bzw. Myelosuppression wird durch niedrige initiale Zelldosen [7] und ihren Einsatz bei möglichst geringer Tumorlast, nämlich vor Auftreten eines hämatologischen Rezidivs, vermindert.

Eine molekulare Remission ist durch zwei negative PCR im Abstand von 4 Wochen definiert und wird im Median nach 6–9 Monaten [3, 5, 8, 9] erreicht, kann aber auch noch nach einem Jahr eintreten [2]. Dauerhafte molekulare Remissionen nach Gabe von Spenderlymphozyten können in 60–73 % der Fälle erwartet werden [10]. Ob eine Remission erreicht wird, hängt dabei maßgeblich von der Tumorlast zum Zeitpunkt der Rezidivtherapie ab. Remissionsraten von 75 % bei hämatologischem und bis zu 95 % bei molekularem/zytogenetischem Rezidiv sind in mehreren Untersuchungen belegt [3, 4, 6, 8, 10]. Deutlich ungünstiger sind die Ergebnisse, wenn sich die Patienten zu Therapiebeginn bereits in akzelerierter Phase oder Blastenkrise befinden. Hier liegt die Remissionsrate nur noch bei 20 % [3]. Weitere Einflussfaktoren sind das Ausmaß der HLA-Disparität und die benötigte Zelldosis, die bei höherer Tumorlast größer sein muss, um eine Remission zu erreichen [5].

Für das Gesamtüberleben ist das Erreichen einer molekularen Remission entscheidend [5, 7, 11]. Patienten in molekularer Remission haben eine 3-Jahres-Überlebensrate von 95 % gegenüber 53 % bei ungünstigerem Therapieansprechen [11]. Die therapieassoziierte Mortalität liegt bei 5–22 % [4, 7].

Steht der Stammzellspender nicht mehr zur Verfügung oder zeigt sich nach Gabe von Spenderlymphozyten kein ausreichendes Ansprechen, können Tyrosinkinase-Inhibitoren eine wirksame Therapieoption darstellen. Mit einer Imatinib-Monotherapie (400–800 mg pro Tag) kann in bis zu 70 % der Fälle eine molekulare Remission erreicht werden. Nach Beendigung der Imatinib-Therapie kommt es jedoch meist rasch zu Rezidiven [4, 12, 13]. Im Resistenzfall können alternative TKI zum Einsatz kommen.

Eine weitere Therapieoption stellt die Kombination von DLT mit TKI dar. 2005 konnten an einem allerdings kleinen Patientenkollektiv rasche und anhaltende Remissionen bei geringer GvHD-Rate gezeigt werden [14]; ein eindeutiger Vorteil der dualen Therapie gegenüber der alleinigen Medikation mit TKI konnte bisher durch weitere Analysen jedoch nicht bewiesen werden. [15]

Weitere, jedoch weniger erfolgversprechende Behandlungsalternativen sind eine erneute allogene Stammzelltransplantation, die mit einer hohen Mortalität verbunden ist, sowie die Therapie mit Interferon oder die Durchführung einer konventionellen Chemotherapie.

Literatur

1 Kaeda J, O'Shea D, Szydlo RM et al (2006) Serial measurement of BCR-ABL transcripts in the peripheral blood after allogeneic stem cell transplantation for chronic myeloid leukemia: an attempt to define patients who may not require further therapy. Blood 107: 4171–4176

2 Kolb HJ (2008) Graft-versus-leukemia effects of transplantation and donor lymphocytes. Blood 112: 4371–4383

3 Vela-Ojeda J, García-Ruiz Esparza MA, Reyes-Maldonado E et al (2004) Donor lymphocyte infusions for relapse of chronic myeloid leukemia after allogeneic stem cell transplantation: prognostic significance of the dose of CD3(+) and CD4(+) lymphocytes. Ann Hematol 83: 295–301

4 Weisser M, Tischer J, Schnittger S et al (2006) A comparison of donor lymphocyte infusions or imatinib mesylate for patients with chronic myelogenous leukemia who have relapsed after allogeneic stem cell transplantation. Haematologica 91: 663–666

5 Simula MP, Marktel S, Fozza C et al (2007) Response to donor lymphocyte infusions for chronic myeloid leukemia is dose-dependent: the importance of escalating the cell dose to maximize therapeutic efficacy. Leukemia 21: 943–948

6 Dazzi F, Szydlo RM, Goldman JM (1999) Donor lymphocyte infusions for relapse of chronic myeloid leukemia after allogeneic stem cell transplant: where we now stand. Exp Hematol 27: 1477–1486

7 Guglielmi C, Arcese W, Dazzi F et al (2002) Donor lymphocyte infusion for relapsed chronic myelogenous leukemia: prognostic relevance of the initial cell dose. Blood 100: 397–405

8 Alyea EP, Soiffer RJ, Canning C et al (1998) Toxicity and efficacy of defined doses of CD4(+) donor lymphocytes for treatment of relapse after allogeneic bone marrow transplant. Blood 91: 3671–3680

9 Kolb HJ, Schmid C, Chen X et al (2003) Adoptive immunotherapy in chimeras with donor lymphocytes. Acta Haematol 110: 110–120

10 Gilleece MH, Dazzi F (2003) Donor lymphocyte infusions for patients who relapse after allogeneic stem cell transplantation for chronic myeloid leukaemia. Leuk Lymphoma 44: 23–28

11 Dazzi F, Szydlo RM, Cross NC et al (2000) Durability of responses following donor lymphocyte infusions for patients who relapse after allogeneic stem cell transplantation for chronic myeloid leukemia. Blood 96: 2712–2716

12 Olavarria E, Ottmann OG, Deininger M et al (2003) Response to imatinib in patients who relapse after allogeneic stem cell transplantation for chronic myeloid leukemia. Leukemia 17: 1707–1712

13 Hess G, Bunjes D, Siegert W et al (2005) Sustained complete molecular remissions after treatment with imatinib-mesylate in patients with failure after allogeneic stem cell transplantation for chronic myelogenous leukemia: results of a prospective phase II open-label multicenter study. J Clin Oncol 23: 7583–7593

14 Savani BN, Montero A, Kurlander R et al (2005) Imatinib synergizes with donor lymphocyte infusions to achieve rapid molecular remission of CML relapsing after allogeneic stem cell transplantation. Bone Marrow Transplant 36: 1009–1015

15 Zeidner JF, Zahurak M, Rosner GL et al (2014) The evolution of treatment strategies for patients with chronic myeloid leukemia relapsing after allogeneic bone marrow transplant: can tyrosine kinase inhibitors replace donor lymphocyte infusions? Leuk Lymphoma. 2014 16: 1–7

Chronisch myeloproliferative Neoplasien

Koordiniert durch P. E. Petrides
P. E. Petrides, M. K. Beykirch

Einleitung

Die Philadelphia-Chromosom-negativen chronischen myeloproliferativen Erkrankungen oder Neoplasien (Ph-negative CMPE bzw. CMPN) umfassen nach der aktuellen WHO-Klassifikation (2008) die primäre (oder essenzielle) Thrombozythämie (PT oder ET), die Polycythaemia vera (PV) und die primäre Myelofibrose (PMF).

Daneben zählen dazu die chronische Neutrophilenleukämie, die Mastozytose und das Hypereosinophile Syndrom, von denen aber in diesem Manual nur die Mastozytose diskutiert wird (s. u.). Die einzelnen Erkrankungen sind selten. Wir halten den neuen Begriff „Neoplasien" für ungeschickt gewählt, da er die primär gutartigen Erkrankungen unnötig in die Nähe von Krebserkrankungen rückt.

Da die Patienten üblicherweise mehrere Jahrzehnte leben, stellt ihre Betreuung eine Herausforderung an die Kompetenz des betreuenden Hämatologen dar. Nachdem viele Jahrzehnte nur wenige Fortschritte auf dem Gebiet der chronischen myeloproliferativen Erkrankungen zu verzeichnen waren, sind seit der letzten Auflage dieses Manuals Grundlagen- und klinische Forschung enorm in Bewegung geraten: Mit der Entdeckung der *JAK2*- und *MPL*- sowie kürzlich der Calreticulin-Mutationen wurden die ersten molekularen Veränderungen dieser Erkrankungen identifiziert [1–6]; mit der Identifizierung der *TET2*-, *ASXL1*-, *EZH2*-, *DNMT3A*- und *IDH1/2*-Mutationen sind weitere molekulare Veränderungen hinzugekommen [7]. Erstmalig wurde auch ein *JAK2*-Haplotyp (46/1) im Keimzellgenom identifiziert, der als Prädispositionsfaktor für die Entwicklung *JAK2*-V617-positiver CMPE gilt [8–10].

Des Weiteren liegen nach dem Abschluss der Studien ECLAP, PT1, ANAHYDRET, COMFORT I und II sowie Cyto-PV nun Ergebnisse randomisierter klinischer Studien vor, die intensive Diskussionen induziert haben. Da bisher aber nach wie vor wenige prospektive randomisierte Studien durchgeführt werden konnten, liegen vielen der im Folgenden zusammengestellten Empfehlungen Expertenmeinungen zugrunde [11].

Literatur

1 Levine RL, Gilliland DG (2008) Myeloproliferative disorders. Blood 112: 2190–2198
2 Petrides PE (2004) Towards a molecular classification of chronic myeloproliferative disorders. In: Petrides PE, Pahl HL (eds) Molecular Basis of Chronic Myeloproliferative Disorders. Heidelberg: Springer: 3–9
3 Petrides PE (2005) Die Entdeckung der JAK2-Mutation als erster charakteristischer Mutation bei Philadelphia-Chromosom-negativen chronisch-myeloproliferativen Erkrankungen. InfoOnkologie 8: 263–265
4 Petrides PE et al (2007) Neue Aspekte der JAK2-positiven chronisch-myeloproliferativen Erkrankungen: Kommt nach der diagnostischen nun auch die therapeutische Revolution? InfoOnkologie 10: 510–513
5 Klampfl T, Gisslinger H, Harutyunyan AS et al (2013) Somatic mutations of calreticulin in myeloproliferative neoplasms. N Engl J Med 369: 2379–2390
6 Nangalia J, Massie CE, Baxter EJ et al (2013) Somatic CALR mutations in myeloproliferative neoplasms with nonmutated JAK2. N Engl J Med 369: 2391–2405
7 Tefferi A, Pardanani A, Lim KH et al (2009) TET2 mutations and their clinical correlates in polycythemia vera, essential thrombocythemia and myelofibrosis. Leukemia 23: 905–911
8 Kilpivaara O, Mukherjee S, Schram AM et al (2009) A germline JAK2 SNP is associated with predisposition to the development of JAK2(V617F)-positive myeloproliferative neoplasms. Nat Genet 41: 455–459

9 Olcaydu D, Harutyunyan A, Jäger R et al (2009) A common JAK2 haplotype confers susceptibility to myeloproliferative neoplasms. Nat Genet 41: 450–454
10 Jones AV, Chase A, Silver RT et al (2009) JAK2 haplotype is a major risk factor for the development of myeloproliferative neoplasms. Nat Genet 41: 446–449
11 Petrides PE (2014) CMPE 2014. Aktuelle Empfehlungen zu Diagnostik und Therapie chronisch-myeloproliferativer Erkrankungen. 4. Aufl. München: Gesellschaft zur Erforschung chronisch-myeloproliferativer Erkrankungen [mit Ergänzungsheft zu den Calreticulin-Mutationen]

Primäre oder essenzielle Thrombozythämie (PT bzw. ET)

Definition

Die PT stellt eine klonale Erkrankung der multipotenten Stammzelle dar, die sich primär in den Megakaryozyten äußert. Die PT muss jedoch nicht bei allen Patienten klonal sein, was bedeutet, dass sich aus einer nichtklonalen eine klonale Krankheit entwickelt oder dass die PT heterogen ist. Charakteristisch ist die abnorme Proliferation und Apoptosehemmung eines veränderten Megakaryozytenklons. Die Megakaryozyten sind vermehrt, vergrößert und hyperploid, die aus ihnen entstehenden Thrombozyten morphologisch und funktionell verändert. Charakteristisch ist die dauerhafte Erhöhung der Thrombozytenwerte auf über 450 000/µl [1–4].

Epidemiologie (Häufigkeit und Altersverteilung)

Die PT ist wahrscheinlich die häufigste der chronisch myeloproliferativen Erkrankungen. Die Zahlen schwanken in Abhängigkeit von der Region und mit dem Publikationsjahr, da sie mit zunehmender Anwendung automatisierter Blutbildanalysen ansteigen. Nach einer Studie in den USA beträgt die jährliche Inzidenz 2,4 pro 100 000 Einwohner. Dies würde einer jährlichen Neudiagnoserate von etwa 2000 Patienten in Deutschland entsprechen.

Die PT zeigt eine zweigipfelige Altersverteilung (zwischen 20 und 40 Jahren bzw. 60 und 70 Jahren). 10–25 % der Patienten sind jünger als 40 Jahre. Dabei dauert es oft einige Jahre, bis die Diagnose gestellt wird.

Im Kindesalter ist die PT extrem selten. Die klinischen Manifestationen sind variabel; sie reichen von Symptomfreiheit über schwere thrombotische Komplikationen bis zur Transformation in akute Leukämien. Die Auswahl der Therapie ist von besonderer Bedeutung [5].

Die Ursache der PT ist unbekannt. Nach einer epidemiologischen Studie in Italien haben Friseure, Bauern und Elektriker – möglicherweise durch den Umgang mit Haarfärbemitteln, Pestiziden und Magnetfeldern bedingt – ein erhöhtes Risiko, an einer PT zu erkranken [6].

Diagnosekriterien

Für die Diagnose galten früher die Kriterien der *Polycythemia Vera Study Group* (PVSG), die zwischenzeitlich durch die im Jahre 2008 aktualisierten WHO-Kriterien ersetzt worden sind (Tabelle 1). Demnächst ist von einer Neufassung auszugehen.

Tabelle 1. Diagnosekriterien der WHO (2008, vom Verfasser aktualisiert) zur primären Thrombozythämie (modifiziert): Die Diagnose erfordert alle vier Kriterien [7, 8].

	Kriterien
Peripheres Blut	Anhaltende Thrombozytenerhöhung auf mehr als 450 000/µl
Kein Hinweis	... auf reaktive Thrombozytose
Nachweis	... einer *JAK2*-V617F-Mutation, einer Calreticulin-Mutation oder einer *MPL*-Mutation
Ausschluss	... einer CML, PV, PMF, MDS oder einer anderen myeloischen Neoplasie
Knochenmarkbiopsie	Proliferation hauptsächlich der Megakaryozyten-Linie mit erhöhten Zahlen vergrößerter, reifer Megakaryozyten; keine oder nur geringe Proliferation der granulozytären oder erythrozytären Reihe

Peripheres Blutbild

Als erstes Kriterium gilt die dauerhafte Vermehrung der Thrombozyten im peripheren Blut auf über 450 000/µl.

Die Thrombozyten können auf über mehrere Millionen/µl ansteigen. Bei erhöhten Werten sind die Ergebnisse bei der automatisierten Thrombozytenzählung in Abhängigkeit vom verwendeten Zählgerät oft unterschiedlich. Darüber hinaus fallen Thrombozytenwerte bei einer Kapillarblutabnahme im Allgemeinen niedriger aus als bei einer venösen Blutuntersuchung. Im peripheren Blutausstrich sind fast immer Riesenthrombozyten und unterschiedlich große Thrombozyten (Anisozytose) zu sehen (zwar kein WHO-Diagnosekriterium, aber typisch für die Erkrankung).

Als erstes ist eine sekundäre oder reaktive Thrombozytose auszuschließen, da bei dieser zwar eine Thrombozytenerhöhung, aber keine Funktionsstörung vorliegt, sodass diese nicht behandlungspflichtig ist. Potenzielle Ursachen für eine reaktive Thrombozytose sind ein Eisenmangel bei chronischem Blutverlust (z.B. Ulcus ventriculi), chronisch-entzündliche Erkrankungen (z.B.M. Crohn, Colitis ulcerosa, Polyarthritis), chronische Infektionen (bakterielle Osteomyelitis, Endokarditis, Tuberkulose) oder auch Malignome. Durch Bestimmung von Akutphaseproteinen (CRP, Fibrinogen) und Eisenparametern (Transferrinsättigung, Ferritin und ggf. löslicher Transferrinrezeptor) lässt sich eine reaktive Thrombozytose in der Regel abgrenzen.

Bei einzelnen Patienten kommen auch Mischformen primärer und sekundärer Thrombozythämien vor.

Liegt kein Hinweis auf eine reaktive Thrombozytose vor, so folgt als nächstes die Mutationsanalyse, da etwa 50 % der Patienten mit PT die *JAK2*-V617F-Mutation, etwa 25 % eine der Calreticulin-Mutationen und etwa 5 % die *MPL*-Mutation aufweisen. Der Nachweis einer Mutation beweist das Vorliegen einer primären Knochenmarkerkrankung. Bei fehlender *JAK2*-V617F-, Calreticulin- bzw. *MPL*-Mutation sind eine CML (*BCR-ABL*-Analyse), ein MDS oder andere myeloische Neoplasien auszuschließen, die mit Thrombozythämien einhergehen können (drittes Kriterium).

Knochenmarkhistologie

Obligat für die Differenzialdiagnose ist die Durchführung der Knochenmarkbiopsie (viertes Kriterium), bei der sich eine mehr oder weniger ausgeprägte Vermehrung der Megakaryozyten findet. Von der (echten) PT nach den WHO-Kriterien muss die sogenannte präfibrotische IMF (prä-IMF oder IMF-0) differenzialdiagnostisch abgegrenzt werden. Im Knochenmark unterscheiden sich PT und prä-IMF durch Art der Haufenbildung der Megakaryozyten (locker bei der PT, dicht bei der Prä-IMF) und Morphologie der Megakaryozytenkerne (hirschgeweihartig bei der PT, wolkenartig bei der Prä-IMF).

Häufig wird bei Patienten mit PT eine Hyperkaliämie beobachtet, die ein Artefakt darstellt, da während der *In-vitro*-Gerinnung Kalium aus den Plättchen freigesetzt werden kann (Pseudohyperkaliämie). Die Messung des Kaliumwertes in heparinisierten Abnahmeröhrchen ergibt den wahren Kaliumwert.

Erweiterte Diagnostik nach Diagnose einer primären Thrombozythämie

Ist eine PT diagnostiziert, so empfehlen wir zur Verlaufsbeurteilung und zur Risikoabschätzung bezüglich thrombembolischer Komplikationen eine Basisdiagnostik, zu der gehören sollten:

- Oberbauchsonografie mit Ausmessung der Milz in drei Ebenen (auch wichtig für die Differenzialdiagnose PT versus IMF)
- dopplersonografische Untersuchung der hirnversorgenden Arterien (Karotiden und Aa. vertebrales) mit Bestimmung der Intima-Media-Dicke, Nachweis von Plaques und Stenosen
- kardiopulmonaler Status (Herzecho mit Untersuchung der Pulmonalarterien und Belastungs-EKG)
- Ermittlung von Begleiterkrankungen bzw. Lebensgewohnheiten (z.B. Diabetes mellitus, Hypercholesterinämie, Nikotingenuss, Adipositas)
- Thrombophilie-Diagnostik: siehe Abschnitt „Polycythaemia vera“

Klinik

Durch die zunehmende Durchführung von Blutbildanalysen (OP-Vorbereitung, jährlicher Check-up) wird die PT heute häufig im präsymptomatischen Stadium entdeckt.

Der Entwicklung der Symptomatik bei Individuen mit PT liegen nicht nur die Vermehrung, sondern auch funktionelle Veränderungen der Thrombozyten zugrunde. Diese können zu Störungen der Mikrozirkulation, thrombembolischen Komplikationen, aber auch zu einer Blutungsneigung führen.

Die gegenwärtig verfügbaren *Ex-vivo*-Thrombozytenfunktionsteste können bei Patienten mit PT pathologisch ausfallen, besitzen aber bisher noch keine prognostische Bedeutung für das Auftreten von Komplikationen [9].

Patienten mit PT können folgende Symptome aufweisen oder entwickeln:

- Allgemeinsymptome: Abgeschlagenheit, Abnahme der Leistungsfähigkeit
- Mikrovaskuläre Komplikationen: Im Bereich der Finger und Zehen kann eine sog. Erythromelalgie mit schmerzhafter Rötung, Schwellung und Brennen auftreten (s. u. Abschnitt „Klinik der PV")
- Thrombembolien: Die häufigste und gefürchtetste Komplikation der PT stellen Thrombosen im venösen und arteriellen System, so in den großen Oberbauchgefäßen (Pfortader, Leber-, Milz-, Mesenterialvenen) und in den Venen der unteren Extremitäten bzw. den Koronarien und hirnversorgenden Arterien dar.
- Hämorrhagische Komplikationen: Blutungen treten im Bereich der Schleimhäute von Nase, Mund, Magen oder Darm bzw. in der Haut auf.
- Neurologische Funktionsstörungen (im Sinne von TIA): Rezidivierende vorübergehende monokuläre Sehstörungen, Sprachstörungen (Dysarthrie) oder Gangstörungen, Kopfschmerzen, Benommenheit, Schwindel, Migräne, Fallneigung, Hemiparesen bis hin zu Krampfanfällen treten auf.
- Übergang in eine Myelofibrose (Post-ET-MF): In einer Serie von 195 Patienten mit PT trat die Entwicklung einer Myelofibrose bei 13 Patienten auf (medianes Follow-up 7,2 Jahre). Charakteristisch sind das Auftreten einer zunehmenden Granulozytose mit dem Erscheinen unreifer weißer Vorstufen, ein Abfall des Hämoglobinwertes, ein erhöhter LDH-Wert, ein kontinuierlicher Abfall der Thrombozytenwerte und eine zunehmende Splenomegalie [10].
- Übergang in eine Polycythaemia vera: Bei einzelnen *JAK2*-positiven Patienten kann die PT in eine PV übergehen.
- Übergang in eine akute Leukämie: Bei etwa 1 % der nicht behandelten Patienten mit PT tritt eine akute Leukämie auf [11].
- Schwangerschaftskomplikationen: Es wird eine erhöhte Rate spontaner Aborte sowie Plazentainfarkte mit konsekutiver Wachstumsstörung und Absterben des Fötus beobachtet. Eine primäre Thrombozythämie stellt keine Kontraindikation zu einer Schwangerschaft dar, diese gilt allerdings als Risikoschwangerschaft, sodass eine enge Zusammenarbeit zwischen Gynäkologen und Hämatologen obligat ist.

Prognose

Trotz der potenziellen Morbidität ist die Lebenserwartung von Patienten mit echter PT bei adäquater Therapie nicht wesentlich eingeschränkt. Auftretende Gefäßkomplikationen können jedoch zu einer wesentlichen Beeinträchtigung der Lebensqualität führen.

Nach der Beschreibung der Calreticulin-Mutationen kann man zwischen *JAK2*- und Calreticulin-positiver ET unterscheiden: Calreticulin-positive Patienten haben bei Diagnosestellung einen niedrigeren Hämoglobinwert, niedrigere Leukozytenwerte, höhere Thrombozytenwerte und im Verlauf ein niedrigeres Thromboserisiko als solche mit *JAK2*-Mutation.

Fallen im Verlauf der Erkrankung die Thrombozyten- und Hämoglobinwerte spontan, so spricht dies für den Übergang (wahrscheinlich von einer präfibrotischen IMF-0) in eine Myelofibrose (siehe Abschnitt „Primäre Myelofibrose") oder akute Leukämie (Risiko bei Unbehandelten 1 %), was mit einer Herabsetzung der Lebenserwartung verbunden ist.

Therapie

Da etwa ein Drittel aller Patienten schwere thrombembolische Komplikationen entwickelt, ist eine wichtige Grundlage der Therapie die ausführliche Information und Beratung des Patienten über die Art der Thrombosen und wie sie sich klinisch in einem Frühstadium äußern. Gleichzeitig ist ein Hinweis auf prophylaktische Maßnahmen (Stützstrümpfe, ggf. niedermolekulares Heparin) in Situationen erhöhter Thrombosegefahr (z. B. bei Langstreckenflügen und chirurgischen Interventionen) obligat.

Das Risiko, eine Thrombose zu erleiden, steigt mit einer bereits durchgemachten Thrombose, mit dem Thrombozytenwert (> 1 Mio/µl, Ausnahmen siehe unten), dem Alter (> 60 Jahre, wobei das biologische Alter zu berücksichtigen ist) und dem Vorliegen vaskulärer Risikofaktoren und wird offenbar auch durch den Subtyp der PT bestimmt (unterschiedliche Plättchenfunktionsstörung, s. u.). Ob die *JAK*-V617F-Mutation einen Risikofaktor darstellt, ist noch ungewiss.

Weder die Höhe des Thrombozytenwertes noch *Ex-vivo*-Plättchenfunktionsteste können jedoch bisher als prognostische Parameter für das Thromboserisiko herangezogen werden. Die Erkrankung ist heterogen: einzelne Individuen entwickeln bereits bei niedrigen Thrombozytenwerten Komplikationen, andere trotz hoher Thrombozytenwerte nicht. In einzelnen Fällen können Thrombosen auch bei durch Therapie normalisierten Thrombozytenwerten auftreten. Neben quantitativen Aspekten (Höhe des Thrombozytenwertes) müssen also auch qualitative Aspekte (Art der Thrombozytenfunktionsstörung) und nichtthrombozytäre Kofaktoren (thrombophile Faktoren, neutrophile Granulozyten etc.) eine Rolle für das Thromboserisiko spielen.

Aus diesen Gründen wird nach wie vor kontrovers diskutiert, ab welchem Thrombozytenwert (1 Mio/µl oder 1,5 Mio/µl) Patienten mit einer Thrombozythämie zytoreduktiv behandelt werden sollen.

Thrombozytenaggregationshemmer

Die meisten Individuen mit erhöhten Thrombozytenwerten erhalten nach Erstdiagnose als Basistherapie Acetylsalicylsäure (ASS, 100 mg/die) zur Primärprophylaxe, obwohl es keine prospektive, randomisierte Studie zu dieser Frage gibt.

Eine retrospektive Analyse zeigte keinen Vorteil; bei der Subgruppenanalyse wurde aber offenbar, dass *JAK2*-positive Patienten von Aspirin profitieren [12]. Eine hämorrhagische Diathese stellt eine Kontraindikation für eine ASS-Therapie dar. Auf Blutungskomplikationen ist zu achten, da ASS bei Patienten mit PT mehr Blutungen hervorruft als bei Patienten mit anderen Erkrankungen [13]. Bei Vorliegen einer Erythromelalgie gilt die prompte Reaktion auf ASS als diagnostisches Kriterium. Die potenzielle Wertigkeit anderer antithrombozytärer Substanzen wie der ADP- oder Fibrinogenrezeptor-Antagonisten oder Xabane wurde bei der PT bisher nicht systematisch untersucht.

Von den verschiedenen Signaltransduktionswegen, die im Rahmen der Thrombozytenaktivierung stimuliert werden, wird durch ASS nur ein Teil gehemmt. Obwohl durch ASS die Rate thrombembolischer Komplikationen gesenkt werden kann, bietet die Substanz keinen vollständigen Schutz, sodass bei steigenden Thrombozytenwerten oder dem Vorliegen mehrerer Risikofaktoren eine zytoreduktive Therapie angezeigt ist. Eigene Untersuchungen an einem *Ex-vivo*-Modell bestätigen, dass durch Aspirin nur eine unvollständige Hemmung der Thrombusbildung erfolgt [14].

Zudem reagieren einzelne Individuen nur unzureichend oder nicht auf Acetylsalicylsäure (Nonresponder). Eine ASS-Resistenz kann mit der PFA-100-Analyse ermittelt werden, bei der die Zeit (in Sekunden) gemessen wird, die verstreicht, bis eine kollagenbeschichtete Kapillare in Gegenwart von Epinephrin oder ADP verschlossen ist.

Zytoreduktive Therapie

Sekundärprävention

Als absolute Indikation zur Einleitung einer thrombozytensenkenden Therapie gilt – unabhängig von der Höhe des Thrombozytenwertes – eine durchgemachte arterielle oder venöse Thrombose (Sekundärprävention).

Primärprävention

Als Indikation für die zytoreduktive Therapie zur Primärprävention gelten Prodromalerscheinungen (mikrovaskuläre Komplikationen), kardio- und zerebrovaskuläre Risikofaktoren, ein Alter von über 60 Jahren und kontinuierlich steigende Thrombozytenwerte [15].

Über die Höhe des kritischen Thrombozytenwertes herrscht keine Einigkeit, da auch die Art der Thrombozytenfunktionsstörung eine Rolle spielt. Unstrittig ist eine Einleitung der Therapie ab einem Thrombozytenwert von 1,5 Mio/µl, bei zusätzlichen Risikofaktoren sollte mit der Therapie ab einem Thrombozytenwert von 1 Mio/µl begonnen werden. Eine Therapie bei Werten von über 1,5 Mio/µl wird auch deshalb empfohlen, weil bei hohen Thrombozytenwerten ein sekundärer von-Willebrand-Faktor-Mangel (Verlust der hochmolekularen Multimere) auftritt, der mit konsekutiver Blutungsneigung verbunden sein soll.

Die Indikation zur zytoreduktiven Therapie muss streng gestellt werden, da die Entscheidung meist die Durchführung einer jahrzehntelangen Dauerbehandlung bedeutet.

Für die Primärtherapie empfehlen wir Anagrelid und Hydroxyharnstoff. Beide Präparate werden oral verabreicht.

Anagrelid

Anagrelid wurde 1997 als Agrylin® in den USA und Kanada (zunächst Roberts Inc., dann Shire, USA), 2001 als Thromboreductin® in Österreich und 15 weiteren Ländern (AOP Orphan, Wien) und 2005 als Xagrid® in der EU (Shire, GB) zugelassen [16–21]. Agrylin®/Xagrid® und Thromboreductin® weisen aufgrund einer unterschiedlichen Galenik eine unterschiedliche Bioverfügbarkeit auf, d. h. aufgrund einer langsameren Freisetzung aus der Kapsel steigen bei Einnahme von Thromboreductin® die Anagrelid- und Hydroxyanagrelidspiegel (s. u.) wesentlich langsamer an als bei Verwendung von Agrylin®/Xagrid® [22]. Möglicherweise erklärt dies die von einzelnen Patienten berichtete bessere Verträglichkeit von Thromboreductin® und die unterschiedlichen Abbruchraten in verschiedenen klinischen Studien. Anagrelid wird im Organismus in den aktiven Metaboliten Hydroxyanagrelid überführt, aus dem die inaktive Substanz FL603 und andere Abbauprodukte entstehen.

Aggregationshemmende Wirkung: In den 1970er Jahren wurde bei Versuchstieren eine aggregationshemmende Wirkung von Anagrelid auf Thrombozyten beobachtet. Anagrelid hemmt die Plättchenfunktion über die Hemmung einer Typ-3-Phosphodiesterase (PDE 3A) mit konsekutivem cAMP-Anstieg.

Plättchensenkende Aktivität: Beim Menschen hat Anagrelid nur in hoher Dosierung (oder bei empfindlichen Individuen in Kombination mit anderen die Thrombozyten beeinflussenden Medikamenten wie ASS) einen Einfluss auf die Thrombozytenfunktion; es ruft aber in niedriger Dosierung einen schnellen Abfall der Thrombozytenzahl hervor. Dosen von 2,0 mg/die verursachen über einen direkten Hemmeffekt auf die Megakaryozytopoese (wahrscheinlich über eine Wechselwirkung mit dem TPO-Rezeptor c-MPL) und damit nach einer Woche einen Thrombozytenabfall um 50 %. Das Präparat ist als 0,5- und 1,0-mg-Tablette verfügbar und wird wegen seiner kurzen Halbwertszeit als Morgen- und Abenddosis verabreicht. Nach Absetzen von Anagrelid kommt es innerhalb von 4 Tagen zu einem schnellen Wiederanstieg der Thrombozytenzahl.

Aufgrund potenzieller kardiovaskulärer Nebenwirkungen ist die kardiologische Untersuchung vor Gabe von Anagrelid empfohlen.

Dosierung: Normalerweise wird die Therapie mit einer Dosis von 1–2 x 0,5 mg eingeleitet und alle 5–7 Tage um 0,5 mg erhöht, wenn die Thrombozytenzahlen nicht absinken. Der Therapiebeginn mit einer niedrigen Dosis verbessert die Verträglichkeit. Bei Patienten mit koronarer Herzerkrankung ist besondere Vorsicht geboten: das Medikament darf – aufgrund seiner positiv ino- und chronotropen Nebenwirkung – erst nach sorgfältiger kardiologischer Untersuchung unter Berücksichtigung einer strengen Risiko-Nutzen-Analyse gegeben werden. Die betroffenen Patienten erhalten initial 0,5 mg/die, wobei die Tagesdosis jede Woche um 0,5 mg erhöht wird. Eine langsame Dosiseskalation empfehlen wir auch bei älteren Patienten und solchen mit Leber- und Nierenfunktionsstörungen.

Frauen im gebärfähigen Alter sollten eine Kontrazeption betreiben, da ein teratogener Effekt von Anagrelid bisher nicht ausgeschlossen wurde.

Einige Patienten mit PT sprechen aus unbekannten Gründen primär nicht auf Anagrelid an.

Die durchschnittliche Tagesdosis liegt bei 2,0 mg. Nach unseren Erfahrungen soll eine Tagesdosis von 5,0 mg nicht überschritten werden, da keine Wirkungszunahme mehr beobachtet wird, aber die Nebenwirkungen zunehmen.

Als Responder werden die Patienten gewertet, bei denen es für einen Zeitraum von mindestens 4 Wochen zu einem Abfall der Thrombozytenzahl auf unter 600 000/µl oder besser in den Normbereich kommt.

Den zeit- und dosisabhängigen Nebenwirkungen von Anagrelid liegen die positiv inotropen/chronotropen/vasodilatorischen Wirkungen dieser Substanz (vermittelt über Phosphodiesterase 3A (PDE3A) in Herzmuskelzellen bzw. Gefäßen) zugrunde: Kopfschmerzen, Palpitationen oder

Ödeme werden beobachtet, wobei der Großteil der Beschwerden auf die Kreislaufadaptation an die Substanz zurückzuführen ist und nach Abschluss der Adaptation an den PDE-Hemmstoff (innerhalb von 4 Wochen) wieder verschwindet (auch als Tachyphylaxie bezeichnet).

Des Weiteren klagen jeweils 10 % der Patienten über leichte Übelkeit oder Durchfälle, die möglicherweise auf den Laktosegehalt der Anagrelid-Formulierung zurückzuführen sind. In diesen Fällen ist ein Versuch mit Lactase (Laluk®) angezeigt. Alternativ könnte es sich auch um einen Effekt auf die PDE3A glatter Muskelzellen des Darmes handeln.

Langzeitanalysen in den USA und Europa haben gezeigt, dass die Anwendung der Substanz über Beobachtungszeiträume von 10 Jahren und mehr sicher und effektiv ist [21]. Wichtig ist jedoch, dass die Thrombozyten in den Normbereich gesenkt werden. Bei einzelnen Individuen kann ein Hämoglobinabfall unklarer Genese auftreten.

Während bei Patienten, die mit Hydroxyharnstoff behandelt wurden, der Übergang in eine sekundäre Leukämie beschrieben wurde (die PT besitzt eine geringe spontane Transformationsrate in eine akute Leukämie, s. o.), existieren bisher bei Langzeitbeobachtungen keine Hinweise dafür, dass Anagrelid leukämieerzeugend ist.

Hydroxyharnstoff

Hydroxyharnstoff (Litalir®, Syrea®) wird im Allgemeinen gut vertragen. Das Medikament hat einen schnellen Wirkungseintritt und eine schnelle Abklingrate. Die initiale Dosis beträgt 20–30 mg/kgKG pro Tag und wird dann je nach Thrombozytenwert adaptiert. Mit Dosen von 500–2000 mg pro Tag wird die Thrombozytenzahl auf einen Wert im Normbereich eingestellt. Bei einzelnen Patienten treten Granulo- und Erythrozytopenien – teilweise mit erheblicher MCV-Erhöhung – auf (da alle drei Reihen gehemmt werden). Möglicherweise bietet aber die gleichzeitige Verminderung der Granulozyten (durch Hemmung von Wechselwirkungen zwischen Granulozyten und Thrombozyten, s. a. Abschnitt „Klinische Studien“) einen besseren Schutz vor Thrombosen. Bis zu einem Drittel der Patienten, die Hydroxyharnstoff einnehmen, berichten über Nebenwirkungen an Haut und Schleimhäuten (verstärkte Pigmentierung, Haut- und Nagelatrophie, Haarausfall, papulöse Veränderungen, Hautulzera sowie leichte Magenbeschwerden). Das Hauttumorrisiko (spinozelluläres Karzinom) und möglicherweise auch das Risiko für solide Tumoren ist erhöht. Ob bei Dauertherapie ein erhöhtes Leukämierisiko besteht, wird nach wie vor kontrovers diskutiert. Die Auffassungen reichen von völliger Unbedenklichkeit bis zur Empfehlung des vorsichtigen Einsatzes auch bei älteren Patienten [24–29]. In einer französischen Studie stieg das Leukämierisiko nach einer Dauertherapie von mehr als 10 oder 15 Jahren deutlich an [30]. Auf jeden Fall erhöht die konsekutive Anwendung von Busulfan und Hydroxyharnstoff das Leukämierisiko, sodass man Alkylanzien nur noch in Ausnahmefällen verwenden sollte.

Interferon-alpha und Peginterferon-alpha

Sollte die Behandlung mit Anagrelid oder Hydroxyharnstoff nicht ausreichend wirksam oder tolerabel sein, empfehlen wir die Gabe von Interferon-alpha (Intron-A®, Roferon®). Beide Präparate sind allerdings für diese Indikation nicht zugelassen. Sie werden subkutan verabreicht. Die übliche Dosierung der Induktionsbehandlung liegt zwischen 3 Mio und 5 Mio Einheiten pro Tag; sie führt innerhalb von 1–3 Monaten zu einem Thrombozytenabfall. Die Erhaltungstherapie wird mit Dosen von 1–3 Mio Einheiten pro Tag oder alternierend durchgeführt. An Nebenwirkungen, die häufig zum Therapieabbruch führen, werden Granulo- oder Erythrozytopenien sowie Müdigkeit, Anorexie, Knochenschmerzen, Myalgien, Abgeschlagenheit, Psychosen und neurologische Störungen beobachtet. Ein leukämogenes Potenzial dieser Substanz existiert nicht.

Als sinnvolle Alternative bieten sich pegyliertes Interferon-alpha-2a (Pegasys®) und -2b (PegIntron®) an, welche bisher in zwei kleinen Studien eine bessere Verträglichkeit aufwiesen [31, 32].

Thrombozytapherese

In Akutsituationen können erhöhte Thrombozytenwerte durch eine etwa 3- bis 4-stündige Thrombozytapherese gesenkt werden. Die Wirkung hält jedoch wegen der kurzen Lebensdauer der Thrombozyten nur wenige Tage an.

Behandlung von Kindern

Obwohl die PT bevorzugt im höheren Alter auftritt, kommt sie auch bei Kindern und jüngeren Erwachsenen vor [8]. Auch hier gilt, dass das Auftreten von Symptomen eine Indikation zur Behandlung mit dem Ziel der Rezidivprophylaxe darstellt. Asymptomatische Kinder sollten zunächst beobachtet werden, da auch Spontanremissionen auftreten können.

Behandlung von Schwangeren

Patientinnen mit PT entwickeln gehäuft Plazentainfarkte im ersten Trimenon. Da zytoreduktive chemische Substanzen wegen ihrer potenziellen Teratogenität kontraindiziert sind, stehen nur ASS und Interferon-alpha als Therapeutika zur Verfügung.

Schwangere sollten im Rahmen des *European LeukemiaNet* dokumentiert werden (Ansprechpartner *Prof. Grießhammer*, Minden).

Empfohlene regelmäßige Untersuchungen

Wir empfehlen folgende regelmäßige Kontrolluntersuchungen bei Patienten mit PT:

- vierteljährliche Blutbild- und Symptomkontrolle
- halbjährliche Kontrolle des Differenzialblutbilds, da der Nachweis von Blasten einen Übergang in eine AML anzeigen bzw. der Nachweis von Normoblasten, Tränenformen und Linksverschiebung ein Hinweis auf eine IMF (Post-ET-IMF) sein könnte
- jährliche sonografische Ausmessung der Milz in drei Ebenen, da eine Vergrößerung auf den Übergang in eine IMF hinweist

Klinische Studien

Klinische Studien sind für die Verbesserung der Therapie unserer Patienten mit myeloproliferativen Erkrankungen von entscheidender Bedeutung. Aufgrund der Seltenheit der Erkrankungen werden sie am besten multizentrisch und multinational durchgeführt. Für die Behandlung der ET wurden bisher drei prospektive klinische Studien durchgeführt.

Die italienische Bergamo/Vicenza-Studie zum Vergleich von Hydroxyharnstoff mit Placebo

In diese klinische Studie wurden 114 Patienten mit Hochrisikokonstellation (> 60 Jahre oder Thrombose-Anamnese oder beides und erhöhter Thrombozytenwert bis maximal 1,5 Mio/µl) aufgenommen, von denen 56 Patienten in die Hydroxyharnstoff- und 58 Patienten in die Placebo-Gruppe randomisiert wurden [30]. Die Einnahme von ASS war zusätzlich möglich und in beiden Gruppen prozentual gleich. Nach einem medianen Follow-up von 27 Monaten wurden in der Hydroxyharnstoff-Gruppe 3,6 %, in der Placebo-Gruppe aber 24 % Komplikationen beobachtet (Tabelle 2). In beiden Armen war die Zahl der ernsthaften Komplikationen (Schlaganfall, Myokardinfarkt) gleich, der Unterschied zwischen den Gruppen lag in der Zahl

Tabelle 2. Auftreten von Thrombosen bei 114 Patienten mit ET [33].

	Anzahl der Ereignisse unter:	
Art der Thrombose	Hydroxyharnstoff	Placebo
Arterielle Komplikationen	2 (100 %)	11 (79 %)
Transitorisch-ischämische Attacke	0	5
Digitale mikrovaskuläre Ischämie	0	5
Schlaganfall	1	1
Myokardinfarkt	1	0
Venöse Komplikationen	0	3 (21 %)
Oberflächliche Thrombophlebitis	0	2
Becken-/Beinvenen-Thrombose	0	1
Gesamt (% der Behandelten)	2 (3,6 %)	14 (24 %)[1]

[1] = Unterschied von 20,4 % bei der Thromboserate zwischen den Gruppen (p = 0,003)

der TIA und der Mikrozirkulationsstörungen. Da diese in Schlaganfall bzw. Gangrän übergehen können, wurde im Jahre 1995 aus den Studienergebnissen die Empfehlung abgeleitet, bei Hochrisikopatienten mit PT Hydroxyharnstoff als Standard einzusetzen.

Die englische/australische Studie PT1 (Primary Thrombocythemia 1) zum Vergleich von Hydroxyharnstoff plus ASS mit Anagrelid plus ASS

Nach der Einführung von Anagrelid lag es nahe, diese Substanz mit dem Standard Hydroxyharnstoff zu vergleichen. In dieser vom englischen *Medical Research Council* (MRC) inaugurierten und zwischenzeitlich abgeschlossenen PT1-Studie (Diagnose nach PVSG-Kriterien) erhielten an 138 Zentren 815 Hochrisikopatienten (entweder 60 Jahre oder Thrombozytenwerte > 1 Mio/µl oder thrombohämorrhagische Komplikationen oder Erythromelalgie) entweder Acetylsalicylsäure (ASS) plus Hydroxyharnstoff oder Acetylsalicylsäure plus Anagrelid (Agrylin®). Eine Vorbehandlung mit einem anderen zytoreduktiven Medikament stellte kein Ausschlusskriterium dar [34].

Nach einem medianen Follow-up von 39 Monaten fanden sich erheblich mehr ernsthafte hämorrhagische Komplikationen im Anagrelid/ASS-Arm, weshalb die Studie vorzeitig abgebrochen wurde (Tabelle 3). Auch war die Verträglichkeit in diesem Arm wesentlich schlechter. Die Kombination von Anagrelid und ASS bot einen besseren Schutz vor venösen Komplikationen, wohingegen Hydroxyharnstoff plus ASS effektiver vor arteriellen Komplikationen schützte. Die Aufschlüsselung der arteriellen Komplikationen ergab, dass der Unterschied – ähnlich wie in der Bergamo/Vicenza-Studie – nicht bei den schweren Gefäßkomplikationen lag, sondern bei den transitorisch-ischämischen Attacken (Tabelle 4). Des Weiteren wurden im HU/ASS-Arm weniger Übergänge in eine Myelofibrose beobachtet. Aus diesen Studienergebnissen wurde von den Autoren im Jahre 2005 die Kombination von Hydroxyharnstoff und Acetylsalicylsäure als neuer Therapiestandard der PT abgeleitet.

Die Studie sah sich vielfacher Kritik ausgesetzt: Zunächst war vorher nicht gezeigt worden, dass die Kombination von Anagrelid (bzw. Hydroxyharnstoff) und ASS effektiver als die alleinige Therapie mit Anagrelid (bzw. Hydroxyharnstoff) ist. Aufgrund einer residuellen aggregationshemmenden Aktivität von Anagrelid ist bei einer Kombination mit ASS Vorsicht geboten, sodass die fixe Kombination beider Präparate klinisch nicht angezeigt ist.

Tabelle 3. PT1-Studie: Komplikationen bei Patienten, die die primären Studienendpunkte erreichten [34].

	HU + ASS	ANA + ASS	p
Arterielle Thrombosen	17	37	< 0,01
Venöse Thrombosen	14	3	< 0,01
Ernsthafte Hämorrhagie	8	22	< 0,01
Myelofibrose	5	16	0,01
Leukämische Transformation	6	4	NS
Abbruch wegen Nebenwirkungen	43	88	< 0,001

Tabelle 4. PT1-Studie: arterielle Thrombosen [34].

	HU + ASS	ANA + ASS	
Myokardinfarkt	7	13	NS
Instabile Angina pectoris	2	4	NS
Schlaganfall	7	9	NS
Transitorisch-ischämische Attacke	1	14	< 0,001
Arterielle Embolie (obere oder untere Extremität)	2	0	nicht evaluierbar

Schwer verständlich ist auch die Beobachtung, dass die Kombination Anagrelid/ASS auf der einen Seite gastrointestinale Blutungen hervorruft, auf der anderen Seite aber weniger effektiv im Schutz vor TIA ist. Es wurde deshalb postuliert, dass ein Teil der in der Studie beobachteten TIA nicht durch Thrombosen, sondern durch Mikroblutungen verursacht wurden (sog. hämorrhagische TIA, durch MRT in T2*-Gewichtung erkennbar) und deshalb auch hämorrhagische Komplikationen darstellen [19]. Die vermehrte Rate von Übergängen in Myelofibrosen im Anagrelid/ASS-Arm wurde mit dem Fehlen von Knochenmarkpunktionen vor Studienaufnahme erklärt, wodurch präfibrotische IMF nicht ausgeschlossen wurden.

Die multinationale ANAHYDRET-Studie zum Vergleich von Hydroxyharnstoff mit Anagrelid (ohne ASS)

Es macht deshalb Sinn, dass kurz nach Beginn der PT1-Studie die multinationale ANAHYDRET-Studie begonnen wurde. In diese Placebo-kontrollierte, randomisierte Hersteller-inaugurierte GCP-konforme Phase-3-Studie (AOP 03–007) wurden nur unbehandelte Patienten aufgenommen; die Diagnosestellung erfolgte nach WHO-Kriterien (Studienleiter *Prof. P. Petrides*, München, und *Prof. Gisslinger*, Wien). In der Studie wurde ANAgrelid (Thromboreductin®) mit HYDRoxyharnstoff (Litalir®, Bristol Myers Squibb) bei Hochrisikopatienten mit

Tabelle 5. ANAHYDRET-Studie: Langzeitanalyse (6 Jahre) der schweren und leichten Komplikationen [35].

	Anzahl der Ereignisse unter:	
ET-assoziierte Komplikationen	Hydroxyharnstoff	Anagrelid (Thromboreductin®)
Schwere Komplikationen	16	14
Arterielle Thrombosen	8	7
Venöse Thrombosen	6	2
Schwere Blutungen	2	5
Leichte Komplikationen	38	45
Arterielle Thrombosen	20	24
Venöse Thrombosen	3	3
Blutungen	15	18

Tabelle 6. ANAHYDRET-Studie: Langzeitanalyse (6 Jahre) schwerer ET-assoziierter Komplikationen (nicht alle Komplikationen sind aufgeführt) [35].

	Anzahl der Ereignisse unter:	
Schwere ET-assoziierte Komplikationen	Hydroxyharnstoff	Anagrelid (Thromboreductin®)
Arterielle Thrombosen	8	7
Schlaganfall	2	2
Myokardinfarkt	2	3
Periphere Verschlusserkrankung	2	0
Andere arterielle Thrombosen	12	11
Venöse Komplikationen	6	2
Becken-/Beinvenen-Thrombose	4	1
Lungenembolie	1	0
Mesenterialinfarkt	0	1
Pfortaderthrombose	0	0
Blutungen (Hb-Abfall > 1 g/dl oder EK erforderlich)	2	5

Tabelle 7. ANAHYDRET-Studie: Langzeitanalyse (6 Jahre) der leichten ET-assoziierten Komplikationen [35].

	Anzahl der Ereignisse unter:	
Leichte ET-assoziierte Komplikationen	Hydroxyharnstoff	Anagrelid (Thromboreductin®)
Arterielle Komplikationen	20	24
Transitorisch-ischämische Attacken	2	7
Angina pectoris	2	3
Instabile Angina	1	0
Erythromelalgie	1	3
Augensymptome	2	0
Mikrozirkulationsstörungen	11	9
Andere Symptome	1	2
Venöse Komplikationen	3	2
Blutungen (ohne Transfusion)	15	18

ET ($\geq$ 60 Jahre oder Thrombozyten > 1 Mio/µl oder Anstieg der Thrombozyten um mehr als 300 000/µl in 3 Monaten oder vaskuläre Risikofaktoren) verglichen. ASS sollte nach Normalisierung der Thrombozytenwerte nicht mehr verabreicht werden.

Nach Rekrutierung von 258 Patienten aus zehn europäischen Ländern wurde die Studie im Januar 2007 geschlossen. Die Langzeitauswertung nach 6 Jahren [35] zeigte keine Unterlegenheit der Monotherapie mit Anagrelid im Vergleich zu der mit Hydroxyharnstoff (Tabelle 5, 6 und 7). Eine zentrale Auswertung von 90 % aller Knochenmarkbiopsien zeigte, dass mehr als 90 % aller Studienteilnehmer eine echte PT aufwiesen. Die Abbruchrate betrug in beiden Armen etwa 5 % und lag damit wesentlich niedriger als in anderen Studien wie der PT1. Ein möglicher Grund ist die langsamere Bioverfügbarkeit von Thromboreductin®. Bei Äquieffektivität der beiden Therapien spielen deshalb andere Gründe, wie Alter des Patienten, Verträglichkeit oder der Zulassungsstatus die entscheidende Rolle für die Auswahl des Medikaments.

Literatur

1 Grießhammer M , Lengfelder E, Döhner K et al (2007) Essenzielle Thrombozythämie – klinische Bedeutung, Diagnostik und Therapie. Dtsch Ärztebl 104: 2341–2346 und 105: 71–72

2 Grießhammer M (2007) Essentielle Thrombozythämie. Krebsmedizin 16: 187–190

3 Petrides PE (2006) Primäre Thrombozythämie: Diagnose und Therapie. Med Klinik 101: 624–634

4 Schafer A (2004) Thrombocytosis. N Engl J Med 330: 1211–1219

5 Randi ML, Putti MC (2004) Essential thrombocythaemia in children: is a treatment needed? Expert Opin Pharmacother 5: 1009–1014

6 Falcetta R, Sacerdote C, Bazzan M et al (2003) [Occupational and enivironmental risk factors in essential thrombocythemia: a case control study.] G Ital Med Lav Ergon 25(Suppl 3): 9–12

7 Tefferi A, Thiele J, Orazi A et al (2007) Proposals and rationale for revision of the World Health Organization diagnostic criteria for polycythemia vera, essential thrombocythemia, and primary myelofibrosis: recommendations from an ad hoc international expert panel. Blood 110: 1092–1097

8 Tefferi A, Vardiman JW (2008) Classification and diagnosis of myeloproliferative neoplasms: the 2008 World Health Organization criteria and point-of-care diagnostic algorithms. Leukemia 22: 14–22

9 Petrides PE, Siegel F (2006) Thrombotic complications in essential thrombocythemia (ET): clinical facts and biochemical riddles. Blood Cells Mol Dis 36: 379–384

10 Cervantes F, Alvarez-Larrán A, Talam C et al (2002) Myelofibrosis with myeloid metaplasia following essential thrombocythaemia: actuarial probability, presenting characteristics and evolution in a series of 195 patients. Br J Haematol 118: 786–790

11 Gugliotta L, Marchioli R Fiacchini M et al (1997) Epidemiological, diagnostic, therapeutic and prognostic aspects of essential thrombocythemia in a retrospective study of the GIMMC group in two thousand patients. Blood 90(Suppl 1): 348a

12 Alvarez-Larrán A, Cervantes F, Pereira A et al (2010) Observation versus antiplatelet therapy as primary prophylaxis for thrombosis in low-risk thrombocythemia. Blood 116: 1205–1210

13 Cortelazzo S, Marchetti M, Orlando E et al (1998) Aspirin increases the bleeding side effects in essential thrombocythemia independent of the cyclooxygenase pathway: role of the lipoxygenase pathway. Am J Hematol 57: 277–282
14 Stephens G, Tauscher J, Andre P et al (2012) Suboptimal inhibition of thrombus formation ex vivo by aspirin in patients with primary thrombocythaemia. Br J Haematol 159: 240–243
15 Barbui T, Barosi G, Grossi A et al (2004) Practice guidelines for the therapy of essential thrombocythemia. A statement from the Italian Society of Hematology, the Italian Society of Experimental Hematology and the Italian Group for Bone Marrow Transplantation. Haematologica 89: 215–232
16 Petrides PE, Beykirch MK, Trapp OM (1998) Anagrelide, a novel platelet lowering option in essential thrombocythaemia: treatment experience in 48 patients in Germany. Eur J Haematol 61: 71–76
17 Steurer M, Gastl G, Jedrzejczak WW et al (2004) Anagrelide for thrombocytosis in myeloproliferative disorders: a prospective study to assess efficacy and adverse event profile. Cancer 101: 2239–2246
18 Burkhard R, Adam H, Wiedmer L et al (1998) Anagrelid zur Kontrolle der myeloproliferativen Thrombozythämie: Langzeiterfahrung bei 6 Patienten. Schweiz Med Wochenschr 128: 1808–1812
19 Petrides PE (2004) Anagrelid: Pharmakologie und klinische Anwendung. Arzneimitteltherapie 22: 225–235
20 Petrides PE (2004) Anagrelide: A decade of clinical experience with its use for the treatment of primary thrombocythaemia. Expert Opin Pharmacother 5: 1781–1798
21 Petrides PE (2006) Anagrelide: What was new in 2005 and 2006? Semin Thromb Hemost 32: 399–408
22 Petrides PE, Gisslinger H, Steurer M et al (2009) Pharmacokinetics, bioequivalence, tolerability, and effects on platelet counts of two formulations of anagrelide in healthy volunteers and patients with thrombocythemia associated with chronic myeloproliferation. Clin Ther 31: 386–398
23 Storen EC, Tefferi A (2001) Long term use of anagrelide in young patients with essential thrombocythemia. Blood 97: 863–866
24 Nand S, Stock W, Godwin J, Fisher SG (1996) Leukemogenic risk of hydroxyurea therapy in polycythemia vera, essential thrombocythemia and myeloid metaplasia with myelofibrosis. Am J Hematol 52: 42–46
25 Nielsen I, Hasselbalch HC (2003) Acute leukemia and myelodysplasia in patients with a Philadelphia chromosome negative chronic myeloproliferative disorder treated with hydroxyurea alone or with hydroxyurea after busulphan. Am J Hematol 74: 26–31
26 Furgerson JL, Vukelja SJ, Baker WJ, O'Rourke TJ (1996) Acute myeloid leukemia evolving from essential thrombocythemia in two patients treated with hydroxyurea. Am J Hematol 51: 137–140
27 Sterkers Y, Preudhomme C, Lai JL et al (1998) Acute myeloid leukemia and myelodysplastic syndromes following essential thrombocythemia treated with hydroxyurea: high proportion of cases with 17p deletion. Blood 91: 616–622
28 Weinfeld A, Swolin B, Westin J (1994) Acute leukemia after hydroxyurea therapy in polycythemia vera and allied disorders: prospective study of efficacy and leukaemogenicity with therapeutic implications. Eur J Haematol 52: 134–139
29 Finazzi G, Ruggeri M, Rodeghiero F, Barbui T (2003) Efficacy and safety of long-term use of hydroxyurea in young patients with essential thrombocythemia and a high risk of thrombosis. Blood 101: 3749
30 Kiladjian JJ, Chevret S, Dosquet C et al (2011) Treatment of polycythemia vera with hydroxyurea and pipobroman: final results of a randomized trial initiated in 1980. J Clin Oncol 29: 3907–3913
31 Quintás-Cardama A, Abdel-Wahab O, Manshouri T et al (2013) Molecular analysis of patients with polycythemia vera or essential thrombocythemia receiving pegylated interferon-alpha-2a. Blood 122: 893–901
32 Langer C, Lengfelder E, Thiele J et al (2005) Pegylated interferon for the treatment of high-risk essential thrombocythemia: results of a phase II study. Haematologica 90: 1333–1338
33 Cortelazzo S, Finazzi G, Ruggeri M et al (1995) Hydroxyurea for patients with essential thrombocythemia and a high risk of thrombosis. N Engl J Med 332: 1132–1136
34 Harrison CN, Campbell PJ, Buck G et al (2005) Hydroxyurea compared to anagrelide in high-risk essential thrombocythemia. N Engl J Med 353: 33–45
35 Gisslinger H, Gotic M, Holowiecki J et al (2013) Anagrelide compared with hydroxyurea in WHO-classified essential thrombocythemia: the ANAHYDRET study, a randomized controlled trial: Blood 121: 1720-1728

Polycythaemia vera (PV)

Definition der PV

Die PV ist eine erworbene, heterogene Stammzellerkrankung mit vorwiegender Erhöhung der Erythrozytenzahl, die über eine erhöhte Viskosität zusammen mit anderen pathogenetischen Faktoren thrombembolische Komplikationen verursachen kann. Molekulares Charakteristikum ist der Nachweis einer Mutation im Exon 14 (V617F) oder Exon 12 des *JAK2*-Gens. Calreticulin- und *MPL*-Mutationen kommen bei der PV nicht vor. Die Erkrankung kann in eine akute Leukämie oder Myelofibrose übergehen [1–3].

Tabelle 8. Diagnosekriterien der WHO (2008) für die PV.

Hauptkriterien	1. Hämoglobin > 18,5 g/dl (Männer) bzw. > 16,5 g/dl (Frauen) *oder* Erythrozytenmasse > 25 % über dem mittleren Referenzwert 2. *JAK2*-V617F- oder Exon-12-Mutation
Nebenkriterien	1. Knochenmark: trilineare Myeloproliferation 2. erniedrigter Erythropoetinspiegel 3. faktorunabhängiges Wachstum erythroider Kolonien

Epidemiologie (Häufigkeit und Altersverteilung)

Die PV wird im Allgemeinen nach dem 60. Lebensjahr diagnostiziert und ist bei Frauen häufiger als bei Männern. Aber auch bei jüngeren Individuen (20 % sind unter 50 Jahre alt) kann die PV auftreten [4]. Nach Studien in Schweden und den USA beträgt die jährliche Inzidenz etwa 20 : 1 000 000 Personen. Dies würde einer jährlichen Neudiagnoserate von etwa 1600 Patienten in Deutschland entsprechen. Für Deutschland selbst liegen keine epidemiologischen Daten vor.

Ätiologie und Pathogenese

Die Ursache dieser klonalen Stammzellerkrankung ist noch unbekannt. Die PV ist fast immer erworben, kann in seltenen Fällen aber auch angeboren sein. Bereits vor 30 Jahren war eine erhöhte Empfindlichkeit von erythroiden Vorläufern gegenüber Wachstumsfaktoren beschrieben worden, die die Grundlage für die Entdeckung der *JAK2*-Mutationen war. Praktisch alle Patienten mit PV weisen die *JAK2*-V617F- oder JAK2-Exon-12-Mutation auf. Diese Mutationen sind kausal an der Entstehung der PV beteiligt, reichen aber für die Determination des PV-Phänotyps nicht aus, da zumindest die *JAK2*-V617F-Mutation auch bei Patienten mit PT oder PMF vorkommt.

Diagnosekriterien: JAK2-Analyse und Erythropoetinspiegel

Die sorgfältige diagnostische Abklärung einer Polyzythämie ist besonders wichtig, da die mittlere Überlebenszeit bei unbehandelter PV nur 18 Monate beträgt, wohingegen sie bei adäquater Behandlung – bei einem Diagnosealter von 60 Jahren – bei 14 Jahren liegt und damit normal ist. Für die Differenzialdiagnostik von Individuen mit erhöhtem Hämoglobingehalt (16–22 g/dl), Hämatokrit (über 50 %) und Erythrozytenzahl wird die Anwendung der aktuellen WHO-Kriterien empfohlen (Tabelle 8). Da fast alle Patienten mit PV eine *JAK2*-Mutation (V617F oder Exon 12) und einen erniedrigten Erythropoetin(EPO)-Spiegel (< 5 pg/ml) aufweisen, sind dies die wichtigsten Kriterien für das Vorliegen einer PV. Ein normaler Hämoglobinwert schließt allerdings eine PV nicht sicher aus (z. B. bei einer Blutung, s. u.). Wünschenswert – aber leider häufig nicht durchführbar – ist deshalb die nuklearmedizinische Bestimmung der Erythrozytenmasse (mittels Technetium-Markierung der Erythrozyten).

Für die Diagnose sind entweder beide Hauptkriterien und ein Nebenkriterium oder das erste Hauptkriterium und zwei Nebenkriterien erforderlich. Die Knochenmarkbiopsie ist bei der PV fakultativ (Nebenkriterium).

Diagnostischer Algorithmus

Bei einer dauerhaften Hämatokriterhöhung mit normaler Sauerstoffsättigung werden als erstes eine *JAK2*-V617F-Mutationsanalyse und eine EPO-Bestimmung durchgeführt (Abbildung 1). Ist die Mutation vorhanden und der EPO-Spiegel erniedrigt, so ist die Diagnose der PV gesichert. Ist die *JAK2*-V617F-Mutation nicht vorhanden, sollte das Exon 12 auf Mutationen untersucht werden. Bei Nachweis liegt ebenfalls eine PV vor.

Sind die *JAK2*-Mutationen nicht nachweisbar und ist der EPO-Spiegel normal oder erhöht, so ist eine PV unwahrscheinlich. Allerdings können in extrem seltenen Fällen sog. *LNK*-Mutationen verantwortlich sein (Speziallabor kontaktieren).

Eine Sonderform der PV stellt möglicherweise die maskierte Polycythaemia vera dar, bei der zwar *JAK2*-Mutation und erniedrigter Erythropoetinspiegel nachweisbar sind, die Hämoglobinerhöhung aber fehlt.

Bei fehlenden molekularen Markern sollte nach Tumoren, die zu einer EPO-Erhöhung führen können, bzw. nach einer angeborenen Polyzythämie gesucht werden (s. u. „Andere Ursachen einer Polyzythämie").

Laborchemische Veränderungen bei PV

Im peripheren Blutausstrich sieht man eine Mikrozytose, Anisozytose und Poikilozytose der Erythrozyten sowie Riesenthrombozyten. Als Folge eines Eisenmangels sind MCV- und Ferritinwerte häufig erniedrigt. Eine Granulozytose wird bei zwei Drittel, eine Thrombozythämie bei 50 % der Patienten beobachtet, allerdings nur selten bei Betroffenen mit Exon-12-Mutationen im *JAK2*-Gen. Der Nachweis von erythrozytären Tränenformen, Normoblasten und einer Linksverschiebung (leukoerythroblastisches Blutbild) könnte den Übergang in eine Post-PV-Myelofibrose anzeigen.

Andere Ursachen einer Polyzythämie

Außer durch eine PV können ein erhöhter Hämoglobin- und Hämatokritwert durch eine sekundäre Polyzythämie oder eine relative Polyzythämie (Reduktion des Plasmavolumens mit normalem Erythrozytenvolumen) bedingt sein. Sekundäre oder reaktive Polyzythämien sind immer erworben und entwickeln sich als physiologische Kompensationsmechanismen bei lang anhaltenden hypoxischen Zuständen: Rauchen stellt eine häufige Ursache der sekundären Polyzythämie dar (Bildung von CO-Hämoglobin). Bei einer durch Rauchen verursachten Polyzythämie sinkt der Hämatokrit bei Nikotinabstinenz in 3 bis 4 Monaten – bei einzelnen Individuen auch schon früher – in den Normbereich ab. Als weitere Ursachen für sekundäre Polyzythämien kommen chronisch-obstruktive Lungenerkrankungen (COPD), die Schlafapnoe oder verschiedene mit Zyanose einhergehende Herzfehler (z. B. Septumdefekte, Links-rechts-Shunt) infrage. Des Weiteren können verschiedene Nierenfunktionsstörungen, wie der Wilms-Tumor, polyzystische Nieren, Nierenzellkarzinome oder Nierentransplantation, zur Erythrozytose führen.

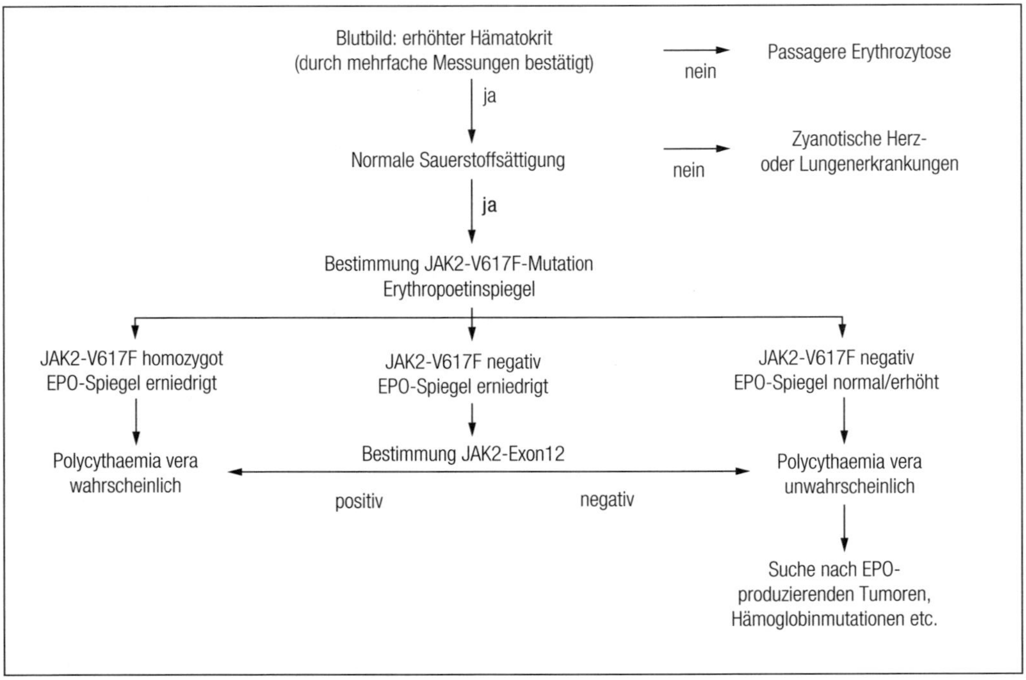

Abbildung 1. Diagnostischer Algorithmus nach [2].

Doping mit Erythropoetin oder Anabolika bzw. die zur Substitution bei Hypogonadismus eingesetzte Testosterontherapie können ebenfalls zur Polyzythämie führen.

Von diesen erworbenen Formen sind die familiären oder angeborenen Polyzythämien [5] abzugrenzen, die durch Hämoglobinopathien (Hämoglobine mit hoher Sauerstoffaffinität [6]) oder genetische Störungen des Erythrozytenstoffwechsels (2,3-Bisphosphoglycerat) zustande kommen. Außerdem können Mutationen im Erythropoetinrezeptor-Gen (Erythrozytose Typ 1), *VHL*-Gen (Erythrozytose Typ 2), *PHD2*-Gen (Erythrozytose Typ 3) oder *HIF2A*-Gen (Erythrozytose Typ 4) familiäre Polyzythämien hervorrufen. Untersuchungen auf Hämoglobinvarianten und Störungen im Erythrozytenstoffwechsel werden im Labor von *Frau Prof. Dr. med. E. Kohne* (Kinderklinik), Untersuchungen auf Vorliegen der Erythrozytosen Typ 1 bis 4 im Labor von *Dr. med. K. Schwarz* (Institut für klinische Transfusionsmedizin; beide Universität Ulm) durchgeführt.

Klinik der PV

Da der Krankheitsbeginn oft schleichend verläuft, wird die Verdachtsdiagnose nicht selten zufällig aufgrund erhöhter Hämoglobin- oder Hämatokritwerte gestellt. Die klinischen Symptome als Folge der Expansion des Blutvolumens und der Hyperviskosität sind relativ unspezifisch. Nahezu zwei Drittel aller Komplikationen (Thrombosen, wasserinduzierter Juckreiz) werden vor der Diagnose der PV beobachtet:

- Allgemeinsymptome: Kopfschmerzen, Tinnitus, Schwäche, Benommenheit, Hautjucken, Schwitzen, Sehstörungen, Gewichtsverlust, Parästhesien, Dyspnoe, Arthralgien (durch Gichtanfälle) oder Schmerzen im Epigastrium. Von diesen Beschwerden gilt das wasserinduzierte Hautjucken (sog. aquagener Pruritus), das vor allem beim Duschen oder Baden auftritt und mit einer erheblichen Beeinträchtigung der Lebensqualität verbunden sein kann, als Leitsymptom. Die Dyspnoe kann durch einen pulmonalen Hochdruck bedingt sein [7].
- Mikrovaskuläre Komplikationen: Im Bereich der Finger und Zehen können eine schmerzhafte Rötung, Schwellung und Brennen auftreten, welche als Erythromelalgie bezeichnet wird (erythros = rot, melos = Extremität, algos = Schmerz). Die Erythromelalgie kann sich zur ischämischen Akrozyanose und peripheren Gangrän entwickeln. Sie ist durch die Bildung von Thromben im arteriellen Gefäßbett bedingt und durch das prompte Ansprechen auf die Gabe von Acetylsalicylsäure charakterisiert.
- Bei drei Viertel aller Patienten findet sich eine Splenomegalie, bei einem Teil eine Gesichtsröte (Facies rubra).
- 30–50 % der Patienten haben potenziell lebensbedrohliche thrombembolische Gefäßkomplikationen im venösen, arteriellen oder auch in beiden Gefäßsystemen. Zerebro- und kardiovaskuläre Komplikationen ebenso wie tiefe Beinvenenthrombosen sowie Leber- und Portalvenenthrombosen (Budd-Chiari-Syndrom) werden beobachtet.
- Auf der anderen Seite kann gleichzeitig auch eine erhöhte Blutungsneigung auftreten (ähnlich wie bei der PT; siehe dort).
- Bei einem Großteil der Patienten ist der Blutdruck erhöht.

Erweiterte Diagnostik bei nachgewiesener PV

Ist eine PV diagnostiziert, so wird zur Verlaufsbeurteilung und zur Risikoabschätzung bezüglich thromboembolischer Komplikationen folgende Basisdiagnostik empfohlen:

- sorgfältige Anamnese zur Ermittlung von Begleiterkrankungen bzw. Risikofaktoren wie Diabetes mellitus, Hypercholesterinämie, Nikotingenuss und Adipositas
- Oberbauchsonografie mit Ausmessung der Milz in drei Ebenen
- dopplersonografische Untersuchung der hirnversorgenden Arterien (Karotiden und Aa. vertebrales)
- kardiopulmonaler Status (Herzecho zur Beurteilung der Pumpfunktion und eines pulmonalen Hochdrucks sowie Belastungs-EKG zur Beurteilung der Koronarsituation)
- Thrombophilie-Diagnostik: Quick, PTT, D-Dimere, Fibrinogen, Faktor VIII, Protein-S-Aktivität, Protein-C-Aktivität, Antithrombin 3, Homocystein, Phospholipidantikörper sowie genetische Tests auf APC-Resistenz und den Prothrombin-Gen-Polymorphismus

Prognose der PV

Die Prognose ist gut, wenn eine effektive Prävention thrombembolischer Komplikationen durch adäquate Kontrolle des Hämatokrits durch konsequenten Aderlass erfolgt. Übergänge in eine Myelofibrose oder akute Leukämie verschlechtern die Prognose aufgrund der noch unzureichenden Therapiemöglichkeiten für diese Entitäten.

Therapie

An erster Stelle steht eine ausführliche Information und Beratung des Patienten über die Thrombose- und Blutungsrisiken der Erkrankung und die Prinzipien der Therapieoptionen. Als wesentlicher Risikofaktor für die Entstehung einer Thrombose gilt ein erhöhter Hämatokritwert, dessen Regulation die Therapie der PV bestimmt.

Phlebotomie

Das Behandlungsziel bei der PV ist die Reduktion der vermehrten Blutzellmasse und die Normalisierung des Hämatokrits durch wiederholten Aderlass (Phlebotomie) zur Primär- bzw. Sekundärprophylaxe von Thrombosen.

Nach Diagnosesicherung werden Aderlässe durchgeführt, bis der Hämatokrit bei Männern unter 45 % und bei Frauen unter 40 % liegt. Viele Hämatologen ignorieren die Unterschiede zwischen Männern und Frauen und empfehlen auch für Frauen einen Zielhämatokrit von 45 %. Diese Empfehlung beruhte bisher auf einer einzigen retrospektiven Studie. Durch die Ergebnisse der Cyto-PV-Studie, bei der Patienten prospektiv in zwei Arme (Hämatokrit < 45 % bzw. Hämatokrit 45–50 %) aufgeteilt wurden, konnte belegt werden, dass die Hämatokritsenkung zu einer Reduktion schwerer kardiovaskulärer Komplikationen führt [8].

Ein Aderlass von jeweils 500 ml (Vakuumflasche mit Punktionsset) kann zunächst alle 2 bis 3 Tage erfolgen. Bei einzelnen Personen kann ein schneller Blutverlust zu Kreislaufproblemen führen, sodass auf entsprechenden Flüssigkeitsersatz zu achten ist. Bei älteren Patienten ist es vorteilhaft, regelmäßig einen Teil des Plasmavolumens durch physiologische Kochsalzlösung zu ersetzen. Anschließend wird durch regelmäßige Blutbildkontrollen der Hämatokrit bestimmt und durch Aderlass bei den empfohlenen Werten gehalten. Bei Schwangeren sollte der Hämatokrit unter 36 % liegen.

Alternative zum Aderlass ist die Erythrozytapherese, die mit erheblichem Aufwand verbunden ist und deshalb nur von wenigen Zentren angeboten wird. In einer etwa einstündigen Sitzung wird Venenblut in kontinuierlichem Fluss in einem Zellseparator von Erythrozyten befreit.

Diese Technik erlaubt mit Punktion von zwei Kubitalvenen und einem Blutfluss von minimal 30 ml/min eine großvolumige Depletion von zirka 1400 ml Erythrozyten-Hochkonzentrat, bei Rückführung des separierten Plasmas und Substitution des Apherisat-Volumens durch physiologische Kochsalzlösung. Hierdurch kann ein rascher initialer Effekt erreicht und die Interventionsfrequenz langfristig bei etwa drei Eingriffen pro Jahr gehalten werden. Der Eingriff wird gut toleriert, die Akzeptanz dieser Vorgehensweise ist bei den Patienten recht hoch. Nachteile der Methode gegenüber dem einfachen Aderlass sind die Gebundenheit an hämatologische Facheinrichtungen (z. B. Klinikum München Schwabing) und der hohe apparative Aufwand, wobei allerdings die finanzielle Belastung durch die geringere Frequenz der Eingriffe gemildert wird.

Aggregationshemmende und antikoagulatorische Therapie

Nach den Ergebnissen der ECLAP-Studie [9] sollten Patienten mit PV zusätzlich zur Aderlasstherapie Acetylsalicylsäure (ASS) in niedriger Dosis (50–100 mg täglich p. o.) erhalten, sofern keine Kontraindikation vorliegt. Diese Empfehlung wird allerdings nicht allgemein geteilt [10].

Bei einer geringen Zahl von Patienten mit PV wurde die Wirksamkeit einer oralen Antikoagulation untersucht: INR-Werte von über 2,0 sind zur effektiven Thromboseprophylaxe erforderlich [11].

Medikamentöse Therapie

Eine medikamentöse Therapie ist dann angezeigt, wenn eine Hämatokritsenkung durch Aderlasstherapie nicht ausreichend möglich ist, eine thrombembolische Komplikation trotz niedrig dosierter ASS-Therapie aufgetreten ist, eine Splenomegalie progredient ist oder ein aquagener Juckreiz therapierefraktär ist.

Hydroxyharnstoff (Litalir®, Bristol Myers Squibb, oder Syrea®, Medac) wurde lange bei gegebener Indikation als die antiproliferative Therapie der Wahl angesehen. Das Medikament gilt aber als potenziell leukämogen, sodass die Indikation kritisch zu stellen ist. Die Dosierung liegt zwischen 500 mg und 2500 mg täglich. Bei einzelnen PV-Patienten treten unter Hydroxyharnstoff-Therapie extreme Oszillationen der Thrombozyten- und Leukozytenwerte auf [12].

Interferon-alpha (IntronA®, Essex, bzw. Roferon®, Roche) verbindet hohe Wirksamkeit mit fehlendem leukämogenen Risiko. In einer Dosierung zwischen 3 x 3 Mio. und 5 x 5 Mio. Einheiten s. c. pro Woche führt es zu einer Normalisierung der Erythrozytose und Splenomegalie sowie zur Reduktion des Pruritus [13]. Allerdings ist die Verträglichkeit schlecht, sodass die Therapie häufig abgebrochen wird.

Peginterferon-alpha (Pegasys®, Roche, bzw. PegIntron®, MSD) wurde ursprünglich zur Behandlung der Hepatitis C eingesetzt und inzwischen auch bei PV-Patienten erprobt (siehe Abschnitt „Aktuelle Studienergebnisse“).

Anagrelid (Xagrid®, Shire, bzw. Thromboreductin®, AOP Orphan) kann zur Therapie der Thrombozythämie bei PV eingesetzt werden. Es ist nicht leukämogen.

Busulfan und *Chlorambucil* werden wegen ihres hohen Leukämierisikos nicht mehr empfohlen. ^{32}*Phosphor* kann in Ausnahmefällen (Lebensalter über 70 Jahre, keine Möglichkeit langfristig kontrollierter Medikamenteneinnahme) gegeben werden.

Therapie des aquagenen Pruritus

Der wasserinduzierte Juckreiz ist dasjenige chronische Symptom der PV, welches die Lebensqualität am stärksten beeinträchtigt. Nach eigenen Befragungen von 441 PV-Patienten tritt er bei über 60 % der Patienten auf (häufig bereits lange vor der Diagnose der PV) und wird durch Wasser unterschiedlicher Qualität und Temperatur hervorgerufen, teilweise bereits durch starkes Schwitzen oder Händewaschen [14]. Ein Bad ist für viele Patienten nicht möglich. Am besten ist der aquagene Pruritus durch eine Therapie der PV (Aderlässe oder zytoreduktive Therapie) beherrschbar. Bei anhaltendem Pruritus kann die Zugabe von Bikarbonat bzw. Stärke zum Badewasser versucht werden, wobei unklar ist, wie die Wirkung zustande kommt. Bei Nichtansprechen stehen Antihistaminika, Serotonin-Wiederaufnahmehemmer (z. B. Fluoxetin, Paroxetin) oder die topische Applikation einer Capsaicincreme zur Verfügung. Bei hartnäckig refraktärem Pruritus bietet sich die Phototherapie an. Für diese konnte allerdings die Kanzerogenität bisher nicht ausgeschlossen werden (Übersicht bei [15]). Als wirksamste Therapie haben sich zwischenzeitlich die *JAK2*-Inhibitoren herausgestellt (s. u.).

Substitution mit Eisen

Bei starker Müdigkeit oder einer Blutungsanämie kann im Ausnahmefall eine vorsichtige Eisengabe versucht werden.

Therapie der Splenomegalie

Wenn bei einer Splenomegalie abdominelle Schmerzen und Verdrängungserscheinungen im Vordergrund stehen, kann eine Milzbestrahlung versucht werden. Als Alternative dürfte bei einer entsprechenden Zulassung Ruxolitinib zur Verfügung stehen.

Langzeitkomplikationen

Die PV kann in eine akute Leukämie (begünstigt durch die Anwendung zytoreduktiver Medikamente) oder in eine Myelofibrose (Post-PV-Myelofibrose) übergehen.

Empfohlene regelmäßige Untersuchungen

- 6-wöchentliche bzw. vierteljährliche Blutbild- und Symptomkontrolle (je nach Hämatokritverlauf nach Aderlass)
- halbjährliche Kontrolle des Differenzialblutbilds, da der Nachweis von Blasten einen Übergang in eine AML anzeigen bzw. der Nachweis von Normoblasten, Tränenformen und einer Linksverschiebung einen Hinweis auf eine beginnende Myelofibrose geben kann
- jährliche sonografische Ausmessung der Milz in drei Ebenen

Aktuelle Studienergebnisse (Pegasys®/ASS- bzw. Ruxolitinib-Studie)

In einer multizentrischen Phase-2-Studie wurde die Wirksamkeit und Sicherheit von pegyliertem Interferon-alpha 2a (Pegasys®) bei 40 PV-Patienten untersucht [16]. Die Patienten erhielten das Präparat in steigender Dosierung (für jeweils zwei Wochen 90 µg, 135 µg bzw. 180 µg pro Woche) und zusätzlich 100 mg ASS pro Tag.

Nach 12 Monaten hatten 95 % der 37 evaluierbaren Patienten eine vollständige hämatologische Remission (Hämatokrit unter 45 % bzw. 42 %, keine Splenomegalie, normale Leukozyten- und Thrombozytenwerte) und 5 % eine partielle Remission. Dreizehn der 37 Patienten brachen die Therapie ab, davon neun wegen schlechter Verträglichkeit.

Bei 89,6 % von 29 untersuchten Patienten fand sich eine Abnahme von *JAK2*-V617F-positiven Zellen (mutational load), bei sieben Patienten waren keine *JAK2*-V617F-positiven Zellen mehr nachweisbar. Während eines medianen Follow-up-Zeitraums von 31,4 Monaten traten unter Pegasys®/ASS keine Gefäßkomplikationen auf.

Dies spricht dafür, dass Pegasys® (allerdings nicht für diese Indikation zugelassen) eine sinnvolle Therapieoption für PV-Patienten darstellt. Zu bedenken ist allerdings, dass die Patienten die Therapie bereits in einem frühen Stadium der PV erhielten (welches an anderen Zentren möglicherweise noch nicht medikamentös behandelt wird).

In der sog. Response-Studie wurde nach einer Phase-2-Studie [17] die Wirksamkeit des *JAK2*-Inhibitors Ruxolitinib (Jakavi®) bei Patienten mit PV in einer Phase-3-Studie belegt (Vollpublikation steht aus).

Literatur

1 Wehmeier A (2007) Polycythaemia vera. Krebsmedizin 16: 178–186
2 Siegel FP, Petrides PE (2008) Angeborene und erworbene Polyzythämien. Dtsch Arztebl 105: 62–68 und 480–481
3 Spivak JL (2002) Polycythemia vera: myths, mechanisms and management. Blood 100: 4272–4290
4 Passamonti F, Malabarba L, Orlandi E et al (2003) Polycythemia vera in young patients: a study on the long term risk of thrombosis, myelofibrosis and leukemia. Haematologica 88: 13–18
5 Percy ML, Lee FS (2008) Familial erythrocytosis: molecular links to red cell control. Haematologica 93: 963–967
6 Petrides PE, Beykirch MK, Kohne E (2008) The high affinity hemoglobin Johnstown in a German kindred with an elevated hemoglobin content: potential interaction with HFE mutations. Blood Cells Mol Dis 40: 180–182
7 Guilpain P, Montani D, Damaj G et al (2008) Pulmonary hypertension associated with myeloproliferative disorders: retrospective study of ten cases. Respiration 76: 295–302
8 Marchioli R, Finazzi G, Specchia G et al (2013) Cardiovascular events and intensity of treatment in polycythemia vera. N Engl J Med 368: 22–33
9 Landolfi R, Marchioli R, Jutti J et al (2004) Efficacy and safety of low-dose aspirin in polycythemia vera. N Engl J Med 350: 114–124
10 Spivak J (2004) Daily aspirin--only half the answer. N Engl J Med 350: 99–101
11 Bachleitner-Hofmann T, Grumbeck E, Gisslinger H (2003) Oral anticoagulants as secondary prophylaxis of thrombosis in patients with polycythemia vera: a retrospective analysis of 15 patients. Thromb Res 112: 229–232
12 Lengfelder E, Berger U, Hehlmann R (2000) Interferon alpha in polycythemia vera. Ann Hematol 79: 103–105
13 Tauscher J, Siegel FP, Petrides PE (2010) Hydoxyurea induced oscillations in twelve patients with polycthemia vera. Haematologica 95: 1227–1229
14 Siegel FP, Tauscher J, Petrides PE (2013) Aquagenic pruritus in polycythemia vera: characteristics and influence on quality of life in 441 patients. Am J Hematol 88: 665–669
15 Siegel FP, Petrides PE (2007) Aquagener Pruritus. Diagnose und Therapie. Arzneimitteltherapie 25: 9–15
16 Kiliadjian JJ, Cassinat B, Chevret S et al (2008) Pegylated interferon-alpha-2a induces complete hematological and molecular responses with low toxicity in polycythemia vera. Blood 112: 3065–3072
17 Verstovsek S, Passamonti F, Rambaldi A et al (2014) A phase 2 study of ruxolitinib, an oral JAK1 and JAK2 inhibitor, in patients with advanced polycythemia vera who are refractory or intolerant to hydroxyurea. Cancer 120: 513–520

Primäre Myelofibrose (PMF)

Definition der PMF

Als primäre Myelofibrose (PMF) wird eine Verfaserung (Fibrosierung) des Knochenmarks bezeichnet. Diese ist bei Diagnosestellung vorhanden (*de novo*) oder entwickelt sich erst im Verlauf aus einer Präfibrose. Die krankheitstypische konstitutive Freisetzung von CD34+ Zellen führt zur Hämatopoese in Organen außerhalb des Knochenmarks. Die Myelofibrose kann sich primär im Knochenmark entwickeln (primäre MF) oder aus einer Polycythaemia vera (Post PV-MF) oder essenziellen Thrombozythämie (Post ET-MF) hervorgehen.

Die PMF (früher auch als idiopathische Myelofibrose bzw. IMF bezeichnet) ist neben der fortschreitenden fibrösen Umwandlung und Insuffizienz des Knochenmarks durch eine extramedulläre Blutbildung mit zunehmender, massiver Splenomegalie und eine leukoerythroblastische Anämie – d. h. eine Linksverschiebung der Granulozyten und das Auftreten erythrozytärer Vorstufen und solchen mit Tränentropfenform – gekennzeichnet [1–3].

Epidemiologie (Häufigkeit und Altersverteilung)

Die Inzidenz der PMF beträgt nach einer US-amerikanischen Studie etwa 0,2–2 : 100 000. Es besteht keine Geschlechterbevorzugung. Das mediane Alter bei Diagnosestellung liegt etwa bei 60 Jahren, etwa 90 % der Patienten sind älter als 40 Jahre. Die PMF kann auch familiär gehäuft auftreten.

Pathogenese

Die PMF stellt eine heterogene Stammzellerkrankung mit klonaler Beteiligung von CD34+ Zellen, Neutrophilen, Monozyten, Erythrozytenvorstufen, Megakaryozyten sowie B- und T-Lymphozyten dar. Charakteristisch für die Erkrankung sind eine ausgeprägte Expansion des Knochenmarkstromas, eine Osteosklerose und Neoangiogenese. Die Stromaexpansion wird als reaktiv angesehen, da die Fibroblasten polyklonal sind und die Fibrose nach allogener Stammzelltransplantation verschwindet.

Mehrere pathogenetische Mechanismen werden für die Entstehung einer Myelofibrose diskutiert [3, 4]:

- Zum einen führt die Desintegration atypischer Megakaryozyten (möglicherweise durch gestörte Wechselwirkungen mit Granulozyten) zur Ausschüttung von Zytokinen wie TGF-β, PDGF, bFGF oder VEGF mit fibrogener, angiogenetischer und osteogener Wirkung. Diese induzieren eine Fibroblastenproliferation mit gesteigerter Kollagenproduktion (Kollagen Typ III, später Typ I, s. u.) in Nachbarschaft der Megakaryozytenhaufen.
- Zum anderen rufen zirkulierende Immunkomplexe eine chronische Entzündungsreaktion mit Nachweis von vaskulitischen Veränderungen, Plasmozytose und vermehrter Lymphozyteninfiltration hervor. Die Fibrosierung des Knochenmarks bei der PMF ist demnach eine sekundäre Reaktion auf eine zugrunde liegende Myeloproliferation mit obligater Beteiligung der Megakaryozytopoese.

Von der PMF muss die *reaktive Markfibrose* streng abgegrenzt werden, die in der Regel nicht mit einer extramedullären Blutbildung und den charakteristischen Blutbildveränderungen einhergeht. Als Ursachen kommen Infektionen, Autoimmunerkrankungen, toxische Einflüsse und Neoplasien infrage, die entsprechend behandelt werden müssen.

Diagnosekriterien – Blutbild, klonale Marker und Knochenmarkhistologie

Charakteristische Blutbildveränderungen

Erste Hinweise auf das Vorliegen einer PMF liefert der periphere Blutausstrich, d. h. der Nachweis einer Leukoerythroblastose mit Granulozytenvorstufen, kernhaltigen Erythrozyten (Normoblasten) und Erythrozyten mit Tränentropfenformen. Zwei Drittel der Patienten weisen eine Anämie auf.

Leuko- und Thrombozytenwerte zeigen ein breites Spektrum, von einer mäßigen Zytopenie bis hin zu einer ausgeprägten Leukozytose und Thrombozythämie.

Klonale Marker (*JAK2*-V617F-, *MPL*515- und Calreticulin-Mutationen)

Wie bei der PV und ET können jetzt auch bei der PMF krankheitsspezifische Mutationen nachgewiesen werden: 50–60 % der Patienten weisen – je nach Studie – die *JAK2*-V617F-Mutation auf [6], bei etwa 40 % treten Calreticulin-Mutationen auf, bei etwa 10 % werden Mutationen im Gen des Thrombopoetin-Rezeptors (*C-MPL*) an Position 515 beobachtet (W515L, W515K), was zu einer konstitutiven Aktivierung des Rezeptors führt. Der Rest ist triple(dreifach)-negativ. Daneben werden zunehmend weitere Mutationen (wie z. B. *ASXL*) identifiziert, die für den Krankheitsverlauf von Bedeutung zu sein scheinen.

Knochenmarkhistologie

Für die Differenzialdiagnose ist die Knochenmarkhistologie entscheidend. Bei der Knochenmarkaspiration wird häufig nur wenig oder gar kein Material gewonnen (Punctio sicca), sodass die Knochenmarkbiopsie für die Diagnosestellung der PMF obligat ist. Bei der PMF ist die Leukoerythroblastose immer mit einer Megakaryozytenhyperplasie, Kollagenfibrose, Osteosklerose und Hämatopoese in den Knochenmarksinus assoziiert.

Die histologische Diagnose einer Osteomyelosklerose (OMS) ist an das zusätzliche Auftreten einer Geflechtknochenneubildung gebunden, die ihrerseits die Markräume einengt.

In normalem Knochenmark sind mehrere Kollagentypen nachweisbar (Typ I im Stroma des Knochenmarks, Typ III in den Blutgefäßen, Typ IV und Typ V in den Basalmembranen). Die Retikulinfasern, die mit einer Silberfärbung des normalen Knochenmarks erkennbar werden und bei der Myelofibrose vermehrt sind, bestehen hauptsächlich aus Typ-III-Kollagen. Fasern aus Typ-I-Kollagen lassen sich nicht mit Silber, sondern nur mit den üblichen Farbstoffen sichtbar machen.

Die Fibrose wird in die Stadien PMF-1, PMF-2 und PMF-3 unterteilt; die Unterscheidung zwischen den einzelnen Stadien erfolgt mit einer semiquantitativen Methode. Des Weiteren wird von dem fibrotischen ein präfibrotisches Stadium (auch als PMF-0 bezeichnet) unterschieden.

WHO-Diagnose der primären Myelofibrose

Die Diagnose einer PMF erfordert alle in Tabelle 9 genannten drei Hauptkriterien und zwei Nebenkriterien.

Abgrenzung der präfibrotischen Myelofibrose von der Thrombozythämie

Nach der WHO-Klassifikation können Patienten mit einer Thrombozythämie und einer fehlenden Knochenmarkfibrose nicht nur eine primäre Thrombozythämie, sondern auch eine präfibrotische MF (PMF-0) haben. Die Differenzialdiagnose zwischen diesen beiden Entitäten beruht primär auf der Morphologie der Megakaryozyten, die unterschiedliche Haufenanordnung und Kernformen aufweisen.

Zusätzliche molekulare Untersuchungen

Zytogenetische Untersuchungen sind bei der PMF aufgrund der häufigen Punctio sicca schwierig. Man kann jedoch den Stanzzylinder vorübergehend in einer Kochsalzlösung aufbewahren, sodass Zel-

Tabelle 9. Diagnosekriterien der WHO (2008) für die primäre Myelofibrose (vom Verfasser aktualisiert).

Hauptkriterien	1. Megakaryozytenproliferation und -atypie (kleine bis große Megakaryozyten mit gestörter Kern-Plasma-Relation und hyperchromatischen, verklumpten, irregulär lobulierten Kernen und dichter Haufenbildung) mit begleitender retikulärer oder kollagener Knochenmarkfibrose *oder* bei Fehlen einer signifikanten retikulären Knochenmarkfibrose: Nachweis eines hyperzellulären Knochenmarks mit megakaryozytärer und granulopoetischer Proliferation mit oftmals reduzierter Erythropoese (sog. präfibrotische, zelluläre Phase der Erkrankung) 2. Ausschluss von PV, CML, MDS oder anderen Neoplasien 3. Nachweis einer *JAK2*-V617F-Mutation, Calreticulin- oder *MPL*-Mutation. Bei fehlendem Nachweis eines klonalen Markers: Ausschluss einer reaktiven Knochenmarkfibrose, von sekundären Knochenmarkveränderungen infolge von Infektionen, Autoimmunerkrankungen oder anderen chronisch-entzündlichen Prozessen, von Haarzellleukämie oder Lymphomen, Knochenmarkmetastasen oder toxischen (chronischen) Myelopathien
Nebenkriterien	1. Leukoerythroblastose 2. erhöhte Serum-LDH 3. Anämie 4. palpable Splenomegalie

len für die zytogenetische Analyse in die Lösung übertreten können. Zahlreiche zytogenetische Veränderungen werden bei der PMF beschrieben: del(13q), del(20q), +8p, +9p, +2 und Veränderungen der Chromosomen 1, 7 und 12. Eine Translokation zwischen den Chromosomen 1 und 6 (t(1,6)) soll hoch spezifisch für die PMF sein [7].

Da die Zytogenetik in Zukunft auch für therapeutische Entscheidungen prognostische Bedeutung erlangen könnte (s. u.), ist eine zytogenetische Analyse zusammen mit der diagnostischen Knochenmarkbiopsie anzustreben. Daneben gewinnen Mutationsanalysen der Gene *ASXL*, *TET2* oder *p53* zunehmend an Bedeutung.

Klinik

Die Erkrankung beginnt schleichend, d. h. zwischen den ersten Symptomen und der Diagnosestellung vergehen oft mehrere Jahre, sodass die Diagnosestellung meist erst im fortgeschrittenen Stadium erfolgt. Bei einzelnen Patienten ist die Erkrankung völlig asymptomatisch und wird nur im Rahmen der Abklärung einer Splenomegalie oder eines auffälligen Blutbilds bzw. -ausstrichs entdeckt. Symptome werden durch die Milzvergrößerung (Oberbauchbeschwerden), Knochenmarkinsuffizienz (Anämie mit Abgeschlagenheit und Leistungsminderung sowie Thrombozytopenie mit Blutungen) und eine katabole Stoffwechsellage (Appetitlosigkeit, Gewichtsverlust, Nachtschweiß, Fieber) verursacht.

Bei der körperlichen Untersuchung imponiert oft ein großer, derber Milztumor, der bis in das kleine Becken reichen kann. In den späteren Stadien, vor allem nach Milzbestrahlung oder Splenektomie, ist auch die Leber kompensatorisch stark vergrößert. Radiologisch finden sich in den Anfangsstadien keine auffallenden Veränderungen. Erst mit Entwicklung einer stärkeren Markfibrosierung kommt es in 50 % der Fälle zu ausgedehnten, teils fleckigen Sklerosierungen, vor allem im Achsenskelett. Auch isolierte osteoporotische Veränderungen werden beobachtet. Die extramedulläre Blutbildung kann sich auch in Lymphknoten, Gastrointestinaltrakt, Lungen, Pleura, Peritoneum, Perikard, Wirbelsäule und Nebennieren entwickeln.

Prognose

Die mediane Überlebenszeit nach Diagnosestellung beträgt etwa 5 Jahre, kann aber in Abhängigkeit verschiedener Prognosefaktoren erheblich schwanken. Für Therapieentscheidungen (wie die allogene Stammzelltransplantation) wurden verschiedene Prognose-Scores entwickelt:

Cervantes-Score

Nach dem Cervantes-Score [8] werden als Prognosefaktoren heranzogen:

1. konstitutionelle Symptome
   - nicht erklärbares Fieber *oder*
   - Nachtschweiß für mehr als einen Monat *oder*
   - Gewichtsverlust von mehr als 10 % in dem Jahr, das der Diagnose vorausging
2. Hämoglobinwert < 10 g/100 ml
3. zirkulierende Blasten > 1 %

Niedrigrisikopatienten haben keinen oder einen Risikofaktor und eine mittlere Überlebenszeit von etwa 100 Monaten, Hochrisikopatienten haben zwei oder drei Risikofaktoren und eine mittlere Überlebenszeit von etwa 21 Monaten.

Lille-Dupriez-Score

Nach dem Lille-Dupriez-Score [9] existieren drei Risikogruppen, die sich am Hb-Wert (< 10 g/dl) und Leukozytenwert (< 4000/µl oder > 30 000/µl) orientieren: In der Niedrigrisikogruppe (Hb-Wert > 10 g/dl und Leukozytenwerte zwischen 4000/µl und 30 000/µl) beträgt das mediane Überleben 93 Monate, in der intermediären Gruppe (Hb-Wert < 10 g/dl oder Leukozyten < 4000/µl oder > 30 000/µl) 26 Monate und in der Hochrisikogruppe (Hb-Wert < 10 g/dl und Leukozyten < 4000/µl oder > 30 000/µl) 13 Monate.

DIPSS und DIPPS-Plus

Das aktuellste Prognose-Scoring-System ist das DIPSS (Dynamic International Prognosis Scoring System), in das Alter, Leukozyten- und Hämoglobinwert, Prozentsatz peripherer Blasten und konstitutionelle Symptome eingehen. Eine Weiterentwicklung, der DIPSS-Plus, schließt EK-Transfusionsabhängigkeit, Thrombozytenwerte von unter 100 000/µl und einen ungünstigen Karyotyp mit ein. In Anbetracht der zunehmenden Identifizierung neuer molekularer Parameter ist davon auszugehen, dass dies nicht der letzte Score sein wird.

Verlauf

Die PMF ist zwar eine progrediente, jedoch in der Regel chronische Erkrankung und kann sich über mehr als zehn Jahre erstrecken. Der klinischen Diagnosestellung geht häufig ein langes symptomfreies Intervall voraus, das annähernd zwei Drittel des gesamten Krankheitsverlaufs ausmachen kann. Während dieser präklinischen Phase nimmt die extramedulläre Blutbildung mit Splenomegalie langsam zu, wobei die Milzgröße einen groben Anhalt über die Dauer der Erkrankung erlaubt.

Wegen der langen asymptomatischen Periode sind auch die medianen Überlebenszeiten sehr variabel, d. h. sie betragen durchschnittlich 10 Jahre ab dem Zeitpunkt des Krankheitsbeginns und 5 Jahre ab dem Zeitpunkt der Diagnosestellung (s. a. Abschnitt „Prognose").

Therapie der PMF

Die Behandlung der PMF war bisher palliativ, in den letzten Jahren hat aber die Stammzelltransplantation als kurativer Ansatz kontinuierlich an Bedeutung gewonnen und seit der Zulassung von Ruxolitinib (Jakavi®) steht erstmalig eine zielgerichtete Therapie zur Verfügung. Im frühen, asymptomatischen Stadium (Niedrigrisiko, s. o.) ist im Allgemeinen keine Therapie erforderlich.

Zielgerichtete Therapie mit JAK2-Inhibitoren

Nachdem ein großer Prozentsatz der Patienten mit PMF die *JAK2*-V617F-Mutation aufweist, lag es nahe, die Wirkung von JAK2-Inhibitoren zu untersuchen, von denen zwischenzeitlich der erste, Ruxolitinib (Jakavi®), zugelassen ist und eine Reihe weiterer in klinischer Prüfung sind. Alle blockieren die ATP-Bindungsstelle des Enzyms und hemmen deshalb auch den Wildtyp. Sie sind auch nicht absolut spezifisch, sondern beeinflussen oft auch andere Januskinasen und Nicht-JAK-Enzyme.

Die Zulassung von Ruxolitinib (INC424), einem JAK1- und JAK2-Inhibitor, beruht auf zwei randomisierten Phase-3-Studien: den „COntrolled MyeloFibrosis Studies with ORal Jak Inhibitor Treatment" (COMFORT), die mit Patienten mit primärer Myelofibrose, Post-ET- oder Post-PV-Myelofibrose mit Intermediär-2- oder Hochrisiko-Erkrankung (nach DIPPS-Score plus Thrombozytenwerten von über 100 000/µl) durchgeführt wurden.

In der COMFORT-I-Studie [10] erhielten die 309 Patienten entweder Ruxolitinib oder Placebo (1 : 1), in der COMFORT-II-Studie [11] wurden 219 Patienten 2 : 1 in einen Ruxolitinib- bzw. Beste-anwendbare-Therapie(BAT)-Arm randomisiert. In beiden Studien betrug die Ruxolitinib-Dosierung 2 x täglich 15 mg (bei Thrombozyten zwischen 100 000 und 200 000/µl) oder 2 x 20 mg (bei Thrombozyten > 200 000/µl).

Der primäre Endpunkt der beiden Studien war erreicht, wenn Patienten im Ruxolitinib-Arm eine mehr als 35%ige Reduktion ihres Milzvolumens (durch MRT ermittelt) nach 24 Wochen in der COMFORT-I-Studie (42 % Ruxolitinib vs. 0,7 % im Placebo-Arm) bzw. nach 48 Wochen in der COMFORT-II-Studie (29 % vs. 0 % im BAT-Arm) erreicht hatten. Die Milzverkleinerung trat unabhängig vom Vorliegen einer *JAK2*-Mutation ein und war dauerhaft. Zusätzlich zeigten die Studien eine wesentliche Verbesserung der Lebensqualität der Patienten (z. B. Abnahme der Schwitzneigung und des aquagenen Pruritus, Gewichtszunahme; gemessen mit dem Fragebogen EORTC QLQ 30).

Erste Hinweise (bisher keine Vollpublikationen) sprechen dafür, dass die Einnahme von Ruxolitinib mit einem Überlebensvorteil verbunden ist und dass möglicherweise einzelne Patienten auch mit einer Rückbildung der Fibrose reagieren. Das Medikament ist in Tabletten mit je 5, 15 oder 20 mg verfügbar. Die Zulassung durch die EMA für die Behandlung von krankheitsbedingter Splenomegalie oder Symptomen bei Erwachsenen mit primärer MF, Post-PV- oder Post-ET-Myelofibrose erfolgte im Herbst 2012.

Für die Wahl der Anfangsdosis spielt der Thrombozytenwert die wesentliche Rolle: 2 x 15 mg bei Thrombozyten zwischen 100 000 und 200 000/µl und 2 x 20 mg bei Thrombozyten von über 200 000/µl. Bei Werten zwischen 50 000 und 100 000/µl kann vorsichtig 2 x 5 mg täglich versucht werden. Durch Kontrolle der Thrombozytenwerte wird die optimale Dosis gewählt. Die maximale Dosierung beträgt 2 x 25 mg. Die Behandlungskosten sind mit bis zu 6000 Euro/Monat hoch.

Eine Dosisanpassung ist bei gleichzeitiger Anwendung von CYP3A4-Hemmern erforderlich (siehe Fachinformation). Neben den erwähnten hämatologischen Nebenwirkungen sind aufgrund der Beteiligung des JAK-Signaltransduktionswegs auch immunologische Wirkungen (Infekte, z. B. Harnwege, Zosterreaktivierung, möglicherweise auch Tuberkulosereaktivierung) häufig. Daneben werden Kopfschmerzen und Schwindel beobachtet.

Spricht der Patient nicht innerhalb von 3 Monaten auf die Therapie an, sollte das Präparat abgesetzt werden. Beim Absetzen muss das Präparat – ähnlich wie Steroide – ausgeschlichen werden.

Supportive, symptomorientierte Maßnahmen

Durch die Verfügbarkeit von Ruxolitinib sind die bisher verfügbaren Maßnahmen in den Hintergrund getreten, werden aber nichtsdestotrotz weiter benötigt.

Therapie der Zytopenien

- Die Anämie ist das häufigste Problem, Erythrozytentransfusionen werden bei einem Abfall des Hb unter 8 g/100 ml bzw. bei klinischer Symptomatik erforderlich. Bei einer hohen Transfusionsfrequenz mit entsprechender Eisenüberladung (Ferritin) kann eine Therapie mit Exjade® oder Desferal® indiziert sein.
- Rekombinantes Erythropoetin sollte nur unter sorgfältiger Kontrolle der Milzgröße gegeben werden, da in einzelnen Fällen eine Zunahme derselben beobachtet wird.
- Bei immunhämolytischer Anämie kann ein Versuch mit Prednison in einer Dosierung von 1 mg/kgKG über 3 Wochen mit anschließender Dosisreduktion erfolgen. Bei refraktärer hämolytischer Anämie besteht die Indikation zur Splenektomie (s. u.).
- Bei lebensbedrohlichen Blutungen aufgrund von Thrombozytopenien oder Thrombozytenfunktionsstörungen müssen vorübergehend Thrombozytenkonzentrate gegeben werden. Infektionen (wie auch die Tuberkulose) sind bei den oft granulozytopenischen und immundefizienten Patienten eine der Haupttodesursachen und müssen frühzeitig erkannt und gezielt behandelt werden.

Therapie der Thrombozythämie und Leukozytose

- Hohe Thrombozytenzahlen (> 1 Mio/µl) oder thrombembolische Komplikationen stellen eine Indikation zur zytoreduktiven Therapie dar. Eine prophylaktische Therapie mit Thrombozytenaggregationshemmern in niedriger Dosierung (ASS 100 mg/die) kann versucht werden, wenn keine klinische Blutungsneigung besteht.
- Die zytoreduktive Therapie mit Hydroxyharnstoff zur Behandlung von Leukozytose, Thrombozythämie und/oder Organomegalie gilt als Standard. Vorsicht ist wegen der potenziellen Leukämogenität bei jüngeren Patienten geboten. Alternativ bietet sich Anagrelid an, auch Interferon-alpha ist mit wechselndem Erfolg zur Anwendung gekommen [12].

Therapie der Splenomegalie

- Bei extremer Splenomegalie kann ein Versuch mit Hydroxyharnstoff (z. B. 500 mg/die) gemacht werden. Allgemeinsymptome wie Nachtschweiß oder Gewichtsverlust sind mit Kortikoiden und/oder Hydroxyharnstoff beeinflussbar. Bei intolerablen, Hydroxyharnstoff-refraktären Splenomegalie-bedingten Schmerzen, Pfortaderhochdruck, refraktärer hämolytischer Anämie oder Thrombozytopenie besteht die Indikation zur Splenektomie (Ausnahme: vor geplanter Transplantation, s. u.). Es muss vorher mit Knochenmarkbiopsie und Isotopendiagnostik sichergestellt werden, dass in Knochenmark und Leber noch eine ausreichende Blutbildung und in der Milz ein erhöhter Erythrozytenabbau stattfindet. Ferner muss das hohe Komplikationsrisiko wegen der Größe des Organs, eventuellen Verwachsungen nach Milzinfarkten und gestörter Thrombozytenfunktion bedacht werden. Die durchschnittliche Lebenserwartung wird durch die Splenektomie nicht wesentlich verlängert, ein Viertel der Patienten profitiert aber durch eine deutliche Verbesserung der Lebensqualität [13]. Die Splenektomie verlagert die extramedulläre Blutbildung in die Leber, was oft mit dramatischer Größenzunahme und Funktionseinschränkung dieses Organs mit portaler Hypertension verbunden ist. Als weitere Möglichkeit steht die Entfernung eines Teils der Milz (Teilsplenektomie) zur Verfügung [14].

- Ein Aszites sollte punktiert und die Flüssigkeit auf Megakaryozyten oder andere hämatopoetische Zellen untersucht werden. Bei Nachweis einer extramedullären Hämatopoese im Peritoneum (und der Pleura) kommt eine fraktionierte Bestrahlung des Abdomens infrage.
- Milzbestrahlung: Bei Milzinfarkten sollten zunächst Analgetika gegeben werden, gelegentlich wird auch eine vorsichtige Milzbestrahlung nötig (*cave:* Gefahr einer schweren Panzytopenie). Gebräuchlich ist eine fraktionierte Bestrahlung an 3 Tagen pro Woche bei einer Einzeldosis von 0,2 Gy und einer maximalen Gesamtdosis von 1,5 Gy. Vor jeder einzelnen Bestrahlung sollte ein aktuelles Blutbild vorliegen. Die Bestrahlung der Milz bewirkt meistens nur eine vorübergehende Verkleinerung des Organs über einen Zeitraum von 3–6 Monaten, sie kann aber auch wiederholt werden.

Stammzelltransplantation

Mit der allogenen Stammzelltransplantation (SZT) steht jetzt ein potenziell kuratives Therapieverfahren zur Verfügung. Berichte erfolgreicher Transfusionen von Spenderlymphozyten (donor lymphocyte infusions, DLI) mit histopathologisch dokumentiertem Rückgang der Markfibrose belegen die Existenz eines Graft-versus-Fibrose-Effektes [15, 16]. Lange Zeit bestanden Bedenken, ob bei fibrotischem Knochenmarkstroma ein stabiles Engraftment überhaupt möglich sei. Mittlerweile konnten zahlreiche Studien ein solches bei der Mehrzahl der transplantierten Patienten dokumentieren [17, 18].

Bevor die Indikation zu einer allogenen Transplantation gestellt wird, sollte mithilfe der im Abschnitt „Prognose“ vorgestellten Scores das Erkrankungsrisiko abgeschätzt werden [19].

Allogene SZT nach myeloablativer Konditionierung

Allogene SZT nach myeloablativer Konditionierung wurden überwiegend bei jungen Patienten (medianes Alter 40–43 Jahre; Spanne 38–54 Jahre) durchgeführt [17, 22, 23]. Das mediane Alter von Patienten mit Myelofibrose liegt mit 67 Jahren allerdings deutlich höher. In größeren Studien wurde ein 5-Jahres-Überleben von 47 % bzw. 61 % berichtet [22, 23]. In den meisten Fällen konnte ein stabiles Engraftment erreicht werden. In einer retrospektiven Analyse von 55 Patienten betrug die Rate akuter Grad-III/IV-GvHD 33 % ± 8 %; 36 % der Patienten entwickelten eine ausgeprägte chronische GvHD [23]. Die nicht durch einen Erkrankungsrückfall bedingte Mortalität (non-relapse mortality, NRM) lag in verschiedenen Studien zwischen 20 % und 48 % [16, 17].

Allogene SZT nach dosisreduzierter Konditionierung (reduced-intensity conditioning, RIC)

Bei einer RIC tritt das Prinzip einer direkten Tumorzelleradikation zugunsten der Induktion eines Graft-versus-Fibrose-Effektes zurück. Wegen der deutlich geringeren Toxizität einer dosisreduzierten Konditionierung mit Transplantation peripherer Stammzellen ist die therapieassoziierte Frühmortalität im Vergleich zu einer myeloablativen Transplantation deutlich niedriger. Eine RIC kann somit auch bei älteren Patienten zum Einsatz kommen [15]. In den beiden größten bisher publizierten Studien mit jeweils 21 Patienten (medianes Alter 53 Jahre bzw. 54 Jahre) betrug die therapieassoziierte 1-Jahres-Mortalität (NRM) lediglich 16 % bzw. 10 % [14, 15]. Das Gesamtüberleben nach 3 Jahren bzw. 2,5 Jahren lag bei 84 % bzw. 85 %.

Eine retrospektive Studie aus Schweden verglich Patienten, die myeloablativ oder mit reduzierter Intensität konditioniert wurden [28]. Die NRM bei Patienten nach RIC betrug trotz eines um 14 Jahre höheren medianen Alters nur 10 % gegenüber 30 % bei myeloablativ behandelten Patienten. Auch eine prospektive Studie der EBMT mit Patienten unter 50 Jahren zeigte eine signifikant geringere 1-Jahres-NRM für Patienten nach RIC (0 % versus 27 %) [29]. Die kumulative Rezidivinzidenz nach 3 Jahren lag bei 29 %. In einer anderen retrospektiven Arbeit aus Italien wurden 100 Patienten myeloablativ (n = 48) oder mit reduzierter Konditionierung behandelte Patienten mit MF (n = 52) auf prognostische Faktoren hin untersucht [5]. Bemerkenswerterweise zeigten sich in Bezug auf die eingesetzte Konditionierung keine Unterschiede in der TRM und im Überleben. In der multivariaten Analyse waren drei Faktoren mit einer ungünstigeren Prognose assoziiert: SZT vor 1995, Transplantation vom unverwandten Spender und ein langes Intervall zwischen Diagnose und SZT (kontinuierliche Variable). Patienten, die periphere Stammzellen erhielten, wiesen tendenziell ein längeres Gesamt- und rezidivfreies Überleben auf (p = 0,07 bzw. 0,077).

Einfluss einer Splenektomie vor SZT auf den Verlauf

Die Frage, wie sich eine vorherige Splenektomie auf den Verlauf einer allogenen SZT bei Patienten mit Myelofibrose auswirkt, kann derzeit nicht eindeutig beantwortet werden. Während splenektomierte Patienten in einer Studie ein höheres Rezidivrisiko nach RIC zeigten [29], erwies sich eine vor allogener SZT erfolgte Splenektomie in einer anderen Arbeit als prognostisch günstig [30]. Die Zeit bis zum Engraftment kann bei Patienten mit ausgeprägter Splenomegalie verlängert sein [31]. Aus diesem Grund wird Ruxolitinib als Prämedikation vor einer Transplantation geprüft. Angesichts der mit einer Splenektomie verbundenen Morbidität und Mortalität ist diese als therapeutische Maßnahme vor allogener SZT derzeit nicht bzw. nur auf Basis einer Einzelfallentscheidung zu empfehlen [32].

Bedeutung der *JAK2*-V617F-Mutation nach SZT

Mit dem Nachweis der *JAK2*-V617F- bzw. Calreticulin-Mutation steht für Patienten mit Myelofibrose nach allogener SZT ein molekularer Verlaufsparameter zur Verfügung. Sofern die *JAK2*-V617F-bzw. Calreticulin-Mutation neu nachgewiesen oder ein quantitativer Anstieg beobachtet wird, kann dies als Hinweis auf ein Rezidiv gewertet und dementsprechend die Immunsuppression beendet bzw. eine DLI initiiert werden [33].

Zusammenfassend sind die Therapieergebnisse einer kurativ intendierten allogenen SZT bei Patienten mit Myelofibrose vielversprechend. In jedem Jahr nimmt die Zahl der transplantierten Patienten zu. Beste Erfolge werden mit „fully matched“ Spendern erzielt. Eine Prüfung der Indikation sollte insbesondere bei Patienten erfolgen, die keine relevanten Komorbiditäten, aber einen intermediären oder schlechten Prognose-Score aufweisen.

Literatur

1 Petrides PE (2007) Primäre Myelofibrose: Diagnostik, Pathobiochemie und neue therapeutische Entwicklungen. Krebsmedizin 16: 191–199

2 Tefferi A (2000) Myelofibrosis with myeloid metaplasia. N Engl J Med 342: 1255–1263

3 Barosi G (1999) Myelofibrosis with myeloid metaplasia: diagnostic definition and prognostic classification for clinical studies and treatment guidelines. J Clin Oncol 17: 2954–2970

4 LeBousse-Kerdilès MC, Martyré MC (2004) Pathophysiology and stem cell biology in myelofibrosis with myeloid metaplasia. In: Petrides PE, Pahl HL (eds) Molecular Basis of Chronic Myeloproliferative Disorders. Heidelberg–New York: Springer: 139–144

5 Schmitt A , Drouin A, Massé JM et al (2004) Idiopathic myelofibrosis: evidence for pathological crosstalk between polymorphonuclear leukocytes and megakaryocytes. In: Petrides PE, Pahl HL (eds) Molecular Basis of Chronic Myeloproliferative Disorders. Heidelberg–New York: Springer: 156–164

6 Barosi G, Bergamaschi G, Marchetti G et al (2007) JAK2 V617F mutational status predicts progression to large splenomegaly and leukemic transformation in primary myelofibrosis. Blood 110: 4030–4036

7 Dingli D, Grand FH, Mahaffey V et al (2005) Del(6) t(1;6)(q21-32;p21.3): a specific cytogenetic abnormality in myelofibrosis with myeloid metaplasia. Br J Haematol 130: 229–232

8 Cervantes F, Pereira A, Esteve J et al (1997) Identification of „short-lived“ and „long-lived“ patients at presentation of idiopathic myelofibrosis. Br J Haematol 97: 635–640

9 Dupriez B, Morel P, Demory JL et al (1996) Prognostic factors in agnogenic myeloid metaplasia: a report of 195 cases with a new scoring system. Blood 88: 1013–1018

10 Verstovsek S, Mesa RA, Gotlib J et al (2012) A double blind placebo controlled trial of ruxolitinib for myelofibrosis. N Engl J Med 366: 787–798

11 Harrison C, Kiladjian JJ, Al-Ali HK et al (2012) JAK inhibition with ruxolitinib versus best available therapy for myelofibrosis. N Engl J Med 366: 799–807

12 Bachleitner-Hofmann T, Gisslinger H (1999) The role of interferon-alpha in the treatment of idiopathic myelofibrosis. Ann Hematol 78: 533–538

13 Tefferi A, Mesa RA, Nagorney DM et al (2000) Splenectomy in myelofibrosis with myeloid metaplasia: a single-institution experience with 223 patients. Blood 95: 2226–2233

14 Stoehr GA, Stauffer UG, Eber SW (2005) Near total splenectomy: a new technique for the management of hereditary spherocytosis. Ann Surg 241: 40–47

15 Byrne JL, Beshti H, Clark D et al (2000) Induction of remission after donor leukocyte infusion for the treatment of relapsed chronic idiopathic myelofibrosis following allogeneic transplantation: evidence for a ‘graft vs myelofibrosis’ effect. Br J Haematol 108: 430–433

16 Cervantes F, Rovira M, Urbano-Ispizua A et al (2000) Complete remission of idiopathic myelofibrosis following donor lymphocyte infusion after failure of allogeneic transplantation: demonstration of a graft-versus-myelofibrosis effect. Bone Marrow Transplant 26: 697–699

17 Kröger N, Mesa RA (2008) Choosing between stem cell therapy and drugs in myelofibrosis. Leukemia 22: 474–486

18 Patriarca F, Bacigalupo A, Sperotto A et al (2008) Allogeneic hematopoietic stem cell transplantation in myelofibrosis: the 20-year experience of the Gruppo Italiano Trapianto di Midollo Osseo (GITMO). Haematologica 93: 1514–1522
19 Cervantes F, Barosi G, Demory JL et al (1998) Myelofibrosis with myeloid metaplasia in young individuals: disease characteristics, prognostic factors and identification of risk groups. Br J Haematol 102: 684–690
20 Thiele J, Kvasnicka HM (2005) Hematopathologic findings in chronic idiopathic myelofibrosis. Semin Oncol 32: 380–394
21 Dingli D, Schwager SM, Mesa RA et al (2006) Presence of unfavorable cytogenetic abnormalities is the strongest predictor of poor survival in secondary myelofibrosis. Cancer 106: 9185–9189
22 Deeg HJ, Gooley TA, Flowers M et al (2003) Allogeneic hematopoietic stem cell transplantation for myelofibrosis. Blood 102: 3912–3918
23 Guardiola P, Anderson JE, Bandini G et al (1999) Allogeneic stem cell transplantation for agnogenic myeloid metaplasia: A European Group for Blood and Marrow Transplantation, Société Française des Greffe de Moelle, Gruppo Italiano per il Trapianto del Midollo Osseo, and Fred Hutchinson Cancer Research Center Collaborative Study. Blood 93: 2831–2838
24 Kerbauy DM, Gooley TA, Sale GE et al (2007) Hematopoietic cell transplantation as curative therapy for idiopathic myelofibrosis, advanced polycythemia vera, and essential thrombocythemia. Biol Blood Marrow Transplant 13: 355–365
25 Devine SM, Hoffman R, Verma A et al (2002) Allogeneic blood cell transplantation following reduced-intensity conditioning is effective therapy for older patients with myelofibrosis with myeloid metaplasia. Blood 99: 2255–2258
26 Kröger N, Zabelina T, Schieder H et al (2005) Pilot study of reduced-intensity conditioning followed by allogeneic stem cell transplantation from related and unrelated donors in patients with myelofibrosis. Br J Haematol 128: 690–697
27 Rondelli D, Barosi G, Bacigalupo A et al (2005) Allogeneic hematopoietic stem-cell transplantation with reduced-intensity conditioning in intermediate- or high-risk patients with myelofibrosis with myeloid metaplasia. Blood 105: 4115–4119
28 Merup M, Lazarevic V, Nahi H et al (2006) Swedish Group for Myeloproliferative Disorders. Different outcome of allogeneic transplantation in myelofibrosis using conventional or reduced-intensity conditioning regimens. Br J Haematol 135: 367–373
29 Kröger N, Holler E, Kobbe G et al (2007) Dose-reduced conditioning followed by allogeneic stem cell transplantation in patients with myelofibrosis. Blood 110: Abstract 683
30 Bacigalupo A, Dominietto A, Pozzi S et al (2007) Allogeneic hematopoietic stem cell transplant for patients with idiopathic myelofibrosis using a reduced intensity thiotepa-based conditioning regimen. Blood 110: Abstract 684
31 Ciurea SO, Sadegi B, Wilbur A et al (2008) Effects of extensive splenomegaly in patients with myelofibrosis undergoing a reduced intensity allogeneic stem cell transplantation. Br J Haematol 141: 80–83
32 Rondelli D (2008) Allogeneic hematopoietic stem cell transplantation for myelofibrosis. Haematologica 93: 1449–1450
33 Kröger N, Badbaran A, Holler E et al (2007) Monitoring of the JAK2-V617F mutation by highly sensitive quantitative real-time PCR after allogeneic stem cell transplantation in patients with myelofibrosis. Blood 109: 1316–1321

Die Mastozytosen

H.-P. Horny, K. Sotlar, T. Haferlach, M. Subklewe, K. Brockow, F. Ruëff

H.-P. Horny, K. Sotlar, M. Subklewe, F. Ruëff
Referenzzentrum für Mastozytose im European Competence Network for Mastocytosis (ECNM)

Mastozytosen sind Erkrankungen der hämatopoetischen Stammzellen. Das morphologische und klinische Erscheinungsbild ist heterogen; das Spektrum reicht von einem benignen solitären Mastozytom der Haut bis hin zu einer rasch tödlich verlaufenden, extrem seltenen Mastzellenleukämie. Gemeinsames Kennzeichen ist eine Vermehrung von Mastzellen. Mastzellen sind ubiquitär vorkommende Zellen des perivaskulären Bindegewebes; sie sind morphologisch gekennzeichnet durch eine große Zahl metachromatischer Granula, die eine Fülle an präformierten oder fallweise neu gebildeten Mediatoren/Zytokinen enthalten und spielen somit eine wichtige Rolle bei entzündlichen und/oder immunmodulatorischen Prozessen. Bei Mastozytosen, speziell den systemischen Formen, kann häufig eine aktivierende Punktmutation im Codon 816 des *KIT*-Gens nachgewiesen werden. Diese führt zur Transformation in eine klonale Mastzelle und bei einem Teil der Patienten zum unkontrollierten neoplastischen Wachstum bis hin zu einer Mastzellenleukämie.

Klassifikation

Die WHO-Klassifikation der Mastozytosen (2008) umfasst die folgenden Hauptgruppen (Tabelle 1):
1. Kutane Mastozytose
2. Systemische Mastozytose (SM)
3. Primär lokalisiertes Mastzellensarkom

Kutane Mastozytose

Die Mastozytose der Haut („mastocytosis in the skin" = MIS) kann auf das Hautorgan beschränkt sein (was dann zur Diagnose einer „reinen" kutanen Mastozytose berechtigt) oder als Teilaspekt einer systemischen Mastozytose (SM) vorliegen. Die kutane Mastozytose (in der Regel: makulopapulöse kutane Mastozytose = Urticaria pigmentosa) ist vorwiegend eine Erkrankung des Kindesalters mit einem hohen Anteil spontaner Remissionen bis zur Pubertät. Beim Erwachsenen wird eine rein kutane Mastozytose dagegen nur sehr selten beobachtet und ist daher als Ausschlussdiagnose zu betrachten. Makroskopisch imponiert die makulopapulöse kutane Mastozytose beim Erwachsenen als disseminierte Aussaat von zumeist kleinen makulösen oder makulopapulösen braunroten Effloreszenzen, die nach mechanischer Reizung eine Quaddelbildung zeigen (sog. Darier'sches Zeichen). Beim Kind sind diese Effloreszenzen in der Regel großflächiger und es kommen zudem spezielle Unterformen der Mastozytose vor, die beim Erwachsenen praktisch nie beobachtet werden: zum einen die diffuse kutane („erythrodermische") Mastozytose, zum anderen noduläre oder plaqueförmige Varianten.

Bei allen Varianten der kutanen Mastozytose kann es bis zum dritten Lebensjahr zur Blasenbildung kommen, was als besondere Reaktionsform der kindlichen Haut gilt und früher als „bullöse" Mastozytose bezeichnet wurde.

Das solitäre Mastozytom der Haut ist selten, und kommt fast ausschließlich beim Kind vor.

Systemische Mastozytose

Die SM umfasst vier wichtige Untergruppen:
1. Indolente SM (ISM)
2. Aggressive SM (ASM)
3. SM mit assoziierter nichtmastozytärer hämatologischer Neoplasie (SM-AHNMD)
4. Mastzellenleukämie (MCL)

Die *ISM* ist mit Abstand die häufigste Unterform der SM (ca. 80–95 %) und zeigt in der Regel einen benignen klinischen Verlauf ohne signifikante Einschränkung der Lebenserwartung. Gleichwohl wird ein Teil der Patienten durch eine inadäquate Mediatorfreisetzung aus den atypischen Mastzellen stark beeinträchtigt, im Extremfall kann es sogar zu tödlichen anaphylaktischen Reaktionen kommen. So besteht eine Bienen- oder Wespengiftallergie bei ISM-Patienten signifikant häufiger als bei der Normalbevölkerung und die Anaphylaxie nach einem Stichereignis verläuft schwerer. In der Regel zeigen die Patienten auch eine MIS. Als klinisches Leitsymptom für das Vorliegen einer ISM ist die oft chronisch erhöhte Serumtryptase zu werten. Patienten mit Mastozytose können auch an Störungen des Knochenbaus leiden, wobei eine Osteopenie und Osteoporose – zum Teil auch mit pathologischen Frakturen verbunden – häufiger als eine Osteosklerose vorkommen. Eine Transformation der ISM in aggressivere Formen der Mastozytose ist selten.

Tabelle 1. Klassifikation der Mastozytosen (WHO, 2008)

Form	Unterformen
Kutane Formen	
Kutane Mastozytose (CM)	– Makulopapulöse kutane Mastozytose (Urticaria pigmentosa) – Diffuse kutane „erythrodermische“ Mastozytose – Solitäres Mastozytom
Systemische Formen (SM)	
Indolente SM (ISM)	– Indolente SM, a. n. k. – Isolierte Mastozytose des Knochenmarks – Smouldering SM
Systemische Mastozytose mit assoziierter klonaler hämatologischer Nicht-Mastzell-Erkrankung (SM-AHNMD)	
Aggressive systemische Mastozytose (ASM)	– „Reine“ ASM – ASM-AHNMD – ASM-t und ASM-t-AHNMD*
Mastzellenleukämie (MCL)	– Aleukämische Mastzellenleukämie
Extrakutane lokalisierte Formen	
Mastzellensarkom (MCS)	
Extrakutanes Mastozytom**	

ASM-t = ASM in Transformation (in Ausstrichen des Knochenmarks zwischen 5 % und maximal 19 % Mastzellen)
*Diese Entitäten sind in der WHO-Klassifikation von 2008 noch nicht enthalten, sollen aber in der revidierten Ausgabe berücksichtigt werden.
**Diese Entität wird in der aktualisierten WHO-Klassifikation nicht mehr aufgeführt werden, da in der neueren Literatur akzeptable Fallberichte nicht (mehr) vorkommen.

Die *ASM* und die *MCL* sind sehr seltene Subvarianten der SM, die primär als myeloische oder lymphatische Neoplasie mit auffälligen Blutbildveränderungen, markanter Hepatosplenomegalie und/oder Lymphadenopathie (vorwiegend: retroperitoneal) imponieren. Stets bei ASM, zumeist auch bei MCL kommt es durch die starke Infiltration der befallenen Gewebe durch transformierte Mastzellen zu Zeichen einer Organinsuffizienz wie z. B. Zytopenien, Aszites, oder Malabsorption, Letztere durch den nicht seltenen Befall der gastrointestinalen Schleimhäute (= C-Befunde).

Die *SM-AHNMD* ist eine besondere Unterform der SM und insgesamt häufiger als die „reine“ ASM und MCL. Es handelt sich hier um die Infiltration eines Gewebes (in aller Regel des Knochenmarks) durch zwei morphologisch distinkte hämatologische Neoplasien, von denen eine die SM ist. Als „AHNMD“ kann praktisch das gesamte Spektrum der myeloischen und lymphatischen Neoplasien beobachtet werden, wobei myeloische Neoplasien (speziell die chronische myelomonozytäre Leukämie) besonders häufig sind. Die SM imponiert hier bei vielen Patienten als isolierte Mastozytose des Knochenmarks mit relativ geringer und oft multifokaler Markinfiltration, die in einem Teil der Fälle durch die prominente AHNMD sogar überlagert und damit vom Hämatopathologen initial gar nicht entdeckt wird. Bei mehr als 50 % der Fälle mit ASM und MCL liegt eine AHNMD vor, hier morphologisch mit vorherrschender SM-Komponente. Stets muss versucht werden, sowohl die SM- als auch die AHNMD-Komponente der Erkrankung zu subtypisieren; die endgültige Diagnoseformel könnte dann beispielsweise lauten: „ASM-CMML“.

Das *Mastzellensarkom* (MCS) ist eine extrem seltene Erkrankung, von der bislang weniger als 10 zweifelsfreie Kasuistiken vorliegen. Es darf angenommen werden, dass ein beträchtlicher Teil der Fälle nicht erkannt wird und als „rundzelliges" Weichteilsarkom fehldiagnostiziert wird. MCS wurden in verschiedenen Organen beschrieben, darunter in Dickdarmschleimhaut, Meningen und Kehlkopf, aber auch Haut und Knochenmark. Die Prognose der Patienten mit MCS ist schlecht, bei allen Fällen kam es rasch zu einer Generalisation der Erkrankung, gelegentlich terminal zu einer MCL. Von dem beschriebenen primären MCS muss eine sekundäre Variante abgegrenzt werden, die bei allen Subtypen der SM, insbesondere aber bei ASM und MCL als präfinale Progression der Grunderkrankung beobachtet werden kann.

Diagnostische Kriterien der SM

Die WHO unterscheidet bei der SM ein diagnostisches Hauptkriterium und vier Nebenkriterien (Tabelle 2). Das diagnostische *Hauptkriterium* ist der Nachweis zumindest eines kompakten Mastzellinfiltrats in einem extrakutanen Gewebe. Daher steht der Pathologe, speziell der Hämatopathologe, hier im Zentrum der Diagnostik. In aller Regel wird die SM – und dann ggf. zugleich auch der Befall des Knochenmarks – durch die histologische Untersuchung eines Beckenkammtrepanats gesichert. Bei einem kleineren Teil der Patienten führt der Schleimhautbefall im oberen, vor allem aber unteren Gastrointestinaltrakt zur Primärdiagnose einer SM (dann: „intestinale" Mastozytose als Primärmanifestation der SM). Sehr selten wird die Diagnose SM durch die histologische Untersuchung von Leber, Milz oder Lymphknoten erstmalig gesichert.

Tabelle 2. Diagnostische Kriterien.

Hauptkriterium
Multifokale kompakte Mastzellinfiltrate (> 15 Mastzellen) in einem extrakutanen Gewebe/Organ
Nebenkriterien
1. Spindelzelliger Phänotyp der Mastzellen (> 25 %)
2. Aberranter Immunphänotyp: Expression von CD25
3. Aktivierende Punktmutation im Codon 816 von *KIT*
4. Erhöhte Serumtryptase (> 20 ng/µl)

Die Diagnose „Mastozytose" gilt als sicher, wenn das Haupt- und wenigstens ein Nebenkriterium oder – ohne das Hauptkriterium – wenigstens drei Nebenkriterien erfüllt sind.

Diagnostische *Nebenkriterien* umfassen zum einen morphologische Befunde wie das vermehrte Auftreten von spindeligen Mastzellen und einen aberranten bzw. aberrant-inkompletten Immunphänotyp der Mastzellen, zum anderen den molekularpathologischen Nachweis einer aktivierenden Punktmutation im Codon 816 von *KIT* (in der Regel *KIT*-D816V). Schließlich ist eine chronisch erhöhte Serumtryptase (> 20 µg/ml) als viertes diagnostisches Nebenkriterium anzugeben. Die Diagnose SM wird gestellt, wenn das Hauptkriterium und mindestens ein Nebenkriterium oder, bei Fehlen des Hauptkriteriums, mindestens drei Nebenkriterien erfüllt sind.

Histomorphologische Diagnose

Die histologische Untersuchung erfordert ein ausreichend langes (> 1 cm) Beckenkammtrepanat. Obgleich reaktive und transformierte Mastzellen an ihren metachromatischen intrazytoplasmatische Granula definitiv erkannt werden können, ist eine adäquate immunhistochemische Analyse bei jedem Patienten mit Verdacht auf SM erforderlich. Auch basophile Granulozyten enthalten metachromatische Granula; diese sind jedoch wasserlöslich und daher einer histologischen Erkennung nicht zugänglich.

Über die in der Routinediagnostik des Knochenmarks angewandten Färbungen wie GIEMSA, Versilberung und Naphthol-AS-D-Chloracetatesterase hinaus sollten stets Antikörper gegen folgende Antigene eingesetzt werden:

- Tryptase
- CD117 (KIT)
- CD25

Dabei ist die Koexpression von Tryptase und CD117 als normaler bzw. reifer Immunphänotyp aller, auch der neoplastischen Mastzellen anzusehen, während die Expression von CD25 einen aberranten Phänotyp der Mastzelle definiert, der nur bei Mastozytosen beobachtet wird. Schließlich ist bei Mastozytosen mit Schleimhautbefall recht charakteristisch, dass das Antigen Tryptase nur schwach oder gar nicht exprimiert wird (dann: aberrant-inkompletter Immunphänotyp). Eine Reihe weiterer Antigene wie z.B. CD14, CD35, CD52, CD57, CD68, CD99 oder CD123 wird in unterschiedlicher Häufigkeit von Mastzellen im Rahmen einer Mastozytose aberrant exprimiert, ist aber im Vergleich zu CD25 von untergeordneter diagnostischer Relevanz. Hervorzuheben ist hier allenfalls die auch differenzialdiagnostisch wichtige mögliche aberrante Expression des Antigens CD30 (=Ki-1-Antigen), das in der Hämatopathologie viel eher mit Hodgkin-Lymphomen oder anaplastisch-großzelligen Lymphomen und nicht mit Mastozytosen assoziiert wird.

Die „Infiltrationsmuster“ und der prozentuale Befall durch eine Mastozytose sind in den verschiedenen befallenen Geweben, auch abhängig vom Subtyp, sehr unterschiedlich. Daher wird im Nachfolgenden nur auf die diagnostisch bedeutsame Infiltration des Knochenmarks näher eingegangen. Der Pathologe sollte in allen Fällen versuchen, den Befall des Gewebes, speziell des Knochenmarks sowohl bezogen auf die Fläche als auch bezogen auf die Zellularität anzugeben. Folgende „Infiltrationsmuster“ können unterschieden werden:

1. Diffus-interstitiell mit ausschließlich locker verstreuten Mastzellen
2. Multifokal, oft zusätzlich mit diffus-interstitieller Komponente
3. Diffus-kompakt

Bei Muster 1 (diffus-interstitiell) ist die Diagnose SM nur möglich, wenn drei Nebenkriterien erfüllt sind, da das Hauptkriterium eines kompakten Infiltrats fehlt. Das 1. Muster ist viel häufiger bei einer reaktiven Vermehrung von Mastzellen (=Mastzellenhyperplasie) als bei einer SM zu beobachten. Die Mastzellenhyperplasie kommt vor allem bei hypozellulärem oder aplastischem Knochenmark, aber auch bei verschiedenen B-Zell-Neoplasien wie der chronischen lymphatischen Leukämie, Haarzellenleukämie oder dem lymphoplasmozytischen Lymphom vor. Schließlich wird eine Vermehrung locker verstreuter, oft spindeliger Gewebsmastzellen mit aberrantem Immunphänotyp und Expression von CD25 nicht nur bei SM, sondern auch bei myeloischen Neoplasien mit Eosinophilie und Anomalien im PGF-α (platelet-derived growth factor alpha) beobachtet. Es handelt sich in diesem Fall nicht um eine SM-AHNMD, sondern die atypischen Mastzellen werden dem neoplastischen myeloischen Klon zugerechnet.

Muster 2 (fokal bzw. multifokal) wird in typischer Weise bei ISM, aber auch bei smoldering SM beobachtet und ist bei ISM oft gering. Muster 3 (diffus-kompakt) ist typisch für ASM und MCL und erklärt durch die Destruktion des hämatopoetischen Gewebes die bei diesen Patienten oft vorkommenden zytopenischen Blutbildveränderungen. Bei den Infiltrationsmustern 2 und 3 Ist die Abschätzung des Infiltrationsgrads, bezogen auf die Fläche, zumeist unproblematisch.

Indolente SM

Der typische histopathologische Befund eines Knochenmarks bei ISM ist gekennzeichnet durch eine geringe diffuse Vermehrung teilweise spindeliger, oft hypogranuliert wirkender Mastzellen, wobei die Spindelformen in aller Regel mehr als 25 % des Mastzellkompartiments ausmachen (Abbildung 1). Fälle mit ganz überwiegender spindelzelliger Komponente sind selten. Bei exklusivem Vorkommen runder und stark granuliert wirkender Mastzellen ist eine „well-differentiated“ SM als sehr seltene phänotypische Variante der SM (keine eigene Entität!) in die differenzialdiagnostischen Überlegungen einzubeziehen. Diagnostisch entscheidend sind jedoch fokale kompakte (=noduläre) Mastzellinfiltrate, die bevorzugt peritrabekulär, gelegentlich aber markzentral liegen, einen erhöhten Fasergehalt aufweisen und die relativ scharf begrenzt sind. In diesen kompakten Infiltraten ist die Spindelzelligkeit der hypogranulierten Mastzellen oft sehr auffällig, sodass der Befund an Fibroblasten erinnern kann. Primär wurden derartige Läsionen in den 60iger und 70iger Jahren des letzten Jahrhunderts als Rywlin'sche Knochenmarkläsionen („eosinophile fibrohistiozytische Läsionen“) bezeichnet und als allergische Reaktion des Knochenmarks interpretiert. Oft enthalten die Mastzellinfiltrate auch viele eosinophile Granulozyten und follikelartig gelagerte Lymphozyten („mischzelliges Infiltrat“).

In typischen Fällen einer ISM nehmen die multifokalen Mastzellinfiltrate nur etwa 5 bis maximal 10 % Flächenanteil ein. Die seltenen Fälle mit starker Infiltration des Knochenmarks (> 30 % Flächenanteil) entsprechen entweder der smoldering Variante einer ISM (SSM) oder einer ASM. SSM und ASM können nur klinisch-hämatologisch, aber

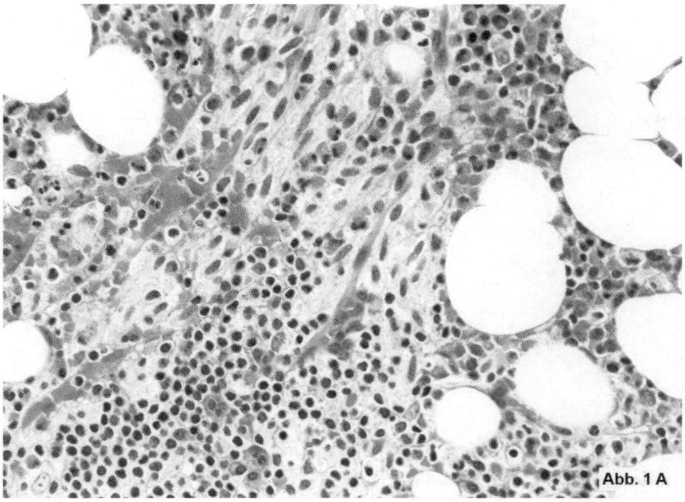

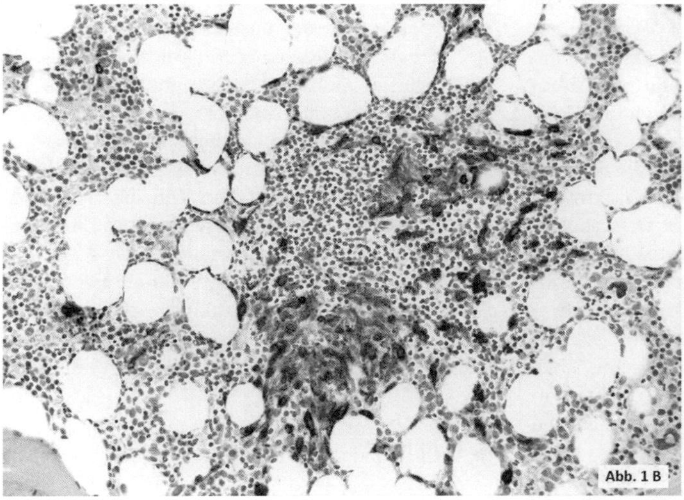

Abbildung 1. Indolente systemische Mastozytose: Im Knochenmark Nachweis eines kompakten Infiltrates, das aus vorwiegend spindeligen Gewebsmastzellen besteht. Damit sind sowohl das Hauptkriterium wie auch ein Nebenkriterium erfüllt und die Diagnose einer systemischen Mastozytose ist gesichert. Immunhistochemisch eine starke Expression des Antigens Tryptase durch die Gewebsmastzellen. (A: H&E; B: ABC-Methode, AA1)

nicht histomorphologisch abgegrenzt werden. Während die ASM durch sog. C-Befunde mit Zeichen der Organinsuffizienz gekennzeichnet ist, findet sich bei SSM ausschließlich eine Organomegalie, in der Regel eine Hepatosplenomegalie (sog. B-Befunde), jedoch ohne Zeichen einer Organinsuffizienz. Bei SSM und ASM ist jeweils von einer hohen Mastzelllast auszugehen, was sich auch in deutlich erhöhten Serumtryptase-Werten widerspiegelt (> 100 µg/ml); gleichwohl ist die Prognose der SSM wesentlich günstiger als die der ASM.

Mastzellenleukämie

Die MCL ist der einzige, wenngleich sehr seltene Subtyp der SM, bei dem ein Ausstrich des Knochenmarks für die Diagnose ausreichend ist. Entsprechend der Definition kann bei einer Mastzellzahl von mindestens 20 % der kernhaltigen Markzellen (analog zur Definition einer akuten myeloischen Leukämie bzw. AML) eine MCL diagnostiziert werden. Die Mastzellen bei MCL sind zwar oft atypisch, aber es sind keine Blasten. Stets enthalten die Mastzellen metachromatische Granula, bei wenigen Fällen allerdings in sehr geringer Zahl. Im Gegensatz zu Mastzellen bei ISM fallen

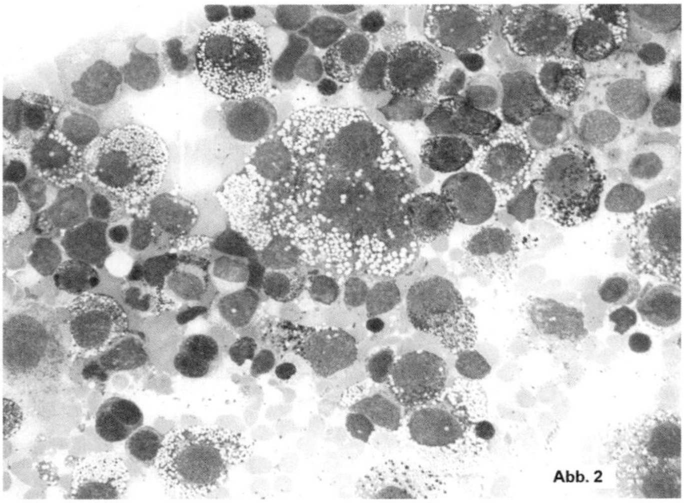

Abbildung 2. Mastzellenleukämie: Der Knochenmarkausstrich zeigt eine starke Vermehrung hochgradig atypischer Mastzellen, oft mit vakuolisiertem Zytoplasma und unterschiedlich hohem Gehalt an metachromatischen Granula. Vereinzelt sieht man bizarre, mehrkernige Riesenzellen, die ebenfalls metachromatische Granula enthalten (Bildmitte). Da weit mehr als 20 % der kernhaltigen Markzellen atypischen Mastzellen entsprechen, besteht kein Zweifel an der Diagnose einer Mastzellenleukämie. (Pappenheim)

hier Kernatypien auf. Die Kerne sind oft bilobuliert bzw. nahezu monozytoid. Vereinzelte metachromatische Riesenzellen können vorkommen (Abbildung 2). Bei einem Teil der Fälle zeigen die Mastzellen ein vakuolisiertes Zytoplasma. Extrem selten ist eine starke Hämophagozytose durch die neoplastischen Mastzellen mit konsekutiver, oft extremer Siderose. Das Bild kann dann *prima vista* an eine Histiozytose bzw. ein Hämophagozytose-Syndrom erinnern. Sog metachromatische Blasten, d. h. zweifelsfrei blastäre Tumorzellen mit nur wenigen metachromatischen Granula sind bei MCL nur sehr selten und dann in äußerst geringer Zahl nachweisbar. Metachromatische Blasten kommen jedoch in oft großer Zahl bei akuten Basophilenleukämien und myelomastozytären Leukämien vor.

Abhängig von der Zahl zirkulierender Mastzellen wird die häufigere aleukämische von der „leukämischen" MCL abgegrenzt. Die leukämische MCL ist gekennzeichnet durch eine größere Zahl von Mastzellen im Blut, die jedoch mindestens 10 % aller Leukozyten (ungeachtet der Gesamtleukozytenzahl) ausmachen müssen. Prinzipiell kann somit eine MCL in sehr seltenen Fällen auch einmal anhand einer zytomorphologischen Blutuntersuchung diagnostiziert werden. Bei einer starken Vermehrung spindeliger Gewebsmastzellen im Markausstrich ist differenzialdiagnostisch an eine extreme seltene chronische MCL zu denken. Bei der chronischen MCL fehlen signifikante zytopenische Blutbildveränderungen und der Verlauf ist, ganz im Gegensatz zu der oben beschriebenen sog. akuten MCL eher indolent.

Eine besondere diagnostische Herausforderung stellt die Assoziation einer MCL mit einer anderen malignen hämatologischen Systemerkrankung dar (MCL-AHNMD), umso mehr, da hier das SM-Kompartiment der Erkrankung im Gegensatz zu typischen Fällen einer SM-AHNMD das morphologische Bild beherrscht. Gleichsam die „Königin" der hämatologischen Diagnosen stellt die Assoziation zwischen einer MCL und einer AML dar (Abbildung 3). So wurden z. B. einige Fälle einer Assoziation zwischen einer akuten MCL und einer AML mit t(8;21) beschrieben. Die formelhafte Diagnose sollte dann lauten: MCL-AML mit t(8;21).

Schleimhautbefunde

Immer mehr Bedeutung gewinnt die histologische Beurteilung von Schleimhautproben des oberen und unteren Gastrointestinaltrakts bei Patienten mit vermuteter oder gesicherter Mastozytose (Abbildung 4). Es ist hierbei wichtig zu wissen, dass die Mastzellen zwar typische bandförmige (und damit kompakte), vorwiegend subepithelial gelegene Infiltrate ausbilden können und damit auch kein Zweifel an der Diagnose einer SM besteht; gleichwohl fehlt in einem signifikanten Teil dieser Fälle die Expression des Antigens Tryptase durch die Mastzellen. Da diese jedoch stets die Antigene CD117 (KIT) und CD25 koexprimieren, muss von einem aberrant-inkompletten Immunphänotyp der Mastzellen ausgegangen werden. Die Tryptase-Negativität wird in anderen Geweben/Organen so

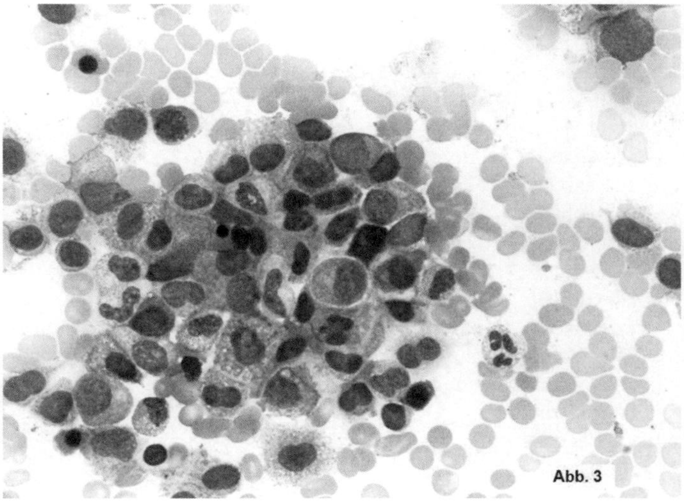

Abbildung 3. SM-AHNMD: In diesem Fall zeigt der Knochenmarkausstrich sowohl atypische hypogranulierte Gewebsmastzellen als auch Blasten mit mäßig basophilem, nicht granuliertem Zytoplasma. Immunhistochemisch konnte am Schnittpräparat des Knochenmarks eine Expression des Antigens CD61 durch die Blasten nachgewiesen werden. Es handelt sich damit um die ungewöhnliche Assoziation einer Mastzellenleukämie mit einer akuten myeloischen Leukämie vom Typ der Megakaryoblastenleukämie (AML FABM7). Die abschließende Diagnose konnte wie folgt angegeben werden: SM-AHNMD bzw. *KIT*-D816V-positive MCL-AML. (Pappenheim)

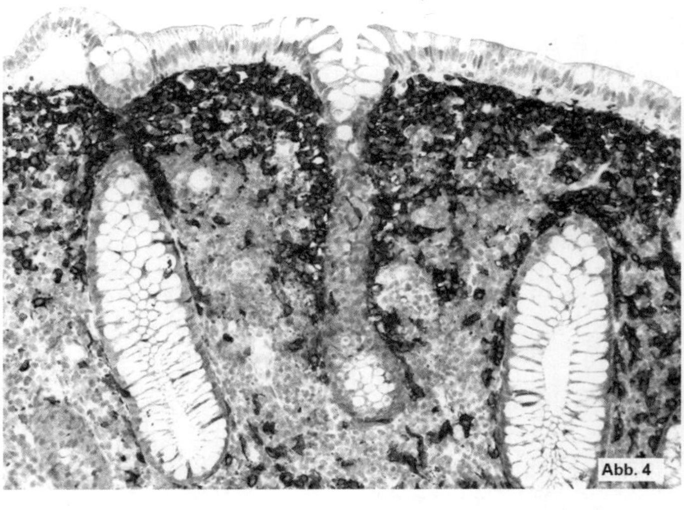

Abbildung 4. Dickdarmschleimhaut mit bandförmiger Infiltration des subepithelialen Bindegewebes durch zumeist rundliche Gewebsmastzellen mit starker Expression des Antigens CD117 (KIT). (ABC Methode, Anti-CD117)

nicht beobachtet. Eine Zelle, die CD117 nicht exprimiert, ist keine Mastzelle!

Molekularpathologie

Aktivierende Punktmutationen im Codon 816 des *KIT*-Gens gelten als ein diagnostisches Nebenkriterium der SM. Von besonderer Bedeutung ist hier der Typ *KIT*-D816V, der in mehr als 90 % der mutationspositiven Fälle nachgewiesen werden kann. Bei einem kleinen Teil der SM-Fälle (ca. 5–10 %), auch abhängig vom Suptyp, ist eine aktivierende *KIT*-Mutation nicht nachweisbar, speziell bei MCL liegt die Häufigkeit nur bei ca. 60 bis 70 %. Nur bei SM mit phänotypischen Eigenschaften der schon beschriebenen well-differentiated Subvariante und beim Mastzellensarkom fehlen *KIT*-Punktmutationen bei einem größeren Teil der Patienten. Von Bedeutung ist hierbei auch, dass die entsprechenden molekularpathologischen Analysen (im Gegensatz zur Zytogenetik) auch am Beckenkammtrepanat nach Standardbehandlung (Fixierung in 3–5 % gepuffertem Formalin, Einbettung in Paraffin und Entkalkung in EDTA) durchgeführt werden können, was die diagnostische Herangehensweise durchaus erleichtert.

Therapie

Eine kausale Therapie der Mastozytose gibt es nicht. Abhängig vom Subtyp sind verschiedene Therapieoptionen zu erwägen. Bei der ISM der oft jüngeren Erwachsenen steht die Beherrschung des Mediatorsyndroms und möglicher anaphylaktischer Reaktionen ganz im Vordergrund. Bei Osteopenie bzw. Osteoporose ist eine Therapie mit Kalzium und Vitamin D bzw. zusätzlich mit Bisphosphonaten angezeigt. Die Schwere des klinischen Bilds kann bei der oft nur geringen Infiltration des Knochenmarks durchaus als diskrepant empfunden werden. Auch Kontrolluntersuchungen des Knochenmarks zeigen bei klinischerseits erwarteter Progression zumeist nicht entsprechend progrediente, sondern gelegentlich sogar regrediente Befunde.

Zum Einsatz kommen vor allem Histaminrezeptorenblocker. Tyrosinkinasehemmer (TKI) werden in der Regel nicht bei ISM und SSM, sondern bei den meist älteren Patienten mit SM-AHNMD, ASM und MCL („advanced SM") eingesetzt. Der bekannteste TKI Imatinib ist nur bei der seltenen *KIT*-D816V-negativen SM wirksam, sodass für die meisten Patienten alternative TKI eingesetzt werden müssen. Besonders erfolgversprechend ist hier das – allerdings noch nicht zugelassene – Midostaurin, dessen Wirksamkeit hinsichtlich des Mediatorsyndroms in einer globalen Studie bei Patienten mit prognostisch ungünstigen Subvarianten der SM nachgewiesen wurde.

Bei den zumeist älteren Patienten mit SM-AHNMD, ASM und MCL steht das Mediatorsyndrom oft nicht im Vordergrund des klinischen Bilds. In Anbetracht der oft sehr ausgedehnten Infiltration des Knochenmarks muss in der Regel eine zytoreduktive Therapie durchgeführt werden. Von besonderer Wirksamkeit, gerade bei MCL, ist hier Cladribin. Ultima ratio ist aber, wie bei allen malignen hämatologischen Systemerkrankungen, die Knochenmarktransplantation (KMT). Eine Studie, die erstmals 50 Fälle einer SM nach KMT auswertet, ist kürzlich erschienen.

Differenzialdiagnose und Ausblick

Die Differenzialdiagnose der Mastozytose umfasst eine ganze Reihe von reaktiven, aber auch neoplastischen Erkrankungen. Von besonderer Bedeutung ist hier das Mastzellaktivierungssyndrom (MCAS), das jedoch keine eigenständige Erkrankung darstellt und bei dem die Kriterien einer SM nicht vollständig erfüllt sind. Das MCAS ist eine Ausschlussdiagnose. In einem Teil der MCAS-Fälle wird die aktivierende Punktmutation *KIT*-D816V nachgewiesen (dann: monoklonales MCAS), gelegentlich werden auch intramedulläre Mastzellen mit aberrantem Immunphänotyp beschrieben (maximal zwei diagnostische Nebenkriterien, daher keine SM). Um ein MCAS zweifelsfrei zu sichern, müssen kompakte Mastzellinfiltrate durch die histologische Untersuchung eines Beckenkammtrepanats definitiv ausgeschlossen werden.

Morphologisch ist die Mastozytose für den Hämatopathologen oft ein „Chamäleon", insbesondere wenn diagnostisch entscheidende Spezialfärbungen nicht durchgeführt werden. Atypische Mastzellen können in einem kleineren Teil der Fälle ein helles, optisch fast leeres Zytoplasma aufweisen, sodass initial an eine Histiozytose, Monozytenleukämie, Haarzellenleukämie oder gar ein klarzelliges Nierenzellkarzinom gedacht wird. Die immunphänotypische Variabilität der Mastzellen bereitet zusätzliche diagnostische Probleme: So wird z. B. bei Expression von CD30 durch die Mastzellen zunächst an ein Hodgkin-Lymphom oder ein anaplastisch-großzelliges Lymphom gedacht werden. Entscheidend ist für den Pathologen immer, an die Möglichkeit einer Mastozytose zu denken und jeden klinischen Hinweis hierauf ernst zu nehmen. Die Auswertung einer H&E-Färbung allein, auch durch einen erfahrenen Pathologen, genügt den diagnostischen Mindestanforderungen bei der Mastozytose nicht. In fraglichen Fällen ist es notwendig, konsiliarischen Rat einzuholen. Ein Referenzzentrum für die Histopathologie der Mastozytose wurde im Rahmen des ECNM (*European Competence Network for Mastocytosis*) am Institut für Pathologie des Klinikums der Ludwig-Maximilians-Universität München eingerichtet.

Es ist zu erwarten, dass die Häufigkeit der diagnostizierten Fälle einer Mastozytose noch zunehmen wird. Die Mastozytose mit all ihren Unterformen ist keinesfalls eine seltene Erkrankung, aber immer noch eine zu selten vom Pathologen korrekt diagnostizierte. Eine Mastozytose ist beispielsweise in der Gesamtbevölkerung häufiger anzutreffen als die chronische myeloische Leukämie. In Anbetracht der gelegentlich tödlichen anaphylaktischen Komplikationen und den Möglichkeiten einer Prävention muss die klinische Frage nach einer Mastozytose vom Pathologen ernst genommen werden. Die eigenen Erfahrungen aus der konsiliarischen Tätigkeit an einem Referenzzentrum zeigen, dass ein beträchtlicher Teil der Fälle von den einsendenden Kollegen entweder falsch-negativ oder falsch-positiv beurteilt wurde. Eine vollständig korrekte Diagnose, die auch den klinischen Anforderungen entspricht, ist dabei eher die Ausnahme.

Beispielhaft sei abschließend eine Diagnose angeführt, wie sie hier in der Pathologie täglich erstellt werden: „*KIT*-D816V-positive systemische Mastozytose mit multifokalem, geringem Befall des Knochenmarks (ca. 5 % Flächenanteil). Eine definitive Subtypisierung der Erkrankung gelingt nicht. Wenn Hautveränderungen einer Urticaria pigmentosa adultorum vorliegen, passt das Bild sehr gut zu einer indolenten systemischen Mastozytose (ISM). Fehlen entsprechende Hautläsionen, kann (vorläufig) von einer isolierten Mastozytose des Knochenmarks ausgegangen werden (Neigung zu allergischen oder gar anaphylaktischen Reaktionen?). Anhaltspunkte für eine aggressive oder leukämische Verlaufsform der Mastozytose liegen nicht vor. Bei vollständig intakter Blutbildung ergibt sich auch kein Hinweis auf eine mit der Mastozytose assoziierte, nicht mastozytäre hämatologische Neoplasie (SM-AHNMD)."

Ausgewählte Literatur

1 Valent P, Horny H-P, Li CY et al (2001) Mastocytosis. In: Jaffe ES, Harris NL, Stein H, Vardiman JW (eds) Pathology & Genetics. Tumours of the Haematopoietic and Lymphoid System. 3rd ed. WHO Blue Books. Lyon: IARC Press

2 Horny H-P, Akin C, Metcalfe DD et al (2008) Mastocytosis. In: Swerdlow SH, Campo E, Harris NL et al (eds) WHO Classification of Tumours of Haematopoietic and Lymphoid Tissues. 4th ed. Lyon: IARC Press

3 Valent P, Horny H-P, Escribano L et al (2001) Diagnostic criteria and classification of mastocytosis: a consensus proposal (conference report: „Year 2000 Working Conference on Mastocytosis"). Leuk Res 25: 603–625

4 Valent P, Horny H-P, Bennett JM et al (2007) Definitions and standards in the diagnosis and treatment of the myelodysplastic syndromes: consensus statements and report from a working conference. Leuk Res 31: 727–736

5 Sperr WR, Jordan JH, Fiegl M et al (2002) Serum tryptase levels in patients with mastocytosis: correlation with mast cell burden and implication for defining the category of disease. Int Arch Allergy Immunol 128: 136–141

6 Valent P, Akin C, Sperr WR et al (2003) Aggressive systemic mastocytosis and related mast cell disorders: current treatment options and proposed response criteria. Leuk Res 27: 635–641

7 Sotlar K, Colak S, Bache A et al (2010) Variable presence of KITD816V in clonal hematologic non-mast cell lineage diseases associated with systemic mastocytosis (SM-AHNMD). J Pathol 220: 586–595

8 Horny H-P (2009) Mastocytosis: an unusual clonal disorder of bone marrow-derived hematopoietic progenitor cells. Am J Clin Pathol 132: 438–447

9 Horny H-P, Sotlar K, Valent P (2007) Mastocytosis: state of the art. Pathobiology 74: 121–132

10 Horny H-P, Valent P (2002) Histopathological and immunohistochemical aspects of mastocytosis. Int Arch Allergy Immunol 127: 115–117

11 Valent P, Sotlar K, Sperr WR et al (2014) Refined diagnostic criteria and classification of mast cell leukemia (MCL) and myelomastocytic leukemia (MML): a consensus proposal. Ann Oncol 25: 1691–1700

12 Horny H-P, Sotlar K, Sperr WR et al (2004) Systemic mastocytosis with associated clonal haematological non-mast cell lineage disease (SM-AHNMD): a histopathological challenge. J Clin Pathol 57: 604–608

13 Sperr W, Escribano L, Jordan J-H et al (2001) Morphologic properties of neoplastic mast cells: delineation of stages of maturation and implication for cytological grading of mastocytosis. Leuk Res 25: 529–536

14 Horny H-P, Sotlar K, Valent P (2011) Eosinophil, basophil, and mast cell infiltrates in the bone marrow: crossing the boundaries of diagnosis. J Hematopathol 4: 101–111

15 Agis H, Krauth MT, Böhm A et al (2006) Identification of basogranulin (BB1) as a novel immunohistochemical marker of basophils in normal bone marrow and patients with myeloproliferative disorders. Am J Clin Pathol 125: 1–9

16 Agis H, Krauth M-T, Mosberger I et al (2006) Enumeration and immunohistochemical characterisation of bone marrow basophils in myeloproliferative disorders using the basophil specific monoclonal antibody 2D7. J Clin Pathol 59: 396–402

17 Sotlar K, Horny H-P, Simonitsch I et al (2004) CD25 indicates the neoplastic phenotype of mast cells. A novel immunohistochemical marker for the diagnosis of systemic mastocytosis (SM) in routinely processed bone marrow biopsy specimens. Am J Surg Pathol 28: 1319–1325

18 Sotlar K, Cerny-Reiterer S, Petat-Dutter K et al (2010) Aberrant expression of CD30 in neoplastic mast cells in high-grade mastocytosis. Mod Pathol 24: 585–595

19 Valent P, Sotlar K, Horny H-P (2011) Aberrant expression of CD30 in aggressive systemic mastocytosis and

mast cell leukemia: a differential diagnosis to consider in aggressive hematopoietic CD30-positive neoplasms. Leuk Lymphoma 52: 740–744

20 Sotlar K, Bache A, Stellmacher F et al (2008) Systemic mastocytosis associated with chronic idiopathic myelofibrosis. A distinct subtype of systemic mastocytosis associated with a clonal hematological non-mast cell lineage disorder carrying the activating point mutations KITD816V and JAK2V617F. J Mol Diagn 10: 58–66

21 Schwaab J, Schnittger S, Sotlar K et al (2013) Comprehensive mutational profiling in advanced systemic mastocytosis. Blood 122: 2460–2466

22 Gotlib J, Pardanani A, Akin C et al (2013) International Working Group-Myeloproliferative Neoplasms Research and Treatment (IWG-MRT) & European Competence Network on Mastocytosis (ECNM) consensus response criteria in advanced systemic mastocytosis. Blood 121: 2393–2401

23 Horny H-P, Sotlar K, Valent P (2010) Differential diagnosis of systemic mastocytosis in routinely processed bone marrow biopsy specimens: a review. Pathobiology 77: 169–180

24 Berezowska S, Flaig MJ, Rueff F et al (2013) Adult-onset mastocytosis in the skin is highly suggestive of systemic mastocytosis. Mod Pathol 27:19–29

25 Ustun C, Reiter A, Scott BL et al (2014) Hematopoietic stem cell transplantation for advanced systemic mastocytosis. J Clin Oncol 32:3264–3274

Schwere aplastische Anämie (SAA)

Koordiniert durch J. Tischer
C. Waterhouse, J. Holch, M. Albert, S. Fritsch, C. Schmid, J. Tischer

Aplastische Anämien des Erwachsenenalters

(J. Holch)

Epidemiologie

Die Inzidenz der erworbenen aplastischen Anämie (AA) liegt in Europa bei etwa zwei Fällen pro eine Million Einwohner pro Jahr [1], in Asien dagegen aus ungeklärten Gründen etwa zwei- bis dreimal höher [2, 3]. Die Altersverteilung bei Auftreten der erworbenen AA ist zweiphasig mit einem Häufigkeitsgipfel zwischen dem 20. und 25. Lebensjahr und einem weiteren jenseits des 55. Lebensjahrs [4]. Letztere Gruppe ist am häufigsten vertreten. Das Geschlechterverhältnis ist ausgeglichen.

Ätiologie

Die meisten Fälle von aplastischer Anämie sind idiopathisch, d. h. aus der Anamnese und weiterführenden Untersuchungen ergibt sich kein Hinweis auf die Ätiologie [5]. Nur in einigen Fällen kann ein ursächlicher Zusammenhang hergestellt werden. Mögliche Auslöser sind:

- radioaktive Bestrahlung
- Medikamente und Chemikalien:
  - direkt zytoreduktive Effekte: Zytostatika, Benzole
  - idiosynkratische Reaktion: Chloramphenicol, nichtsteroidale Antirheumatika, Sulfonamide, Thyreostatika, Penicillamin, Gold u. a.
- Viren: HIV, Epstein-Barr-Virus, Zytomegalievirus, Parvovirus B 19, Hepatitisviren
- Autoimmunerkrankungen: systemischer Lupus erythematodes (SLE), eosinophile Fasziitis u. a.
- weitere Erkrankungen: seronegative Hepatitis, eosinophile Fasziitis, paroxysmale nächtliche Hämoglobinurie (PNH) u. a.
- endokrine Ursachen: Schwangerschaft u. a.

Pathophysiologie

Zahlreiche Untersuchungen und klinische Beobachtungen unterstützen die Hypothese, dass bei den meisten Patienten mit erworbener AA ein Autoimmunprozess für die Zerstörung der hämatopoetischen Stammzellen (HSZ) verantwortlich ist. So lässt sich mit immunsuppressiver Therapie bei der Mehrheit der Patienten ein Ansprechen erreichen [6]. Frühe Experimente zeigen zudem, dass Lymphozyten von Patienten mit AA eine hemmende Wirkung auf die Hämatopoese *in vitro* haben können [7].

Wie es hierbei zur aberranten Immunantwort kommt, ist noch nicht abschließend geklärt. Ein vorausgehender Schaden durch Chemikalien, Medikamente oder Viren sowie die Anwesenheit von (Auto-)Antigenen könnten zu einer Entzündungsreaktion mit Lymphozytenaktivierung führen [8]. Hierbei akquirierte somatische Mutationen in Lymphozyten mit alterierenden Effekten auf Proliferation, Apoptoseneigung und Effektorfunktionen könnten in der Folge schließlich zur Persistenz eines autoreaktiven Klons führen, der die HSZ zerstört [8, 9]. So findet man bei unbehandelten Patienten mit erworbener AA eine mono- oder oligoklonale Vermehrung von T-Zellen, die nach erfolgreicher immunsuppressiver Therapie wieder verschwinden oder wenigstens zurückgedrängt werden [10, 11]. Es sind aber vermutlich auch Dysfunktionen von T-Helfer-Zellen der Typen Th1,

Th2, Treg und Th17 sowie NK-Zellen an der Pathophysiologie der erworbenen AA beteiligt [8, 9, 12–14].

Die Knochenmarksuppression scheint überwiegend durch Interferon-gamma (INF-γ) vermittelt zu werden [15]. So lässt sich im Knochenmark von Patienten mit AA die Expression von INF-γ-abhängigen Genen feststellen [16]. Dieses Zytokin wirkt sowohl direkt als auch indirekt – über eine erhöhte Apoptoseneigung durch gesteigerte Fas/Fas-Ligand-Expression – hemmend auf die HSZ [12, 13]. Microarray-Untersuchungen an CD34-positiven Zellen von Patienten mit AA zeigen eine Konstellation entsprechend einer Hochregulation von Genen, die bei Apoptose und immunregulatorischen Vorgängen involviert sind [5]. Interessanterweise korrelierte in einer Studie die intrazelluläre Detektion von INF-γ in peripheren T-Zellen bei Patienten mit erworbener AA mit dem Ansprechen auf eine immunsuppressive Therapie [14].

Dass trotz Unterdrückung der Knochenmarkfunktion meist noch einige Blutzellen gebildet werden, zeugt von einer enormen Kompensationsfähigkeit des Knochenmarks im Sinne einer gesteigerten Produktion pro Stammzelle. Möglicherweise führt dies aber zu qualitativen Konsequenzen für die verbliebenen Stammzellen. So wurden in Granulozyten von Patienten mit schwerer aplastischer Anämie (SAA) Telomerverkürzungen ohne genetische Ursache gefunden, was auf eine extreme Überbeanspruchung und eventuell auf die Entstehung einer genetischen Instabilität der Resthämatopoese schließen lässt [2]. Für die genannte Population zeigte sich eine Assoziation zwischen altersadjustiert kürzerer Telomerlänge und einem höheren Risiko für Rezidive und klonale Entartung sowie einem kürzeren Gesamtüberleben [17, 18]. Allerdings wurden auch genetische, den Telomer-Reparaturkomplex betreffende Mutationen bei einigen Patienten mit erworbener AA gefunden [19–21].

Diese Ergebnisse deuten darauf hin, dass es möglicherweise genetische Risikofaktoren für das Auftreten einer erworbenen AA gibt [4, 22]. Ein solches Konzept der individuellen Suszeptibilität wird auch durch den Befund untermauert, dass eine reduzierte Aktivität von P-Glykoprotein (P-Gp) einen Risikofaktor für die erworbene arzneimittelinduzierte AA darstellt [23, 24]. P-Gp vermag als Effluxpumpe u. a. Xenobiotika aus der Zelle zu entfernen. Auch eine reduzierte zelluläre Entgiftung durch homozygote Deletion der Glutathion-S-Transferase-theta (GSTT1) scheint das Risiko für die erworbene AA zu erhöhen [25]. Die Autoren der zugrunde liegenden Metaanalyse vermuten, dass durch das Fehlen von GSTT1 vermehrt Proteinaddukte durch reaktive Metaboliten entstehen, die ihrerseits als Neo-Epitope eine Autoimmunantwort triggern könnten.

Störungen des Knochenmarkstromas, welches u. a. hämatopoetische Wachstumsfaktoren sezerniert, scheinen nicht ursächlich an der Pathophysiologie der erworbenen AA beteiligt zu sein. Aus klinischer Sicht wird dies durch die erfolgreiche Anwendung der Transplantation hämatopoetischer Stammzellen bei Patienten mit erworbener AA untermauert. Des Weiteren zeigen sich normwertige oder gar gesteigerte Konzentrationen von hämatopoetischen Wachstumsfaktoren wie FLT3-Ligand [26], G-CSF [27] oder Thrombopoetin [28, 29]. Mutationen im Gen für Thrombopoetin sowie seinen Rezeptor wurden bei erblichen Erkrankungen mit Knochenmarkversagen beschrieben [30, 31]. Interessanterweise konnte kürzlich mit dem oralen TPO-Rezeptor-Agonisten Eltrombopag ein vielversprechendes bi- und trilineares Ansprechen bei Patienten mit refraktärer erworbener SAA erreicht werden [32].

Diagnose und Klassifikation

1888 beschrieb Paul Ehrlich den kurzen und dramatischen Krankheitsverlauf einer jungen, schwangeren Patientin, die unter den klinischen Symptomen einer schweren Anämie an ausgeprägten Blutungen und einer fulminanten Infektion verstarb [33, 34]. Weitere, ähnliche Berichte führten zur Zusammenfassung dieser Fälle zu einer eigenen Entität, die erstmals von *Vaquez* und *Aubertin* im Jahr 1904 benannt wurde [35].

Die Diagnose wird nach Ausschluss entsprechender Differenzialdiagnosen (s. u.) anhand der Befunde aus dem peripheren Blut (Tabelle 1) und einer Knochenmarkbiopsie (Tabelle 2) gestellt. Zusammengefasst ist das pathologische Erscheinungsbild der AA ein hypozelluläres Knochenmark mit überwiegend Fettzellen und einer deutlich reduzierten bis fehlenden Megakaryopoese, Erythropoese und Granulopoese, wobei der Nachweis neoplastischer Zellen oder einer Knochenmarkfibrose fehlt [33, 36]. In der Immunphänotypisierung können kaum

CD34-exprimierende Vorläuferzellen nachgewiesen werden [36]. Bei Anzüchtung hämatopoetischer Stammzellen *in vitro* zeigt sich die reduzierte Hämatopoese in der verminderten Bildung von Zellkolonien [36].

Differenzialdiagnose

Die Abgrenzung der AA gegenüber dem hypoplastischen myelodysplastischen Syndrom (MDS) kann schwierig sein. Beim MDS können neben hypoplastischen Abschnitten auch Areale mit dysplastischer Hämatopoese gefunden werden. Zytogenetische Aberrationen können auch bei zirka 10 % der Patienten mit AA vorkommen bzw. im Verlauf auftreten [33]; viele dieser Patienten sprechen jedoch auf eine immunsuppressive Therapie (IST) an. Solche Aberrationen sind Trisomie 6 und 8 sowie 13q– [37, 38]. Eine Monosomie 7 hingegen ist nur selten ein transienter Befund. Patienten mit diesem Befund haben eine schlechtere Prognose, häufig besteht eine refraktäre Zytopenie oder ein rascher Übergang in eine akute Leukämie [39].

Gemeinsamkeiten bestehen auch zwischen der AA und der paroxysmalen nächtlichen Hämoglobinurie (PNH). 40–50 % der Patienten mit idiopathischer SAA haben einen Defekt des Glykosylphosphatidylinositol-Ankerproteins (GPI) auf der Zelloberfläche, wie er für die PNH typisch ist, ohne klinische Zeichen einer Hämolyse [40]. Manche Patienten entwickeln jedoch eine PNH im Laufe von Jahren nach IST. Weitere Differenzialdiagnosen sind Knochenmark verdrängende Erkrankungen (z. B. Knochenmarkkarzinose), eine megaloblastäre Anämie, ein Hypersplenismus oder auch Erkrankungen aus dem rheumatischen Formenkreis, die ebenfalls mit einer Panzytopenie einhergehen können. Zu den erblich bedingten Formen von Knochenmarkversagen gehören die Dyskeratosis congenita und die Fanconi-Anämie, die sich auch erst später im Leben manifestieren kann [41].

Die *Deutsche Gesellschaft für Hämatologie und Onkologie* empfiehlt in ihrer aktuellen Leitlinie folgende Untersuchungen zur Diagnosesicherung und Unterscheidung von Differenzialdiagnosen:

- ausführliche Anamnese (insbesondere Familien-, Medikamenten-, Sozialanamnese)
- körperliche Untersuchung
- Zellzählung, Differenzialblutbild, Retikulozytenzählung (wiederholt)

Tabelle 1. Definition der aplastischen Anämie (AA) anhand des peripheren Blutes* [33].

	Nicht schwere AA (NSAA)	Schwere AA (SAA)	Sehr schwere AA (VSAA)
Neutrophile	< 1000/µl	< 500/µl	< 200/µl
Thrombozyten	< 50 000/µl	< 20 000/µl	< 20 000/µl
Retikulozyten	< 20 000/µl** (< 60 000/µl***)	< 20 000/µl** (< 60 000/µl***)	< 20 000/µl** (< 60 000/µl***)

* Zwei von drei Kriterien müssen erfüllt sein. Für die sehr schwere AA ist eine Neutrophilenzahl < 200/µl obligat.
** bei manueller Zählung
*** bei Verwendung eines automatischen Zellzählgeräts, da bei niedrigen Werten meist Überschätzung

Tabelle 2. Knochenmarkbefund der aplastischen Anämie (AA) [5].

Sehr schwere AA (VSAA)	Knochenmarkzellularität < 25 % *oder* Knochenmarkzellularität 25–50 % mit < 30 % hämatopoetischen Zellen *und* VSAA-Kriterien der Tabelle 1
Schwere AA (SAA)	wie für sehr schwere AA *und* SAA-Kriterien der Tabelle 1
Nicht schwere AA (NSAA)	Patient erfüllt weder Kriterien für VSAA noch für SAA bei erfüllten NSAA-Kriterien der Tabelle 1

- Knochenmarkdiagnostik:
  - Morphologie: Aspirationszytologie, Eisenfärbung, Histologie
  - Zytogenetik
  - Durchflusszytometrie zur Detektion GPI-defekter Klone
- Hämolyseparameter: LDH, Haptoglobin, Bilirubin
- Untersuchung der Telomerlänge (z.B. mittels Flow-FISH-Technik); bei Verkürzung auf Werte unter der 10. Perzentile einer altersentsprechenden Kontrollgruppe: Mutationsanalyse von Komponenten des Telomerasekomplexes (z.B. hTERT, hTERC)
- Gerinnung: Quick, INR, PTT, Fibrinogen
- C-reaktives Protein
- Gesamteiweiß, Elektrophorese, Immunglobuline
- Glutamat-Pyruvat-Transaminase (GPT), Glutamat-Oxalacetat-Transaminase (GOT), alkalische Phosphatase, Kreatinin, Harnsäure, Blutzucker
- Ferritin
- Vitamin B12/Folsäure
- antinukleäre Antikörper, anti-DNS-Antikörper
- Blutgruppe, Coombs-Test
- Röntgenbild des Thorax, Sonografie des Abdomens
- Serologie: EBV, CMV, Hepatitis A, B, C, HIV, Parvovirus B19
- bei gegebener Indikation zu einer allogenen KMT: HLA-Typisierung
- bei klinischem Verdacht: Untersuchung auf Chromosomenbrüchigkeit und ggf. Mutationsanalyse zur Detektion einer Fanconi-Anämie, Mutationsanalyse des DKC1-Gens zur Detektion einer Dyskeratosis congenita, ggf. Mutationsanalyse weiterer Gene des Telomerasekomplexes

Prognose und Therapie

Unbehandelt liegt die Mortalität der SAA bei ca. 80 % nach einem Jahr [42–44]. Die Prognose hängt insbesondere vom Patientenalter sowie von der Schwere der Erkrankung ab [45].

Grundsätzlich stehen für die Therapie der AA die allogene Knochenmarktransplantation (KMT) und die systemische immunsuppressive Therapie (IST) – jeweils ergänzt um eine spezifische Supportivtherapie – zur Verfügung. Die Wahl der Initialtherapie hängt u. a. vom Patientenalter, den Komorbiditäten, der Krankheitsschwere sowie den Voraussetzungen für eine allogene KMT ab [39]. Mit dieser Therapieoption kann eine Heilung erreicht werden, wobei das altersabhängige transplantationsbedingte Sterberisiko berücksichtigt werden muss [46]. Die KMT stellt die Standard-Initialtherapie für Patienten bis ungefähr zum 40. Lebensjahr dar, die über einen HLA-identischen Familienspender verfügen. Bei Patienten, die älter sind als 40–45 Jahre, bzw. bei allen Patienten ohne passenden Familienspender wird primär eine IST durchgeführt. Alternative Spenderkonzepte sollten außerhalb von Studien bei Rezidiv nach IST diskutiert werden (s. u.).

Supportive Therapie

Die supportive Therapie stellt einen essenziellen Beitrag zur Behandlung von Patienten mit SAA dar, sei es im Rahmen der KMT, der IST oder bei älteren Patienten mit entsprechenden Komorbiditäten im Rahmen von „best supportive care" (BSC). Die zunehmende Überlebenswahrscheinlichkeit von Patienten unter supportiver Therapie in den letzten Jahren illustriert die großen Fortschritte in diesem Bereich [47]. Wichtige Säulen sind die Infektionsprophylaxe und -behandlung, eine restriktive Transfusionsstrategie sowie die Therapie einer etwaigen transfusionsbedingten Eisenüberladung.

Bezüglich der Primärprophylaxe von Infektionen mit systemischen Antiinfektiva gibt es keine Studien bei Patienten mit SAA [48]. Empfehlungen der DGHO orientieren sich an Untersuchungen neutropenischer Patienten im Kontext maligner Erkrankungen [49, 50]. Unserer Ansicht nach empfiehlt sich eine generelle Prophylaxe mit systemischen Antibiotika und Virustatika nicht. Hiervon unberührt sind Empfehlungen zur Primärprophylaxe nach KMT; auch unter IST mit Cyclosporin A (CyA) und Antithymozytenglobulin (ATG) werden weiterreichende Maßnahmen empfohlen. Hierzu gehören eine antivirale wie auch antimykotische Prophylaxe sowie Umkehrisolation und Luftfiltration [48]. Eine Prophylaxe gegen *Pneumocystis-jirovecii*-Pneumonien (PCP) oder eine Reaktivierung von Cytomegalievirus (CMV) wird nicht empfohlen. Einzelne Institute verwenden jedoch, insbesondere unter IST, monatliche Pentamidin-Inhalationen als PCP-Prophylaxe [39].

Generell scheint aber vielmehr eine frühzeitige und konsequente Behandlung der Infektionen angezeigt, die zumeist durch die endogene mikrobielle Flora verursacht werden. Die Diagnostik sowie die antiinfektiöse Behandlung bei Fieber unklarer Ursache (FUO) und bei Infektionen mit nachgewiesenem Erreger entspricht dem bei neutropenischen Patienten empfohlenen Vorgehen (siehe Manual „Supportive Therapie").

Transfusionen von Erythrozyten- und Thrombozytenkonzentraten sollten wegen Eisenüberladung sowie potenzieller Alloimmunisierung – insbesondere vor geplanter KMT – so restriktiv wie möglich durchgeführt werden. Auch sind zur Prophylaxe einer Alloimmunisierung ausschließlich leukozytendepletierte sowie bestrahlte Blutprodukte zu verwenden. Ebenfalls soll damit das Auftreten einer transfusionsassoziierten Graft-versus-Host-Reaktion (TA-GvHD) vermieden werden. Für eine restriktive Transfusionsstrategie sollten Erythrozytenkonzentrate generell nur bei symptomatischer Anämie appliziert werden. Die Gabe von Thrombozyten sollte bei klinischen Blutungszeichen erfolgen; eine prophylaktische Gabe wird bei Patienten auch ohne erhöhten Verbrauch (wie z. B. im Rahmen von Fieber, Infektion oder ATG-Therapie) unterhalb eines Wertes von 5000/µl empfohlen [51]. In diesem Zusammenhang sollten konsequent nichtsteroidale antiinflammatorische Medikamente wie Acetylsalicylsäure vermieden sowie ggf. eine Menolyse durchgeführt werden.

Bei chronischem Transfusionsbedarf kann sich eine behandlungsbedürftige transfusionsbedingte Eisenüberladung entwickeln. Bei einem Serumferritinspiegel über 1000 ng/ml wird eine Chelattherapie empfohlen [52]. Bevorzugt sollte hier aufgrund der Datenlage Deferasirox verwendet werden [53]. In einer retrospektiven Analyse der entsprechenden Studie ergaben sich sogar Hinweise darauf, dass eine Chelattherapie in einer Subgruppe der Patienten zur Verbesserung der Blutwerte führt [53]. Deferiprox sollte aufgrund des Agranulozytoserisikos nicht angewendet werden.

G-CSF als alleinige Therapie ist obsolet [48]. In Kombination mit IST zeigte sich in zahlreichen Studien kein Benefit bzgl. der Ansprechrate oder des Gesamtüberlebens [39]. Ein beschleunigter Anstieg der neutrophilen Granulozyten und eine Verminderung der Infektionen und Verkürzung der Hospitalisationsdauer wurden hingegen berichtet [54]. In einigen Untersuchungen ließ sich jedoch eine erhöhte Wahrscheinlichkeit klonaler Entartungen unter Therapie mit G-CSF erkennen [55–57], wobei sich dieser Befund nicht in allen Studien konsistent darstellte [58]. Folglich wird die Gabe von G-CSF zusammen mit einer IST außerhalb von Studien derzeit nicht empfohlen.

Immunsuppressive Therapie (IST)

Die immunsuppressive Therapie mit ATG, CyA und Prednisolon ist derzeit Standard in der Erstlinienbehandlung der SAA bei Patienten, für die eine Stammzelltransplantation nicht infrage kommt. In mehreren Studien zeigte sich diese Triple-Therapie einer alleinigen Therapie mit ATG, insbesondere bezüglich der Ansprechrate, überlegen [6, 59, 60]. Die Rezidivrate und auch das Gesamtüberleben waren in der größten randomisierten Studie jedoch gleich [6]. Die Hinzunahme weiterer immunsuppressiver Medikamente (z. B. Mycophenolatmofetil und Sirolimus) führte zu keiner Verbesserung der Ansprechrate [61, 62].

ATG stellt historisch bedingt das Rückgrat der IST bei SAA dar [63]. Die Studien, welche die Triple-Therapie als Goldstandard etabliert hatten, waren sämtlich mit ATG durchgeführt worden, das aus dem Serum von Pferden gewonnen wurde, die mit menschlichen Thymozyten immunisiert worden waren. Dieses Präparat wurde jedoch 2007 vom deutschen und insgesamt dann auch vom europäischen Markt genommen. Aufgrund vielversprechender Erfahrungen mit ATG aus Kaninchen bei Rezidivfällen wurde die initiale Triple-Therapie mit dieser Substanz evaluiert [39]. Inzwischen zeigte jedoch ein randomisierter Vergleich der Therapieergebnisse zwischen Kaninchen-ATG (Lymphoglobulin®) und Pferde-ATG (ATGAM®) in der IST-Initialtherapie, dass sich sowohl die Ansprechraten als auch das Gesamtüberleben für die Behandlung mit Pferde-ATG signifikant besser darstellten [64]. Aufgrund der aktuellen Datenlage sollte dementsprechend primär geprüft werden, ob es möglich ist, ATGAM®, das in Europa als nicht zugelassenes Arzneimittel gilt, aus dem außereuropäischen Ausland (z. B. USA) zu beziehen. Eine direkte Vorabklärung der Kostenübernahme mit dem Kostenträger ist hierbei ratsam. Prednisolon alleine hat keine nachgewiesene Aktivität bei SAA; es wird u. a. zur Prophylaxe einer Serumkrankheit nach ATG-Gabe eingesetzt [39].

Tabelle 3. Empfehlung für die immunsuppressive Therapie der SAA (Behandlungsplan).

Präparat	Dosierung
Cyclosporin A	– ab Tag +1 : 4 mg/kgKG in 24 h i. v., dann weiter nach Spiegel (Spiegel monospezifisch: 200–400 ng/ml) – im Verlauf oralisieren, mindestens über 6 Monate fortführen, ggf. mit späterem Anpassen je nach individuellem Ansprechen
– Prednison	– Tag 1–4 : 1 mg/kgKG i. v. – Tag 5–28 : 1 mg/kgKG p. o. und im Verlauf ausschleichen
– ATGAM®	– Tag 1–4 : 40 mg/kgKG i. v.

Mit der derzeitigen IST beträgt die 5-Jahres-Überlebensrate ca. 75 % [6]. Durch die IST kann meist nur eine Transfusionsunabhängigkeit erreicht werden, aber häufig führt sie nicht zu einer vollständigen Normalisierung der Knochenmarkfunktion und ist mit dem Risiko von Rezidiven und klonaler Entartung (z. B. PNH, MDS, akute Leukämie) belastet. So beträgt das Risiko der späteren Entwicklung eines soliden Tumors nach 11 Jahren zirka 11 %, das Risiko für eine PNH zirka 10 % und das MDS/AML-Risiko zirka 8 % [6].

Bei Patienten über 60 Jahren muss die Indikation für eine immunsuppressive Therapie unter Einsatz von ATG streng gestellt werden. Generell gibt es für die immunsuppressive Therapie jedoch keine Altersbegrenzung [45, 65]. Bei entsprechenden Komorbiditäten sowie bei über 80-jährigen Patienten liegt der Schwerpunkt der Behandlung zumeist im supportiven Bereich

Insgesamt liegt die Ansprechrate auf die Triple-IST bei ca. 65 % und das 5-Jahres-Überleben bei ca. 75 % [6]. Die mittlere Zeit vom Beginn der immunsuppressiven Therapie bis zur Besserung der hämatopoetischen Funktion beträgt 2–3 Monate. Die Bewertung der IST sollte in der Regel nach 4–6 Monaten erfolgen [66], wobei häufig keine vollständige Normalisierung der peripheren Blutwerte erreicht werden kann [67]. In vielen Fällen bleiben die peripheren Blutwerte nur unter einer Langzeittherapie mit CyA (bei häufig sehr geringen CyA-Dosen) stabil. CyA sollte über Zeiträume von mehreren Monaten sehr langsam ausgeschlichen oder als eine individuell dosierte Erhaltungstherapie beibehalten werden. Allerdings gibt es keinen Hinweis, dass ein langsames Ausschleichen das Rezidivrisiko senkt [68].

Rezidive treten innerhalb von 14 Jahren in zirka 35–50 % der Fälle auf, sprechen aber häufig auf eine erneute Triple-Therapie an und haben nicht notwendigerweise eine schlechtere Prognose [69]. Im Rezidivfall wird aufgrund der aktuellen Datenlage sowie im Hinblick auf eine etwaige Serumkrankheit nach bereits erfolgter Pferde-ATG-Exposition eine Triple-Therapie mit Kaninchen-ATG empfohlen [70].

Patienten, die initial IST-refraktär sind, zeigten bei erneuter Therapie mit IST kein signifikant schlechteres Gesamtüberleben, die Ansprechrate lag jedoch nur mehr bei 30 % [70]. Grundsätzlich sollte bei Vorhandensein eines HLA-identischen Geschwisterspenders in dieser refraktären Situation jetzt auch bei älteren Patienten (Alter > 40–45 Jahre) – ebenso wie für alle Patienten, für welche ein HLA-kompatibler Fremdspender (10/10 HLA-Match) zur Verfügung steht – eine allogene Stammzelltransplantation erwogen werden. Alternative Spenderkonzepte (z. B. haploidentische Transplantation) oder alternative immunsuppressive Therapien sollten bei fehlendem Fremdspender im Rahmen von klinischen Studien evaluiert werden. Nachgewiesene Wirksamkeit bei Patienten mit refraktärer SAA zeigen Therapien mit Alemtuzumab [71] und Eltrombopag (s. o.).

Als prädiktive Faktoren bezüglich des Ansprechens auf eine immunsuppressive Therapie wurden die Retikulozytenzahl (> 25 ‰) und Lymphozytenzahl (> 1 G/l) [10] sowie in einer weiteren Arbeit Vorhandensein und Größe eines PNH-Klons [11] als prognostisch günstig beschrieben.

Allogene Stammzelltransplantation (SZT)

Für Patienten, die biologisch jünger als 40 bis 45 Jahre sind, wird die allogene SZT vom HLA-identischen Familienspender empfohlen. Sie stellt neben der immunsuppressiven Therapie die zweite Therapieoption der SAA dar. Für die Indikationsstellung zur primären SZT und das Therapieergebnis spielen drei Faktoren eine entscheidende Rolle: die Dauer der Erkrankung, das Alter des Patienten und die Verfügbarkeit eines HLA-identischen Familienspenders bzw. inzwischen auch eines HLA-kompatiblen Fremdspenders.

SZT vom HLA-identischen Geschwisterspender

Bei Vorhandensein eines HLA-identischen Geschwisterspenders ist die umgehende allogene SZT die primäre Standardbehandlung für alle Patienten unter 40 Jahren [72]. Bei allen Patienten, bei denen Allgemeinzustand und Begleiterkrankungen eine allogene SZT nicht grundsätzlich ausschließen, ist daher in dieser Altersgruppe unmittelbar nach Diagnosestellung eine HLA-Typisierung des Patienten und ggf. seiner Geschwister vorzunehmen. Die Ergebnisse der SZT haben sich seit 1990 kontinuierlich verbessert, zeigen aber weiterhin eine starke Abhängigkeit vom Patientenalter: In einer großen retrospektiven Studie der EBMT betrug das Gesamtüberleben 10 Jahre nach Geschwistertransplantation 91 % für Patienten unter 16 Jahren, sowie 83 %, 73 %, 65 % und 51 % für die Altersgruppen 1–20 Jahre, 21–30 Jahre, 31–40 Jahre und > 40 Jahre [73].

Bei Vorhandensein eines Familienspenders sollte die SZT grundsätzlich so früh wie möglich nach Diagnosestellung durchgeführt werden, um einerseits Blutungs- und Infektkomplikationen zu vermeiden und andererseits das Risiko einer Alloimmunisierung infolge von Erythrozyten- oder Thrombozytentransfusionen zu verringern. Die bei der SAA ohnehin im Vergleich zu akuten Leukämien oder Lymphomen deutlich erhöhte Rate an Transplantatabstoßungen (ca. 7 %) korreliert eng mit der Zahl der Transfusionen (leukozytendepletierte und bestrahlte Blutprodukte) vor der SZT. Die Indikation zur Transfusion von Blutkomponenten ist daher von Anfang an äußerst restriktiv zu handhaben.

In der Konditionierungstherapievor Transplantation hat sich die Kombination aus hoch dosiertem Cyclophosphamid und Antithymozytenglobulin (ATG) bewährt. Die zusätzliche Applikation von ATG resultierte in retrospektiven Vergleichen in einer niedrigeren Rate an chronischer GvHD und in einem verbesserten Überleben im Vergleich zu Cyclophosphamid alleine [74]. In einer neueren prospektiven Studie konnte durch die Addition von ATG allerdings nur eine marginale, statistisch nicht signifikante Verbesserung des Gesamtüberlebens erzielt werden [75].

Bestrahlungsbasierte Konditionierungsregime erzeugten im Vergleich zur Cyclophosphamid-Konditionierung höhere Raten an transplantationsassoziierten Komplikationen und haben bei der Familienspender-SZT keinen Stellenwert. Zur Verringerung der hohen transplantationsassoziierten Mortalität bei Patienten über 30 Jahren (in älteren Serien bis zu 50 %) werden in Studien dosisreduzierte Konditionierungsprotokolle geprüft. Die Kombination aus niedrig dosiertem Cyclophosphamid, Fludarabin und ATG zeigt hierbei vielversprechende Ergebnisse [76].

Bezüglich der Stammzellquelle hat sich bei der SAA die Transplantation von Knochenmark (KMT) gegenüber der peripheren Blutstammzelltransplantation (PBSCT) als vorteilhaft erwiesen. Die PBSCT weist in Gegensatz zur KMT höhere Raten an chronischer GvHD und in allen Altersgruppen ein um 10–15 % schlechteres Gesamtüberleben auf und wird daher nicht empfohlen [77].

Als GvHD-Prophylaxe kommen standardmäßig CyA und Methotrexat zur Anwendung.

Transplantation von alternativen Spendern

Bei Fehlen eines HLA-identischen Familienspenders stellt die immunsuppressive Therapie (IST) derzeit den Standard für die Primärtherapie dar. Erst nach zweimaligem Versagen eines immunsuppressiven Therapieansatzes sollte leitliniengemäß bei gutem Allgemeinzustand eine SZT von einem unverwandten, HLA-kompatiblen Spender (10/10 HLA-Match) erwogen werden [72]. Die Fremdspendertransplantation zeichnet sich gegenüber der Familienspendertransplantation durch eine deutlich höhere Rate an Transplantatabstoßungen, GvHD und infektiösen Komplikationen aus. In den letzten 10–15 Jahren konnten durch Optimierung der Konditionierung und supportiven Maßnahmen sowie durch verfeinerte HLA-Typisierungsmethoden die Ergebnisse erheblich verbessert werden; insgesamt werden Überlebensraten von zirka 65 % erreicht [73].

Keine Einigkeit besteht bislang über das optimale Konditionierungsregime für die Fremdspender-SZT bei der SAA. Akzeptable Ergebnisse wurden mit der Kombination aus Fludarabin, Cyclophosphamid und ATG erzielt, eine zusätzlich niedrig dosierte Ganzkörperbestrahlung (2–4 Gy) war in kleineren Untersuchungen erfolgversprechend. Dies wird gegenwärtig in einer Studie der EBMT geprüft [76]. Im Bereich der hämatopoetischen Stammzelltransplantation am Klinikum Großhadern der Ludwig-Maximilians-Universität München wurden darüber hinaus gute Erfahrungen mit der Erweiterung der Standardkonditionierung (Cyclophosphamid und ATG) um eine total-nodale Bestrahlung (TNI) sowie mit einer modifizierten Immunsuppression unter Verwendung von Cyclosporin A und Sirolimus erbracht (unpublizierte Daten).

Auf der EBMT-Jahrestagung 2009 wurde die vorläufige Auswertung einer retrospektiven Analyse der Ergebnisse von 271 Patienten präsentiert, für die nach Versagen einer immunsuppressiven Therapie eine Fremdspendersuche eingeleitet worden war. Sowohl beim Vergleich der Patienten, die einen Spender fanden, mit denen ohne Spender als auch beim „as treated"-Vergleich der Patienten (transplantiert versus nicht transplantiert) zeigte sich hinsichtlich des Gesamtüberlebens kein Unterschied. In einer Subgruppenanalyse erwies sich jedoch eine frühe Spendersuche und eine frühere allogene SZT als vorteilhaft bezüglich des Überlebens [78]. Die geringere Anzahl der vor SZT applizierten Transfusionen wird als mögliche Ursache dieses Effekts genannt.

Insgesamt lassen die verbesserten Ergebnisse der Fremdspender-SZT, insbesondere bei Patienten im Rezidiv nach einer IST, eine Veränderung der Therapieleitlinien denkbar erscheinen. Zumindest für Kinder und Erwachsene bis 40–45 Jahre könnte zukünftig die voll HLA-kompatible Fremdspender-SZT als Alternative zur primären Immunsuppression oder zur Wiederholung der Immunsuppression nach einmaligem Versagen der IST diskutiert werden.

In Einzelfällen kann die Transplantation von einem verwandten HLA-haploidentischen Spender oder mit Blutstammzellen aus Nabelschnurblut (umbilical cord blood, UCB) diskutiert werden. Allerdings liegen zu diesen Konzepten keine größeren und damit belastbar aussagekräftigen Fallserien oder prospektiven Studien vor, sodass generelle Empfehlungen nicht gegeben werden können. In einer aktuellen retrospektiven Analyse mehrerer europäischer Zentren wurden die Ergebnisse von 58 Patienten mit SAA (n = 51) oder PNH (n = 7) nach UCB-Transplantation ausgewertet. Die Regeneration der Neutrophilen erfolgte im Median nach 25 Tagen und nach 60 Tagen hatten 66 % der Patienten mehr als 500 Neutrophile/µl. Das 2-Jahres-Überleben lag bei 47 % [79].

Zudem konnten inzwischen Patienten mit refraktärer SAA, die nach initialer HLA-gematchter SZT (Geschwister- und Fremdspender) oder UBC-Transplantation eine Abstoßung oder ein Rezidiv entwickelt hatten, erfolgreich HLA-haploidentisch transplantiert werden [80], wobei im Rahmen dieses neueren, haploidentischen Transplantationsverfahrens die Verwendung eines nicht manipulierten (T-cell-replete) Stammzellgrafts vorgesehen ist und hoch dosiertes Cyclophosphamid kurz nach der SZT zur Depletion von alloreaktiven T-Zellen gegeben wird (siehe Kapitel „Grundlagen der hämatopoetischen Stammzelltransplantation"). Aufgrund dieser ersten, sehr ermutigenden Ergebnisse ist durch die *SAA Working Party* der *European Group for Blood and Marrow Transplantion* (EBMT) eine weitere Evaluation dieser haploidentischen Transplantationsstrategie erstmalig im Rahmen einer prospektiven Beobachtungsstudie geplant.

Langzeitnebenwirkungen der SZT

Die meisten Langzeitüberlebenden haben nach allo-SZT eine gute Lebensqualität, die bei Ausbleiben einer chronischen GvHD mit der Lebensqualität der Normalbevölkerung vergleichbar ist. Häufiger als in der Normalbevölkerung treten jedoch Katarakte, gonadale Dysfunktionen oder Hypothyreosen auf. Die Konditionierung mit Cyclophosphamid allein verursacht häufig keine Infertilität. Bei Auftreten einer cGvHD wird die Lebensqualität dagegen je nach Schweregrad in unterschiedlichem Maße eingeschränkt.

Die aplastische Anämie im Kindesalter

(M. Albert, I. Schmid)

Epidemiologie

Im Kindesalter ist die erworbene aplastische Anämie (AA) eine sehr seltene Erkrankung. In der Bundesrepublik Deutschland erkranken jedes Jahr

20–25 Kinder unter 16 Jahren neu an einer SAA, dies entspricht einer altersstandardisierten Inzidenz von 0,2 : 100 000. Im Gegensatz zum Erwachsenen überwiegen beim Kind die schweren und sehr schweren Formen der SAA (50–60 % VSAA, 30–40 % SAA, < 10 % NSAA). Es gelten die gleichen Diagnosekriterien und Schweregraddefinitionen wie bei Erwachsenen, wobei sich die Angaben zur Zellularität in der Knochenmarkbiopsie stets auf die Altersgruppe beziehen, da im Kindesalter der Anteil an Fettmark wesentlich geringer ist.

Differenzialdiagnose

Im ersten Lebensjahr stellt die erworbene SAA eine absolute Rarität dar. Ein so früher Erkrankungsbeginn sollte immer an ein kongenitales Aplasiesyndrom wie die Fanconi-Anämie, Dyskeratosis congenita, amegakaryozytäre Thrombozytopenie (CAMT), TAR-Syndrom (thrombocytopenia-absent radius syndrome), Diamond-Blackfan-Anämie (DBA), Kostmann-Syndrom, Shwachman-Diamond-Syndrom oder andere, noch seltenere Aplasiesyndrome denken lassen. Nicht alle kindlichen Patienten mit den genannten Syndromen erkranken bereits im ersten Lebensjahr, ganz typisch ist die postpartale Anämie bei DBA-Patienten und die Thrombozytopenie bei TAR- oder CAMT-Patienten. In einem Teil der Fälle kann sich aber im weiteren Verlauf eine Globalinsuffizienz des KM entwickeln. Es können begleitende Stigmata, wie z. B. Skelettfehlbildungen, vorliegen. Bei einigen dieser Syndrome (Kostmann-Syndrom) besteht ein erhöhtes Risiko für den Übergang in eine myeloische Neoplasie oder ein insgesamt erhöhtes Neoplasierisiko (Fanconi-Anämie, Dyskeratosis congenita).

Der Ausschluss eines kongenitalen Aplasiesyndroms auch bei Kindern jenseits des Säuglingsalters ist von erheblicher Bedeutung für die Wahl der richtigen Therapie. Kongenitale KM-Aplasien sprechen in der Regel kaum oder gar nicht auf eine immunsuppressive Therapie an. Die Wahl der konditionierenden Behandlung vor Knochenmarktransplantation unterscheidet sich wegen der zum Teil deutlich höheren Empfindlichkeit gegenüber Bestrahlung und zytostatischen Substanzen (z. B. Fanconi-Anämie, LIG4-Defizienz). Da z. B. bei der Fanconi-Anämie keine zusätzlichen Stigmata vorliegen müssen, ist zumindest im Kindesalter vor Beginn der Behandlung einer SAA stets der Ausschluss einer erhöhten Chromosomenbrüchigkeit bzw. eines Zellzyklusarrests in der G2-Phase zu fordern.

Weitere wichtige Differenzialdiagnosen im Kindesalter stellen transitorische Panzytopenien nach Virusinfektionen (z. B. EBV) und die nur die rote Reihe betreffende Erythroblastophthise (nur bei Patienten mit hämolytischer Anämie durch Parvo-B19 ausgelöst) dar.

Die Abgrenzung zum hypoplastischen MDS kann auch im Kindesalter Schwierigkeiten bereiten, insbesondere da im Gegensatz zum Erwachsenen bis zu 30 % der Kinder mit refraktärer Zytopenie ein hypozelluläres Knochenmark aufweisen. An einer ausreichend repräsentativen Knochenstanze können bei der refraktären Zytopenie neben hypoplastischen Abschnitten auch Areale mit dysplastischer Hämatopoese gefunden werden. Patienten mit SAA haben meist einen normalen Karyotyp. Zytogenetische Aberrationen, insbesondere eine Monosomie 7, deuten auf ein MDS hin. Überschneidungen bestehen zwischen der SAA und der paroxysmalen nächtlichen Hämoglobinurie (PNH). Etwa ein Drittel der Patienten mit idiopathischer SAA weist auf einem Teil der Zellen einen Defekt des Glykosylphosphatidylinositol-Ankerproteins (GPI) auf der Zelloberfläche auf, wie er für die PNH typisch ist. Manche Patienten entwickeln im weiteren Verlauf nach immunsuppressiver Therapie eine klinische PNH mit Hämolyse. Sowohl bei der *De-novo*-PNH als auch bei der PNH infolge einer SAA liegt eine somatische Mutation des *PIG-A*-Gens auf dem X-Chromosom vor.

Therapie der SAA im Kindesalter

Kinder mit SAA sollten grundsätzlich in pädiatrischen hämatologisch-onkologischen Zentren und, wenn möglich, im Rahmen kontrollierter Studien (derzeit EWOG-SAA 2010) behandelt werden. Um die Inzidenz dieser seltenen erworbenen Erkrankung zu erfassen, sollten zudem alle Kinder (unter 18 Jahren) mit neu diagnostizierter SAA an das Kinderkrebsregister in Mainz gemeldet werden.

Knochenmarktransplantation

Alle Patienten mit einem HLA-identischen Geschwisterspender (matched sibling donor, MSD) sollten baldmöglichst eine Stammzelltransplantation (SZT) erhalten. Die Zahl der Transfusionen sollte so niedrig wie möglich gehalten werden, um eine Sensibilisierung zu vermeiden. Grundsätzlich gelten alle Kinder mit SAA als mögliche Transplantationspatienten und sollten ausschließlich CMV-IgG-negative, leukozytenfiltrierte und bestrahlte Blutprodukte erhalten.

Die Konditionierung vor KMT ist nicht myeloablativ, sondern ausgeprägt immunsuppressiv. Der internationale Standard für die Transplantation vom HLA-identischen Geschwister besteht in einer Konditionierung mit 4 × 50 mg/kgKG Cyclophosphamid und der anschließenden Infusion von Spenderknochenmark. Der Einsatz von peripheren Blutstammzellen führt insbesondere bei Kindern mit SAA zu einem schlechteren Gesamtüberleben bei erhöhten Raten von chronischer GvHD [77]. Bei Kindern mit erhöhtem Abstoßungsrisiko (multiple Transfusionen vor KMT) sollte zusätzlich Antithymozytenglobulin gegeben werden. Das Monitoring des Chimärismus kann entscheidend dazu beitragen, frühzeitig eine drohende Abstoßung zu erkennen [81].

Die Überlebenswahrscheinlichkeit nach KMT vom HLA-identischen Geschwister liegt bei Kindern seit 1990 bei 80–95 % [82]. Die akute Transplantatabstoßung erfordert wegen der Gefährdung des Patienten durch die protrahierte Aplasie in der Regel eine Retransplantation, gegebenenfalls auch mit Spenderwechsel. Patienten mit SAA können das Transplantat noch Monate bis Jahre nach Transplantation abstoßen. Diese späten Abstoßungen gehen nicht selten mit einer wenigstens partiellen autologen Rekonstitution der Knochenmarkfunktion einher. Neben einer Retransplantation stellt auch die immunsuppressive Therapie eine Option für diese Patienten dar.

Die Ergebnisse der Transplantation von HLA-identischen unverwandten Spendern (matched unrelated donor, MUD) konnten durch die gezielte Auswahl von auf DNA-Ebene passenden Spendern insbesondere bei Kindern erheblich auf zirka 80 % Gesamtüberleben verbessert werden [73]. Ein sicheres Engraftment kann durch eine sehr intensive immunsuppressive Konditionierung erzielt werden. International werden hier überwiegend Protokolle auf der Basis von Fludarabin und Cyclophosphamid in Kombination mit ATG eingesetzt [83]. Da die Transplantation vom MUD noch immer ein relativ hohes immunologisches Risiko darstellt, sollte dieses Verfahren wegen der langen Latenz des Ansprechens auf die IST frühestens 4 Monate nach Beginn der Behandlung bei weiter fortbestehender Aplasie erwogen werden. Kann auch kein MUD gefunden werden, stellt die Transplantation von haploidentischen Spendern (meist ein Elternteil) inzwischen eine gute Alternative dar.

Immunsuppressive Therapie

Kinder mit SAA ohne MSD erhalten primär eine kombinierte immunsuppressive Therapie (IST) mit ATG und CyA. Hierbei sollte, wenn erhältlich (s. o.), ATG vom Pferd zum Einsatz kommen. Die Kombination mit Androgenen ist in der Pädiatrie inzwischen obsolet [84]. Im Vergleich zu früher publizierten Ergebnissen konnte durch die kombinierte IST und verbesserte supportive Maßnahmen eine erhebliche Verbesserung der Überlebenswahrscheinlichkeit insbesondere für die VSAA-Patienten erzielt werden [82]. Die frühere Hochrisikogruppe VSAA weist heute die besten Ansprechraten nach IST (70–80 %) und mit über 90 % auch das beste Überleben auf. Welchen Anteil an diesem Therapiefortschritt der in der deutschen Studie [82] nichtrandomisiert eingesetzte Wachstumsfaktor G-CSF hat, muss offen bleiben. In der japanischen Studie wurde G-CSF in der SAA-Gruppe randomisiert eingesetzt, ohne dass sich zwischen den beiden Gruppen mit und ohne G-CSF ein signifikanter Unterschied hinsichtlich Therapieansprechen oder Überleben ergeben hätte. Es gibt allerdings inzwischen Hinweise, dass ein protrahierter Einsatz hoher Dosen von G-CSF das Risiko für die Entwicklung einer klonalen Erkrankung erhöhen könnte [85]. Bei mehr als der Hälfte der Kinder mit klonaler Progression konnte eine Monosomie 7 nachgewiesen werden. Inzwischen wurde als eine Ursache für den Proliferationsvorteil des Monosomie-7-Klons eine präferenziell exprimierte Isoform des G-CSF-Rezeptors identifiziert [86]. Besondere Bedeutung erlangt in diesem Zusammenhang die zytogenetische Untersuchung des Knochenmarks vor Beginn und im Verlauf der IST.

Auch nach erfolgreicher IST müssen die Patienten also über das Risiko einer klonalen Progression aufgeklärt und regelmäßig hämatologisch kontrolliert werden. Zudem ist die IST auch durch eine relativ hohe Rezidivwahrscheinlichkeit von bis zu 25 % belastet. Besonders kritisch scheint das Absetzen der CyA-Therapie zu sein. Diese sollte frühestens nach 6 Monaten langsam und unter engmaschigen Blutbildkontrollen reduziert werden. Rezidive können in den meisten Fällen erfolgreich durch eine erneute IST behandelt werden.

Literatur

1 Young NS (2002) Acquired aplastic anemia. Ann Intern Med 136: 534–546
2 Issaragrisil S, Leaverton PE, Chansung K et al (1999) Regional patterns in the incidence of aplastic anemia in Thailand. The Aplastic Anemia Study Group. Am J Hematol 61: 164–168
3 Yang C, Zhang X (1991) Incidence survey of aplastic anemia in China. Chin Med Sci J (= Chung-kuo i hsueh k'o hsueh tsa chih / Chinese Academy of Medical Sciences) 6(4): 203–207
4 Young NS, Kaufman DW (2008) The epidemiology of acquired aplastic anemia. Haematologica 93: 489–492
5 Marsh JC, Ball SE, Cavenagh et al (2009) Guidelines for the diagnosis and management of aplastic anaemia. Br J Haematol 147: 43–70
6 Frickhofen N, Heimpel H, Kaltwasser JP et al (2003) Antithymocyte globulin with or without cyclosporin A: 11-year follow-up of a randomized trial comparing treatments of aplastic anemia. Blood 101: 1236–1242
7 Kagan WA, Ascensão JA, Pahwa RN et al (1976) Aplastic anemia: presence in human bone marrow of cells that suppress myelopoiesis. Proc Natl Acad Sci U S A 73: 2890–2894
8 Young NS (2013) Current concepts in the pathophysiology and treatment of aplastic anemia. Hematology Am Soc Hematol Educ Program 2013: 76–81
9. Lane AA, Odejide O, Kopp N et al (2013) Low frequency clonal mutations recoverable by deep sequencing in patients with aplastic anemia. Leukemia 27(4): 968–971
10 Risitano AM, Kook H, Zeng W et al (2002) Oligoclonal and polyclonal CD4 and CD8 lymphocytes in aplastic anemia and paroxysmal nocturnal hemoglobinuria measured by V beta CDR3 spectratyping and flow cytometry. Blood 100: 178–183
11 Risitano AM, Maciejewski JP, Green S et al (2004) Invivo dominant immune responses in aplastic anaemia: molecular tracking of putatively pathogenetic T-cell clones by TCR beta-CDR3 sequencing. Lancet 364(9431): 355–364
12 Solomou EE, Keyvanfar K, Young NS (2006) T-bet, a Th1 transcription factor, is up-regulated in T cells from patients with aplastic anemia. Blood 107: 3983–3991
13 Nisticò A, Young NS (1994) gamma-Interferon gene expression in the bone marrow of patients with aplastic anemia. Ann Int Med 120: 463–469
14 Luther-Wyrsch A, Nissen C, Wodnar-Filipowicz A (2001) Intracellular Fas ligand is elevated in T lymphocytes in severe aplastic anaemia. Br J Haematol 114: 884–890
15 Ismail M, Gibson FM, Gordon-Smith EC, Rutherford TR (2001) Bcl-2 and Bcl-x expression in the CD34+ cells of aplastic anaemia patients: relationship with increased apoptosis and upregulation of Fas antigen. Br J Haematol 113: 706–712
16 Sloand E, Kim S, Maciejewski JP et al (2002) Intracellular interferon-gamma in circulating and marrow T cells detected by flow cytometry and the response to immunosuppressive therapy in patients with aplastic anemia. Blood 100: 1185–1191
17 Scheinberg P, Cooper JN, Sloand EM et al (2010) Association of telomere length of peripheral blood leukocytes with hematopoietic relapse, malignant transformation, and survival in severe aplastic anemia. JAMA 304: 1358–1364
18 Calado RT, Cooper JN, Padilla-Nash HM et al (2012) Short telomeres result in chromosomal instability in hematopoietic cells and precede malignant evolution in human aplastic anemia. Leukemia 26: 700–707
19 Vulliamy T, Marrone A, Dokal I, Mason PJ (2002) Association between aplastic anaemia and mutations in telomerase RNA. Lancet 359(9324): 2168–2170
20 Marrone A, Stevens D, Vulliamy T et al (2004) Heterozygous telomerase RNA mutations found in dyskeratosis congenita and aplastic anemia reduce telomerase activity via haploinsufficiency. Blood 104: 3936–3942
21 Ly H, Calado RT, Allard P et al (2005) Functional characterization of telomerase RNA variants found in patients with hematologic disorders. Blood 105: 2332–2339
22 Calado RT, Brudno J, Mehta P et al (2011) Constitutional telomerase mutations are genetic risk factors for cirrhosis. Hepatology 53: 1600–1607
23 Calado RT, Garcia AB, Gallo DA, Falcão RP (2002) Reduced function of the multidrug resistance P-glycoprotein in CD34+ cells of patients with aplastic anaemia. Br J Haematol 118: 320–326
24 Calado RT, Garcia AB, Falcão RP (1998) Decreased activity of the multidrug resistance P-glycoprotein in acquired aplastic anaemia: possible pathophysiologic implications. Br J Haematol 102: 1157–1161
25 Babushok DV, Li Y, Roth JJ et al (2013) Common polymorphic deletion of glutathione S-transferase theta predisposes to acquired aplastic anemia: Independent cohort and meta-analysis of 609 patients. Am J Hematol 88: 862–867
26 Lyman SD, Seaberg M, Hanna R et al (1995) Plasma/serum levels of flt3 ligand are low in normal individuals and highly elevated in patients with Fanconi anemia and acquired aplastic anemia. Blood 86: 4091–4096
27 Shinohara K, Oeda E, Nomiyama J et al (1995) The levels of granulocyte colony-stimulating factor in the plasma of the bone marrow aspirate in various hematological disorders. Stem Cells 13: 421–427

28 Schrezenmeier H, Griesshammer M, Hornkohl A et al (1998) Thrombopoietin serum levels in patients with aplastic anaemia: correlation with platelet count and persistent elevation in remission. Br J Haematol 100: 571–576
29 Gibson FM, Scopes J, Daly S et al (1995) Haemopoietic growth factor production by normal and aplastic anaemia stroma in long-term bone marrow culture. Br J Haematol 91: 551–561
30 Walne AJ, Dokal A, Plagnol V et al (2012) Exome sequencing identifies MPL as a causative gene in familial aplastic anemia. Haematologica 97: 524–528
31 Dasouki MJ, Rafi SK, Olm-Shipman AJ et al (2013) Exome sequencing reveals a thrombopoietin ligand mutation in a Micronesian family with autosomal recessive aplastic anemia. Blood 122: 3440–3449
32 Desmond R, Townsley DM, Dumitriu B et al (2014) Eltrombopag restores trilineage hematopoiesis in refractory severe aplastic anemia that can be sustained on discontinuation of drug. Blood 123: 1818–1825
33 Rovó A, Tichelli A, Dufour C; on behalf of the SAA-WP EBMT (2013) Diagnosis of acquired aplastic anemia. Bone Marrow Transplant 48: 162–167
34 Ehrlich P (1888) Über einen Fall von Anämie mit Bemerkungen über regenerative Veränderungen des Knochenmarks. Charité-Annalen 13: 301–309
35 Vaquez MH, Aubertin C (1904) L'anémie pernicieuse d'après les conceptions actuelles. Bull Mém Soc Méd Hop Paris 21: 288–297
36 Marsh JC, Chang J, Testa NG et al (1991) In vitro assessment of marrow 'stem cell' and stromal cell function in aplastic anaemia. Br J Haematol 78: 258–267
37 Ishiyama K, Karasawa M, Miyawaki S et al (2002) Aplastic anaemia with 13q-: a benign subset of bone marrow failure responsive to immunosuppressive therapy. Br J Haematol 117: 747–750
38 Gupta V, Brooker C, Tooze JA et al (2006) Clinical relevance of cytogenetic abnormalities at diagnosis of acquired aplastic anaemia in adults. Br J Haematol 134: 95–99
39 Scheinberg P, Young NS (2012) How I treat acquired aplastic anemia. Blood 120: 1185–1196
40 Scheinberg P, Marte M, Nunez O et al (2010) Paroxysmal nocturnal hemoglobinuria clones in severe aplastic anemia patients treated with horse anti-thymocyte globulin plus cyclosporine. Haematologica 95: 1075–1080
41 Huck K, Hanenberg H, Gudowius S et al (2006) Delayed diagnosis and complications of Fanconi anaemia at advanced age --a paradigm. Br J Haematol 133: 188–197
42 Williams DM, Lynch RE, Cartwright GE (1978) Prognostic factors in aplastic anaemia. Clin Haematol 7: 467–474
43 Camitta BM, Thomas ED, Nathan DG et al (1976) Severe aplastic anemia: a prospective study of the effect of early marrow transplantation on acute mortality. Blood 48: 63–70
44 Young NS (1995) Aplastic anaemia. Lancet 346(8969): 228–232
45 Tichelli A, Socié G, Henry-Amar M et al (1999) Effectiveness of immunosuppressive therapy in older patients with aplastic anemia. European Group for Blood and Marrow Transplantation Severe Aplastic Anaemia Working Party. Ann Intern Med 130: 193–201
46 Gupta V, Eapen M, Brazauskas R et al (2010) Impact of age on outcomes after bone marrow transplantation for acquired aplastic anemia using HLA-matched sibling donors. Haematologica 95: 2119–2125
47 Valdez JM, Scheinberg P, Nunez O et al (2011) Decreased infection-related mortality and improved survival in severe aplastic anemia in the past two decades. Clin Infect Dis 52: 726–735
48 Gafter-Gvili A, Ram R, Raanani P, Shpilberg O (2011) Management of aplastic anemia: the role of systematic reviews and meta-analyses. Acta Haematol 125: 47–54
49 Gafter-Gvili A, Fraser A, Paul M et al (2012) Antibiotic prophylaxis for bacterial infections in afebrile neutropenic patients following chemotherapy. Cochrane Database Syst Rev 1: CD004386
50 Schlesinger A, Paul M, Gafter-Gvili A et al (2009) Infection-control interventions for cancer patients after chemotherapy: a systematic review and meta-analysis. Lancet Infect Dis 9: 97–107
51 Sagmeister M, Oec L, Gmür J (1999) A restrictive platelet transfusion policy allowing long-term support of outpatients with severe aplastic anemia. Blood 93: 3124–3126
52 Passweg JR, Marsh JC (2010) Aplastic anemia: first-line treatment by immunosuppression and sibling marrow transplantation. Hematology Am Soc Hematol Educ Program 2010: 36–42
53 Lee JW, Yoon SS, Shen ZX et al (2013) Hematologic responses in patients with aplastic anemia treated with deferasirox: a post hoc analysis from the EPIC study. Haematologica 98: 1045–1048
54 Tichelli A, Schrezenmeier H, Socié G et al (2011) A randomized controlled study in patients with newly diagnosed severe aplastic anemia receiving antithymocyte globulin (ATG), cyclosporine, with or without G-CSF: a study of the SAA Working Party of the European Group for Blood and Marrow Transplantation. Blood 117: 4434–4441
55 Socié G, Mary JY, Schrezenmeier H et al (2007) Granulocyte-stimulating factor and severe aplastic anemia: a survey by the European Group for Blood and Marrow Transplantation (EBMT). Blood 109: 2794–2796
56 Ohara A, Kojima S, Hamajima N et al (1997) Myelodysplastic syndrome and acute myelogenous leukemia as a late clonal complication in children with acquired aplastic anemia. Blood 90: 1009–1013
57 Kaito K, Kobayashi M, Katayama T et al (1998) Long-term administration of G-CSF for aplastic anaemia is closely related to the early evolution of monosomy 7 MDS in adults. Br J Haematol 103: 297–303

58 Locasciulli A, Arcese W, Locatelli F et al (2001) Treatment of aplastic anaemia with granulocyte-colony stimulating factor and risk of malignancy. Italian Aplastic Anaemia Study Group. Lancet 357(9249): 43–44
59 Rosenfeld SJ, Kimball J, Vining D, Young NS (1995) Intensive immunosuppression with antithymocyte globulin and cyclosporine as treatment for severe acquired aplastic anemia. Blood 85: 3058–3065
60 Bacigalupo A, Bruno B, Saracco P et al (2000) Antilymphocyte globulin, cyclosporine, prednisolone, and granulocyte colony-stimulating factor for severe aplastic anemia: an update of the GITMO/EBMT study on 100 patients. European Group for Blood and Marrow Transplantation (EBMT) Working Party on Severe Aplastic Anemia and the Gruppo Italiano Trapianti di Midolio Osseo (GITMO). Blood 95: 1931–1934
61 Scheinberg P, Nunez O, Wu C, Young NS (2006) Treatment of severe aplastic anaemia with combined immunosuppression: anti-thymocyte globulin, ciclosporin and mycophenolate mofetil. Br J Haematol 133: 606–611
62 Scheinberg P, Wu CO, Nunez O et al (2009) Treatment of severe aplastic anemia with a combination of horse antithymocyte globulin and cyclosporine, with or without sirolimus: a prospective randomized study. Haematologica 94: 348–354
63 Mathé G, Amiel JL, Schwarzenberg L et al (1970) Bone marrow graft in man after conditioning by antilymphocytic serum. Br Med J 2(5702): 131–136
64 Scheinberg P, Nunez O, Weinstein B et al (2011) Horse versus rabbit antithymocyte globulin in acquired aplastic anemia. N Engl J Med 365: 430–438
65 Kao SY, Xu W, Brandwein JM et al (2008) Outcomes of older patients (> or = 60 years) with acquired aplastic anaemia treated with immunosuppressive therapy. Br J Haematol 143: 738–743
66 Camitta BM (2000) What is the definition of cure for aplastic anemia? Acta Haematol 103: 16–18
67 Frickhofen N, Rosenfeld SJ (2000) Immunosuppressive treatment of aplastic anemia with antithymocyte globulin and cyclosporine. Semin Hematol 37: 56–68
68 Scheinberg P, Rios O, Scheinberg P et al (2014) Prolonged cyclosporine administration after antithymocyte globulin delays but does not prevent relapse in severe aplastic anemia. Am J Hematol 89: 571–574
69 Young NS, Scheinberg P, Calado RT (2008) Aplastic anemia. Curr Opin Hematol 15: 162–168
70 Scheinberg P, Nunez O, Young NS (2006) Retreatment with rabbit anti-thymocyte globulin and ciclosporin for patients with relapsed or refractory severe aplastic anaemia. Br J Haematol 133: 622–627
71 Risitano AM, Selleri C, Serio B et al (2010) Alemtuzumab is safe and effective as immunosuppressive treatment for aplastic anaemia and single-lineage marrow failure: a pilot study and a survey from the EBMT WPSAA. Br J Haematol 148: 791–796
72 Marsh J (2006) Making therapeutic decisions in adults with aplastic anemia. Hematology Am Soc Hematol Educ Program 2006: 78–85
73 Locasciulli A, Oneto R, Bacigalupo A et al (2007) Outcome of patients with acquired aplastic anemia given first line bone marrow transplantation or immunosuppressive treatment in the last decade: a report from the European Group for Blood and Marrow Transplantation (EBMT). Haematologica 92: 11–18
74 Storb R, Leisenring W, Anasetti C et al (1997) Long-term follow-up of allogeneic marrow transplants in patients with aplastic anemia conditioned by cyclophosphamide combined with antithymocyte globulin. Blood 89: 3890–3891
75 Champlin RE, Perez WS, Passweg JR et al (2007) Bone marrow transplantation for severe aplastic anemia: a randomized controlled study of conditioning regimens. Blood 109: 4582–4585
76 Bacigalupo A (2007) Aplastic anemia: pathogenesis and treatment. Hematology Am Soc Hematol Educ Program 2007: 23–28
77 Schrezenmeier H, Passweg JR, Marsh JC et al (2007) Worse outcome and more chronic GVHD with peripheral blood progenitor cells than bone marrow in HLA-matched sibling donor transplants for young patients with severe acquired aplastic anemia. Blood 110: 1397–1400
78 Maury S, Oneto R, Bacigalupo A et al (2009) Unrelated donor search for severe aplastic anemia: preliminary results of a donor versus no donor comparison. Bone Marrow Transplant 43: 59 [Abstract]
79 Ruggeri A, Peffault de Latour R, Gandemer V et al (2009) Survey of outcomes of unrelated cord blood transplants in patients with severe aplastic anemia and PNH. A survey by EUROCORD and the Aplastic Anaemia Working Party of the EBMT. Bone Marrow Transplant 43: 55 [Abstract]
80 Clay J, Kulasekararaj AG, Potter V et al (2014) Non-myeloablative peripheral blood haploidentical stem cell transplantation for refractory severe aplastic anemia. Biol Blood Marrow 20: 1711–1716
81 Hoelle W, Beck JF, Dueckers G et al (2004) Clinical relevance of serial quantitative analysis of hematopoietic chimerism after allogeneic stem cell transplantation in children for severe aplastic anemia. Bone Marrow Transplant 33: 219–223
82 Fuhrer M, Rampf U, Baumann I et al (2005) Immunosuppressive therapy for aplastic anemia in children: a more severe disease predicts better survival. Blood 106: 2102–2104
83 Bacigalupo A, Locatelli F, Lanino E et al (2005) Fludarabine, cyclophosphamide and anti-thymocyte globulin for alternative donor transplants in acquired severe aplastic anemia: a report from the EBMT-SAA Working Party. Bone Marrow Transplant 36: 947–950
84 Kojima S, Hibi S, Kosaka Y et al (2000) Immunosuppressive therapy using antithymocyte globulin, cyclosporine, and danazol with or without human granulocyte colony-stimulating factor in children with acquired aplastic anemia. Blood 96: 2049–2054

85 Kojima S, Ohara A, Tsuchida M et al (2002) Risk factors for evolution of acquired aplastic anemia into myelodysplastic syndrome and acute myeloid leukemia after immunosuppressive therapy in children. Blood 100: 786–790

86 Sloand EM, Yong AS, Ramkissoon S et al (2006) Granulocyte colony-stimulating factor preferentially stimulates proliferation of monosomy 7 cells bearing the isoform IV receptor. Proc Natl Acad Sci U S A 103: 14483–14488

Grundlagen der hämatopoetischen Stammzelltransplantation

Koordiniert durch J. Tischer
J. Tischer, D. Prevalsek, A. Rank, C. Schmid

Unter dem Begriff der hämatopoetischen Stammzelltransplantation (SZT) werden zwei grundsätzlich unterschiedliche Therapieverfahren subsumiert:

- Bei der autologen SZT werden dem Patienten zuvor gewonnene eigene Blutstammzellen zur Regeneration der Hämatopoese nach einer Hochdosisradio- oder -chemotherapie zurückgegeben.
- Bei der allogenen SZT stammen die übertragenen Zellen von einem gesunden verwandten oder unverwandten Spender oder aus kryokonserviertem Nabelschnurblut.

Bei beiden Verfahren werden die Stammzellen über einen zentralen Venenkatheter in die Blutbahn transfundiert. Die folgende Ansiedlung der Stammzellen im Knochenmarkraum des Patienten wird als „Homing" bezeichnet, die Begriffe „Engraftment" und „Take" bezeichnen das Anwachsen des Transplantats bzw. den im peripheren Blut sichtbaren Anstieg der verschiedenen Zellfraktionen (z. B. > 500 Granulozyten/µl an drei aufeinanderfolgenden Tagen oder > 20 000 Thrombozyten/µl an drei aufeinanderfolgenden Tagen ohne Transfusion). Das Engraftment mit Spenderhämatopoese wird durch den Befund eines kompletten Chimärismus bestätigt.

Stammzellquellen und Stammzellgewinnung

Als Stammzellquellen für die SZT stehen Blutstammzellen aus Knochenmark (KM), in das periphere Blut mobilisierte Blutstammzellen (PBSZ) und Blutstammzellen aus Nabelschnurblut (cord blood, CB) zur Verfügung. Die Verfahren zur Stammzellgewinnung unterscheiden sich bei autologer und allogener SZT grundsätzlich nicht und werden daher gemeinsam besprochen. Die Erlaubnis zur Herstellung eines Stammzelltransplantats aus Knochenmark, peripherem Blut nach Stimulation oder aus Nabelschnurblut unterliegt den Vorschriften des Arzneimittelgesetzes (AMG), des Transplantationsgesetzes (TPG) und des Transfusionsgesetzes (TFG) sowie den entsprechenden Verordnungen und ist an spezielle personelle, räumliche und organisatorische Auflagen geknüpft, deren Erfüllung durch staatliche Überwachungsbehörden überprüft wird. In Bayern wird diese Aufgabe zentral durch die Regierung von Oberbayern in München wahrgenommen.

Knochenmark

Die Gewinnung von pluripotenten hämatopoetischen Stammzellen aus dem Knochenmark erfolgt in Vollnarkose in einem hierfür behördlich zertifizierten Operationssaal. Eine vorherige Stimulation des Patienten bzw. Spenders mit hämatopoetischen Wachstumsfaktoren (s. u.) ist nicht erforderlich. Das stammzellhaltige Knochenmarkblut wird durch zirka 100–200 Aspirationen aus dem dorsalen Beckenkamm und der Spina iliaca anterior superior beidseits gewonnen und sofort mit Heparin und ggf. ACD-A versetzt. Dabei ist darauf zu achten, dass aus jeder Punktionsstelle nur maximal 5 ml aspiriert werden, um die Beimengung größerer Mengen von peripherem Blut zu vermeiden. In der Regel werden 10–15 ml Knochenmarkblut/kgKG des Empfängers, insgesamt etwa 1000–1500 ml benötigt, um die erforderliche Mindestzahl von mehr als 2×10^8 kernhaltige Zellen/kgKG zu erreichen. Der Anteil an CD34+ Zellen, der als Anhaltspunkt für den Gehalt an pluripotenten hämatopoetischen Stammzellen herangezogen wird, liegt etwa bei 1 %. Durch Filtrierung werden in einem geschlossenen System Knochensplitter und Fettpartikel entfernt.

Allogenes Knochenmark wird im Falle einer Familienspende unmittelbar nach Gewinnung übertragen. Bei einer Fremdspende erfolgt möglichst rasch nach der Entnahme der Transport des Transplantats vom Entnahme- zum Transplantationszentrum. Das Zeitintervall zwischen Entnahme und Transplantation richtet sich vor allem nach der Entfernung zwischen Entnahme- und Transplantationszentrum, sollte jedoch 72 Stunden nicht überschreiten. Im Falle einer Blutgruppendifferenz müssen bei Inkompatibilität in Major-Richtung die Erythrozyten (durch z. B. Sedimentierung), bei Inkompatibilität in Minor-Richtung das Plasma vor der Übertragung durch Zentrifugation entfernt werden.

Bei Entnahme von *autologem Knochenmark* (selten auch in der allogenen Situation als autologes „Backup") erfolgt dagegen im Anschluss an die Entnahme unter Reinraumbedingungen die Kryokonservierung des Transplantats: Nach Entfernung des Plasmas und der Erythrozyten werden die Knochenmarkzellen mit Medium versetzt und unter Zusatz von 5–10 % Dimethylsulfoxid (DMSO) unter standardisierten Bedingungen tiefgefroren. Die Lagerung erfolgt in flüssigem Stickstoff (≤ −140 °C). Nach dem Wiederauftauen wird das Präparat möglichst rasch transfundiert, da DMSO bei Raumtemperatur auf Stammzellen toxisch wirkt.

Mit der Knochenmarkentnahme ist für den Patienten bzw. Spender kein relevanter langfristiger Verlust an blutbildenden Stammzellen verbunden. Auch muss kein Stabilitätsverlust des Beckenknochens befürchtet werden. Das Hauptrisiko bei der Knochenmarkspende ist das Narkoserisiko (Intubationsnarkose); bei gesunden Spendern ist es als sehr klein einzuschätzen. Vorübergehend können Schmerzen und ein Hämatom an den Entnahmestellen auftreten. Darüber hinaus kann es infolge der Entnahme von 1–1,5 Liter Knochenmarkblut zu einem relevanten Abfall des Hb-Werts kommen, der in Einzelfällen eine Erythrozytentransfusion erforderlich macht. Daher wird in vorab ausgewählten Fällen allogenen KM-Spendern vor der Knochenmarkspende die Entnahme einer Eigenblutkonserve angeboten. Zur Embolieprophylaxe erhält der Spender perioperativ niedermolekulares Heparin.

Periphere Blutstammzellen (PBSZ)

Da unter physiologischen Bedingungen nur sehr wenige hämatopoetische Stammzellen im peripheren Blut zirkulieren, müssen sie aus dem Knochenmark „mobilisiert" werden. Dies kann im autologen Setting im Rahmen der Erholung der Hämatopoese nach stattgehabter Chemotherapie geschehen, denn in der Regenerationsphase nach Neutropenie steigt die Anzahl der zirkulierenden hämatopoetischen Stammzellen auf ein Vielfaches der normalen Konzentration an. Des Weiteren kann eine Mobilisation von hämatopoetischen Stammzellen in das periphere Blut im autologen und allogenen Setting durch Behandlung mit hämatopoetischen Wachstumsfaktoren erreicht werden. Klassischerweise wird G-CSF (Granulozytenkolonie stimulierender Faktor) in einer Dosis von 5–10 µg/kg pro Tag s. c. eingesetzt. Aktuell kommt im autologen Setting inzwischen auch die pegylierte Form zum Einsatz, bei der nur eine bis zwei Injektionen erforderlich sind [1].

Die höchste Konzentration an Stammzellen im Blut erhält man mit der Kombination von Chemotherapie und Wachstumsfaktor, wie sie bei Gewinnung autologer hämatopoetischer Stammzellen angewendet wird. Die Wahl der Stimulationschemotherapie richtet sich dabei nach der Grunderkrankung. In der allogenen Situation ist die Verabreichung einer Chemotherapie an einen gesunden Spender nicht zu rechtfertigen, allerdings ist dies bei Vorliegen einer gesunden Hämatopoese auch nicht notwendig. Die alleinige Gabe von G-CSF in einer Dosierung von 2 x 5 µg/kg pro Tag s. c. über 4–5 Tage ist ausreichend. Nur in sehr seltenen Fällen zeigt sich ein gesunder Spender als „poor mobilizer" (s. u.).

Als ein Maß für die erfolgreiche Mobilisation gilt die mittels Durchflusszytometrie bestimmte Konzentration der CD34+ Zellen im peripheren Blut, die vor einer Stammzellsammlung (Leukapherese) mindestens 10/µl betragen sollte. Die Apherese erfolgt mithilfe eines Zellseparators über großlumige periphere Zugänge oder (bei schlechten peripheren Venenverhältnissen) über einen zentralen Venenkatheter. Bei Flussraten von 50–60 ml Blut pro Minute werden in einem Zeitraum von 3–5 Stunden etwa 10–20 Liter Blut umgesetzt. Für ein ausreichendes Blutstammzelltransplantat werden in der autologen Situation 2×10^6 und bei der allogenen SZT mindestens 4×10^6 CD34+ Zellen/kgKG des Patienten gefordert. Das Volumen des Transplantats liegt bei 200–600 ml.

Kann mittels einer einmaligen Leukapherese keine ausreichende Anzahl an peripheren Blutstammzellen gewonnen werden, wird die Stimulation mit G-CSF fortgesetzt und die Apherese am folgenden Tag wiederholt. Höchst selten gelingt es trotzdem nicht, eine ausreichende Menge an CD34+ Zellen nach Stimulation mit G-CSF aus dem peripheren Blut zu gewinnen („poor mobilizer"). Im autologen Setting kann ein erneuter Versuch nach Stimulation mit einem CXCR4-Hemmer (z. B. Plerixafor) erfolgen; in der allogenen Situation kann dann jedoch eine zeitnahe Knochenmarkentnahme in Vollnarkose erforderlich sein, um die Gewinnung eines Transplantats mit ausreichendem Gehalt an hämatopoetischen Blutstammzellen sicherstellen zu können und somit eine erfolgreiche SZT für den zumeist zu diesem Zeitpunkt bereits intensiv vorbehandelten Patienten zu gewährleisten. Der gesunde Spender wird über diesen besonderen Umstand im Rahmen der Aufklärung zur allogenen peripheren Blutstammzellspende vor Beginn der Konditionierung des Patienten gesondert informiert und sollte in eine eventuelle Knochenmarkspende bereits vorab einwilligen.

Kryokonservierung und Retransfusion der PBSZ erfolgen wie im Abschnitt „Knochenmark" beschrieben. Wegen des deutlich geringeren Erythrozytengehalts und des geringeren Plasmavolumens können periphere Blutstammzellpräparate auch bei Blutgruppeninkompatibilität ohne weitere Manipulation transfundiert oder kryokonserviert werden.

Die Stammzellspende aus peripherem Blut ist mit keinem nennenswerten Blutverlust verbunden. Häufige, aber nicht obligatorische Nebenwirkungen sind in erster Linie durch die Verabreichung des hämatopoetischen Wachstumsfaktors bedingt. Sie bestehen in Abgeschlagenheit sowie Knochen-, Kopf- und Gliederschmerzen oder einer Temperaturerhöhung, die eine analgetische/antipyretische Therapie (z. B. mit Paracetamol) erfordern können. Während der mehrstündigen Apherese ist der Spender durch den Umsatz eines größeren extrakorporalen Volumens einer erhöhten Kreislaufbelastung ausgesetzt, die von herzgesunden Spendern in der Regel aber problemlos toleriert wird. Insbesondere bei länger dauernden Leukapheresen kann es begleitend zu einem relevanten Abfall der Thrombozytenzahl bis unter 100 000/µl kommen. Ist ein zentralvenöser Katheter erforderlich, können das Risiko eines Pneumothorax oder einer arteriellen Fehlpunktion bei der Anlage des Katheters sowie das Infektionsrisiko hinzukommen. Schwere Akutkomplikationen wie Milzruptur, Lungenödem oder thrombembolische Ereignisse sind als sehr seltene Komplikationen zu nennen. Langzeitkomplikationen der G-CSF-Gabe sind bei gesunden Spendern nicht bekannt.

In den ersten Jahren war eine erhöhte Leukämierate unter den Spendern infolge der Überstimulation der Granulopoese befürchtet worden; dies wurde allerdings bislang in keiner klinischen Untersuchung bestätigt, sodass diese Methode auch für die Mobilisierung von Blutstammzellen von gesunden, unverwandten Spendern zugelassen ist. Nicht zuletzt auch aufgrund der Vermeidung einer Vollnarkose für den Patienten/Spender wird die Leukapherese von Blutstammzellen aus dem peripheren Blut nach Stimulation mit G-CSF heute deutlich häufiger durchgeführt als die logistisch aufwendigere Knochenmarkentnahme, obwohl randomisierte Vergleichsstudien zwischen den beiden Stammzellquellen bezüglich Effektivität, Sicherheit und Langzeitergebnissen für die meisten Krankheitsentitäten nicht vorliegen (s. u.).

Nabelschnurblut

Seit mehreren Jahren werden, insbesondere bei Kindern, zunehmend Blutstammzellen aus Nabelschnurblut (umbilical cord blood, UCB) als alternative Stammzelltransplantate in der allogenen SZT eingesetzt. Ihre Gewinnung erfordert eine enge Kooperation zwischen Entbindungsklinik und Stammzellbank. Nach Durchführung einer ausgedehnten Infektionsserologie bei der Mutter und schriftlicher Erteilung ihres Einverständnisses erfolgt unmittelbar nach der Durchtrennung der Nabelschnur durch speziell geschultes Personal die Punktion der Nabelschnurvene und hierüber die Entnahme des dort und in der Plazenta verbliebenen fetalen Bluts. Dieses enthält eine kleine Menge höchst potenter hämatopoetischer Stammzellen. Im Anschluss erfolgen eine HLA-Typisierung sowie eine entsprechende Qualitätskontrolle des gewonnenen Präparats, insbesondere in Bezug auf Zellgehalt (gemessen wird die Menge der gesamten nukleären Zellen und in der Regel auch der CD34+ Zellen) sowie infektiologische Parameter (z. B. CMV). Geeignete Präparate werden wie bereits beschrieben kryokonserviert, in einer Nabelschnurbank eingelagert und stellen so einen Vorrat an kurzfristig verfügbaren Blutstammzellpräparaten dar.

In diesem Zusammenhang ist zu erwähnen, dass die Spende der Nabelschnur zur Herstellung eines Blutstammzelltransplantats in den allermeisten Fällen ungerichtet erfolgt, d. h., dass das Transplantat anonym in den weltweit vorhandenen Stammzellpräparate-Pool eingebracht und in einem Nabelschnurregister geführt wird. Somit kann es auf Anforderung prinzipiell an jedes Transplantationszentrum der Welt ausgeliefert werden. Selten erfolgt im pädiatrischen Bereich eine gerichtete Spende für ein erkranktes Geschwisterkind. Nur für diese Varianten der Spende und der entsprechenden allogenen unverwandten Nabelschnurtransplantationen liegen wissenschaftlich erhobene Daten über Effektivität und Sicherheit vor.

Im Gegensatz dazu existieren keine validen Daten über den Einsatz von unmittelbar nach der Geburt prophylaktisch konservierten „autologen" Nabelschnurpräparaten zur Eigenverwendung im Sinne einer privaten Vorsorge. Diese kommerzielle, autologe Kryokonservierung der Blutstammzellen aus dem Nabelschnurblut des neugeborenen Kindes zur privaten Vorsorge wird werdenden Eltern von verschiedenen Firmen gegen nicht unerhebliche Gebühren angeboten. Hauptkritikpunkt an der Einlagerung eines eigenen Nabelschnurpäparats ist, dass die Wahrscheinlichkeit, eigene Stammzellen im Laufe seines Lebens zu benötigen, sehr gering ist. Hinzu kommt, dass bei hämatologischen Erkrankungen des Kindes zu prüfen ist, ob die im Nabelschurblut-Transplantat enthaltenen Stammzellen bereits die Disposition zur Entwicklung der Krankheit enthalten. Zudem wird die Nutzung von Nabelschnurblut, z. B. zur Generierung von extrahämatopoetischem Gewebe (und damit zur Therapie von Erkrankungen bei Erwachsenen) in einer Stellungnahme der *Deutschen Arbeitsgemeinschaft für Blutstammzell- und Knochenmarktransplantation* noch als spekulativ bezeichnet. Aufgrund der fehlenden wissenschaftlichen Daten wird diese prophylaktische Kryokonservierung und Bevorratung vonseiten des Tumorzentrums München und der Bayerischen Stammzellbank ausdrücklich nicht empfohlen.

Unterschiede zwischen den verschiedenen Stammzellquellen

Die verschiedenen Stammzellquellen unterscheiden sich deutlich in Bezug auf die Zusammensetzung und die Anzahl der enthaltenen Zellpopulationen (Tabelle 1). So werden z. B. bei der Knochenmarktransplantation zusätzlich Stromazellen des Knochenmarks transfundiert. Inwiefern dies für den Patienten möglicherweise einen Vorteil z. B. im Sinne eines sicheren Engraftments oder einer geringeren GvHD Rate darstellt, ist derzeit allerdings noch immer nicht geklärt.

Demgegenüber enthalten mobilisierte PBSZ-Präparate deutlich mehr CD34+ Zellen und reifere Vorstufen. Dies führt zu einer schnelleren hämatopoetischen Regeneration (8–14 Tage) und potenziell auch zu einer schnelleren Rekonstitution des Immunsystems. Des Weiteren enthalten PBSZ-Transplantate etwa die zehnfache Menge an Lymphozyten. Dies hatte für die allogene SZT initial den Verdacht auf eine höhere Rate an akuten Graft-versus-Host-Erkrankungen (GvHD, s. u.) bedingt. Dieser hat sich jedoch im klinischen Einsatz nicht eindeutig bestätigt; nur eine von fünf randomisierten Vergleichsstudien zeigte eine Erhöhung des GvHD-Risikos [2]. Möglicherweise werden durch die Verabreichung von hämatopoetischen Wachstumsfaktoren bei der Mobilisierung die CD4+ T-Zellen in Richtung TH2-Zellen polarisiert [3]. Insgesamt gibt es allerdings nur Hinweise auf eine erhöhte Häufigkeit und Schwere von chronischer GvHD nach PBSZ-Transplantation [4, 5]; das Überleben bleibt davon unbeeinflusst. Dies wurde kürzlich insbesondere für die PBZT von unverwandten Spendern in einer prospektiven, randomisierten amerikanischen Multicenter-Studie des *Blood and Marrow Transplant Clinical Trial Network* bestätigt, in die 554 Patienten eingeschlossen worden waren [29].

Entsprechend kann derzeit keinem der beiden Verfahren uneingeschränkt der Vorzug gegeben werden, da in randomisierten Studien keine generelle Überlegenheit einer Stammzellquelle belegt werden konnte. Wegen der Vermeidung einer Narkose und eines stationären Aufenthalts des Spenders, der einfacheren Logistik und nicht zuletzt auch der kürzeren Aplasiedauer wird die Transplantation von PBSZ, inzwischen weitaus häufiger durchgeführt. Dies gilt insbesondere für die autologe Transplanta-

Tabelle 1. Unterschiedliche Zusammensetzung der Stammzelltransplantate aus Knochenmark, peripherem Blut und Nabelschnurblut [4].

Stammzellquelle	Medianer Gehalt an		
	kernhaltigen Zellen (x 10^8/kgKG)	CD34+ Zellen (x 10^6/kgKG)	T-Zellen (x 10^7/kgKG)
Knochenmark	2	2,8	2,2
PBSZ	9	7	27
Nabelschnurblut	0,3	0,2	0,4

tion, bei welcher inzwischen fast ausschließlich periphere Blutstammzellen verwendet werden.

Nur für wenige Entitäten liegen Empfehlungen für eine bestimmte Stammzellquelle vor, die zumeist auf retrospektiven Analysen beruhen. Bei der allogenen SZT vom HLA-identischen Geschwisterspender gibt es Hinweise, dass bei Patienten mit schwerer aplastischer Anämie bessere Ergebnisse nach Verwendung von Knochenmark erzielt werden [6]. Dies wurde ähnlich auch für den Einsatz von Knochenmark zur Behandlung der ALL oder der CML in der chronischen Phase gezeigt (vgl. die entsprechenden Kapitel in diesem Manual). Umgekehrt profitierten Patienten mit fortgeschrittener akuter Leukämie in einigen Studien von der Transplantation mit peripheren Blutstammzellen [7]. Insgesamt kann jedoch keine klare Empfehlung zugunsten einer PBSZT gemacht werden.

Bezüglich der zellulären Charakteristika von Nabelschnurtransplantaten (cord blood transplants, CBT) und ihrer klinischen Relevanz liegt derzeit, insbesondere in der Erwachsenentransplantation, erst eine moderate Anzahl von Daten vor. Die Qualität des Präparats wird im Wesentlichen über den Gesamtgehalt an kernhaltigen Zellen (total nucleated cells, TNC) bestimmt, wobei dafür inzwischen zunehmend auch der Gehalt an CD34+ Zellen herangezogen wird. Der hohe Gehalt an primitiven hämatopoetischen Stammzellen kann die niedrigen Gesamtzellzahlen (Tabelle 1) des Nabelschnurtransplantats langfristig ausgleichen; die Unreife des Immunsystems zum Zeitpunkt der Geburt reduziert die Alloreaktivität der T-Lymphozyten aus dem CBT, die nach allogener Stimulation einen deutlich geringeren Stimulationseffekt zeigen als T-Zellen aus dem Knochenmark. Somit erhöht sich die Toleranz gegenüber HLA-Differenzen zwischen Transplantat und Empfänger und ein höherer Grad an HLA-Inkompatibilität bei offensichtlich geringerer Ausprägung der GvHD-Reaktion kann akzeptiert werden.

Autologe Stammzelltransplantation

Die Kryokonservierung autologer Stammzellen bei hämatologischen und onkologischen Erkrankungen im Stadium der hämatologischen Remission oder ohne Knochenmarkbeteiligung ermöglicht es, den Patienten einer hoch dosierten Radio- und/oder Chemotherapie oder auch Radioimmunotherapie zu unterziehen, die über eine Dosis-Wirkungs-Beziehung eine ausgeprägte antileukämische bzw. antineoplastische Wirkung, aber auch knochenmarktoxische Wirkungen entfaltet. Die Rekonstitution der Blutbildung erfolgt aus den kryokonservierten und im Anschluss an die Hochdosistherapie retransfundierten peripheren Blutstammzellen. Je nach Herkunft der Stammzellen – aus dem Knochenmark oder dem peripheren Blut (s. u.) – dauert die Aplasiephase in der Regel zwischen 10 und 21 Tagen; eine Gabe von G-CSF zur Verkürzung der Aplasiedauer kann einige Tage nach der Transplantation (je nach Therapieschema) erwogen werden.

Grundsätzlich ist die Komplikationsrate bei der autologen Transplantation nicht wesentlich höher als bei einer intensiven konventionellen Chemotherapie. Insbesondere bei Einsatz der Zytostatika VP16 und Thiotepa sowie nach einer Ganzkörperbestrahlung werden allerdings schwere orale Mukositiden beobachtet. Diese erfordern häufig eine parenterale Ernährung und eine kontinuierliche Schmerztherapie mit Opiaten. Zusätzlich stellt die aufgehobene Schleimhautbarriere eine Eintrittspforte für Bakterien dar und erfordert deshalb eine intensive Pflege mit antiinfektiösen und schmerzlindernden Spüllösungen. Mit Regeneration der Granulozyten heilt die Mukositis in der Regel spontan ab. Selten kann die Hochdosistherapie zu toxischen Schädigungen der

Lunge oder zur venösen Verschlusskrankheit (venoocclusive disease, VOD) der Leber, einem thrombotischen Verschluss der kleinen Lebervenen, führen. Beide Komplikationen sind nach allogener SZT erheblich häufiger und werden daher in diesem Zusammenhang ausführlicher besprochen.

Die Reinfusion der kryokonservierten hämatopoetischen Stammzellen selbst, die über einen zentralen Venenkatheter erfolgen sollte, wird in der Regel ohne schwerwiegende Komplikationen toleriert. Gelegentlich kommt es zu Übelkeit und Erbrechen, seltener sind Pankreatitis-ähnliche Krankheitsbilder mit Bauchschmerzen und Erhöhung der Lipase. Relativ häufig wird eine milde Hämolyse beobachtet, die nur sehr selten bedrohliche Ausmaße annimmt. Alle diese Nebenwirkungen scheinen von der Menge an DMSO abzuhängen, das zur Krykonservierung verwendet wurde und sich nun ebenfalls im Transplantatbeutel befindet. Gelegentlich zu beobachtende Bradykardien sind wahrscheinlich durch die Kälte des Transplantats bei der Transfusion bedingt. Besonders bei Patienten mit Niereninsuffizienz kann es durch die verzögerte DMSO-Ausscheidung zu zerebralen Nebenwirkungen mit Eintrübung bis zum Bewusstseinsverlust kommen.

Problematisch ist die Möglichkeit der Kontamination des Transplantats mit malignen Zellen, die der Diagnostik vor Stammzellgewinnung entgehen und zur Quelle eines Rezidivs werden können. Zahlreiche Methoden zur Entfernung dieser Zellen (Zusatz von Zytostatika, Reinigung mittels spezifischer Antikörper, an die magnetische Partikel gekoppelt wurden, Anti-Sense-Oligonukleotide) haben sich aufgrund ihrer Toxizität und/oder nicht belegter klinischer Effektivität nicht durchsetzen können.

Bezüglich des Stellenwerts der autologen Transplantation im Therapiekonzept der einzelnen Krankheitsentitäten sei auf die entsprechenden Kapitel dieses Manuals verwiesen. Grundsätzlich kann aber festgestellt werden, dass der Stellenwert in der Behandlung der im vorliegenden Manual besprochenen Erkrankungen in den vergangenen Jahren deutlich abgenommen hat.

Allogene Stammzelltransplantation

Bei der allogenen SZT werden hämatopoetische Stammzellen von einem gesunden Spender auf einen mit Strahlentherapie und/oder hoch dosierter Chemotherapie vorbehandelten Empfänger übertragen. Ziel ist es zum einen, eine Rekonstitution der Blutbildung durch gesunde Spenderhämatopoese herbeizuführen, zum anderen soll ein stabiler Spenderchimärimus etabliert und somit Toleranz induziert werden. Das Verfahren stellt die effektivste, aber auch komplikationsreichste Therapiemöglichkeit für eine Vielzahl von hämatologischen Erkrankungen dar [8].

Das kurative Potenzial der allogenen SZT beruht einerseits – wie bei der autologen Transplantation – auf der antileukämischen/antineoplastischen Wirkung der Vorbehandlung (Konditionierung) mittels Ganzkörperbestrahlung und/oder Chemotherapie. Anders als bei der autologen SZT werden allerdings gleichzeitig mit dem Transplantat immunkompetente Zellen des Spenders übertragen, die das Potenzial einer allogenen Immunreaktion mit sich bringen. Diese Wirkung des allogenen Transplantats gegen die maligne Grunderkrankung wird als Graft-versus-Malignancy(GvM)-Effekt bezeichnet. Gleichzeitig ist es möglich, durch die erfolgreiche Etablierung eines Spenderchimärismus die Grundlage für eine spätere adoptive Immuntherapie (Gabe von Spenderlymphozyten; „donor lymphocyte infusions", DLI) zu bereiten.

Der hohen therapeutischen Effektivität der allogenen SZT steht allerdings eine relevante therapieassoziierte Morbidität und Mortalität (transplant related mortality, TRM) gegenüber. Diese wird in erster Linie bedingt durch die Toxizität der Konditionierungsbehandlung, durch Infektionen während der Aplasie sowie der unter Umständen lang andauernden Phase der Immunrekonstitution und auch durch die Komplikation der Graft-versus-Host-Disease (GvHD, s. u.). Die TRM relativiert das klinische Gesamtergebnis der allogenen SZT und zwingt zu einer sorgfältigen Indikationsstellung, bei der krankheitsbedingte Risiken gegen das individuelle Risiko einer transplantationsassoziierten Morbidität und Mortalität abgewogen werden müssen.

Die Graft-versus-Leukemia(GvL)-Reaktion

Die Bedeutung der Immunreaktion für den Therapieerfolg der allogenen SZT belegen zahlreiche experimentelle und klinische Studien [9]. Initial war gezeigt worden, dass durch den Einsatz von Spenderlymphozyten bei CML-Patienten mit Rezidiv nach allogener SZT längerfristige Remissionen und damit eine Heilung erzielt werden konnten [9, 10]. Insgesamt bestehen jedoch zwischen den verschiedenen Krankheitsentitäten deutliche Unterschiede bezüglich der Sensitivität gegenüber der GvL-Reaktion. Am stärksten ist der Effekt bei der CML [10]. Vergleichbare Erfolge werden bei akuten Leukämien – wahrscheinlich infolge der höheren Proliferationsrate und auch aufgrund einer geringeren Immunogenität der malignen Zellen – in der Regel nicht erreicht. Zahlreiche klinische Beobachtungen belegen jedoch auch bei diesen Erkrankungen die Bedeutung des GvL-Effekts: Zum einen konnte ein deutlich höheres Rezidivrisiko bei Patienten nachgewiesen werden, die zur SZT ein Transplantat erhalten hatten, aus dem zur GvHD-Prophylaxe die Lymphozyten entfernt worden waren. Zum anderen war die Entwicklung einer akuten und chronischen GvHD, also eines klinisch sichtbaren Belegs für eine ablaufende allogene Immunreaktion, mit einer verminderten Rezidivrate assoziiert [11]. Weiterhin konnte der Einsatz von Spenderlymphozyten als unabhängiger Parameter für ein längeres Überleben von Patienten mit AML-Rezidiv nach allogener SZT identifiziert werden [12].

CD3+ T-Lymphozyten stellen die wichtigsten Effektorzellen der GvL-Reaktion dar, wobei die exakten Wirkungsmechanismen trotz intensiver Forschung bislang nur unzureichend geklärt sind. Als Zielstrukturen gelten die sog. „minor histocompatibility antigens“ (mHAG), also außerhalb der HLA-Merkmale (s. u.) liegende und größtenteils unbekannte zelluläre Oberflächenstrukturen, für die auch bei HLA-identischen Spender-Empfänger-Paaren eine Disparität besteht [13]. Weitere Zielstrukturen sind leukämiespezifische Antigene, die auf der Oberfläche der leukämischen Blasten exprimiert werden. Die Effektorfunktion der NK-Zellen wird insbesondere im Zusammenhang mit der HLA-haploidentischen SZT diskutiert, bleibt aber weiterhin Gegenstand der Forschung.

HLA-System und Histokompatibilität

Die Histokompatibilität (Gewebeverträglichkeit) wird durch Antigene des HLA(human leucocyte antigen)-Systems bestimmt, die eine wichtige Rolle bei der T-Zell-vermittelten Immunantwort innehaben. HLA-Moleküle werden durch eine Vielzahl von Genen im Bereich der MHC-Region (dem Major Histocompatibility Complex) auf dem kurzen Arm von Chromosom 6 kodiert und sind beim Menschen diesem MHC-Komplex gleichzusetzen. In der Regel werden die für das HLA-System kodierenden Gene gekoppelt vererbt, wobei der Gesamtsatz der von einem Elternteil vererbten Antigene des MHC-Komplexes als Haplotyp bezeichnet wird. Generell werden bei den der MHC-Region zugeordneten Genen zwei Klassen unterschieden: Gene der Klasse I kodieren für die Loci HLA-A, -B und -C, Gene der Klasse II für die Loci HLA-DP, -DQ und -DR.

Die Übereinstimmung der HLA-Antigene der Klasse I (A, B, C) und II (DQ, DR) zwischen Patient und potenziellem Spender (Histokompatibilität) bildet die Grundlage zur Durchführung einer allogenen SZT. Zur Beurteilung der Histokompatibilität wird eine HLA-Typisierung des Patienten und des potenziellen Spenders durchgeführt. Bei der allogenen SZT müssen Spender und Empfänger eine möglichst vollständige Übereinstimmung der MHC-Loci aufweisen, um das Risiko einer Abstoßungsreaktion zu minimieren und eine GvHD-Reaktion zu vermeiden. Die HLA-Typisierung der einzelnen Loci kann serologisch oder molekulargenetisch durchgeführt werden. Inzwischen ist es üblich, die HLA-Typisierung des Patienten in Vorbereitung für eine Spendersuche im Familienbereich primär serologisch (niedrig auflösend) für die HLA-Antigene der Klasse I (A, B, C) und II (DR, DQ) durchzuführen, wobei jedoch die Loci der Klasse II durch molekulare Subtypisierung auf DNA-Ebene (sog. hoch auflösende Typisierung) bestätigt bzw. ergänzt werden müssen. Demgegenüber wird in Vorbereitung für eine Fremdspendersuche seit einigen Jahren auch für die HLA-Allel-Testung der Klasse I und II primär bereits eine hoch auflösende Typisierung durchgeführt.

HLA-Unterschiede zwischen Spender und Empfänger werden als HLA-Mismatch bezeichnet. Stimmt ein Antigen komplett nicht überein, spricht man von Major- oder Antigen-Mismatch, findet sich nur in der hoch auflösenden Typisierung ein Unterschied, wird dies als Minor- oder Allel-Mismatch bezeichnet. Üblicherweise wird, insbesondere bei Fremdspendertransplantationen, eine Kompatibilität in allen zehn Antigenen (jeweils zwei Allele von HLA-A, -B, -C, -DRB1 und -DQB1) angestrebt: Dieser Spender wird dann als 10/10 HLA-kompatibler Fremdspender bezeichnet. Je nach klinischer

Situation gelten jedoch auch im Bereich der Fremdspendertransplantation Spender mit einem Allel- oder Antigen-Mismatch (09/10 oder 08/10 HLA-kompatible Spender) als akzeptabel („well matched"). Bevor ein Spender für eine Transplantation akzeptiert werden kann, muss die Histokompatibilität in einer zweiten Typisierung von Spender und Empfänger bestätigt werden („confirmatory typing"). Bei der Verwandtenspende ist die Typisierung der Eltern zwar prinzipiell wünschenswert, jedoch inzwischen nicht mehr obligat erforderlich.

Spenderauswahl

Familien- und Fremdspender

In der Regel ist es primäres Ziel, einen HLA-identischen Familienspender zu identifizieren. Da die HLA-Gene für die verschiedenen Genorte gekoppelt als festes Set (Haplotypen) vererbt werden, beträgt bei Geschwistern die Wahrscheinlichkeit einer HLA-Identität 25 %, während sie bei anderen nahen Familienangehörigen (z. B. Tante, Onkel, Cousin, Cousine, Neffe, Nichte) auf deutlich unter 5 % sinkt. Findet sich kein akzeptabler Familienspender, wird über eine lokale Sucheinrichtung bzw. über das *Zentrale Knochenmarkspenderegister Deutschland* (ZKRD) die Suche nach einem unverwandten Spender eingeleitet. Dabei wird versucht, aus einem weltweiten Pool von etwa 17 Millionen registrierten potenziellen Spendern, deren HLA-Merkmale in der Datenbank gespeichert sind, einen in den HLA-Merkmalen mit dem Patienten übereinstimmenden bzw. HLA-kompatiblen Stammzellspender zu finden (bezüglich der Kriterien für den „passenden" Fremdspender siehe Abschnitt „Histokompatibilität").

Für Mitteleuropäer und Nordamerikaner (Kaukasier) liegt die Wahrscheinlichkeit, über die Datenbanksuchabfrage einen akzeptablen Fremdspender zu finden, dank der weltweiten Aktivitäten der Fremdspenderdateien (in Bayern ist dies die *Bayerische Stammzellbank* in Gauting) inzwischen bei etwa 80–85 %. Andere ethnische Gruppen (z. B. Asiaten) sind im Spenderpool weniger häufig vertreten, weshalb sich für Angehörige dieser Volksgruppen sehr häufig kein Fremdspender finden lässt. Stehen nach Überprüfung des HLA-Musters mehrere gleichwertige HLA-kompatible Fremdspender zur Verfügung, werden der CMV-Serostatus, Alter und Geschlecht sowie stattgehabte Schwangerschaften der Spender als weitere Auswahlkriterien herangezogen. Bezüglich der Langzeitergebnisse nach SZT wird heute davon ausgegangen, dass infolge der verfeinerten Methoden bei der HLA-Typisierung in den letzten Jahren zumindest bei Vorhandensein eines 9/10 oder 10/10 HLA-kompatiblen Spenders die Fremdspendertransplantation der Familienspender-SZT mindestens gleichwertig ist [14].

Alternative Spender

Lässt sich weder in der Familie noch über eine Fremdspendersuche ein HLA-identischer bzw. -kompatibler Stammzellspender identifizieren, so kommen zwei Alternativen infrage:

Nabelschnurblut-Transplantat

Alternative 1 beinhaltet die Transplantation von Blutstammzellen aus Nabelschnurblut. Weltweit stehen derzeit etwa 300 000 kryokonservierte Präparate zur Verfügung. Der Vorteil dieser Stammzellquelle ist die unmittelbare Verfügbarkeit durch Langzeitlagerung sowie die Tatsache, dass bei der Nabelschnurblut-Transplantation nicht übereinstimmende HLA-Antigene eine geringere Rolle zu spielen scheinen und so trotz HLA-Differenz von einer ausreichend guten Verträglichkeit ausgegangen werden kann (s. o.). Routinemäßig werden daher nur die Antigene HLA-A, -B und -DR typisiert und für die initiale Spenderauswahl herangezogen. Ab einer Übereinstimmung von vier der sechs Antigene gilt eine Stammzelltransplantation als möglich, wobei je nach Anzahl der HLA-Mismatches für eine sichere Transplantation unterschiedlich hohe Zahlen an kernhaltigen Zellen (total nucleated cells, NC) pro kg Körpergewicht des Empfängers gefordert werden: mindestens 3×10^7/kg bei kompletter HLA-Übereinstimmung, mindestens 4×10^7/kg bei einem und mindestens 5×10^7/kg bei zwei Mismatches auf HLA-A, -B und -DR [15].

Nachteile der Nabelschnurtransplantation bestehen in der längeren Aplasiedauer sowie in der fehlenden Möglichkeit einer Zweit- oder Lymphozytenspende bei Transplantatversagen oder Rezidiv. Des Weiteren scheinen insbesondere virale Infektionen infolge der Unreife des übertragenen Immunsystems und der damit vergesellschafteten verzögerten Immunrekonstitution häufiger zu sein. Wegen der relativ geringen Menge an hämatopoetischen Stammzellen, die aus Nabelvenenblut gewonnen werden können, war diese Stammzellquelle anfangs der Behandlung von Kindern vorbehalten. Wird die empfohlene Zelldosis zur Behandlung Erwachsener nicht erreicht, so kann inzwischen die gleichzeitige Transplantation von zwei Nabelschnurblutpräparaten („double cord transplantation“) auch bei Erwachsenen ein erfolgversprechender Therapieansatz sein [16, 17]. So konnte gezeigt werden, dass dadurch auch bei Patienten mit akuter Leukämie vergleichbare Ergebnisse zu einer Transplantation von einem HLA-haploidentischen Spender erzielt werden können. Bemerkenswerterweise ist es möglich, ein zweites Nabelschnurblutpräparat zu transplantieren, das nicht unbedingt zum ersten Präparat bzw. zum Empfänger HLA-kompatibel ist, bzw. andere HLA-Differenzen im Rahmen der Vorgabe von maximal 2 Antigenunterschieden aufweisen kann. Zusammenfassend gilt zum aktuellen Zeitpunkt gemäß einer Festlegung der *Deutschen Arbeitsgemeinschaft Knochenmark- und Bluttransplantation* (DAG KBT) die Nabelschnurblut-Transplantation außerhalb von Studien nur dann als zulässige Alternative, wenn kein akzeptabler Fremdspender zu finden ist.

Haploidentische SZT

Als zweite Alternative für Patienten ohne HLA-kompatiblen Familien- oder Fremdspender gilt die Transplantation von hämatopoetischen Stammzellen eines Familienangehörigen, der nur in einem Haplotyp mit dem Patienten übereinstimmt. Dieses Verfahren wird als HLA-haploidentische SZT bezeichnet. Im Grundsatz sind alle leiblichen Kinder sowie Vater und Mutter des Patienten/Empfängers in den HLA-Merkmalen *a priori* als HLA-haploidentisch anzusehen. So kann bei über 90 % der Patienten ein möglicher Stammzellspender identifiziert werden, der zudem kurzfristig zur Verfügung steht. Grundsätzlich war die HLA-haploidentische Transplantation über einen langen Zeitraum mit einer erhöhten Abstoßungsgefahr und GvHD-Rate assoziiert.

Zur Minimierung dieser Risiken wurden verschiedene Verfahren der *In-vivo-* und *In-vitro-*T-Zell-Depletion entwickelt. So kann inzwischen durch Entfernung der T-Lymphozyten aus dem Transplantat (z. B. mittels CD3- bzw. CD3/CD19-Depletion oder CD34-Positivselektion) sowie durch die Übertragung von großen Mengen an Stammzellen (Megadose-Konzept) die HLA-Barriere sicher überwunden werden [18]. Historisch gesehen wurde am Klinikum Großhadern der Ludwig-Maximilians-Universität München eine Depletion von CD6+ Lymphozyten entwickelt, wodurch im Gegensatz zur CD3-Depletion sogenannte „facilitator cells“ im Transplantat verbleiben, denen eine suppressive Wirkung auf die „Alloreaktion“ nach der Transplantation zugeschrieben wird. Im Allgemeinen führen diese T-Zell-Depletionsverfahren jedoch auch zu einer verzögerten Immunrekonstitution, die eine hohe Rate opportunistischer Infektionen bedingt. Zudem ist ihre Verfügbarkeit aufgrund des technisch und regulatorisch aufwendigen Herstellungsverfahrens, das unter GMP-Bedingungen erfolgt, limitiert.

Inzwischen hat sich zunehmend ein vereinfachtes Verfahren (ohne *Ex-vivo-*T-Zell-Depletion) zur HLA-haploidentischen Transplantation etabliert, das die Gabe eines nicht manipulierten Stammzelltransplantats (T-cell-replete) – kombiniert mit hoch dosiertem Cyclophosphamid an Tag 3 und 4 nach der Transplantation – vorsieht [40]. Es basiert auf der Hypothese, dass Cyclophosphamid, wenn es kurz nach der Transplantation gegeben wird, die Eigenschaft besitzt, proliferierende alloreaktive T-Zellen auszulöschen, während ruhende Stammzellen (und somit auch die „Memory“-T-Zellen) davon ausgespart werden. Ermutigende Ergebnisse mit einer niedrigen GvHD-Rate, einer geringen Abstoßungsgefahr sowie einer verbesserten Immunrekonstitution mit einer reduzierten Rate an Infektkomplikationen und somit einer geringen TRM werden für diese Transplantationsform bei zahlreichen hämatologischen Erkrankungen berichtet [33, 40, 43]. Zudem zeigt sich zunehmend, dass durch die haploidentische Transplantation Behandlungsergebnisse erzielt werden können, die mit den Ergebnissen einer HLA-gematchten Familien- oder Fremdspendertransplantation vergleichbar sind [31]. Insbesondere im Rahmen eines sequenziellen Therapiekonzepts konnten so auch bei Patienten mit akuter Leukämie ohne vorheriges Erreichen einer Remission Behandlungsergebnisse erzielt werden, die mit den Resultaten einer Geschwister- oder Fremdspender-SZT vergleichbar sind [48]. Prospektive randomisierte Studien, die die Behandlungsergebnisse der verschiedenen alternativen Transplantationsverfahren untereinander oder auch in Hinblick auf das bisherige Standardkonzept einer HLA-gematchten Transplantation vergleichen, liegen jedoch bisher nicht vor bzw. befinden sich erst in der Planungsphase.

Zusammenfassend ist es unter Einsatz der verschiedenen Möglichkeiten der Spendersuche und -auswahl möglich, für den weitaus überwiegenden Teil der Patienten mit Indikation zur allogenen SZT einen geeigneten Spender von hämatopoetischen Stammzellen zu finden. Insbesondere durch die Weiterentwicklung im Bereich der haploidentischen Transplantationsverfahren steht inzwischen eine gut verträgliche Behandlungsalternative zur Verfügung; die Spenderverfügbarkeit erhöht sich damit auf über 90 %.

Vorbehandlung zur allogenen SZT (Konditionierung)

Das klassische Konditionierungskonzept zur allogenen Transplantation besteht aus hoch dosiertem Cyclophosphamid in Kombination mit entweder einer Ganzkörperbestrahlung (total body irradiation, TBI) mit 12 Gy oder einer Therapie mit Busulfan (16 mg/kg p. o. bzw. 12,8 mg/kg i. v.). Mit dieser Behandlung wird neben einer maximal dosierten antileukämischen Wirkung eine rasche und weitgehend vollständige Eradikation der Empfängerhämatopoese sowie eine anhaltende Immunsuppression des Empfängers zur Vermeidung einer Abstoßung erreicht.

Die Toxizität dieser Standardkonditionierung limitierte den Einsatz der allogenen Stammzelltransplantation auf jüngere Patienten ohne schwerere Begleiterkrankungen. Seit einigen Jahren werden jedoch zunehmend Konditionierungsregime mit deutlich geringerer Dosierung sowohl der Chemotherapie als auch der Bestrahlung eingesetzt. Diese Entwicklung, die eine Revolution auf dem Gebiet der allogenen SZT darstellte, basiert auf der in Tiermodellen gewonnenen Erkenntnis, dass für das Anwachsen des Transplantats in erster Linie eine ausgeprägte Immunsuppression erforderlich ist, während das früher für essenziell gehaltene „Platz schaffen“ im Knochenmarkraum durch komplette Eradikation der Hämatopoese des Empfängers (Myeloablation) nicht erforderlich erscheint [19]. Inzwischen wurden zahlreiche reduzierte Konditionierungsprotokolle entwickelt, die zumeist das stark immunsupprimierend wirkende Purinanalogon Fludarabin in Kombination mit unterschiedlichen Zytostatika und/oder reduzierter TBI enthalten. Diese Protokolle sind durch eine verminderte Akuttoxizität gekennzeichnet und ermöglichen die Durchführung einer allogenen SZT bei Patienten bis zu 75 Jahren oder auch bei Patienten mit relevanten Begleiterkrankungen. Die vielfach verwendeten Begriffe „Mini-Transplant“ und „nicht myeloablative Konditionierung“ sind allerdings semantisch nicht korrekt und irreführend, da sie suggerieren, dass diese Transplantationen nebenwirkungsfrei verlaufen oder die Empfängerhämatopoese nicht vollständig ersetzt würde. Zwar ist in der Tat die Akuttoxizität der Vorbehandlung vermindert und die Zytopeniedauer verkürzt, jedoch kann es auch bei diesen Transplantationen zu einer schweren akuten Graft-versus-Host-Erkrankung kommen, wenn auch häufig erst nach einer Latenz von einigen Wochen bis Monaten.

Ziel der Behandlung bleibt auch nach reduzierter Konditionierung ein kompletter Ersatz der Empfängerhämatopoese, was jedoch häufig erst im Verlauf von Monaten bzw. nach einer zusätzlichen Gabe von Spenderlymphozyten erreicht werden kann. Durch die Reduktion der Dosis der Radio-/Chemotherapie verschiebt sich der Schwerpunkt der therapeutischen Effektivität der SZT auf den GvL-Effekt. Nachteil der dosisreduzierten Konditionierung ist ein erhöhtes Risiko für eine Transplantatabstoßung und für ein Rezidiv.

Mittlerweile hat sich die Anzahl der publizierten reduzierten Konditionierungsbehandlungen mit und ohne Ganzkörperbestrahlung vervielfacht und ist kaum mehr zu überblicken. Die verschiedenen Schemata unterscheiden sich in Bezug auf das Ausmaß der Dosisreduktion deutlich voneinander. Leider existiert keine einheitliche Definition, ab welchem Ausmaß der Intensitätsreduktion von einer RIC(reduced intensity conditioning)-Transplantation zu sprechen ist. Ein Vorschlag der *European Group for Blood and Marrow Transplantation* (EBMT) stuft folgende Protokolle als RIC ein:

- Busulfan ≤ 8 mg/kg ± TBI ≤ 6 Gy (fraktioniert) ± Purinanalogon ± ATG
- Cyclophosphamid ≤ 60 mg/kg ± TBI ≤ 6 Gy (fraktioniert) ± Purinanalogon ± ATG
- TBI ≤ 6 Gy (fraktioniert) ± Purinanalogon ± ATG
- Fludarabin/Cyclophosphamid

Als am wenigsten intensives Schema, welches bei der Mehrzahl der Patienten ein Anwachsen des

Transplantats ermöglicht, dabei aber selbst kaum myelotoxisch wirkt, gilt die in Seattle/USA entwickelte und in Deutschland insbesondere von der Universität Leipzig untersuchte Kombination aus 2 Gy TBI und Fludarabin [20, 21]. Darüber hinaus gibt es eine große Anzahl weiterer Protokolle, die im Vergleich zur Standardkonditionierung weniger intensiv sind, jedoch nicht die oben genannten RIC-Kriterien der EBMT erfüllen. Ein Versuch, diese Protokolle in eine Klassifikation zu integrieren, wurde von *Bacigalupo* et al. gemacht [30]. Dabei werden die klassischen myeloablativen Standardprotokolle den ganz reduzierten, nicht myeloablativen (NMA) Protokollen gegenübergestellt. Alle übrigen Regime, die keine der beiden Definitionen erfüllen, werden unter dem Begriff der reduzierten Konditionierung (RIC) zusammengefasst.

Trotz des weit verbreiteten Einsatzes intensitätsreduzierter Protokolle liegen bislang weitgehend nur retrospektive Vergleiche mit Standardregimen vor. Diese Untersuchungen belegen relativ einheitlich eine geringere transplantationsassoziierte Mortalität, aber eine höhere Rezidivrate nach RIC. In frühen Erkrankungsstadien werden meist identische Überlebensraten berichtet, während bei fortgeschrittenen und rasch proliferierenden Erkrankungen die reduzierten Protokolle infolge der geringen zytotoxischen Aktivität häufig wenig effektiv sind [45]. Erste prospektive Vergleichsstudien zwischen reduzierten Protokollen und Standardkonditionierung wurden zwischenzeitlich abgeschlossen. In einer deutschen Studie zur Transplantation bei AML in erster CR konnte eine Gleichwertigkeit der beiden Regime bei verminderter Akuttoxizität der reduzierten Konditionierung gezeigt werden [32]. Bezüglich weiterer Details sei auf die Kapitel zu den einzelnen Erkrankungen verwiesen. Es bleibt allerdings festzuhalten, dass bislang keine Studie einen langfristigen Überlebensvorteil nach reduzierter Konditionierung belegen konnte.

Aktuelle Konzepte versuchen für den einzelnen Patienten das jeweils optimale Therapieschema unter Berücksichtigung des individuellen therapieassoziierten Mortalitätsrisikos einerseits und des Risikos der Erkrankung andererseits zu finden. So hat sich bei Patienten mit Hochrisiko-AML und MDS ein sequenzielles RIC-Therapiekonzept, das eine Konditionierung mit intermediärer Intensität vorsieht, als tolerabel und effektiv erwiesen [46].

Indikationen zur allogenen Stammzelltransplantation

Die allogene hämatopoetische Stammzelltransplantation stellt für eine Vielzahl von Patienten mit hämatologischen Erkrankungen eine kurative Behandlungsoption dar. Nicht zuletzt auch durch den Einsatz von dosisreduzierten Konditionierungsregimen (s. o.) wurde es möglich, zunehmend auch ältere Patienten oder Patienten mit Komorbiditäten zu behandeln. Somit stieg die Anzahl der Transplantationen in letzten Jahren stetig an. Die Indikationsstellung zur allogenen SZT ist im ständigen Fluss; neuere zielgerichtete Therapiestrategien sowie eine zunehmend bessere, auch molekulargenetische Charakterisierung der einzelnen Erkrankungen verändern die Basis der Therapieentscheidungsfindung; gleichzeitig entwickelt sich durch neuere Transplantationsverfahren, wie z. B. die unmanipulierte HLA-haploidentische SZT eine gut verträgliche alternative Behandlungsperspektive in der Transplantation. Die Indikationen zur allogenen SZT werden im Einzelnen im Rahmen der jeweiligen Krankheitsentitäten besprochen.

Die Indikationsstellung erfolgt nach dem aktuellen Stand der Wissenschaft in der Medizin unter Abwägung von Behandlungsalternativen, wobei die allogene SZT häufig die einzige kurative Behandlungsoption darstellt. Grundsätzlich ist jedoch in jedem Einzelfall das Risiko der Grunderkrankung gegen das Risiko transplantationsassoziierter Komplikationen abzuwägen. So ist das Ziel der Überlegungen, Patienten zu identifizieren, die von einer allogenen SZT im Vergleich zur konventionellen Therapie eindeutig profitieren, wobei jedoch gleichzeitig Patienten mit einem hohen Risiko für transplantationsassoziierte Komplikationen zu erkennen sind. Damit soll eine optimale Balance zwischen Chancen und Risiken der SZT erreicht werden. Hierbei spielen neben krankheitsbiologischen Aspekten (z. B. genetischen Aberrationen; Details siehe in den entsprechenden Krankheitskapiteln) und dem Stadium der Erkrankung (bei fortgeschrittener Erkrankung besteht auch ein erhöhtes Risiko für transplantationsassoziierte Komplikationen [11]) auch transplantationsspezifische Aspekte eine Rolle.

Insbesondere in frühen Erkrankungsstadien galt bis vor Kurzem das Vorhandensein eines HLA-identischen Geschwisterspenders als Entscheidungskriterium für eine SZT. Mit der Verbesserung der HLA-Typisierung durch molekularbiologische Methoden sowie der Ausweitung des weltweiten Pools an freiwilligen unverwandten Spendern konnte nun aber in mehreren Studien die Gleichwertigkeit der Transplantation eines molekular HLA-kompatiblen Fremdspenders mit der Geschwistertransplantation gezeigt werden [14]. In manchen Situationen konnte die Fremdspendertransplantation infolge eines möglicherweise intensiveren GvL-Effekts sogar mit besseren Resultaten aufwarten [22]. Insofern gilt das Vorhandensein eines Geschwisterspenders heute nur noch bei wenigen Entitäten, beispielsweise bei der schweren aplastischen Anämie, als Hauptkriterium für eine Therapieentscheidung zur allogenen SZT.

Geschlecht, CMV-Status und Blutgruppe von Spender und Empfänger sowie bei Spenderinnen gegebenenfalls stattgehabte Schwangerschaften stellen weitere transplantationsspezifische Aspekte dar, die in die Entscheidung zur allogenen SZT einfließen können. Bei der HLA-haploidentischen Transplantation ist der negative zytotoxische Crossmatch zwischen Spender und Empfänger eine Grundvoraussetzung für eine Transplantation. Schließlich sind Alter und Begleiterkrankungen (siehe unten) von wesentlicher Bedeutung für die Indikationsstellung zur SZT und spielen für die Wahl des Konditionierungsregimes eine wesentliche Rolle. Durch die EBMT wurde an mehr als 50 000 allogen transplantierten Patienten ein Gesamtscore zur Erfassung der Überlebenswahrscheinlichkeit und des transplantationsassoziierten Mortalitätsrisikos (TRM) erarbeitet (Tabelle 2).

Tabelle 2. Vorgeschlagener EBMT-Score zur Quantifizierung der transplantationsassoziierten Mortalität.

Parameter	Score
Erkrankungsstatus	
– früh (z. B. AML CR1, CML in CP1)	0
– intermediär (z. B. AML in CR2)	1
– fortgeschritten	2
Patientenalter bei Transplantation	
– < 20 Jahre	0
– 20–40 Jahre	1
– > 40 Jahre	2
Zeitintervall zwischen Diagnose und Transplantation	
– < 12 Monate	0
– > 12 Monate	1
Histokompatibilität	
– HLA-identischer Geschwisterspender	0
– anderer Spender	1
Geschlechterkombination von Patient und Spender	
– andere	0
– weiblicher Spender für männlichen Patienten	1

Dabei sinkt das 5-Jahres-Überleben nach allogener SZT von 71 % bei einem Score von 0 auf 25 % bei einem Score von 6 oder 7. Das TRM-Risiko erhöht sich hingegen von 15 % bei einem Score von 0 auf 47 % bei einem Score von 6 oder 7.

Bewertung der Begleiterkrankungen

Insbesondere durch die Ausweitung der Indikation zur allogenen SZT auf ältere Patienten spielt das Ausmaß der Begleiterkrankungen eine immer größere Rolle für den Erfolg der allogenen SZT. Daher ist es zur Beurteilung des individuellen Risikos eines Patienten und für die Vergleichbarkeit von Studienergebnissen wichtig, standardisierte Kriterien zur Beschreibung und Bewertung von Begleiterkrankungen vor allogener SZT zu entwickeln. Dieser Aufgabe hat sich in den letzten Jahren insbesondere die Arbeitsgruppe um *M. Sorror* in Seattle/USA gewidmet und in mehreren Studien einen Komorbiditätsscore für die SZT (HSC-CI) entwickelt (Tabelle 3) [24]. Kardiale, renale, hepatische und pulmonale Vorerkrankungen fließen dort ebenso ein wie chronisch-entzündliche Erkrankungen, psychiatrische Störungen oder bereits durchgemachte Tumorerkrankungen. Entstanden ist ein Score, der zur Einschätzung der transplantationsassoziierten Mortalität bei älteren Patienten herangezogen werden kann.

Toxizität und Risiken der allogenen Stammzelltransplantation

Organtoxizität der Konditionierungsbehandlung

In Abhängigkeit von der Konditionierungsintensität entwickeln viele Patienten eine mäßige bis schwere Mukositis. Insbesondere nach TBI und VP16 ist diese besonders ausgeprägt, wobei eine GvHD-Prophylaxe mit Methotrexat diese noch verstärken

Tabelle 3. HCT-Comorbidity-Index zur Erfassung und Bewertung der Vor- und Begleiterkrankungen im Kontext der allogenen Stammzelltransplantation [24]. Insbesondere bei Patienten mit einem Score > 2 ist die transplantationsassoziierte Mortalität erhöht.

Vor- und Begleiterkrankung	Punkte
Arrhythmie (Vorhofflimmern oder-flattern, Sick-Sinus-Syndrom, ventrikuläre Arrhythmie)	1
Kardial (KHK, Myokardinfarkt, kongestive Herzinsuffizienz, Ejektionsfraktion < 50 %)	1
Entzündliche Darmerkrankungen (M. Crohn, Colitis ulcerosa)	1
Diabetes mellitus (Insulin oder orale Antidiabetika notwendig)	1
Zerebrovaskuläre Erkrankung (TIA oder Apoplex)	1
Psychiatrische Störung (Depression oder Angstzustände mit psychiatrischer Behandlungsbedürftigkeit)	1
Hepatisch – leicht (chronische Hepatitis, Bilirubin erhöht bis 1,5-Faches der Norm oder GOT/GPT erhöht bis 2,5-Faches der Norm)	1
Adipositas (Body Mass Index > 35 bei Erwachsenen)	1
Rheumatologisch (SLE, rheumatoide Arthritis, Mixed Connective Tissue Disease, Polymyalgia rheumatica)	2
Peptisches Ulkus (behandlungsbedürftig)	2
Renal – moderat bis schwer (Serumkreatinin > 2 mg/dl, vorangegangene Nierentransplantation)	2
Pulmonal – moderat (CO-Diffusionskapazität oder FEV1 66–80 %, oder Dyspnoe bei leichter Belastung)	2
Solider Tumor in der Anamnese (jeder Tumor, Ausnahme: amelanotischer Hauttumor)	3
Herzklappenerkrankung (mit Ausnahme des asymptomatischen Mitralklappenprolaps)	3
Pulmonal – schwer (CO-Diffusionskapazität oder FEV1 < 65 %)	3
Hepatisch – moderat bis schwer (Leberzirrhose, Bilirubin > 1,5-Faches der Norm oder GOT/GPT > 2,5-Faches der Norm)	3

kann. In der Regel ist eine parenterale Ernährung sowie ausreichende Schmerztherapie mit Opiaten erforderlich. Eine schwere Mukositis kann die Schleimhautbarriere aufheben. Dies bedeutet eine zusätzliche Infektionsgefährdung und erfordert deshalb eine strikte Pflege mit antiinfektiösen und schmerzlindernden Spüllösungen. Durch Einschwemmung von bakteriellen Toxinen und Lipopolysacchariden aus dem Darm in die Blutbahn kann es zu einer massiven Zytokinausschüttung (cytokine storm) kommen [25], die das Auftreten von schweren Graft-versus-Host-Erkrankungen begünstigt.

Die Konditionierung kann zu einer toxischen Schädigung der Lunge führen, die sich in verschiedenen Krankheitsbildern äußert. Die wichtigsten sind die diffuse alveoläre Hämorrhagie (DAH), die Bronchiolitis obliterans mit organisierender Pneumonie (BOOP) und die idiopathische interstitielle Pneumonitis (IP). Während die DAH und BOOP meist gut auf hoch dosierte Steroidtherapie ansprechen, verläuft die idiopathische IP klinisch häufig unter dem Bild eines ARDS mit entsprechend schlechter Prognose. Eine weitere schwerwiegende Komplikation ist die Bronchiolitis obliterans (BO), die als Spätschaden bei chronischer GvHD beobachtet wird und mit einer erheblichen Morbidität und Mortalität belastet ist [26]. Die klinische und radiologische Diagnostik dieser Lungenerkrankungen ist schwierig, die Diagnose kann in der Regel direkt nur durch eine thorakoskopische Biopsie gestellt werden. Therapeutische Ultima Ratio ist bei Versagen einer immunsuppressiven Therapie die Lungentransplantation.

Vor allem nach Konditionierung mit TBI und/oder Busulfan wird in der allogenen häufiger als in der autologen Situation eine venöse Verschlusskrankheit (veno-occlusive disease, VOD) der Leber beobachtet. Dabei handelt es sich um einen thrombotischen Verschluss der kleinen Lebervenen auf dem Boden einer Mikroangiopathie, der durch die Toxizität der Konditionierungsbehandlung ausgelöst wird. Klinisch äußert sich die VOD in Bilirubinämie, schmerzhafter Lebervergrößerung, Aszites, Gewichtszunahme und verstärkter Thrombozytopenie. Zur Prophylaxe werden meist low-dose Heparin und Ursodeoxycholsäure eingesetzt. Therapeutisch scheint Defibrotid, ein Produkt aus DNA-Fragmenten, anderen Therapieoptionen deutlich überlegen, wie z. B. der Behandlung mit rt-PA, die ein deutlich höheres Komplikationspotenzial hat. Eine ausgeprägte VOD ist mit einer hohen Letalität belastet. Eine bei infauster Prognose durchgeführte orthotope Lebertransplantation war nur bei wenigen Patienten erfolgreich.

Relativ häufig kommt es nach allogener Transplantation zu einer hämorrhagischen Zystitis. Ursachen hierfür sind neben TBI und hoch dosiertem Cyclophosphamid möglicherweise auch Virusinfektionen durch z. B. humane Polyomaviren (BK und JC) oder Adenoviren. Symptomorientiert erfolgt in ausgeprägten Fällen eine Blasenspülung über einen Spülkatheter. Bei symptomatischer Zystitis (Makrohämaturie, Blasentamponade, Nierenfunktionsstörung) ist ein antiviraler Therapieversuch mit Cidofovir gerechtfertigt.

Infektiologische Komplikationen

Bakterielle Infektionen und Pilzinfektionen

In der Phase der Neutropenie/Panzytopenie steht das Risiko von bakteriellen Infektionen und Pilzinfektionen im Vordergrund. Zur Reduktion des Infektionsrisikos durch Einschwemmung von Erregern aus der natürlichen Darmflora kann eine selektive Darmdekontamination mit nicht resorbierbaren Antibiotika durchgeführt werden. Zusätzlich kann Ampho-Moronal®-Suspension verabreicht werden. Bei Fieber bzw. Infektionsverdacht muss unverzüglich eine empirische, breite antibiotische Therapie, bei Therapieversagen auch innerhalb von 48–72 h eine antimykotische, möglichst Aspergillus-wirksame Behandlung erfolgen.

Das Risiko einer systemischen invasiven *Aspergillose* kann vermindert werden, wenn die Patienten in mit Schleusen ausgestatteten Einzelzimmern mit konsequenter Umkehrisolation und gefilterter Luft und Überdruckbelüftung untergebracht sind. Wasser wird gefiltert, um Legionellen und andere Mikroorganismen zu entfernen. Bei der Ernährung sollte auf keimarme Kost geachtet werden. Patienten mit Aspergillus-Infektionen in der Vorgeschichte erhalten üblicherweise eine antimykotische Prophylaxe mit einem Aspergillus-wirksamen Azolderivat, Echinocandin oder liposomalem Amphotericin. Trotz aller prophylaktischen Maßnahmen tragen systemische Mykosen bei KMT-Patienten immer noch mehr zur transplantationsbedingten Mortalität bei als bakterielle Infekte, wobei in den vergangenen Jahre durch die Einführung neuerer Antimykotika (breiter wirksame Azole, Echinocandine) die Behandlungsmöglichkeiten stark verbessert werden konnten. Bei wahrscheinlicher oder nachgewiesener invasiver Aspergillose kann in Einzelfällen die Durchführung einer doppelt antimykotischen Behandlung diskutiert werden [44].

Pneumocystis-jiroveci-Pneumonie (PCP)

Die Pneumocystis-jiroveci(ehemals: carinii)-Pneumonie (PCP) ist eine potenziell letale Komplikation, die durch konsequente Prophylaxe mit Cotrimoxazol forte (2 x 3 Tabletten an 2 Tagen bzw. 2 x 2 Tabletten an 3 Tagen pro Woche) oder durch eine monatliche Pentamidin-Inhalation verhindert werden kann. Die PCP-Prophylaxe sollte nach der Transplantation noch für mindestens weitere 4–6 Monate fortgeführt werden.

Virale Infektionen

In den ersten Wochen nach Transplantation besteht bereits in der Phase der Aplasie unter Immunsuppression das Risiko einer *Herpes-simplex(HSV)-Reaktivierung*, die in erster Linie eine hochgradige Stomatitis bedingen kann. Eine Prophylaxe mit Aciclovir kann HSV-Reaktivierungen effektiv vermindern und wird standardmäßig empfohlen. Im weiteren Verlauf, etwa 4–6 Monate nach Transplantation und häufig 3–4 Wochen nach Ende der Aciclovir-Prophylaxe, treten in 20–30 % der Patienten VZV-Infektionen auf, die sich als Herpes Zoster manifestieren. Eine erneute Behandlung mit Aciclovir, alternativ Valaciclovir oder Brivudin, ist erforderlich. Eine frühzeitige, auch intravenöse Behandlung, sowie Behandlung mit Pregabalin kann zur Prophylaxe der postzosterischen Neuralgie beitragen.

Die größte Gefährdung geht aber von der Reaktivierung einer latenten *Zytomegalie-Infektion* (CMV) aus, die bei diesen Patienten unter dem Bild einer interstitiellen Pneumonie verlaufen kann und mit einer hohen Mortalität belastet ist. Im Gegensatz zu Herpes-simplex-Infektionen treten CMV-Infektionen in der Regel erst nach der Regeneration der Leukozyten etwa 6–10 Wochen nach der Transplantation auf. Patienten, die aufgrund einer GvHD zusätzlich immunsuppressiv behandelt werden müssen, sind besonders gefährdet. Durch eine frühzeitige, bei Anzeichen der Reaktivierung präemptive oder in ausgewählten Fällen auch prophylaktische virustatische Behandlung von Risikopatienten (Empfänger und/oder Spender CMV-seropositiv) mit Ganciclovir konnte die Inzidenz von schweren CMV-Erkrankungen deutlich gesenkt werden. Standardgemäß erfolgt einmal wöchentlich ein CMV-Screening (quantitative PCR und/oder Nachweis des pp65-Antigens) im peripheren Blut bei Risikopatienten, um entsprechend im Falle einer Reaktivierung eine präemptive Behandlung einzuleiten zu können.

Die pathogenetische Relevanz weiterer Viren der Herpesgruppe, wie das *humane Herpesvirus 6, 7 und 8*, ist noch nicht eindeutig geklärt. Eine HHV-6-Reaktivierung kann klinisch mit einer Gastroenteritis, Enzephalitis sowie auch einem sekundären Markversagen/Panzytopenie einhergehen; ein antiviraler Behandlungsversuch mit Ganciclovir oder Foscarnet kann unternommen werden. Eine weitere schwerwiegende Komplikation, die vor allem nach T-Zell-depletierter SZT oder Nabelschnurblut-Transplantation auftritt, ist die *Reaktivierung von EBV* mit konsekutiver Entwicklung eines EBV-assoziierten Posttransplantationslymphoms. Dies stellt eine hämatologische Notfallsituation dar, die unbehandelt mit einer hohen Letalität vergesellschaftet ist. Durch die Behandlung mit dem monoklonalen Antikörper Rituximab (anti-CD20) sowie mit Reduktion der Immunsuppression können ca. 30–50 % der Patienten erfolgreich behandelt werden. Im allogenen Setting besteht jedoch auch die Möglichkeit einer adoptiven Immuntherapie. Durch die Generierung von EBV-spezifischen T-Zellen, die dem SZT-Spender entnommen und nach Isolation dem Empfänger/Patienten verabreicht werden, ist vor allem im frühen Stadium eine komplette Heilung möglich [41]. Neben den latenten Viren der Herpesgruppe sind aber auch respiratorische Viren, wie z. B. *RSV* (respiratorisches Synzytialvirus), *Influenza* und *Parainfluenza* von Bedeutung. Infektionen mit diesen Viren können gefährliche Pneumonien auslösen. Eine Infektion mit Adenovirus kann ebenfalls zu einer Pneumonie, zu schweren Diarrhöen oder zu einer hämorrhagischen Zystitis führen; für das generalisierte Erkrankungsbild mit Virämie ist eine hohe Mortalität (> 80 %) beschrieben. Eine virustatische Therapie mit Cidofovir [39] sowie ebenfalls eine adoptive Immuntherapie mit Adenovirus-spezifischen T-Zellen [34] können in dieser Situation erfolgreich sein.

Graft-versus-Host Disease (GvHD)

Die GvHD ist eine immunologische Reaktion nach allogener SZT. Man versteht darunter die klinische Manifestation der immunologischen Auseinandersetzung der mit dem Stammzelltransplantat übertragenen immunkompetenten Spenderzellen mit den Organen des Empfängers. Die CD3+ T-Lymphozyten des Spenders stellen hierbei die wichtigsten Effektorzellen dar. Zur Prophylaxe der GvHD wird den Patienten ab Tag –1 vor der Transplantation eine Immunsuppression verabreicht, die in der Regel aus zwei Medikamenten besteht. Calcineurin-Inhibitoren wie Cyclosporin A oder Tacrolimus sind hierbei die am häufigsten eingesetzten Medikamente, sie werden in erster Linie in Kombination mit Mycophenolatmofetil (MMF) oder Methotrexat verwendet. Zur GvHD-Prophylaxe wird insbesondere bei Fremdspendertransplantation in vielen Konditionierungsprotokollen zudem noch ein Antithymozytenglobulin (ATG) verabreicht [35], das bis 4–6 Wochen nach Transplantation eine hemmende Wirkung auf die allogene T-Zell-Reaktion entfaltet (*In-vivo*-T-Zell-Depletion).

Bei Transplantation von einem HLA-identischen Geschwisterspender entwickeln trotz adäquater Prophylaxe etwa 30–40 % der Patienten eine akute GvHD, die meist gut mit Steroiden behandelbar ist. Bei etwa 10 % der HLA-identischen Transplantationen entwickelt sich jedoch eine schwer beherrschbare Erkrankung. Die Hauptzielorgane der akuten GvHD sind die Haut (akutes, meist kleinfleckiges oder papulöses Exanthem oder Erythem), die Leber (Erhöhung der Cholestaseparameter) und der Darm (Diarrhö). Die GvHD tritt selten vor, zumeist aber ab Beginn der hämatopoetischen Regeneration mit dem Anstieg der Leukozyten akut auf. Die klinische Schweregradeinteilung der akuten GvHD erfolgt organbezogen (Haut, Leber, Darm), wobei sich aus der Gesamtbewertung der organbezogenen Stadien ein Gesamtschweregrad ergibt [27].

Eine Therapieindikation besteht in aller Regel ab Grad II; als Standardtherapie der ersten Linie gilt Prednisolon (2–4 mg/kg pro Tag). Bei Nichtansprechen stehen für die Zweitlinientherapie zahlreiche immunsuppressive Substanzen (z. B. T-Zell-Antikörper, mTOR-Inhibitoren, IL2-Rezeptorantagonisten, TNF-alpha-Antagonisten/Antikörper) und auch neuere immunadaptive Konzepte (z. B. mesenchymale Stromazellen, regulatorische T-Zellen, extrakorporale Photopherese) zur Verfügung, wobei allerdings auch weiterhin kein Standard etabliert ist. Insgesamt ist eine therapierefraktäre akute GvHD (Steroidversagen) unverändert mit einer hohen Mortalität assoziiert.

Von einer chronischen GvHD wird traditionell erst nach dem Tag 100 nach Transplantation gesprochen. Sie kann sich primär entwickeln oder aus einer akuten Form entstehen, wobei überlappende Erkrankungen auftreten können. Klinisch unterscheidet sich die chronische GvHD deutlich von der akuten Form; primäres Zielorgan ist zwar ebenfalls die Haut, häufig bestimmen aber lichenoide oder sklerodermiforme Veränderungen das klinische Bild. Schleimhäute und Augen sind häufig in Form eines Sicca-Syndroms betroffen. Prinzipiell ist der Befall nahezu jedes Organsystems möglich. Die primäre Standardtherapie besteht auch bei der chronischen GvHD in Prednisolon, bezüglich der Zweitlinientherapie besteht allerdings – wie bei der akuten GvHD – kein allgemein anerkannter Konsens. Neben weiteren immunsuppressiven Medikamenten kommen moderne Verfahren wie die extrakorporale Photopherese (ECP) zum Einsatz. Pathophysiologie, Klinik, Diagnostik und Therapie der chronischen GvHD wurden vor Kurzem in einem internationalen Projekt unter Leitung des NIH neu definiert und klassifiziert; eine Zusammenstellung der Diagnosekriterien in deutscher Sprache sowie Hinweise auf die Originalpublikationen finden sich im Internet unter www.gvhd.de.

Insbesondere nach dosisreduzierter Konditionierung und nach Verwendung peripherer Blutstammzellen als Stammzellquelle überschneiden sich die klassischen Kriterien der akuten und chronischen GvHD. So finden sich bereits vor Tag 100 klinische Manifestationen, die eher der chronischen GvHD zuzuordnen sind, während sich in anderen Fällen Zeichen der akuten GvHD weit jenseits von Tag 100 entwickeln. Ebenso ergeben sich häufig Mischbilder. Auch im Anschluss an eine Transfusion von Spenderlymphozyten (DLI) ergeben sich unterschiedliche Formen der GvHD, die sich häufig nicht in die klassischen Kategorien einordnen lassen. Die Konsensusgruppe des NIH hat daher infolgedessen eine modifizierte Einteilung der verschiedenen Formen vorgeschlagen und dabei die Begriffe der späten akuten GvHD und des „Overlap syndrome" eingeführt (Tabelle 4).

Tabelle 4. Kategorien von akuter und chronischer GvHD sowie Definition des „overlap syndrome" nach NIH-Konsens.

Kategorie	Zeitpunkt des Symptombeginns nach HCT bzw. nach DLI	Zeichen der akuten GvHD	Zeichen der chronischen GvHD
Akute GvHD			
Klassische akute GvHD	≤ 100 Tage	ja	nein
Persistierende, rezidivierende oder späte akute GvHD	> 100 Tage	ja	nein
Chronische GvHD			
Klassische chronische GvHD	kein Zeitlimit	nein	ja
Overlap syndrome (Mischbild aus akuter und chronischer GvHD)	kein Zeitlimit	ja	ja

Transplantatversagen

Als Transplantatversagen bezeichnet man das Ausbleiben der hämatopoetischen Erholung bzw. des Engraftments (primär, kein Spenderchimärismus: Abstoßung) oder das Versagen der Blutbildung (sekundär; Spenderchimärismus initial vorhanden) nach allogener SZT. Ursachen für das Versagen können eine unzureichende Zahl an transplantierten hämatopoetischen Stammzellen, die primäre immunologische Abstoßung des Transplantats, die Behandlung mit myelosuppressiven Medikamenten (z. B. Cotrim, einige Virustatika) oder eine Virusinfektion (z. B. HHV 6) sein. Häufig ist die Ursache nicht klar monokausal zu eruieren. Besonders gefährdet für eine immunologische Abstoßung sind Patienten, die ein zellarmes Transplantat, ein T-Zell-depletiertes Transplantat oder ein Transplantat von einem HLA-differenten Spender erhalten haben. So bedingen donorspezifische HLA-Antikörper in der HLA-haploidentischen SZT ein deutlich erhöhtes Abstoßungsrisiko. Insgesamt haben Patienten mit schwerer aplastischer Anämie das höchste Risiko eines Transplantatversagens. Die Behandlung besteht je nach Ursache in einer Medikamentenumstellung, einer Virusbehandlung, einer Modifikation der Immunsuppression oder in einer Zweittransfusion von Stammzellen des Stammzellspenders („Boost“), die häufig einer CD34-Selektion unterzogen werden, um das Risiko einer GvHD durch „mitübertragene“ T-Lymphozyten zu minimieren.

Spätkomplikationen

Neben infektiösen und GvHD-assoziierten Komplikationen können bei SZT-Patienten spezifische Organkomplikationen auftreten, die in der Nachsorge kontrolliert werden. Hier stehen pulmonale restriktive und obstruktive Veränderungen im Vordergrund, die durch eine regelmäßige Lungenfunktionsanalyse überwacht werden sollten. Weitere betroffene Organsysteme seien hier nur stichpunktartig genannt: Auge mit Entwicklung einer Katarakt, Knochen mit Entwicklung von Osteoporose bzw. Osteonekrosen (vor allem auch Hüftkopfnekrosen), Schilddrüse und Gonaden mit Entwicklung einer Hypothyreose bzw. Gonadeninsuffizienz sowie insbesondere Haut und Weichteile mit Entwicklung von Sekundärmalignomen. Systematische MRT-Untersuchungen des Gehirns konnten auch neurologische Langzeitschäden belegen. Bei Frauen sollte nach SZT die Ovarialinsuffizienz durch entsprechende Hormonpräparate unter regelmäßiger gynäkologischer Kontrolle behandelt werden. Grundsätzlich muss ein besonderes Augenmerk auf die Möglichkeit der Entstehung von Zweitmalignomen gerichtet werden [28].

Supportivtherapie und Nachsorge nach allogener Stammzelltransplantation

Pathophysiologische Grundlagen

Nach autologer und insbesondere nach allogener SZT kann die Rekonstitution des Immunsystems verzögert erfolgen. So hat die der Stammzelltransplantation vorausgehende, meist kombinierte Radio- und Chemotherapie zu einer weitreichenden Zerstörung der zellulären und humoralen Immunität des Empfängers geführt. Die Immunrekonstitution nach einer allogenen SZT ist abhängig von der Grunderkrankung, der Toxizität der Vorbehandlung, der HLA-Übereinstimmung und vom Stammzell- und T-Zell-Gehalt des Transplantats. Auch das Empfängeralter und die Thymusfunktion haben Auswirkungen auf die Immunrekonstitution. Besonders wesentlich wird die Rekonstitution der einzelnen Blutzellkomponenten jedoch vom Auftreten einer GvHD – die dann eine intensivere immunsuppressive Therapie erfordert – sowie von Infektionen nach Transplantation beeinflusst. Entsprechend kann nach allogener Transplantation häufig über mindestens ein Jahr ein schweres und protrahiertes Immundefektsyndrom bestehen. Es ist davon auszugehen, dass auch nach Regeneration der neutrophilen und anderer Zellen der natürlichen Abwehr (z. B. Monozyten, NK-Zellen) ein Defekt der spezifischen T-Zell- und B-Zell-Funktionen vorliegt, der mit einer erhöhten Infektanfälligkeit einhergeht. Diese pathophysiologischen Besonderheiten erklären die Notwendigkeit einer besonderen Nachsorge, die im Folgenden kurz erläutert werden soll.

Toleranz, Chimärismus und immunsuppressive Medikation

Im Gegensatz zur Transplantation eines soliden Organs ist es nicht erforderlich, dass Patienten nach allogener SZT lebenslang immunsuppressive Medikamente einnehmen. Vielmehr entwickelt sich nach der SZT eine immunologische Toleranz zwischen Spender und Empfänger, die es erlaubt, bei fehlenden Zeichen einer GvHD nach etwa 3–6 Monaten die immunsuppressive Therapie auszuschleichen. Ausdruck der sich entwickelnden Toleranz ist die Nachweisbarkeit von Spenderzellen im Knochenmark und in verschiedenen Zellfraktionen des peripheren Bluts (z. B. T-Zellen). In Anlehnung an den Begriff der Chimäre, welcher in der griechischen Mythologie ein Wesen bezeichnet, dessen Körperteile unterschiedlichen Spezies entstammen, wird die Etablierung der Spenderhämatopoese im Empfängerorganismus als „Chimärismus“ bezeichnet.

Chimärismus-Untersuchungen können bei gegengeschlechtlicher Transplantation mittels zytogenetischer Untersuchung (z. B. FISH) über eine Bestimmung der Geschlechtschromosomen (z. B. XY oder XX-FISH) durchgeführt werden. Bei gleichgeschlechtlicher Transplantation kann die Bestimmung der Short Tandem Repeats (STR) zur Überprüfung des Chimärismus herangezogen werden. Daneben besteht die Möglichkeit, linienspezifische Chimärismus-Untersuchungen durchzuführen (z. B. T-Zell-Chimärismus, CD34-Chimärismus). Grundsätzlich ist es erforderlich, dass entweder eine Blutprobe des Patienten vor Transplantation oder ein Wangenschleimhautabstrich des Patienten nach Transplantation zur Chimärismus-Analytik vorliegt, um die Unterscheidung von Spender und Empfänger zu ermöglichen.

Nach Standardkonditionierung werden zumeist bereits bei der ersten KM-Punktion 30 Tage nach der allogenen SZT nur noch Spenderzellen detektiert; dies bezeichnet man als „kompletten Chimärismus“. Nach reduzierter Konditionierung findet sich dagegen initial häufig ein „gemischter Chimärismus“, d. h. Spender- und Empfängerhämatopoese liegen nebeneinander vor. Kommt es im Laufe der Zeit zu einem Verschwinden der Empfängerhämatopese, spricht man von einer Konversion des gemischten in einen kompletten Chimärismus. Dies kann z. B. nach reduzierter Konditionierung auch durch gezielte DLI-Gaben erreicht werden. Umgekehrt kann das Wiederauftreten eines gemischten Chimärismus eine beginnende Abstoßung oder ein beginnendes Rezidiv andeuten. Ein nach dem Absetzen der Immunsuppression persistierender kompletter Chimärismus ohne klinische Zeichen einer GvHD gilt als Ausdruck einer etablierten Toleranz zwischen der Spenderhämatopoese bzw. dem Spenderimmunsystem und dem Empfänger.

Infektionsprophylaxe und -therapie

Eine konsequente Infektionsprophylaxe ist insbesondere für allogen transplantierte Patienten erforderlich, die aufgrund der zu erwartenden Schwere (Neutrophile $< 500/\mu l$) und Dauer (> 10 Tage) der Neutropenie sowie der nach SZT regelhaft auftretenden B- und T-Zell-Defekte ein sehr hohes Risiko für opportunistische Infekte haben. Zur Reduktion von Infektionen durch Luft- und Wasserkeime ist es Standard, die Patienten in einer Umkehrisolation in Einzelzimmern mit gefilterter Luft (HEPA-Luftfilter, Überdruckluftsystem) und Wasser unterzubringen, wobei die Nasszelle mit speziellen Filtern für Nasskeime (z. B. Legionellen, Pseudomonaden) und Pilze ausgestattet sein sollte. Regelmäßige mikrobiologische Kontrollen (z. B. Kontaktplatten, Sedimentationsplatten) aus dem Bereich der Filteranlagen sollten durchgeführt werden, um eine Besiedelung mit pathogenen Keimen frühzeitig zu detektieren. Ein weiterer wichtiger Grundsatz ist die gründliche hygienische Händedesinfektion. Die Bodenreinigung (Wischdesinfektion) der Zimmer sollte täglich erfolgen, Schnitt- und Topfpflanzen sind verboten. Eine keimarme Ernährung (kein ungeschältes Obst, kein Salat, keine Rohkost wie rohes Fleisch, Fisch oder ungeschältes, ungekochtes Gemüse, keine Rohmilchprodukte, keine Nüsse, kein Käse) ist während des stationären Aufenthalts, sowie auch ambulant in den ersten 3–4 Monaten nach allogener SZT unter Fortführung der immunsuppressiven Medikation empfohlen.

Sorgfältige Mundhygiene mit z. B. antiinfektiösen Mundspüllösungen trägt zur Mukositis- und entsprechend zur Infektionsprophylaxe durch orale Keime bei. Um Pneumonien vorzubeugen, kommen nichtinvasive Beatmungsgeräte (z. B. CPAP) zum Einsatz. Zur Reduktion der Darmkeimbesiedelung und somit zur Prophylaxe von Infektionen mit gramnegativen Keimen wird in vielen Zentren in der Phase der Aplasie eine selektive Darmdekontamination (SDD) mit nicht resorbierbaren Antibiotika (z. B. Neomycin, Colistin) durchgeführt; eine systemisch wirksame antimikrobielle Prophylaxe mit Chinolonen wird nicht grundsätzlich empfohlen. Hierunter war zwar eine Abnahme von Infektionen mit gramnegativen Erregern zu beobachten, gleichzeitig kam es jedoch auch zu einer Zunahme von Infektionen mit Chinolon-resistenten Erregern. Die Erhaltung eines speziellen „Mikrobioms“ sowie dessen Veränderungen und Interaktionen mit dem angeborenen und adaptiven Immunsystem unter antimikrobieller Therapie ist neben der Infekt- zunehmend auch von Bedeutung für die GvHD-Prophylaxe [37]. Zur Pilzprophylaxe werden nicht resorbierbare Antimykotika wie orales Amphotericin B und Nystatin eingesetzt. Diese topisch im oropharyngealen Trakt wirksamen oralen Polyene stellen in erster Linie eine Prophylaxe gegen *Candida spp.* dar; sie werden allerdings von den Patienten häufig schlecht vertragen (Übelkeit, Erbrechen, Geschmacksveränderung). Häufig wird in der Phase der Aplasie nach allogener SZT eine Prophylaxe invasiver Mykosen durchgeführt. Hierfür stehen verschiedene antimykotische Substanzen (z. B. Azole, Echinocandine) zur Verfügung. Die traditionelle Prophylaxe mit Fluconazol ist obsolet, da zum einen keine Aspergillus-Wirksamkeit erreicht werden kann und zum anderen eine Selektion resistenter *Candida spp.* auftreten kann. Voriconazol und Micafungin sind zugelassene Substanzen in der antimykotischen Prophylaxe nach allogener SZT. Die Verabreichung des Azols Posaconazol ist in der Prophylaxe invasiver Mykosen bei akuter GvHD gesichert [49]. Die Beachtung von Interaktionen der Azolantimykotika mit z. B. Calcineurin-Inhibitoren und mTOR-Inhibitoren (toxische Serumspiegelerhöhung) ist zu beachten. Eine entsprechende Anpassung der Dosierung ist erforderlich, um Nierenversagen, TTP und andere angiopathische Komplikationen zu vermeiden.

Aufgrund ausgeprägter T-Zell-Defekte, die in den ersten 3–4 Monaten nach allogener SZT zu erwarten sind, ist es Standard, in diesem Zeitraum eine Herpesvirus-Prophylaxe, beispielsweise mit Aciclovir (2–4 x 400 mg p. o.) sowie eine *Pneumocystis-carinii/jiroveci*-Prophylaxe mit Trimethoprim/Sulfamethoxazol (z. B. 3 x 1 Tablette Cotrim forte® forte an zwei Wochentagen) durchzuführen. Die Prophylaxe mit Aciclovir und Trimethoprim/Sulfamethoxazol wird in den meisten Fällen bis 4 Wochen über die Beendigung der Immunsuppression hinaus durchgeführt; die Anzahl der CD4+ T-Zellen sollte dabei über 200/µl liegen. Ein engmaschiges Screening des Aspergillus-Antigens im Serum (2 x pro Woche) zur frühzeitigen Detektion von invasiven Aspergillosen und des CMV-pp65-Antigens oder einer CMV-PCR aus dem peripheren Blut (1 x pro Woche) zur Erkennung einer CMV-Reaktivierung wird ebenfalls grundsätzlich empfohlen. Bei Transplantationsformen mit erhöhtem Risikoprofil, bei welchen z. B. alternative Spender (Nabelschnurblut-Transplantation, HLA-haploidentische Transplantation), sowie *in-vivo* (z. B. Alemtuzumab) und/oder *in-vitro* (z. B. CD34-Selektion) T-Zell-Depletionsverfahren zum Einsatz kommen, ist zudem ein Screening der EBV-Viruslast im peripheren Blut mittels PCR ebenfalls wöchentlich erforderlich. So kann bei EBV-Reaktivierung frühzeitig die Entwicklung eines EBV-assoziierten Posttransplantationslymphoms erkannt und ggf. eine präemptive Therapie (z. B. mit Rituximab) eingeleitet werden. Bei CMV-Reaktivierung wird von vielen Zentren eine präemptive Therapie mit Ganciclovir, Valganciclovir oder Foscarnet durchgeführt, um eine CMV-Erkrankung zu vermeiden.

Bei persistierender akuter und chronischer GvHD wird die Herpes-, Pilz- und Pneumocystis-Prophylaxe fortgeführt. Eine Immunglobulinprophylaxe kann in Abhängigkeit vom Vorliegen eines Antikörpermangelsyndroms (IgG < 4 g/dl) durchgeführt werden. Bei chronischer GvHD kann es zu einem funktionellen Aspleniesyndrom (Nachweis von Jolly-Körperchen) oder zu einem IgG-Subklassendefekt kommen, die vor allem für Pneumokokken- und Hämophilusinfektionen prädisponieren. Hier ist eine rasche Penicillin-Therapie einzuleiten, bei wiederholten Infektionen oder Nachweis des Asplenismus oder eines IgG-Subklassendefekts kann eine Penicillin-Langzeitprophylaxe die immer wieder beobachteten, häufig tödlich verlaufenden Pneumokokken-Infektionen verhindern.

Aufgrund der Gefahr foudroyanter, d. h. innerhalb von 24 Stunden oft letal verlaufender Septikämien und möglicher Fungämien ist bei stammzelltransplantierten Patienten in der Neutropenie jede fieberhafte Erkrankung unmittelbar abzuklären. Fieber in der Neutropenie stellt hier eine hämatologische Notfallsituation dar. Wenn andere Ursachen des Fiebers (z. B. Gabe von Blutprodukten, von Antikörpern wie ATG oder von Antimykotika wie Amphotericin B) ausgeschlossen sind, erfordert jede über mehrere Stunden bestehende Temperaturerhöhung eine sofortige Abklärung und Fokussuche. Eine alleinige Antibiotikagabe ohne eingehende, auch körperliche Untersuchung des Patienten ist kein Ersatz. Neben der üblichen Diagnostik mit Blutkulturen (2 konsekutive Blutkulturen, bei liegendem zentralvenösem Zugang eine zentrale und eine periphere Blutkultur) und Urinkulturen ist besonders der Respirationstrakt zu untersuchen. Bei persistierendem Fieber (mehr als 48–72 Stunden) ist auch bei geringen Symptomen die vollständige Abklärung mittels High-Resolution-CT der Lunge erforderlich (eine konventionelle Röntgenuntersuchung ist hier nicht ausreichend), um atypische bzw. interstitielle Pneumonien möglichst im Frühstadium zu erkennen und durch rechtzeitige Behandlung die mit einer sehr schlechten Prognose assoziierte respiratorische Insuffizienz zu verhindern. Zusätzlich kann ein koronares CT der Nasennebenhöhlen in der Fokussuche sinnvoll sein.

Bei Bestätigung des Verdachts auf das Vorliegen einer Pneumonie ist die Indikation für eine invasive Erregerdiagnostik mittels bronchioalveolärer Lavage (BAL) gegeben. Bei der bis zum Vorliegen der Untersuchungsergebnisse erforderlichen empirischen, antimikrobiellen Therapie sind die häufigsten Erreger atypischer Pneumonien nach KMT abzudecken, d. h. neben einem Breitspektrum-Penicillin, Cephalosporin der 3. oder 4. Generation oder einem Carbapenem sollten auch Makrolidantibiotika, sowie bei persistierendem Fieber (> 48 Stunden) auch ein Antimykotikum mit Aspergillus-Wirksamkeit eingesetzt werden. Bei klinischem Verdacht ist auch eine Pneumocystis-Therapie oder CMV-Therapie zu beginnen. Grundsätzlich gilt, dass bei Hinweisen auf eine systemische Infektion die empirische breite antibiotische Therapie auf keinen Fall verzögert werden darf; die antimikrobielle empirische Therapie muss unmittelbar nach Abnahme der Blutkulturen erfolgen. Bei septischem Krankheitsverlauf, der eine gramnegative Erregerursache nahelegt, kann die umgehende Gabe eines Aminoglykosids lebensrettend sein.

Bei der Diagnostik von von Virusinfektionen, Toxoplasmose oder Pilzinfektionen ist zu bedenken, dass die serologische Diagnostik, d. h. die Bestimmung von IgM- und IgG-Antikörpern aufgrund der lang anhaltenden B-Zell-Defekte nur in Ausnahmefällen hilfreich ist. In jedem Fall muss die serologische Diagnostik entweder durch Antigennachweise (z. B. Aspergillus, Adenovirus, RSV) und/oder durch molekularbiologische Methoden ergänzt werden (PCR für Toxoplasmose, Tuberkulose, Viren). Für den Nachweis einer CMV-Infektion sind der CMV-Early-Antigen-Nachweis sowie der CMV-Clonab®-Test, bei dem mit Immunfluoreszenz die Expression von CMV-Proteinen auf Leukozyten im EDTA-Blut untersucht wird, als rasche Tests von Bedeutung. PCR-Untersuchungen sollten nicht nur für CMV und HSV, sondern auch für die immer mehr an Bedeutung gewinnenden HHV-6- und EBV-Infektionen je nach Symptomatik des Patienten durchgeführt werden. Die Möglichkeiten einer gezielten virustatischen Therapie erweitern sich ständig. Derzeit stehen für die Behandlung der Viren der Herpesvirus-Gruppe Aciclovir, Brivudin, Valaciclovir, Ganciclovir, Valaciclovir, Valganciclovir, Foscarnet und Cidofovir als potente Therapeutika zur Verfügung. Bei Adenovirus-Infektion zeichnet sich der Nutzen einer Behandlung mit Cidofovir ab [39]. RSV-Infektionen können mit Ribavirin und intravenösen Immunglobulinen behandelt werden. Ein relevanter Anteil der Patienten entwickelt ab dem sechsten Monat bis zum zweiten Jahr nach SZT einen Herpes Zoster, der zumeist klinisch diagnostiziert wird und in jedem Fall sofort die Einleitung einer hoch dosierten oralen Gabe von Aciclovir (5 x 800 mg p. o.) oder Valaciclovir (3 x 1 g p.o) erfordert, wobei bei Befall mehrerer Segmente oder kritischer Organe die hoch dosierte intravenöse Therapie mit 3 x 10 mg/kgKG durchgeführt werden sollte. Eine erfolgversprechende Alternative für die Behandlung von Virusinfektionen bei der allogenen SZT stellt der adoptive Transfer von virusspezifischen T-Zellen dar. Diese können bei entsprechender Immunität vom Stammzellspender per T-Zell-Apherese gewonnen und nach Stimulation über geeignete Verfahren selektioniert werden [41, 42]. Allerdings unterliegen diese Verfahren in der Herstellung einem aufwendigen und streng regulierten GMP-Prozess, der die Verfügbarkeit limitiert.

Die allogene SZT kann zu einem Verlust des Impfschutzes führen. Daher ist es sinnvoll, nach einer Transplantation wieder für einen ausreichenden Impfschutz zu sorgen. Frühestens ab dem dritten Monat und regelhaft ab dem sechsten Monat nach allogener SZT kann mit dem Wiederaufbau des Impfschutzes begonnen werden. Die Impfungen werden als Grundimmunisierung durchgeführt. Gemäß den Empfehlungen der Konsensuskonferenz der *Deutsch-Österreich-Schweizer Arbeitsgruppe GvHD* darf in den ersten zwei Jahren nur mit Tot- bzw. Toxoidimpfstoffen geimpft werden.

Hierbei werden konjugierte Impfstoffe (sog. Säuglingsimpfstoffe) bevorzugt [36]. Ein Impferfolg kann mit den empfohlenen Impfstoffen (Tabelle 5) auch bei bestehender GvHD unter Immunsuppression erreicht werden.

Gegen Diphtherie, Tetanus, Pertussis, Polio und Haemophilus influenzae sollte somit 6 Monate nach SZT geimpft werden; zwei Wiederholungsimpfungen folgen jeweils nach weiteren 4 Wochen und eine Auffrischung 18 Monate nach der SZT. Gegen Pneumokokken sollte 6 Monate nach SZT geimpft werden; zwei Wiederholungsimpfungen folgen jeweils nach 4 weiteren Wochen und eine Auffrischung 18 Monate nach SZT. Gegen Hepatitis B sollte 6 Monate nach der SZT geimpft werden; zwei Wiederholungsimpfungen folgen jeweils nach weiteren 4 Wochen und eine Auffrischung 18 Monate nach der SZT. Eine jährliche Grippeschutzimpfung ist für alle Patienten nach allogener SZT empfohlen und kann ca. 4 Monate nach SZT erstmalig erfolgen (im Herbst).

Die oben genannten Impfstoffe werden in der Regel gut vertragen, außer lokalen Impfreaktionen sind keine schwerwiegenden systemischen Komplikationen zu erwarten. Impfungen mit Lebendimpfstoffen (z. B. Masern, Mumps, Röteln) sollten erst nach erfolgreicher Immunregeneration und bei fehlender Immunsuppression ab dem dritten Jahr nach SZT durchgeführt werden.

Remissions- und Chimärismus-Überwachung

Die Kontrolle der Remission sowie des Chimärismus nach SZT erfolgt im ersten Jahr nach mindestens 1, 3, 6 und 12 Monaten, dann bis zum fünften Jahr in jährlichen Abständen. Dabei sollten alle an anderer Stelle (siehe Kapitel „Allgemeine Diagnostik") beschriebenen sensitiven und jeweils sinnvollen Marker zur Erkennung einer Minimal Residual Disease (MRD) – wie Zytogenetik, FISH- und PCR-Untersuchungen – herangezogen werden, um ein Rezidiv gegebenenfalls frühzeitig zu erkennen. Im Falle eines beginnenden Rezidivs kann durch Reduktion der Immunsuppression, immunmodulatorische Therapie sowie eine Spenderlymphozytengabe der Graft-versus-Leukämie-Effekt therapeutisch genutzt werden. Zur Überwachung des Spenderchimärismus wird üblicherweise parallel zur Remissionskontrolle eine FISH- oder STR-Untersuchung des gesamten Zellkompartiments des Knochenmarks und ggf. auch des peripheren Bluts (Gesamtchimärismus-Bestimmung) durchgeführt. Die Chimärismus-Diagnostik in einzelnen, linien-

Tabelle 5. Impfempfehlungen für Erwachsene nach allogener Knochenmark- und Blutstammzelltransplantation (nach Konsensuskonferenz der *Deutsch-Österreich-Schweizer Arbeitsgruppe GvHD*).

Totimpfstoff	Handelsname (Beispiele)	Beginn der Vakzinierung (Monate nach SZT)	Zahl der Impfdosen	Empfehlungsstärke
Influenza	Influvac®, Optaflu®	4–6	1	ja (jährlich)
Diphterie/Tetanus/ Bordetella pertussis/ H. influenzae B/Polio	Pentavac® Infanrix®-IPV+Hib	6 (Boost 18)	3 + 1 Boost	ja
Hepatitis B	Engerix B® HB-Vax-Pro®	6–12	3 + 1 Boost	ja
Streptococcus pneumoniae	Prevenar®	6 (Boost 18)	3 + 1 Boost	ja
FSME	FSME-IMMUN®	6–12	3	optional (in Risikogebieten)
Hepatitis A	Twinrix® (Hep A + Hep B)	6–12	3 + 1 Boost	optional (bei Risiko)
Neisseria meningitidis	Meningi-tec® u. a.	6–12	3	optional
Lebendimpfstoff, attenuiert				
Masern/Mumps/Röteln	M-M-RvaxPro®	≥ 24	2	ja (nur bei Immunkompetenten)

spezifischen Zellsubpopulationen (z. B. CD34+ Zellen) wird von manchen Zentren ebenfalls als MRD-Marker herangezogen [38]. Der Chimärismusbefund im T-Zell-Kompartiment kann u. U. bei einer vermuteten Abstoßungsreaktion hilfreich sein oder wird z. B. im Vorfeld einer Spenderlymphozytengabe (DLI) bestimmt.

Rezidivbehandlung nach allogener Stammzelltransplantation

Grundsätzliche Optionen sind in dieser Situation eine konventionelle Chemotherapie inklusive hypomethylierender Substanzen (z. B. 5-Azacitidin), neuere Therapeutika wie Tyrosinkinase-Inhibitoren, die Transfusion von Spenderlymphozyten (DLT) sowie eine allogene Zweittransplantation vom gleichen oder einem anderen Spender, ggf. auch von einem HLA-haploidentischen Spender [47]. Die jeweils auszuwählende Strategie richtet sich nach der Art der Erkrankung, der Dynamik des Rezidivs, dem Allgemeinzustand des Patienten und der Verfügbarkeit einer erneuten Stammzell- oder Lymphozytenspende. Eine Standardbehandlung existiert nicht. Grundsätzlich gilt, dass ein Rezidiv innerhalb der ersten drei Monate nach SZT nur in den allerwenigsten Fällen erfolgreich behandelt werden kann. Bezüglich des Stellenwerts der einzelnen Optionen wird auf die Kapitel zu den jeweiligen Krankheitsentitäten verwiesen.

Literatur

1 Tricot G, Barlogie B, Zangari M et al (2008) Mobilization of peripheral blood stem cells in myeloma with either pegfilgrastim or filgrastim following chemotherapy. Haematologica 93: 1739–1742

2 Schmitz N, Beksac M, Hasenclever D et al (2002) Transplantation of mobilized peripheral blood cells to HLA identical siblings with standard-risk leukemia. Blood 100: 761–767

3 Arpinati M, Green CL, Heimfeld S et al (2000) Granulocyte-colony stimulating factor mobilizes T helper 2-inducing dendritic cells. Blood 95: 2484–2490

4 Larghero J, Garcia J, Gluckman E (2008) Sources and procurement of stem cells. In: Apperley J, Carreras E, Gluckman E et al (eds) The EBMT Handbook: Haematopoietic Stem Cell Transplantation. Paris: European School of Haematology: 112–127

5 Eapen M, Logaan BR, Confer D et al (2007) Peripheral blood grafts from unrelated donors are associated with increased acute and chronic graft-versus-host disease without improved survival. Biol Blood Marrow Transplant 13: 1461–1468

6 Schrezenmeier H, Passweg J, Marsh J et al (2007) Worse outcome and more chronic GvHD with peripheral blood progenitor cells than bone marrow in HLA-matched sibling donor transplants for young patients with severe acquired aplastic anemia. Blood 110: 1397–1400

7 Bensinger W, Martin P, Storer B et al (2001) Transplantation of bone marrow as compared with peripheral-blood cells from HLA-identical relatives in patients with hematologic cancers. N Engl J Med 344: 175–181

8 Zittoun RA, Mandelli F, Willemze R et al (1995) Autologous or allogeneic bone marrow transplantation compared with intensive chemotherapy in acute myelogenous leukemia. European Organization for Research and Treatment of Cancer (EORTC) and the Gruppo Italiano Malattie Ematologiche Maligne dell'Adulto (GIMEMA) Leukemia Cooperative Groups. N Engl J Med 332: 217–223

9 Kolb HJ (2008) Graft-versus-leukemia effects of transplantation and donor lymphocytes. Blood 112: 4371–4383

10 Kolb HJ, Mittermuller J, Clemm C et al (1990) Donor leukocyte transfusions for treatment of recurrent chronic myelogenous leukemia in marrow transplant patients. Blood 76: 2462–2465

11 Horowitz MM, Gale RP, Sondel PM et al (1990) Graft-versus-leukemia reactions after bone marrow transplantation. Blood 75: 555–562

12 Schmid C, Labopin M, Nagler A et al (2007) Donor lymphocyte infusion in the treatment of first hematological relapse after allogeneic stem cell transplantation in adults with acute myeloid leukaemia: A retrospective risk factors analysis and comparison with other strategies by the EBMT Acute Leukemia Working Party. J Clin Oncol 25: 4938–4945

13 Marijt WA, Heemskerk MH, Kloosterboer FM et al (2003) Hematopoiesis-restricted minor histocompatibility antigens HA-1- or HA-2-specific T-cells can induce complete remissions of relapsed leukemia. Proc Natl Acad Sci U S A 100: 2742–2747

14 Schetelig J, Bornhäuser M, Schmid C et al (2008) Matched unrelated or matched sibling donors result in comparable survival after allogeneic stem-cell transplantation in elderly patients with acute myeloid leukemia: a report from the cooperative German Transplant Study Group. J Clin Oncol 26: 5183–5191

15 Barker JN (2007) Umbilical cord blood (UCB) transplantation: an alternative to the use of unrelated volunteer donors? Hematology: 55–61

16 Laughlin MJ, Eapen M, Rubinstein P et al (2004) Outcome after transplantation of cord blood or bone marrow from unrelated donors in adults with acute leukemia. N Engl J Med 351: 2265–2275

17 Rocha V, Labopin M, Sanz GF (2004) Transplants of umbilical cord blood or bone marrow from unrelated donors in adults with acute leukaemia. N Engl J Med 351: 2276–2285
18 Aversa F, Terenzi A, Tabilio A et al (2005) Full haplotype-mismatched hematopoietic stem-cell transplantation: a phase II study in patients with acute leukemia at high risk of relapse. J Clin Oncol 23: 3447–3454
19 Storb R, Yu C, Wagner JL et al (1997) Stable mixed hematopoietic chimerism in DLA-identical littermate dogs given sublethal total body irradiation before and pharmacological immunosuppression after marrow transplantation. Blood 89: 3048–3054
20 McSweeney PA, Niederwieser D, Shizuru JA et al (2001) Hematopoietic cell transplantation in older patients with hematologic malignancies: replacing high-dose cytotoxic therapy with graft-versus-tumor effects. Blood 97: 3390–3400
21 Niederwieser D, Maris M, Shizuru JA et al (2003) Low-dose total body irradiation (TBI) and fludarabine followed by hematopoietic cell transplantation (HCT) from HLA-matched or mismatched unrelated donors and postgrafting immunosuppression with cyclosporine and mycophenolate mofetil (MMF) can induce durable complete chimerism and sustained remissions in patients with hematological diseases. Blood 101: 1620–1629
22 Hegenbart U, Niederwieser D, Sandmaier BM et al (2006) Treatment for acute myelogenous leukemia by low-dose, total-body, irradiation-based conditioning and hematopoietic cell transplantation from related and unrelated donors. J Clin Oncol 24: 444–453
23 Ljungman P, Gratwohl A (2008) Indications and current practice for allogeneic and autologous HSCT for haematologocal diseases, solid tumors and immune disorders. In: Apperley J, Carreras E, Gluckman E et al (eds) The EBMT Handbook: Haematopoietic Stem Cell Transplantation. Paris: European School of Haematology: 318–327
24 Sorror ML, Maris M, Storb R et al (2005) Hematopoietic cell transplantation (HCT)-specific comorbidity index: a new tool for risk assessment before allogeneic HCT. Blood 106: 2912–2919
25 Hill GR, Ferrara JL (2000) The primacy of the gastrointestinal tract as a target organ of acute graft-versus-host disease: rationale for the use of cytokine shields in allogeneic bone marrow transplantation. Blood 95: 2754–2759
26 Crawford SW (1999) Noninfectious lung disease in the immunocompromised host. Respiration 66: 385–395
27 Przepiorka D, Weisdorf D, Martin P et al (1995) 1994 Consensus Conference on Acute GVHD Grading. Bone Marrow Transplant 15: 825–828
28 Kolb HJ, Socié G, Duell T et al (1999) Malignant neoplasms in long-term survivors of bone marrow transplantation. Late Effects Working Party of the European Cooperative Group for Blood and Marrow Transplantation and the European Late Effect Project Group. Ann Intern Med 131: 738–744
29 Anasetti C, Logan BR, Lee SJ et al (2012) Peripheral-blood stem cells versus bone marrow from unrelated donors. N Engl J Med 367: 1487–1496
30 Bacigalupo A, Ballen K, Rizzo D et al (2009) Defining the intensity of conditioning regimens: working definitions. Biol Blood Marrow Transplant 15: 1628–1633
31 Bashey A, Zhang X, Sizemore CA et al (2013) T-cell-replete HLA-haploidentical hematopoietic transplantation for hematologic malignancies using post-transplantation cyclophosphamide results in outcomes equivalent to those of contemporaneous HLA-matched related and unrelated donor transplantation. J Clin Oncol. 31: 1310–1316
32 Bornhauser M, Kienast J, Trenschel R et al (2012) Reduced-intensity conditioning versus standard conditioning before allogeneic haemopoietic cell transplantation in patients with acute myeloid leukaemia in first complete remission: a prospective, open-label randomised phase 3 trial. Lancet Oncol 13: 1035–1044
33 Ciurea SO, Mulanovich V, Saliba RM et al (2012) Improved early outcomes using a T cell replete graft compared with T cell depleted haploidentical hematopoietic stem cell transplantation. Biol Blood Marrow Transplant 18: 1835–1844
34 Feuchtinger T, Matthes-Martin S, Richard C et al (2006) Safe adoptive transfer of virus-specific T-cell immunity for the treatment of systemic adenovirus infection after allogeneic stem cell transplantation. Br J Haematol 134: 64–76
35 Finke J, Bethge WA, Schmoor C et al (2009) Standard graft-versus-host disease prophylaxis with or without anti-T-cell globulin in haematopoietic cell transplantation from matched unrelated donors: a randomised, open-label, multicentre phase 3 trial. Lancet Oncol 10: 855–864
36 Hilgendorf I, Freund M, Jilg W et al (2011) Vaccination of allogeneic haematopoietic stem cell transplant recipients: report from the international consensus conference on clinical practice in chronic GVHD. Vaccine 29: 2825–2833
37 Holler E, Butzhammer P, Schmid K et al (2014) Metagenomic analysis of the stool microbiome in patients receiving allogeneic stem cell transplantation: loss of diversity is associated with use of systemic antibiotics and more pronounced in gastrointestinal graft-versus-host disease. Biol Blood Marrow Transplant 20: 640–664
38 Lange T, Hubmann M, Burkhardt R et al (2011) Monitoring of WT1 expression in PB and CD34(+) donor chimerism of BM predicts early relapse in AML and MDS patients after hematopoietic cell transplantation with reduced-intensity conditioning. Leukemia 25: 498–505
39 Ljungman P, Ribaud P, Eyrich M et al (2003) Cidofovir for adenovirus infections after allogeneic hematopoietic stem cell transplantation: a survey by the Infectious Diseases Working Party of the European Group for Blood and Marrow Transplantation. Bone Marrow Transplant 31: 481–486

40 Luznik L, O'Donnell P, Symons HJ et al (2008) HLA-haploidentical bone marrow transplantation for hematologic malignancies using nonmyeloablative conditioning and high-dose, posttransplantation cyclophosphamide. Biol Blood Marrow Transplant 14: 641–650
41 Moosmann A, Bigalke I, Tischer J et al (2010) Effective and long-term control of EBV PTLD after transfer of peptide-selected T cells. Blood 115: 2960–2970
42 Papadopoulou A, Gerdemann U, Katari UL et al (2014) Activity of broad-spectrum T cells as treatment for AdV, EBV, CMV, BKV, and HHV6 infections after HSCT. Sci Transl Med 6: 242ra283
43 Raiola AM, Dominietto A, Ghiso A et al (2013) Unmanipulated haploidentical bone marrow transplantation and posttransplantation cyclophosphamide for hematologic malignancies after myeloablative conditioning. Biol Blood Marrow Transplant 19: 117–122
44 Rieger CT, Ostermann H, Kolb HJ et al (2008) A clinical cohort trial of antifungal combination therapy: efficacy and toxicity in haematological cancer patients. Ann Hematol 87: 915–922
45 Ringdén O, Labopin M, Ehninger G et al (2009) Reduced intensity conditioning compared with myeloablative conditioning using unrelated donor transplants in patients with acute myeloid leukemia. J Clin Oncol 27: 4570–4577
46 Schmid C, Schleuning M, Ledderose G et al (2005) Sequential regimen of chemotherapy, reduced-intensity conditioning for allogeneic stem-cell transplantation, and prophylactic donor lymphocyte transfusion in high-risk acute myeloid leukemia and myelodysplastic syndrome. J Clin Oncol 23: 5675–5687
47 Tischer J, Engel N, Fritsch S et al (2014) Second haematopoietic SCT using HLA-haploidentical donors in patients with relapse of acute leukaemia after a first allogeneic transplantation. Bone Marrow Transplant 49: 895–901
48 Tischer J, Stemmler HJ, Engel N et al (2013) Feasibility of clofarabine cytoreduction followed by haploidentical hematopoietic stem cell transplantation in patients with relapsed or refractory advanced acute leukemia. Ann Hematol 92: 1379–1388
49 Ullmann AJ, Lipton JH, Vesole DH et al (2007) Posaconazole or fluconazole for prophylaxis in severe graft-versus-host disease. N Engl J Med 356: 335–347

Autoren und Mitglieder der Projektgruppe

Dr. med. Wolfgang Abenhardt
MVZ Onkologie im Elisenhof
Prielmayerstraße 1, 80335 München

Dr. med. Christian Adam
Abteilung für Hämatologie und Onkologie
Medizinische Klinik
Klinikum der Universität München –
Campus Innenstadt
Ziemssenstraße 1, 80336 München

Dr. med. Dagmar Adorf
Würmtallabor
Robert-Koch-Allee 7, 82131 Gauting

PD Dr. Michael Albert
Kinderklinik und Kinderpoliklinik
Dr. von Haunersches Kinderspital
Lindwurmstraße 4, 80337 München

Prof. Dr. med. Christine Bender-Götze
Kinderklinik und Kinderpoliklinik
Dr. von Haunersches Kinderspital
Lindwurmstraße 4, 80336 München

Dr. med. Maria Beykirch
Hämatologisch-Onkologische Praxis
mit ambulanter Therapieeinheit
Zweibrückenstraße 2, 80331 München

PD Dr. med. Peter Bojko
MVZ Onkologie im Elisenhof
Prielmayerstraße 1, 80335 München

Prof. Dr. med. Jan Braess
Klinik für internistische Onko-Hämatologie
Krankenhaus der Barmherzigen Brüder
Prüfeninger Straße 86, 93049 Regensburg

Prof. Dr. med. Knut Brockow
Klinik und Poliklinik für Dermatologie und
Allergologie am Biederstein der TU
Technische Universität München
Biedersteinerstraße 29, 80802 München

Dr. Birgit Christ
Gemeinschaftspraxis Dres. med. Bechtel,
Grote-Metke und Christ
Knappenstraße 19a, 59071 Hamm

Prof. Dr. med. Christoph Clemm
Onkologische Praxis im Klinikum rechts der Isar
Hämatologische und internistische Onkologie
Ismaninger Straße 22, 81675 München

Dr. med. Hermann Dietzfelbinger
Internistische Gemeinschaftspraxis an der Klinik
Dr. Schindlbeck
Seestraße 43, 82211 Herrsching

Dr. med. Angelika Dürr
Hämato-Onkologische Schwerpunktpraxis
Spitalplatz 155, 86633 Neuburg a. d. Donau

Prof. Dr. med. Bertold Emmerich
IOZ München
Nußbaumstraße 12, 80336 München

PD Dr. Michael Fiegl
Medizinische Klinik III
Klinikum der Universität München –
Campus Großhadern
Marchioninistraße 15, 81377 München

Dr. med. Norbert Fischer
Klinik für Hämatologie, Onkologie, Immunologie,
Palliativmedizin, Infektiologie und Tropenmedizin
Klinikum Schwabing
Kölner Platz 1, 80804 München

Dr. med. Roswitha Forstpointner
Medizinische Klinik und Poliklinik III
Klinikum der Universität München –
Campus Großhadern
Marchioninistraße 15, 81377 München

Dr. med. Susanne Fritsch
Medizinische Klinik und Poliklinik III
Klinikum der Universität München –
Campus Großhadern
Marchioninistraße 15, 81377 München

Prof. Dr. med. Monika Führer
Knochenmarktransplantation, Palliativmedizin
Dr. von Haunersches Kinderspital
Lindwurmstraße 4, 80337 München

PD Dr. med. Katharina Götze
III. Medizinische Klinik
Klinikum rechts der Isar der TU München
Ismaninger Straße 22, 81675 München

Dr. med. Sandra Graß
III. Medizinische Klinik
Klinikum rechts der Isar der TU München
Ismaninger Straße 22, 81675 München

Dr. med. Ulrike B. Graubner
Hämatologische und internistische Onkologie
Dr. v. Haunersches Kinderspital
Lindwurmstraße 4, 80337 München

Dr. med. Philipp A. Greif
Medizinische Klinik und Poliklinik III
Klinikum der Universität München –
Campus Großhadern
Marchioninistraße 15, 81377 München

Prof. Dr. Dr. Torsten Haferlach
Münchner Hämatologische Praxis
Max-Lebsche-Platz 31, 81377 München

Dr. med. Marcus Hentrich
Hämato-Onkologie
Rotkreuzklinikum München
Nymphenburger Straße 163, 80634 München

Prof. Dr. med. Wolfgang Hiddemann
Medizinische Klinik und Poliklinik III
Klinikum der Universität München –
Campus Großhadern
Marchioninistraße 15, 81377 München

Karin Hohenegg
Novartis Oncology
Pappelallee 15a, 80995 München

Julian Holch
Medizinische Klinik und Poliklinik III
Klinikum der Universität München –
Campus Großhadern
Marchioninistraße 15, 81377 München

Prof. Dr. med. Hans-Peter Horny
Pathologisches Institut der Universität München –
Campus Innenstadt
Europ. Referenzzentrum für Mastozytose (ECNM)
Thalkirchner Straße 36, 80337 München

PD Dr. med. Irmela Jeremias
Abteilung Genvektoren, HZM-Hämatologikum
Helmholtz Zentrum München
Nachwuchsgruppe Apoptose
Marchioninistraße 25, 81377 München

PD Dr. med. Philipp Jost
III. Medizinische Klinik
Klinikum rechts der Isar der TU München
Ismaninger Straße 22, 81675 München

Dr. med. Werner Kaboth
Internist Hämatologie/Onkologie
Tal 38, 80331 München

Dr. med. Herbert Kappauf
Internist
Oßwaldstraße 1a, 82319 Starnberg

Dr. Barbara Klein
Kinderklinik Augsburg
Stenglinstraße 2, 86156 Augsburg

Dr. med. Dr. med. vet. Karl Kleinhans
Bellinzonastraße 7, 81475 München

Prof. Dr. med. Hans-Jochem Kolb
III. Medizinische Klinik
Klinikum rechts der Isar der TU München
Ismaninger Straße 22, 81675 München

PD Dr. med. Marcus Kremer
Institut für Pathologie
Klinikum Harlaching
Sanatoriumsplatz 2, 81545 München

Dr. med. Georg Ledderose
Medizinische Klinik und Poliklinik III
Klinikum der Universität München –
Campus Großhadern
Marchioninistraße 15, 81377 München

Dipl. Inf. Doris Lindörfer
Tumorregister/IBE
Marchioninistraße 15, 81377 München

PD Dr. med. Lars Lindner
Medizinische Klinik und Poliklinik III
Klinikum der Universität München –
Campus Großhadern
Marchioninistraße 15, 81377 München

Dr. med. Thomas Lipp
Schleißheimer Straße 205A, 80809 München

Dr. med. Ludwig Lutz
Klinik für Hämatologie, Onkologie
und Palliativmedizin
Klinikum Harlaching
Sanatoriumsplatz 2, 81545 München

Dr. med. Klaus Metzeler
Medizinische Klinik und Poliklinik III
Klinikum der Universität München –
Campus Großhadern
Marchioninistraße 15, 81377 München

Dr. med. Gerlinde Michl
Hämatologie und Intern. Onkologie
Fachärztin für Innere Medizin
Sollner Straße 65 b, 81479 München

PD Dr. med. Johann Mittermüller
Praxis Germering
Schillerstraße15, 82110 Germering

Dr. Catharina Müller-Thomas
III. Medizinische Klinik
Klinikum rechts der Isar der TU München
Ismaninger Straße 22, 81675 München

Prof. Dr. Christoph Nerl
Hämatologie/Onkologie
Krankenhaus München Schwabing
Kölner Platz 1, 80804 München

Prof. Dr. med. Dr. phil. Fuat S. Oduncu
Medizinische Klinik und Poliklinik IV
Hämatologie und Onkologie
Klinikum der Universität München –
Campus Innenstadt
Ziemssenstraße 1, 80336 München

Dr. Werner Olipitz
Medizinische Klinik III
Klinikum der Universität München –
Campus Großhadern
Marchioninistraße 15, 81377 München

Prof. Dr. med. Helmut Ostermann
Medizinische Klinik und Poliklinik III
Klinikum der Universität München –
Campus Großhadern
Marchioninistraße 15, 81377 München

Simone Otten
Medizinische Klinik und Poliklinik III
Klinikum der Universität München –
Campus Großhadern
Marchioninistraße 15, 81377 München

Prof. Dr. med. Christian Peschel
III. Medizinische Klinik
Klinikum rechts der Isar der TU München
Ismaninger Straße 22, 81675 München

Prof. Dr. med. Petro E. Petrides
Hämatologie und Onkologie
Facharzt für Innere Medizin
Zweibrückenstraße 2, 80331 München

Dr. med. Hans Pohlmann
Klinik für Hämatologie, Onkologie
und Palliativmedizin
Klinikum Harlaching
Sanatoriumsplatz 2, 81545 München

Dr. Dusan Prevalsek
Medizinische Klinik III
Klinikum der Universität München –
Campus Großhadern
Marchioninistraße 15, 81377 München

PD Dr. Andreas Rank
II. Medizinische Klinik
Klinikum Augsburg
Stenglinstraße 2, 86156 Augsburg

Dr. med. Ingrid Raßmann
Internistin Hämatologie/Onkologie
Privatklinik Dr. R. Schindlbeck
Seestraße 43, 82211 Herrsching

F. Ruëff
Europ. Referenzzentrum für Mastozytose (ECNM)
Klinik für Dermatologie und Allergologie
Klinikum der Universität München –
Campus Innenstadt
Frauenlobstraße 9–11, 80337 München

Prof. Dr. med. Christoph Salat
Hämato-onkologische Schwerpunktpraxis
am Rotkreuzplatz
Winthirstraße 7, 80639 München

Brita Sattig
Leukämiehilfe München
Igelgarten 2, 82166 Gräfelfing

Dr. med. Birgit Scheidt
Klinik für Hämatologie, Onkologie
und Palliativmedizin
Klinikum Harlaching
Sanatoriumsplatz 2, 81545 München

Dr. med. Hans-Dieter Schick
Gemeinschaftspraxis Hämato-Onkologie
Bäckerstraße 4, 81241 München

Dr. med. Xaver Schiel
Klinik für Hämatologie, Onkologie
und Palliativmedizin
Tumorzentrum München Süd
Klinikum Harlaching
Sanatoriumsplatz 2, 81545 München

Prof. Dr. med. Helga Schmetzer
Medizinische Klinik und Poliklinik III
Klinikum der Universität München –
Campus Großhadern
Marchioninistraße 15, 81377 München

PD Dr. med. Christoph Schmid
II. Medizinische Klinik
Klinikum Augsburg
Stenglinstraße 2, 86156 Augsburg

Dr. med. Irene Schmid
Abt. Hämatologie und Onkologie
Kinderklinik und Poliklinik
Dr. von Haunersches Kinderspital
Lindwurmstraße 4, 80337 München

Prof. Dr. med. Ralf Schmidmaier
Abteilung Hämatologie und Onkologie
Medizinische Klinik
Klinikum der Universität München –
Campus Innenstadt
Ziemssenstraße 1, 80336 München

Dr. med. Burkhard Schmidt
Gemeinschaftspraxis Hämato-Onkologie
Bäckerstraße 4, 81241 München

Dr. Stephanie Schneider
Medizinische Klinik III
Klinikum der Universität München –
Campus Großhadern
Marchioninistraße 15, 81377 München

Dr. med. Folker Schneller
III. Medizinische Klinik
Klinikum rechts der Isar der TU München
Ismaninger Straße 22, 81675 München

Prof. Dr. med. Hubert Schrezenmeier
DRK Blutspendedienst
Baden-Württemberg, Hessen
Institut für Klinische Transfusionsmedizin
und Immungenetik, Universität Ulm
Helmholtzstraße 10, 89081 Ulm

Prof. Dr. med. Karl Sotlar
Europ. Referenzzentrum für Mastozytose (ECNM)
Pathologisches Institut
Klinikum der Universität München –
Campus Innenstadt
Thalkirchner Straße 36, 80337 München

Prof. Dr. med. Karsten Spiekermann
Medizinische Klinik und Poliklinik III
Klinikum der Universität München –
Campus Großhadern
Marchioninistraße 15, 81377 München

Dr. med. Michael Starck
Klinik für Hämatologie, Onkologie, Immunologie,
Palliativmedizin, Infektiologie und Tropenmedizin
Klinikum Schwabing
Kölner Platz 1, 80804 München

Dr. med. Oliver Stötzer
Hämato-onkologische Schwerpunktpraxis
und Tagesklinik
80639 München

Dr. Sabine Struve
Klinik für Hämatologie, Onkologie, Immunologie,
Palliativmedizin, Infektiologie und Tropenmedizin
Klinikum Schwabing
Kölner Platz 1, 80804 München

Prof. Dr. med. Marion Subklewe
Europ. Referenzzentrum für Mastozytose (ECNM)
Medizinische Klinik und Poliklinik III
Klinikum der Universität München –
Campus Großhadern
Marchioninistraße 15, 81377 München

Prof. Dr. med. Harald Theml
Onkologische Gemeinschaftspraxis
Offenbachstraße 8, 81245 München

Dr. med. Johanna Tischer
Medizinische Klinik und Poliklinik III
Klinikum der Universität München –
Campus Großhadern
Marchioninistraße 15, 81377 München

Dr. Mareike Verbeek
III. Medizinischen Klinik
Klinikums rechts der Isar der TU München
Ismaninger Str. 22, 81675 München

Dr. med. Andreas Völkl
Klinikum der Universität München –
Campus Innenstadt
Ziemssenstraße 1, 80336 München

Dr. med. Christoph von Schilling
Abt. Innere Medizin III
Hämatologie und Onkologie
Klinikum Freising
Alois-Steinecker-Straße 18, 85354 Freising

Prof. Dr. med. J.-Ulrich Walther
Kinderklinik und Poliklinik
Dr. von Haunersches Kinderspital
Lindwurmstraße 4, 80337 München

Dr. med. Christine Waterhouse
Robert-Koch-Allee 7, 80638 Gauting

Dr. Angela Wawer
Klinik für Hämatologie, Onkologie, Immunologie
Klinikum Schwabing
Kölner Platz 1, 80804 München

Dr. med. Stephan Weidenhöfer
Klinik für Innere Medizin I
Klinikum Dritter Orden
Menzinger Straße 44, 80638 München

Prof. Dr. med. Clemens Wendtner
Klinik für Hämatologie, Onkologie, Immunologie,
Palliativmedizin, Infektiologie und Tropenmedizin
Klinikum Schwabing
Kölner Platz 1, 80804 München

Dr. med. Thomas Ekkehard Will
Hämatologie/Internistische Onkologie
Kreisklinik Altötting
Vinzenz-von-Paul-Straße 10, 84503 Altötting

Dr. med. Stefan Zewen
Klinik für Innere Medizin I
Klinikum Dritter Orden
Menzinger Straße 44, 80638 München

Dr. med. Matthias Zingerle
Hämato-onkologische Schwerpunktpraxis
Bäckerstraße 4, 81241 München

Johannes Zezos
Forggenseestraße 11, 81539 München

Stichwortverzeichnis

O

P

R

S

U

V

W

Z